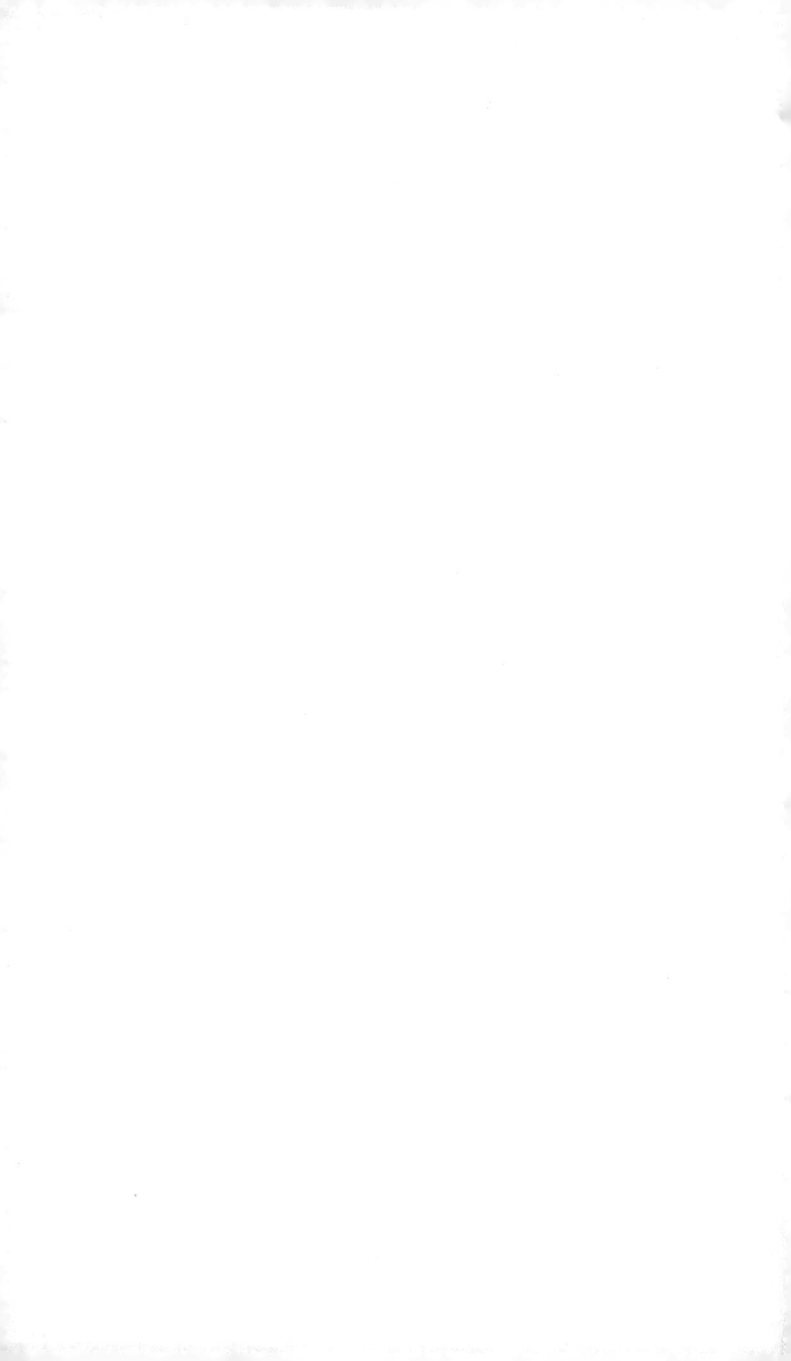

Checkliste Geriatrie

Checklisten der aktuellen Medizin

Herausgegeben von Alexander Sturm,
Felix Largiadèr, Otto Wicki

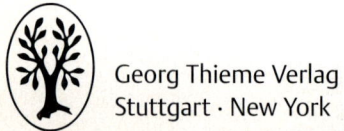

Georg Thieme Verlag
Stuttgart · New York

Checkliste Geriatrie

A. Wettstein, Gesamtkoordinator

C. Chappuis
H.-U. Fisch
E. Krebs-Roubicek
P. Six
H. B. Stähelin
A. E. Stuck
A. Uchtenhagen (Koordinatoren)

42 Abbildungen
82 Tabellen

mit Beiträgen von
M. M. Baltes, O. Bertel, I. Bopp-Kistler, J. Bösch, Ch. Chappuis,
M. Conzelmann, M. Dambacher, A. Erlanger,
M. Ermini, D. Ermini-Fünfschilling, C. Ernst, T. Fenner, H. U. Fisch, F. Follath, M. Frey, R. Gilgen, D. Grob, S. Gligorijevic,
H. Gruber, F. Gurtner, B. M. Hiss, H. W. Heiss,
E. Holsboer-Trachsler, F. Höpflinger, F. Huber, R. Jaeckel,
N. I. Jovic, E. Krebs-Roubicek, N. Lüscher, F. Maag, R. Maier,
S. Palla, B. Salathé, A. Schramm, W. O. Seiler, P. Six,
R. Spiegel, T. Spuhler, H. B. Stähelin, L. Stevan, A. E. Stuck,
P. M. Suter, A. Uchtenhagen, W. Vetter, A. Wettstein,
P. F. Wunderlich.

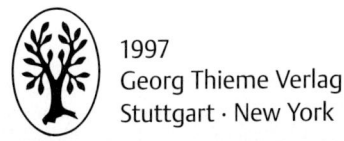

1997
Georg Thieme Verlag
Stuttgart · New York

Zeichnungen: Joachim Hormann, Stuttgart

Umschlaggrafik: Cyclus DTP Loenicker, Stuttgart

Die Deutsche Bibliothek – CIP-Einheitsaufnahme

Checkliste Geriatrie : 82 Tabellen / A. Wettstein ... – Stuttgart ; New York : Thieme, 1997
(Checklisten der aktuellen Medizin)
NE: Wettstein, Albert

Wichtiger Hinweis:

Wie jede Wissenschaft ist die Medizin ständigen Entwicklungen unterworfen. Forschung und klinische Erfahrung erweitern unsere Erkenntnisse, insbesondere was Behandlung und medikamentöse Therapie anbelangt. Soweit in diesem Werk eine Dosierung oder eine Applikation erwähnt wird, darf der Leser zwar darauf vertrauen, daß Autoren, Herausgeber und Verlag große Sorgfalt darauf verwandt haben, daß diese Angabe dem **Wissensstand bei Fertigstellung des Werkes** entspricht.

Für Angaben über Dosierungsanweisungen und Applikationsformen kann vom Verlag jedoch keine Gewähr übernommen werden. **Jeder Benutzer ist angehalten,** durch sorgfältige Prüfung der Beipackzettel der verwendeten Präparate und gegebenenfalls nach Konsultation eines Spezialisten festzustellen, ob die dort gegebene Empfehlung für Dosierungen oder die Beachtung von Kontraindikationen gegenüber der Angabe in diesem Buch abweicht. Eine solche Prüfung ist besonders wichtig bei selten verwendeten Präparaten oder solchen, die neu auf den Markt gebracht worden sind. **Jede Dosierung oder Applikation erfolgt auf eigene Gefahr des Benutzers.** Autoren und Verlag appellieren an jeden Benutzer, ihm etwa auffallende Ungenauigkeiten dem Verlag mitzuteilen.

Geschützte Warennamen (Warenzeichen) werden **nicht** besonders kenntlich gemacht. Aus dem Fehlen eines solchen Hinweises kann also nicht geschlossen werden, daß es sich um einen freien Warennamen handele.

Das Werk, einschließlich aller seiner Teile, ist urheberrechtlich geschützt. Jede Verwertung außerhalb der engen Grenzen des Urhebergesetzes ist ohne Zustimmung des Verlages unzulässig und strafbar. Das gilt insbesondere für Vervielfältigungen, Übersetzungen, Mikroverfilmungen und die Einspeicherung und Verarbeitung in elektronischen Systemen.

© 1997 Georg Thieme Verlag, Rüdigerstraße 14, D-70469 Stuttgart
Printed in Germany

Satz und Druck: Druckhaus Götz GmbH, Ludwigsburg
Gesetzt auf CCS Textline (Linotronic 630)

ISBN 3-13-102411-9

Vorwort des Hauptkoordinators

Obwohl in vielen Fächern der Medizin eine große Zahl von geriatrischen Patienten behandelt wird, beruht ihre Behandlung meist auf Analogieschlüssen von jüngeren auf ältere Patienten. Gute Medizin für Betagte ist jedoch nur möglich, wenn die Eigenheiten des Alterns, die speziellen Untersuchungsmethoden und die nosologischen Besonderheiten Betagter in das Denken und Handeln aller einfließen, die ältere Patienten betreuen.

Auf Anregung von Herrn Professor Largiadèr wurde die Geriatrie neu in den Stoffplan der Ärzteausbildung in der Schweiz aufgenommen. Er regte auch das Verfassen der Checkliste Geriatrie durch deutschschweizer Geriater und Alterspsychiater an. Da Ärzte bislang kaum mit gerontologischem Grundwissen vertraut sind, dieses jedoch die wissenschaftliche Basis für geriatrisches Handeln sein muß, wurde in dieser Checkliste neben der Vermittlung des praktischen Wissens der Geriatrie Wert darauf gelegt, auch die zentralen Erkenntnisse der allgemeinen Gerontologie angemessen darzustellen. Besonderer Dank gebührt in diesem Zusammenhang der freundnachbarlichen Hilfe von Frau Professor M. Baltes aus Berlin, Herrn Professor Heiss aus Freiburg i. B. sowie Herrn Dr. A. Schramm aus Bayreuth und Herrn R. Jaekkel aus München.

Herrn Professor Sturm möchte ich für wertvolle Anregungen danken.

Aus den verschiedenen Themenbereichen sind, jeweils unter der Ägide eines verantwortlichen Koordinators, 36 Kapitel dieser Checkliste Geriatrie von 46 Einzelautoren entstanden. Ich hoffe, daß es mir als Gesamtkoordinator gelungen ist, Doppelspurigkeiten zu vermeiden und alles Wichtige übersichtlich zur Geltung zu bringen, sowie einen Mittelweg zwischen dem Respekt vor der Individualität jedes Autors und der Vereinheitlichung des Stils und der Form zu finden. Ich bitte um Verständnis für die Unzulänglichkeiten, die dennoch entstanden sind.

Ganz spezieller Dank gebührt Frau Dr. med. Bettina Hansen und ihrer Mitarbeiterin Frau Dr. med. Katharina Gäfgen, die durch redaktionelle Bearbeitung und viele wertvolle Anregungen Wesentliches zum Entstehen dieses Buches beigetragen haben.

Zürich, im Juni 1996   Albert Wettstein

Vorwort der Herausgeber

Die Checklisten der aktuellen Medizin dienen als übersichtliche und aktuelle Informationsquelle sowie fachspezifische Gedächtnisstütze, sie sind konzipiert für den klinischen Alltag und gleichermaßen zum gezielten Nachschlagen sowie zum systematischen Lesen geeignet. In ihrer handlichen Form sind sie immer griffbereit und erlauben eine rasche Orientierung über

- wesentliche Haupt- und Nebensymptome einer Erkrankung
- notwendige und wichtige Untersuchungen zur Diagnostik
- konservative und evtl. chirurgische Therapiemöglichkeiten
- differential-diagnostische und differential-therapeutische Überlegungen bei häufigen sowie schwierigen Krankheitsbildern und Symptomen.

Die Checklisten sind vornehmlich bestimmt für

- Assistenzärzte
- fortgeschrittene Studenten in den klinischen Semestern
- Klinikärzte, die nicht auf das im einzelnen abgehandelte Fachgebiet spezialisiert sind
- niedergelassene Ärzte aller Fachrichtungen.

Die Checklisten wollen und können ein Handbuch und Lehrbuch nicht ersetzen. Zur straffen, aber nicht vereinfachenden Gliederung werden die meisten Angaben nur stichwortartig formuliert. Bewußt wurde zugunsten einer praxis- und kliniknahen Aktualität in Diagnostik und Therapie der Nachteil fehlender Literaturhinweise und der Verzicht auf die Beschreibung sehr seltener Krankheitsbilder in Kauf genommen.

Bisher sind 36 Checklisten aus dem Bereich der konservativen und operativen Medizin erschienen; sie sind am Ende dieser Checkliste angeführt. Die Checkliste „Geriatrie" ergänzt das breite Spektrum der Themata der Checklisten. Durch die Entwicklungsstruktur der europäischen Bevölkerung hat dieses Thema eine überragende und fachübergreifende Bedeutung erhalten. Wir sind aufgrund der sorgfältigen Bearbeitung dieses Themas durch kompetente Autoren überzeugt, daß auch dieser Band die bisherigen Erfolge der Checkliste fortsetzt.

Unverändert sind wir dem Georg Thieme Verlag, insbesondere den Herren A. Hauff und Dr. Alexander Bob sowie Frau Dr. Bettina Hansen, für die tatkräftige Förderung und Organisation dieses Konzeptes zu Dank verpflichtet.

Herne, im Juni 1996　　　　　　　　　　　　　　　　　　　　　　　　Alexander Sturm

Anschriften

1. Frau Prof. Dr. med.
   Margret M. Baltes
   Freie Universität Berlin
   Universitätsklinikum
   Rudolf Virchow
   Forschungsgruppe Psychologische
   Gerontologie
   Ulmenallee 32
   D-14050 Berlin

2. Prof. Dr. med. Osmund Bertel
   Leiter Kardiologie
   Stadtspital Triemli Zürich
   Medizinische Klinik
   Birmensdorferstraße 497
   CH-8063 Zürich

3. Frau Dr. Irene Bopp-Kistler
   Oberärztin
   Klinik für Geriatrie
   und Rehabilitation
   Stadtspital Waid Zürich
   Tièchestraße 99
   CH-8037 Zürich

4. PD Dr. med. Jakob Bösch
   Externe Psychiatrische Dienste
   Beratungsstelle Bruderholz
   CH-4101 Bruderholz

5. Dr. med. Charles Chappuis
   Chefarzt
   Ziegler Spital Bern
   Zentrum Geriatrie-Rehabilitation
   Morillonstraße 75
   CH-3001 Bern

6. Dr. med. Martin Conzelmann
   Leitender Arzt
   Felix Platter-Spital
   Burgfelderstraße 101
   CH-4012 Basel

7. Prof. Dr. med.
   Maximilian Dambacher
   Orthopädische Universitätsklinik
   Balgrist
   Forchstraße 340
   CH-8008 Zürich

8. Dr. med. Albert Erlanger
   Spezialarzt für Psychiatrie
   und Psychotherapie
   Toblerstraße 76a
   CH-8032 Zürich

9. PD Dr. Marco Ermini
   Geschäftsleiter
   Pharma Information
   Petersgraben 35
   Postfach
   CH-4003 Basel

10. Frau D. Ermini-Fünfschilling
    Memory Klinik Basel
    Geriatrische Universitätsklinik
    Kantonsspital
    CH-4031 Basel

11. Dr. med. phil. Cécile Ernst
    Wiesenstraße 18
    CH-8008 Zürich

12. Dr. med. Thomas Fenner-Gnehm
    Spezialarzt FMH ORL, spez.
    Hals- und Gesichtschirurgie
    Asylstraße 58
    CH-8032 Zürich

13. Prof. Dr. med. Hans-Ulrich Fisch
    Psychiatrische Universitäts-
    poliklinik
    Murtenstraße 21
    CH-3010 Bern

14. Prof. Dr. med. Ferenc Follath
    Direktor
    Medizinische Universitätsklinik
    Rämistraße 100
    CH-8091 Zürich

15. Dr. med. Martin Frey
    Spezialarzt Innere Medizin
    spez. Pneumologie FMH
    Leitender Arzt Klinik Barmelweid
    CH-5017 Barmelweid

16. Dr. med. Rudolf Gilgen
    Leitender Arzt
    Klinik für Geriatrie
    und Rehabilitation
    Stadtspital Waid Zürich
    Tièchestraße 99
    CH-8037 Zürich

Anschriften

17. Dr. med. Daniel Grob
    Oberarzt
    Klinik für Geriatrie
    und Rehabilitation
    Stadtspital Waid Zürich
    Tièchestraße 99
    CH-8037 Zürich

18. Dr. med. Slobodan Gligorijevic
    Chefarzt
    Institut für Anästhesiologie
    Stadtspital Waid Zürich
    Tièchestraße 99
    CH-8037 Zürich

19. Dr. med. Hans Gruber
    Augenarzt FMH
    Frauenmünsterstraße 11
    Postfach
    CH-8022 Zürich

20. Dr. med. Felix Gurtner
    Institut für Sozial- und
    Präventivmedizin
    Finkenhubelweg 11
    CH-3012 Bern

21. Prof. Dr. H. W. Heiss
    Klinikum der Albert-Ludwigs-
    Universität Freiburg
    Zentrum für Geriatrie und
    Gerontologie Freiburg
    Lehener Straße 88
    D-79106 Freiburg

22. Frau Dr. med. Barbara M. Hiss
    Oberärztin
    Psychiatrische Universitätsklinik
    Wilhelm Klein-Straße 27
    CH-4025 Basel

23. Frau PD Dr. med.
    Edith Holsboer-Trachsler
    Leitende Ärztin
    Psychiatrische Universitätsklinik
    Basel
    Wilhelm-Klein-Straße 27
    CH-4025 Basel

24. Prof. Dr. phil. François Höpflinger
    Soziologisches Institut
    Rämistraße 69
    CH-8001 Zürich

25. Lic. phil. François Huber
    Bundesamt für Sozialversicherung
    Effingerstraße 33
    CH-3003 Bern

26. Roger Jaeckel
    VdAK-Landesvertretung Bayern
    Karlstraße 96
    D-80335 München

27. Dr. med. Nicola Ivan Jovic
    Psychiatrische Universitätsklinik
    Psychogeriatrischer Dienst
    Militärstraße 8
    Postfach 904
    CH-8021 Zürich

28. Frau Dr. med. Eva Krebs-Roubicek
    Leitende Ärztin Psychogeriatrie
    Psychiatrische Universitätsklinik
    Wilhelm-Klein-Straße 27
    Posfach 260
    CH-4025 Basel

H. Prof. Dr. med. Felix Largiadèr
    Vorsteher des Departementes
    Chirurgie
    und Direktor der Klinik
    für Viszeralchirurgie
    Universitätsspital
    CH-8091 Zürich

29. Prof. Dr. med. Nicolas Lüscher
    Leitender Arzt Plastische Chirurgie
    Kantonsspital
    CH-4031 Basel

30. Dr. med. Felix Maag
    Verkehrsmediziner
    Türgasse 8
    CH-8820 Wädenswil

31. Dr. med. Rémy Maier
    Leitender Arzt Gastroenterologie
    Kantonsspital Liestal
    Rheinstraße 26
    CH-4410 Liestal

32. Prof. Dr. med. dent. Sandro Palla
    Direktor Klinik für Kaufunktions-
    störungen und Totalprothetik
    Universität Zürich
    Plattenstraße 11
    CH-8028 Zürich

Anschriften

33. Dr. med. Balthasar Salathé
    Medizinisch-geriatrische Klinik
    Felix Platter Spital
    Burgfelderstraße 101
    CH-4012 Basel

34. Dr. Axel Schramm
    Geriatrische Klinik
    Klinikum Bayreuth
    Preuschwitzer Str. 101
    D-95445 Bayreuth

35. Prof. Dr. med. Walter O. Seiler
    Geriatrische Universitätsklinik
    Kantonsspital
    CH-4031 Basel

36. Dr. med. Paolo Six
    Chefarzt
    Klinik für Geriatrie
    und Rehabilitation
    Stadtspital Waid Zürich
    Tièchestraße 99
    CH-8037 Zürich

37. Prof. Dr. phil. René Spiegel
    Sandoz Pharma AG
    Klinische Forschung
    Postfach Basel
    CH-4002 Basel

38. Dr. med. Thomas Spuhler
    Bundesamt für Statistik
    Sektion Gesundheit
    Schwarztorstraße 96
    CH-3007 Bern

39. Prof. Dr. med. Hannes B. Stähelin
    Chefarzt
    Geriatrische Universitätsklinik
    Kantonsspital
    CH-4031 Basel

40. Frau Dr. med. Ljiljana Stevan
    Medizinische Klinik
    Stadtspital Waid Zürich
    Tièchestraße 99
    CH-8037 Zürich

41. PD Dr. med. Andreas E. Stuck
    Chefarzt
    Ziegler Spital Bern
    Zentrum Geriatrie-Rehabilitation
    Morillonstraße 75
    Postfach
    CH-3001 Bern

H. Prof. Dr. med. Alexander Sturm
    Direktor der Medizinischen
    Universitätsklinik
    Ruhr-Universität Bochum
    D-44625 Herne

42. Dr. med. Paolo M. Suter
    Universitätsspital Zürich
    Medizinische Poliklinik
    Rämistraße 100
    CH-8091 Zürich

43. Prof. Dr. phil. und Dr. med.
    Ambros Uchtenhagen
    Institut für Suchtforschung ISF
    Konradstraße 32
    CH-8005 Zürich

44. Prof. Dr. med. Wilhelm Vetter
    Universitätsspital Zürich
    Medizinische Poliklinik
    Rämistraße 100
    CH-8091 Zürich

45. PD Dr. med. Albert Wettstein
    Chefarzt
    Stadtärztlicher Dienst Zürich
    Walchestraße 33
    Ch-8035 Zürich

H. Dr. med. Otto Wicki
    Spezialarzt FMH für Chirurgie
    CH-6707 Iragna

46. PD Dr. med. Peter F. Wunderlich
    Spezialarzt FMH
    Innere Medizin
    Studio medico
    Piazza Centrale
    CH-6710 Biasca

Im folgenden Inhaltsverzeichnis sind die Autoren der entsprechenden Beiträge in ( ) angeführt, die Koordinatoren der Kapitel in [ ]. Die Zahlen entsprechen den obigen Autorennummern.
H. = Herausgeber der Checklisten der aktuellen Medizin.

Inhaltsverzeichnis

Grauer Teil: Geriatrische und gerontologische Grundlagen

Geriatrische Vorgehensweisen [36, 5] 1
Geriatrisches Management (16) 1
Interdisziplinäres geriatrisches Handeln (4, 5) 6

Klinische Untersuchung [45] 9
Geriatrische Anamnese (45) 9
Befunderhebung (45) 12

Gerontologische Grundlagen [41] 14
Demographie (20) 14
Epidemiologie (20) 19

Alternstheorien [39] 26
Alternstheorien (Allgemeines) (9) 26
Biologische Alternstheorien (9) 30
Soziologische Alternstheorien (1) 37

Altern [39, 28] 39
Altern und Krankheit (39) 39
Erfolgreiches Altern (1) 43
Prävention (39) 47
Rehabilitation (5) 51
Gerontopharmakologie (14) 53
Psychomotorische und kognitive Entwicklung (29) 57
Affektivität und Beziehungen (29) 60
Affektivität und Gefühle (29) 63
Sexualität (29) 65
Lebensqualität und Ziele der Geriatrie (45) 68

Pflege [45] 73
Wohlbefinden bei Pflegebedürftigkeit (45) 73
Ambulante Altenpflege (33) 76
Entlastung für Angehörige (8) 79
Familienkonferenz (8) 84
Betagtenmißhandlung (45) 88

Tod und Sterben [45] 91
Tod und Sterben (45) 91

Versicherungsgrundlagen [39] 95
Sozialversicherung in der Schweiz (25) 95
Sozialversicherung in Deutschland (26, 34) 97

Grüner Teil: Assessment

Geriatrisches Assessment [41] 101
Multidimensionles Geriatrisches Assessment (41) 101
Funktionelles Assessment (41, 38) 105
Soziales Assessment (24) 111
Kognitives Assessment, Mini Mental Status (MMS) (37) 118

Inhaltsverzeichnis

Kognitives Assessment, NOSGER (37) 119
Kognitives Assessment (37) 123
Emotionelles Assessment: Depressionsskala (22) 124
Assessment des Sturzrisikos: Tinetti-Score (41) 126
Nutritives Assessment (35) 129
Abklärung der Hör- und Sehfähigkeit (16) 135
Assessment der Hörfähigkeit (16) 136
Assessment der Sehfähigkeit (16) 138
Erfassen des Willens (45) 140
Assessment der Fahrtauglichkeit (30) 143

Hellblauer Teil: Psychogeriatrische Krankheitsbilder

Demenz [41] 152
Demenz, Grundlagen (41) 152
Demenz, Diagnostik (41) 157
Nichtkognitive Störungen bei Demenz (27) 163
Pharmakotherapie der Demenz (13) 167
Milieutherapie bei Demenz (10) 170
Umgang mit terminalen Komplikationen (45) 173

Depression [13] 177
Depression, Grundlagen (22) 177
Antidepressive Milieutherapie (45) 180
Antidepressive Pharmakotherapie (13) 182
Schnittstelle Depression – Demenz (11) 185
Suizid (13) 188

Paranoid [28] 191
Paranoid (28) 191

Delir [45] 195
Delir (45) 195

Agitiertheit [28] 196
Agitiertheit (28) 196

Schlafstörungen [28] 200
Schlafstörungen (23) 200

Abhängigkeit im Alter [43] 204
Abhängigkeit im Alter, Grundlagen (43) 204
Therapie der Suchterkrankungen (43) 208

Neurosen und Persönlichkeitsstörungen [43] 210
Neurosen (27) 210
Persönlichkeitsstörungen „Originale" oder „Schwierige" (27) 213

Psychotherapie [43] 216
Geriatrische Psychotherapie (27) 216

Inhaltsverzeichnis

Dunkelblauer Teil: Geriatrische Krankheitsbilder

Schmerz [36] 220
Schmerz und Leiden (45) 220
Schmerz, Grundlagen (18) 222
Schmerztherapie (18) 224
Schmerzsyndrome (18) 229

Mobilitätsstörungen [5] 232
Schwindel, Grundlagen (45) 232
Vestibulärer Schwindel (45) 235
Nichtvestibulärer Schwindel (45) 236
Gangstörungen (45) 238
Synkope (45) 244
Sturz (6) 246
Immobilität (36) 249

Kardiorespiratorische Erkrankungen [36] 257
Dyspnoe (15) 257
Herzinsuffizienz, Grundlagen (2) 264
Pharmakotherapie der Herzinsuffizienz (2) 267

Kreislauferkrankungen [36] 271
Hypertonie, Grundlagen (42, 44) 271
Therapie der Hypertonie (42, 44) 274
Hypotonie, Grundlagen (36) 279
Orthostatische Hypotonie, Therapie (36) 282

Zerebrovaskuläre Erkrankungen [45] 286
Apoplexie (45) 286
Apoplexie: Lakunäre Syndrome (45) 293
Sekundäre Verhaltensstörungen nach Apoplexie (45) 295
Aphasie nach Apoplexie (45) 297
Apraxie nach Apoplexie (45) 300

Extrapyramidale Störungen [45] 302
Parkinson-Syndrom (45) 302

Augenerkrankungen [45] 308
Sehstörungen (19) 308
Akut rotes Auge (19) 309
Augenliderkrankungen (19) 311
Katarakt, Glaukom (19) 312

Hörstörungen [36] 314
Hörstörungen (12) 314

Munderkrankungen [36] 317
Orale Probleme (32) 317
Orale Therapie und Prophylaxe (32) 318

Inhaltsverzeichnis

Gastrointestinale Beschwerden [39, 36] 320
Obstipation (46) 320
Stuhlinkontinenz (31) 325

Malnutrition [39] 327
Malnutrition (35) 327

Störungen des Wasser- und Elektrolytstoffwechsels [45] 334
Dehydration (45) 334
Hyponatriämie (45) 336

Urologische Probleme [39] 337
Urininkontinenz, Grundlagen (35) 337
Urininkontinenz, Therapie (21) 343
Transurethraler Dauerkatheter (35) 348
Harnwegsinfektionen (ohne Dauerkatheter) (35) 353

Diabetes mellitus [36] 357
Altersdiabetes, Grundlagen (3) 357
Altersdiabetes, Komplikationen (3) 360
Altersdiabetes, Therapie (3) 363

Schilddrüsenerkrankungen [36] 368
Hyperthyreose (17) 368
Hypothyreose (17) 370
Schilddrüsenknoten (17) 372

Erkrankungen des Bewegungsapparates [36] 374
Arthrosen (40, 36) 374
Kristallarthropathien (40, 36) 376
Degenerative Wirbelsäulenerkrankungen (40, 36) 377
Metabolische Osteopathien (7) 380
Metabolische Osteopathien: Osteomalazie (7) 381
Metabolische Osteopathien: Osteoporose (7) 382
Chronische Polyarthritis (40, 36) 386
Proximale Femurfraktur, Grundlagen (5) 387
Proximale Femurfraktur, Therapie (5) 389
Proximale Femurfraktur, Rehabilitation (5) 392
Physikalische Therapie, Grundlagen (40, 36) 395
Physikalische Therapie, Thermotherapie (40, 36) 397
Physikalische Therapie, Mechanotherapie (40, 36) 399
Physikalische Therapie, Elektrotherapie (40, 36) 402

Dekubitus [39] 403
Dekubitus, Grundlagen (35) 403
Dekubitus, Prophylaxe und Therapie (35) 406
Dekubitus, Chirurgische Therapie (29) 409

Anhang

Anhang [45] 412
Geriatrisch wichtige Medikamentengruppen (45, 46) 412

Sachverzeichnis 435

Geriatrisches Management

Definition

- Optimale Betreuung des Patienten und seiner Angehörigen in der Benutzung der zur Verfügung stehenden geriatrischen Institutionen, unter besonderer Berücksichtigung:
  - des Willens des Patienten,
  - funktioneller, geistiger und sozialer Bedürfnisse und Fähigkeiten des Patienten,
  - der Behandelbarkeits- und Letalitätsprognose der Erkrankungen,
  - des Rehabilitationspotentials,
  - funktioneller Behinderungen des Patienten und der Tragfähigkeit seines sozialen Netzes.
- Das geriatrische Management erfolgt in 7 Teilschritten:

Funktionelle Beurteilung

- Beurteilung der physischen (S. 126, 132, 135), psychischen (S. 116, 127), sozialen (S. 111), funktionellen (S. 105) und ökonomischen Gesundheit des Patienten.
- Folgende Fragen stehen im Vordergrund:
  - Wie war der Verlauf in diesen Gesundheitsdimensionen vor der Verschlechterung?
  - Was könnte bestenfalls erreicht werden, wenn eine behandelbare Krankheit oder eine rehabilitierbare Behinderung identifiziert werden könnte?
  - Kann der Patient seinen Willen richtig äußern?
- Besonders wichtig sind Selbstpflege- und kognitive Fähigkeiten.

Suche nach den Ursachen

- Die Beeinträchtigung oder Behinderungen haben Ursachen, nämlich spezifische Krankheiten. Hierbei ist zu beachten:
  - Krankheiten können auch im Alter kausal behandelt werden.
  - Stadienabhängige Verlaufs- und Letalitätsprognosen sind für einige Krankheiten aus der Literatur ersichtlich.
  - Dieses Wissen soll beim Management berücksichtigt werden.
  - Wenn Unsicherheit bezüglich Ursache: Geriatrisches Rehabilitationskonsilium.
- Wenn die mögliche Ursache erkannt ist, dann erfolgt als 3. Schritt eine Beurteilung der Behandelbarkeit.

Geriatrisches Management

Beurteilung der Behandelbarkeit

- Formal: Entscheidungsfindung im interdisziplinären Rapport (S. 6).
- Wenn Unsicherheit bezüglich Behandelbarkeit und bei Polymorbidität: Geriatrisches Rehabilitationskonsilium.
- Wenn keine Behandlung möglich: Beobachtung mit periodischer Reevaluation. Mit Patient zusammen palliative Behandlungsmethoden in Erwägung ziehen.
- Wenn nur Ursachenbehandlung durchgeführt: erneutes Assessment nach Behandlung, Wiederbeurteilung.
- Wenn Rehabilitation möglich (parallel zur Ursachenbehandlung oder allein), dann sollte als nächster Schritt die Beurteilung der Rehabilitationsfähigkeit erfolgen.

Beurteilung der Rehabilitationsfähigkeit

- **Formal**: Entscheidungsfindung in Rehabilitationskonferenz. Folgende Erwägungen könnten hilfreich sein:
- **Bei starker kognitiver Beeinträchtigung** kann rehabilitiert werden, wenn
  - das Ziel spezifisch ist,
  - keine übermäßige formelle Betreuung notwendig bleibt,
  - das Ziel durch vorhandene Fähigkeiten des Patienten erreicht werden kann.
- **Bei lang dauernder Behinderung** kann rehabilitiert werden, wenn
  - das Ziel realistisch und erreichbar ist,
  - Zielübereinkunft zwischen Patient, Angehörigen, Arzt und Therapeuten herrscht.
- **Bei mangelnder Motivation** bei Patient und/oder Betreuern (informell/formell) kann rehabilitiert werden, wenn
  - das Ziel gut definiert ist,
  - das Ziel in voraussehbaren Schritten erreicht werden kann,
  - Angehörige, Therapeuten oder Arzt Motivationsarbeit leisten können.
- **Bei vorher durchgeführter Rehabilitationsbehandlung** kann rehabilitiert werden, wenn
  - die vorgängige Behandlung wegen eines anderen Problems stattgefunden hat,
  - die Angemessenheit der früheren Behandlung in Frage gestellt wird,
  - die näheren Umstände der früheren Behandlung nicht bekannt sind.
- Komorbidität soll mitberücksichtigt werden, weil z. B. kardiovaskuläre Instabilität, instabile Frakturen, offene Wunden, ausgeprägte Osteoporose die Rehabilitation vereiteln.
- Soziales Umfeld (Betreuer, Kultur, Finanzen, Transportmöglichkeit) kann die Rehabilitationsfähigkeit beeinflussen.
- Nach der Rehabilitation erfolgt ein erneutes geriatrisches Assessment mit der Beurteilung des Hilfsbedarfs.

Geriatrisches Management

Beurteilung des Hilfsbedarfs

➤ **Hilfsbedarf wegen kognitiver Beeinträchtigung (Tab. 1):**

Tabelle 1 Reisberg-Schema

Klasse	Leitsymptome	Sozialmedizinische Konsequenzen/Hilfsbedarf
I	Keine Symptome	Aktivierung
II	Vergeßlichkeit	Aktivierung beruhigendes Gespräch
III	Versagen bei komplexeren Aufgaben in Beruf und Gesellschaft, z. B. Reisen an neuen Ort	Empfehlung zu Rückzug aus überfordernden Aufgaben
IV	Benötigt Hilfe bei schwierigen Aufgaben des täglichen Lebens, z. B. Buchhaltung, Einkaufen, Einladungen	überwachte Selbständigkeit, Finanzüberwachung
V	Benötigt Hilfe bei Wahl der Kleidung und beim Baden Umgebungsmaßnahmen	organisierter Tagesablauf, Teilzeithilfe Tagesspital
VI	Hilfe beim Ankleiden Hilfe beim Baden Hilfe bei Toilette Urininkontinenz Stuhlinkontinenz	ganztägige Hilfe und Betreuung, Hilfe an Betreuer, evtl. Institutionalisierung
VII	Sprechvermögen 6 Worte oder weniger Kann nicht mehr gehen Kann nicht mehr sitzen Kann nicht mehr lachen Kann nicht mehr Kopf halten	Langzeitpflege Funktionsersatz

- *Wichtig:*
  - Wie für Diagnosestellung Beratung durch Geriater/Memory-Klinik.
  - Immer Ressourcenförderung.
  - Nächtliche Unruhe wird als Grund der Erschöpfung der Helfer oft unterschätzt.
  - Je weiter fortgeschritten die Demenz, desto wichtiger wird die regelmäßige, einplanbare Entlastung der betreuenden Angehörigen (stundenweise, tageweise, für Ferien).
  - Selbsthilfegruppenanschluß anbieten.

Geriatrisches Management

➤ **Hilfsbedarf wegen funktioneller Beeinträchtigung (Tab. 1 a):**

Tabelle 1 a   Hilfsbedarf wegen funktioneller Beeinträchtigung

ADL-Stufe	Grundfunktionen	Pflegestufe	Hilfsbedarf
BADL	Körperbeherrschung Materialbeherrschung Lebensraum elementare Kognition	geriatrische Grundpflege	Funktionsersatz Hilfsmittel
IADL	Kraft Händigkeit Motilität praktische Intelligenz	reaktivierend-therapeutische Rehabilitation	Instrumentenadaptation
AADL	Bildung Sozialisierung Mobilität praktische Intelligenz	Übergangspflege	Mobilitätshilfe Kommunikationshilfe

ADL = Aktivitäten des täglichen (daily) Lebens, BADL = Basic activity of daily living, meist wird auch „ADL" im Sinne von BADL verwendet, IADL = instrumentelle Aktivitäten des täglichen Lebens, AADL = Advanced activity of daily living = sozial differenzierte Aktivitäten im Alltag.

- *Wichtig*: Bei Sturzrisiko: Alarmierbarkeit gewährleisten (z.B.: Alarmgeräte): Diese Systeme müssen mit dem Patienten und den Betreuern eingeübt werden. Voraussetzung: gute kognitive Fähigkeiten. Bei Demenz regelmäßige Kontrollbesuche (Wochenplan).
➤ **Hilfsbedarf wegen sozialer Beeinträchtigung:** Durch anamnestische und fremdanamnestische Gespräche zu eruieren.
  - *Wichtig*:
    - Einsamkeit ist ein tabuisiertes Problem.
    - Man sollte davon ausgehen, daß die informellen Betreuer Großartiges leisten.
    - Je größer die Leistung der informellen Betreuer, desto wichtiger die Prophylaxe von deren Dekompensation.
    - Entlastungsangebote stundenweise, tageweise, für Ferien.

Entscheidungsfindung mit Patient und Betreuern

➤ Die Erkenntnisse aus dem Prozeß der obigen Schritte und die daraus geschlossenen Folgerungen bezüglich Hilfsbedarf werden dem Patienten erklärt und mit ihm besprochen.
➤ Bei diesem Gespräch mit dem Patienten sollten möglichst die informellen und formellen Bezugspersonen – immer im Einverständnis mit dem Patienten – miteinbezogen werden (= Familienkonferenz bzw. Pflegeplansitzung in Langzeiteinrichtung, S. 84).
➤ **Achtung**: Mit dem Patienten und nicht über den Patienten sprechen! Machen Sie sich zum Anwalt des Patienten!

Geriatrisches Management

Heimplazierung?

- ➤ Während des ganzen geriatrischen Managements muß folgendes berücksichtigt werden:
  - Es gibt keinen Hilfsbedarf, der eine Heimplazierung in jedem Fall notwendig macht.
  - Eine Plazierung in einer Langzeitinstitution ist nur dann angezeigt, wenn der Pflege- oder Betreuungsaufwand größer ist, als das, was die verschiedenen Teile des sozialen Netzes: informelle Betreuer (Ehepartner, Familienmitglied, Bekannte, Nachbarn) und formelle Betreuer (Mitarbeiter der Sozialstation bzw. der ambulanten Altenpflege [Spitex]) zu leisten in der Lage und willens sind.
- ➤ **Achtung**: Entscheidender als der objektive Pflegeaufwand (Anzahl Stunden, Art der Verrichtung) ist die subjektive Pflegelast, die abhängt von:
  - der Beziehungsgeschichte Pflegende – Gepflegte,
  - lebenslangem Gleichgewicht Geben – Nehmen zwischen Pflegenden und Gepflegten,
  - emotionalem Gehalt gewisser Pflegeverrichtungen (Intimitätstabu gegenüber Söhnen > gegenüber Töchtern > gegenüber Ehepartner).
- ➤ Entscheidend ist die Größe und Stärke des sozialen Netzes:
  - Kann der Hauptbürdenträger der Betreuung auf eine größere Anzahl verläßlicher Angehöriger zu seiner Entlastung zählen, ist seine Tragfähigkeit länger gewährleistet.
  - Entscheidend zur Motivation zum Engagement in der Betreuung ist nicht die Distanz in Kilometern zwischen Betreuern und Pflegebedürftigen, sondern die emotionale Distanz.
- ➤ Besonders hilfreich zur Optimierung der Betreuungsbereitschaft eines sozialen Netzes ist das Aufstellen
  - eines Betreuungswochenplans sowie
  - eines Betreuungsjahresplans (wann Ferien für wen?).
  - Dazu ist oft professionelle Anleitung nötig, die z.B. anläßlich der Familienkonferenz (S. 84) gewährleistet werden kann.

Interdisziplinäres geriatrisches Handeln

Definitionen

- **Disziplina** = Wissenszweig.
- **Interdisziplinär**:
  - Alle Spezialisten aus jedem Wissenszweig arbeiten in ihrem Fachgebiet auf ein gemeinsames Ziel hin.
  - Jeder muß den Weg, den der andere beschreitet, berücksichtigen.
  - Die Hauptperson ist der Patient.
  - Das Hauptziel ist die Situation des Patienten.
- **Multidisziplinär**:
  - Jeder Spezialist geht vom gemeinsamen Ausgangspunkt aus.
  - Jeder in seiner Disziplin.
  - Die Richtung ist nicht für alle identisch.
- **Pluridisziplinär**: jeder arbeitet im Bewußtsein der gleichen Richtung, aber nicht der identischen Ziele.

Voraussetzungen für Interdisziplinarität

- Erhebung über die Erfahrung des Patienten und seines Umfeldes, lebenslang Probleme zu lösen und Anerkennung dieser Problemlösungsstrategien.
- Anerkennung der Fachkompetenz der Mitarbeiter des Geriatrieteams, im besonderen von Pflege, Physiotherapie, Ergotherapie, Logopädie, Sozialarbeit.
- Grundkenntnisse über Ausbildungsprogramme und Fachkompetenz der Mitarbeiter des Teams.
- Aktives praktiziertes Interesse am entscheidenden Fachgebiet durch regelmäßige institutionalisierte Kontakte.
- Anerkennung der eigenen Grenzen/Möglichkeiten.
- Übernahme der ärztlichen Verantwortung zur Koordination und Führung sämtlicher Bestrebungen im Dienste des Patienten. Dies im Gegensatz zum „Delegationssystem" der Problembearbeitung: Der Arzt delegiert und kümmert sich nachher nicht mehr um die Detailproblemlösung.
- Ausbildung zur Fähigkeit und Erfahrung in der Leitung von Gruppen.

Vorgehen

- Erfassen der Bedürfnisse des Patienten, seiner Erwartungen, Nöte und Ängste.
- Empathie in der jeweiligen Patientensituation (auch der chronisch kranke Alte hat Anrecht auf Begegnung, ist auf der Visite „interessant").
- Multidimensionales geriatrisches Assessment durch das jeweils zuständige Teammitglied.
- Aufstellung eines Behandlungsplans mit Definition von Zielen und einzusetzenden Mitteln unter Einbeziehung des
  - Patienten und der Angehörigen,
  - Mitarbeiters der Behandlung zu Hause
    (home care, z.B. Hausarzt, Gemeindeschwester),
  - Mitarbeiters des Krankenhauses/Institution.
- Regelmäßige Evaluation mittels definierter, im voraus festgelegter standardisierter oder gemeinsam formulierter Kriterien der
  - Ziele: nach dem Prinzip realistisch/unrealistisch,
  - Mittel: nach dem Prinzip wirkungsvoll/wirkungslos.
- Alter als solches ist nie ein hinreichendes Kriterium, ein Ziel nicht zu formulieren und einen Mitteleinsatz nicht in Erwägung zu ziehen.

Interdisziplinäres geriatrisches Handeln

Interdisziplinäres geriatrisches Arbeiten

➤ siehe Abb. 1.

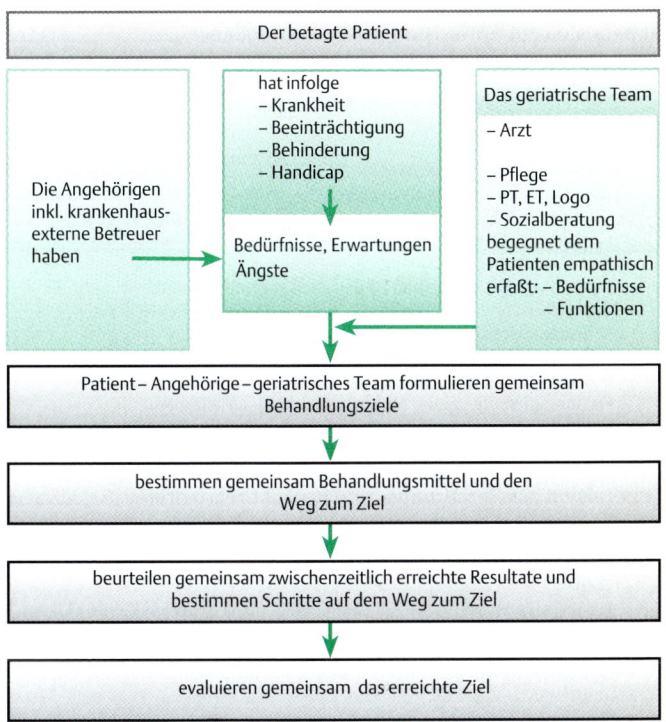

Abb. 1   Interdisziplinäres geriatrisches Arbeiten

Vertrauensvolle Teamatmosphäre

- ➤ Voraussetzung ist eine akzeptierende Haltung gegenüber den Teammitgliedern und deren Äußerungen.
- ➤ Klare, faire, vertrauensfördernde Kommunikation ist ebenfalls Voraussetzung. Zu beachten ist:
  - Mit „Ich", nicht mit „Wir" oder „Man" sprechen.
  - Emotionalen Störungen (Spannungen) als Thema Vorrang geben.
  - Persönliche Reaktionen anstatt abstrakte Interpretationen fördern.
  - Verallgemeinerungen von persönlichen Ansichten vermeiden.
  - Ausfragen verhindern.
  - Sinn eigener Fragen anderen erklären.
  - Nur ein Teammitglied spricht zur selben Zeit.

Interdisziplinäres geriatrisches Handeln

- „Angreifer" und „Angegriffene" vor verletzenden Äußerungen schützen.
- Hilfe zu nicht verletzenden Formulierungen.
► Eine vertrauensvolle Teamatmosphäre ist der Grund, auf dem jede Supervision gedeihen und jedes Teammitglied Halt finden kann.

Supervision zur Entlastung der Teammitglieder

► **Ziele:** Sich Luft machen können, ohne daß es Konsequenzen hat: Gegenseitiges Mitteilen von Aggressionen, Zweifeln, Schuld- und Schamgefühlen ermöglichen.
► **Voraussetzungen**:
  - Selbstöffnung positiv bewerten.
  - Abstecken der Verantwortungsbereiche, Schutz vor Überverantwortung.
  - Relativieren von äußerem Druck durch Angehörige, Institutionen usw.
  - Stärken der Teammitglieder herausarbeiten.
  - Zweifel nicht bagatellisieren.
  - Gemeinsames Ertragen von Hilflosigkeit gegenüber Krankheit und Tod.
  - Akzeptieren und Relativieren (zu) hoher Selbstideale der Helfenden.
  - Reflexion des eigenen Tuns:
    - Raum geben für Sinnfragen bei der Pflege angesichts von Siechtum und Tod.
    - Klären tiefer liegender Motivationen für den Helferberuf.
    - Klären des eigenen Platzes innerhalb der Hierarchie/Institution.
    - Erkennen der eigenen Risikofaktoren für Burn-out-Syndrom.

Supervision zur Beziehungs- und Konfliktbearbeitung

► **Möglichkeiten innerhalb des Teams**:
  - Teamrivalitäten bei guter Gruppenatmosphäre enttabuisieren und ansprechen.
  - Berufsgruppenspezifische Aufgaben und Berufsgruppenkonkurrenz klären.
  - Sachebene und Beziehungsebene auseinanderhalten.
  - Spaltungen in „Gut" und „Böse" (Alte und Junge usw.) verhindern.
  - Jede Meinung als gleichberechtigt wertschätzen (Neutralität des Supervisors).
► **Möglichkeiten zwischen Betreuern und Betreuten**:
  - Klären therapeutischer Beziehungsdynamik: Übertragung-Gegenübertragung.
  - Klären der beruflichen gegenüber der mitmenschlichen Rolle (Grenzen beachten), d.h. berufliche neutral-akzeptierende Haltung gegenüber „normalmenschlicher" von Sympathie-Antipathie geleiteter abgrenzen.
  - Therapeutische Nähe zwischen Überfürsorglichkeit und strafender Distanz suchen.
  - Standhalten gegenüber inadäquaten Forderungen ohne Gegenaggressionen.
  - Verborgene Stärken der Betreuten herausarbeiten.

Geriatrische Anamnese

Kontaktaufnahme mit Betagten

- Vor der Konsultation sich in Erinnerung rufen bzw. in den Unterlagen nachsehen:
  - Letzter Kontakt (wann, wieso, in der Praxis, beim Patienten zu Hause?).
  - Alter.
  - Familiensituation.
  - Sozioökonomische Situation.
  - Wohnsituation.
- Respektvolle, formal korrekte Begrüßung, stets anreden mit „Herr", „Frau". Nie spontan Betagte mit „Oma", „Tantchen" usw. oder mit Vornamen anreden! Dies wirkt demütigend und anbiedernd.

Erhebung der Anamnese

- Auch Betagte haben Anrecht auf eine vertrauliche Anamnese (ohne Angehörige) selbst bei leichter Hirnleistungsschwäche! Auch bei eingeschränkten kognitiven Fähigkeiten (MMS-Score [S. 116] zwischen 14–24 Punkten) können Patienten zur eigenen Sache besser aussagen als Angehörige oder Helfer.
- Zur geriatrischen Anamnese gehört jedoch auch eine Fremdanamnese, besonders bei Hirnleistungsschwäche, speziell zur psychosozialen Situation (Schwierigkeiten mit Alltagsaktivitäten).
- Die Anamneseerhebung beginnt mit der Frage nach dem jetzigen Leiden und den medizinischen Hauptbeschwerden.
- Offene, konkrete Fragen stellen, z. B. „Wie viele Stockwerke können Sie ohne anzuhalten Treppen hochsteigen?" „Erledigen Sie das Finanzielle selber, oder hilft Ihnen jemand dabei?"
- Patienten auffordern, den Behandlungsauftrag zu formulieren, insbesondere auch zur eigenen Sache in Ergänzung zu Angehörigen und Helfern.

Besonderheiten der geriatrischen Anamnese

- **Symptomarmut**:
  - Häufig fehlende Organschmerzen, z. B. bei Myokardinfarkt, Blasendilatation, Appendizitis.
  - Fehlender Frakturschmerz, z. B. bei Schenkelhalsfraktur nur Schwäche in den Beinen.
- **Atypische Beschwerden**:
  - Häufig Delirium als dominantes Symptom einer akuten Organerkrankung wie z. B. eines Myokardinfarktes, einer Pneumonie, Zystitis oder Anämie.
  - Allgemeine Schwäche und Allgemeinzustandsverschlechterung dominieren das Beschwerdebild vieler akuter Krankheiten.
  - Somatisierung (Überbetonen von Beschwerden vorhandener organischer Leiden wie z. B. Arthrose) dominiert die Beschwerden bei Depression.
- **Mehrdeutige Symptomatik**:
  - Überlappende Beschwerden bei Multimorbidität.
  - Subjektive Betonung von Beschwerden, welche die Lebensqualität beeinträchtigen, aber bagatellisieren von lebensbedrohlichen Zuständen ohne Schmerzen und ohne Behinderung im Alltag.

Geriatrische Anamnese

Beschwerden als Nebenwirkung von Medikamenten

- Bei allen Beschwerden Betagter sollte man sich immer fragen, ob sie nicht durch Medikamente bedingt sein könnten (s. Tab. 2). Medikamente haben im Alter eine geringere therapeutische Breite, viele geriatrische Patienten nehmen zahlreiche Medikamente ein.
- Im Zweifel sollte man versuchen, die Medikamente abzusetzen (vor teuren Abklärungen oder dem Verordnen einer rein symptomatischen Therapie!).

Tabelle 2 Beschwerden als Nebenwirkung von Medikamenten

Beschwerden	Medikamente
Appetitlosigkeit	Digitalis, L-Dopa
Arrhythmie	Anticholinergika, Digitalis, Isoprenalin, trizyklische Antidepressiva
Bradykardie	Betablocker, Digitalis, Ergotamine
Delirium Demenz	Analgetika, Antiarrhythmika, Anticholinergika, Antidiuretika, Antiemetika, Antihistaminika, Antihypertensiva, Antiphlogistika, Corticosteroide, Digitalis, Hustenmittel, Muskelrelaxantien, Sedativa, Spasmolytika, Tuberkulostatika, Vasodilatatoren
Depression	Methyldopa, Reserpin (in vielen antihypertensiven Kombinationspräparaten!)
Diabetes	Steroide, Thiazide
Diarrhoe	Laxantienabusus, Antibiotika, Colestyramin, Zytostatika
Dyskinesien	Antiparkinsonmittel, Phenothiazin, Calciumantagonisten Typ IV (Cinnarizin, Flunarizin)
Gastrointestinale Blutung	Entzündungshemmer (steroidale und nichtsteroidale)
Gynäkomastie	Digitalis, Östrogene, Spironolacton
Halluzinationen	Antiparkinsonmittel, trizyklische Antidepressiva, Opioide
Hyperthermie	Neuroleptika
Inkontinenz	Diuretika, L-Dopa, Anticholinergika, Sedativa
Muskelschmerzen	Allopurinol, Betablocker, Chinidin, Cimetidin, Clofibrat, Co-trimoxazol, Methyldopa, Norfloxazin, Statine
Myasthenie	Aminoglykoside, Betablocker, Benzodiazepine, Chinidin, Chinin, Chloroquin, Corticosteroide
Obstipation	Anticholinergika, Opioide
Ödeme	Carbinoxolon, Östrogene, Steroide
Orthostatische Hypotonie	Antihypertonika, Benzodiazepine, Diuretika, L-Dopa, Phenothiazine, trizyklische Antidepressiva

Geriatrische Anamnese

Vermeidbare Fehler bei der Anamnese

- Mangelnde Berücksichtigung von Sinnesorganschwächen, insbesondere Schwerhörigkeit (langsam, deutlich, tief, unterstützt von Gesten, dem Patienten zugewandt sprechen!).
- Nicht genügend Zeit zur Verfügung (stetiges Unterbrechen bei Weitschweifigkeit signalisiert Desinteresse).
- Unsorgfältige psychosoziale Anamnese (verleitet zu einseitig somatischer Fixierung).
- Den Patienten und seine Sicht des Leidens nicht genügend ernst nehmen (vorschnelles Ausweichen auf Fremdanamnese stört Arzt-Patienten-Beziehung).
- Falsche Interpretation von Beschwerden als normale Altersvariante (weder Dyspnoe noch Gehschwierigkeiten noch Vergeßlichkeit sind normal, selbst nicht bei Höchstbetagten).
- Vorschnelles Zuordnen neuer Krankheitszeichen zu altbekannten medizinischen Störungen.
- Fixierung auf ein vordergründiges akutes Ereignis (z. B. Fraktur mit Vernachlässigung der zum Sturz führenden Grundkrankheit).
- Verkennung von Kausalketten der Krankheitspräsentation (z. B. akute Rauchvergiftung als Folge von Vergeßlichkeit ← Multiinfarktdemenz ← Morbus embolicus ← Vorhofflimmern ← Mitralstenose).

Befunderhebung

Geriatrischer Minimalstatus

- Wegen häufiger Polymorbidität ist keine ausschließlich auf anamnestische Angaben gestützte gezielte Untersuchung durchzuführen.
- Eine orientierende Untersuchung verschiedener Systeme ist bei jeder Erstuntersuchung von Betagten zwingend notwendig (Tab. 3).
- Dies gilt insbesondere auf einer Notfallstation und bei stationärer Aufnahme wegen eines umschriebenen Problems, z. B. Fraktur loco classico, Prostata-, Kataraktoperation.

Tabelle 3 Geriatrischer Grundstatus

1. Aspekt:
- Hygiene und Kleidung
- Allgemeinzustand
- Ernährungszustand
- Schmerzverhalten (Schonung)
- Gesichtsausdruck (Angst, Depression, Apathie?)
- Hydration (oral)
- Temperatur

2. Motorik:
- spontane Stellung, Spontanbewegung
- Haltung
- Aufstehen, einige Meter gehen, drehen, absitzen
- Falls nicht möglich: Kraft und Tonus aller vier Extremitäten

3. Atmung:
- spontan und beim Gehen
- Auskultation beidseits

4. Kreislauf:
- Blutdruck, Puls im Liegen und nach 5 Min. Stehen
- Herzauskultation
- Pulspalpation alle vier Extremitäten

5. Abdomen:
- Palpation
- Perkussion der Blase
- Inspektion der Unterwäsche auf Spuren von Stuhl- und Urinkontinenz

6. Nervensystem:
- Bewußtsein
- Gesichtsfeld prüfen durch doppelt simultane Prüfung peripher je in den oberen und unteren Quadranten
- Arm-Vorhalte-Versuch mit schnellen synchronen Fingerbewegungen
- Sinnesorgane: Visus, Gehör

7. Haut:
- bei Bettlägerigkeit zwingend Inspektion Sakrum, Trochanter, Fersen
- Läsionen, Abrasionen, Narben, Suffusionen als Hinweis auf Sturz oder Mißhandlung am Kopf, Rumpf und den vier Extremitäten

8. Psychostatus:
- Orientierung (genau: Ort, Zeit und Situation)
- Stimmung (ängstlich, euphorisch, apathisch)
- soziales Verhalten während der Untersuchung (kooperativ, wahnhaft, Denkstörungen?)

Befunderhebung

➤ Pathologische Befunde im geriatrischen Minimalstatus sind Indikatoren für Bereiche, die eine gründliche Detailuntersuchung erfordern, z. B. Desorientierung → Demenzabklärung inkl. MMS (S. 114); unsicheres peripheres Sehen → detaillierte Visusprüfung und ophthalmologische Untersuchung; Gangstörung → detaillierter Neurostatus und normierte Gangprobe, z. B. Tinettiscore (S. 126).

Abnorme Befunde gesunder Betagter

➤ **Lungenauskultation**: trockene, hypostatische Krepitationsgeräusche sind ohne Bedeutung, sie verschwinden nach mehrmaligem Husten
➤ **Herzauskultation:** > 70 % der Hochbetagten haben ein systolisches Herzgeräusch (Decrescendo) von HT getrennt ohne Krankheitswert.
➤ **Nervensystem:** (Tab. 4).
➤ **Haut:** trockene Haut, Lentigo seniles (braune Stellen), seborrhoische Keratosen (warzige dunkle Hautveränderungen) Alterskeratosen, Haarverlust am Stamm.
➤ **Augen:** Arcus senilis, Zurücksinken der Augäpfel in die Orbita.
➤ **Muskeln:** Atrophie (durch Training auch bei Hochbetagten reversibel!)

Tabelle 4 Neurologische Befunde bei gesunden Hochbetagten (Durchschnitt 84 Jahre, Altenheimbewohner)

Befund*	Prozent
Schnauzreflex	40
Beidseitig fehlender Achillessehnenreflex	40
Erhöhter Muskeltonus	32
Spontanbewegungen (dystone oder choreiforme Hyperkinesie des Gesichts, der Hände oder Beine)	30
Palmomentalreflex	29
Parkinsonoid (hypomimetisch, akinetisch, gebeugte Haltung, verlangsamt)	26
Vibrationsverlust der UE	20
Ruhetremor	17
Fehlende Dermolexie der UE	12
Patellarsehnenreflex und ASR beidseitig fehlend	10
Babinski-Reflex beidseitig positiv	10

* Die Bewertung von neurologischen Befunden ist nur im Gesamtzusammenhang diagnostisch. Isolierte Zeichen sind ohne Krankheitswert

Demographie

Definitionen

- **Lebenserwartung**: aufgrund der aktuellen Sterblichkeitsverhältnisse zu erwartende durchschnittliche Anzahl der Lebensjahre.
- **Index der Gesamtfruchtbarkeit**: mittlere Kinderzahl einer hypothetischen Frauengeneration aufgrund der aktuellen Geburtenverhältnisse.
- **Jugendlastquotient**: Anzahl der 0–14jährigen geteilt durch Anzahl der 15–64jährigen.
- **Alterslastquotient**: Anzahl der über 64jährigen geteilt durch die Anzahl der 15–64jährigen.
- **Gesamtlastquotient** (Abhängigkeitsindex): Anzahl der 0–14jährigen und der über 65jährigen geteilt durch Anzahl der 15–64jährigen (z. T. werden für die Berechnung der Quotienten andere Altersgruppen verwendet, z. B.: 0–19, 20–59, 60+).

Lebenserwartung, Grundlagen

- Rund 50% der heute 65jährigen können damit rechnen, 80jährig (Männer) bzw. 83–85jährig (Frauen) zu werden (Tab. 5).

Tabelle 5 Lebenserwartung bei Geburt und mit 65 Jahren in Österreich, Deutschland und der Schweiz

	Männer bei Geburt	mit 65 J.	Frauen bei Geburt	mit 65 J.
A (1991)	72,7	14,9	79,3	18,3
D (1990)	72,0	14,1	78,6	17,8
CH (1991/92)	74,3	15,7	81,2	19,9

- Die mittlere Lebenserwartung ist im Vergleich zu früher bzw. zu Entwicklungsländern deshalb höher, weil die Kindersterblichkeit sehr viel tiefer ist und sich dementsprechend viel weniger „vorzeitige" Todesfälle ereignen; deshalb hat vor allem die Lebenserwartung bei Geburt, weniger dienige mit 65 Jahren, zugenommen (Abb. 2).
- Da biographisch betrachtet ein großer Teil der medizinischen und pflegerischen Hilfe in den beiden letzten Lebensjahren in Anspruch genommen wird, ist aus der Sicht der Leistungserbringer nicht nur die Lebenserwartung, sondern auch die Häufigkeitsverteilung des Sterbealters relevant (Abb. 3).
- Geschlecht und Zivilstand: Frauen haben eine um 6–7 Jahre höhere Lebenserwartung als Männer. Verheiratete Frauen sind mehrheitlich jünger als ihre Ehemänner. Die vom 2. Weltkrieg betroffenen Jahrgänge, von denen in Deutschland und Österreich wesentlich mehr Männer als Frauen fielen, sind heute im Rentenalter. Dies führt dazu, daß sehr viel mehr betagte Frauen als Männer alleinstehend sind; in Deutschland waren 1990 die 80jährigen und älteren Frauen zu 90%, die gleichaltrigen Männer dagegen nur zu ca. 45% alleinstehend.

Demographie

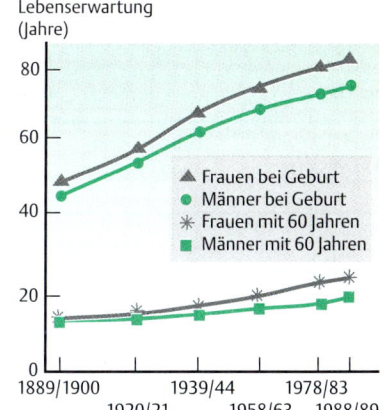

Abb. 2 Lebenserwartung in der Schweiz seit 1889.

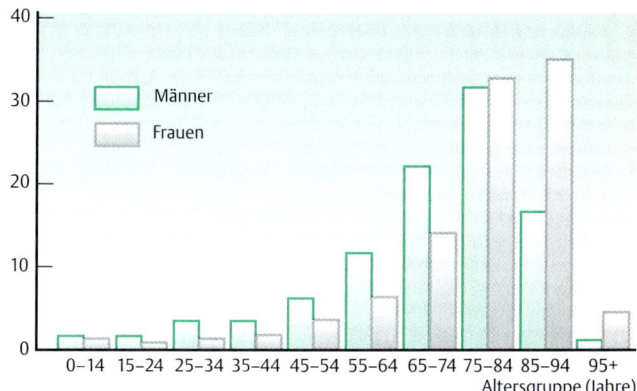

Abb. 3 Häufigkeitsverteilung des Sterbealters nach Geschlecht, Schweiz, 1992 (Bundesamt für Statistik, Bern)

Lebenserwartung in Gesundheit

➤ Die gesundheitliche Situation im Alter ist das Ergebnis einer lebenslangen Auseinandersetzung mit den unterschiedlichsten materiellen, psychologischen und sozialen Umwelts- und Lebensbedingungen. Das Alter selbst hat keinen Krankheitswert.
➤ Es stellt sich die Frage, ob die große Zahl der Betagten den letzten Lebensabschnitt in Gesundheit oder in mehr oder weniger großer Abhängigkeit erleben wird.

Demographie

> Untersuchungen, die den Zeitraum der Selbständigkeit in Relation zum Zeitraum der Abhängigkeit stellen, sind deshalb für den einzelnen wie auch für die Gesamtheit sehr wichtig.

Tabelle 6 Lebenserwartung in Gesundheit (USA, 1989)

Autonom mit Lebensalter	Lebenserwartung in Jahren	Unabhängig davon in Prozent	Abhängige Jahre
70	13,4	75	3,4
74	11,2	71	3,2
78	9,0	66	3,0
82	7,3	61	2,8
86	6,0	57	2,6

> Die Tab. 6 belegt, daß die wahrscheinliche Abhängigkeit um so kürzer ist, desto länger die Autonomie erhalten bleibt.
> Gelingt es, die Selbständigkeit bis ins hohe Alter zu erhalten, so verkürzt sich die Abhängigkeit vor dem Tod signifikant = Rektangulisierung der Morbiditätskurve. Dies ist das stärkste Argument für eine lebenslange Prävention.
> Die deutlichen Unterschiede zwischen Männern und Frauen einerseits und zwischen den verschiedenen Nationen andererseits zeigen, daß die Lebenserwartung in Gesundheit entscheidend von externen Faktoren abhängt und optimiert werden kann. Allerdings besteht kein monokausaler Zusammenhang zwischen Lebensbedingungen, Alter und Krankheit.
> Wichtige Einflüsse auf die Gesundheit im Alter (Ökonomische und psychosoziale Faktoren spielen eine zentrale Rolle):
>   - Alter, Geschlecht, Zivilstand, Familiengröße etc.
>   - Individuelle Größen: wie Erbfaktoren, Lebensgewohnheiten, Ernährungsverhalten, Gesundheitsbewußtsein etc.
>   - Sozioökonomische und strukturelle Größen: Korrelation mit BSP, Arbeitssituation, Wohnverhältnisse, Verkehrssicherheit, Umweltqualität etc.
>   - Schutz vor chronischer Krankheit durch Prävention (S. 47).
>   - Technische Hilfsmittel.
>   - Behandlung und Rehabilitation des akut und chronisch kranken Betagten.

Bevölkerungsentwicklung (Tab. 7)

> Mortalität, Fruchtbarkeit und Migration (internationale Wanderung) bestimmen die Bevölkerungsentwicklung.
> Für westeuropäische Länder typisch:
>   - hohe Lebenserwartung,
>   - geringe Fruchtbarkeit (Gesamtfruchtbarkeitsindex zwischen 1,4 und 1,6),
>   - positiver Wanderungssaldo.
> Bei stabilen Verhältnissen der Migration, Lebenserwartung und Fruchtbarkeit wird der Alterslastquotient bis in die Mitte des nächsten Jahrhunderts weiter ansteigen, während der Jugendlastquotient tief bleibt (Abb. 4).

Tabelle 7 Übersicht für die Bevölkerungsentwicklung für Österreich, Deutschland und die Schweiz 1990–2020;
A: Mittlere Variante der Vorausschätzung (1993).
D: Achte koordinierte Bevölkerungsvorausberechnung, Variante 2 (von 3) (1994).
CH: Szenario „Integration" (1992)

	A		D		CH	
	1991	2020	1991	2020	1990	2020
Bevölkerung (in 1000)						
Gesamtbevölkerung	7796	8248	80275	81183	6751	7533
<65jährige	6629	6653	68242	64260	5767	6029
65–79jährige	884	1206	8952	12135	733	1095
80+jährige	283	389	3081	4788	250	410
Veränderung: Gesamtbevölkerung	+6%		+1%		+12%	
<65jährige	+0,4%		−6%		+5%	
65–79jährige	+36%		+35%		+49%	
80+jährige	+37%		+55%		+64%	
Quotienten	1991	2020	1991	2020	1990	2020
$\frac{65+\text{jährige}}{15-64\text{jährige}}$	0,22	0,30	0,22	0,31	0,21	0,31
$\frac{<15\text{jährige} + 65+\text{jährige}}{15-64\text{jährige}}$	0,48	0,51	0,46	0,50	0,46	0,56

Demographie

Aus der Alterspyramide (Abb. 5) wird eine Alterssäule, da die Jahrgänge 1950–1970 die geburtenstärksten darstellen und die nachfolgenden Jahrgänge ein um ca. 20% tieferes Niveau zeigen.

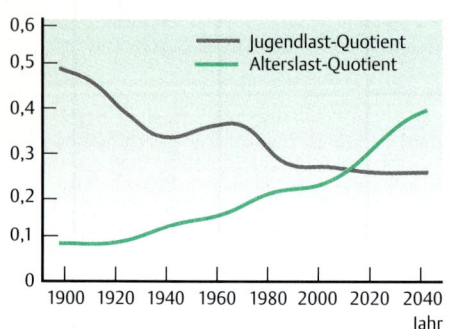

Abb. 4 Jugend- und Alterslastquotient in der Schweiz 1900–2040 (Szenario: Integration, 1992).

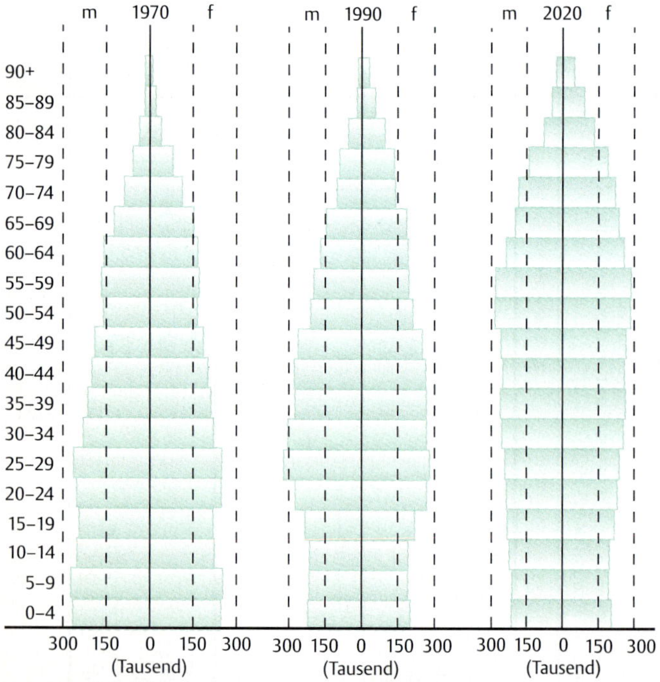

Abb. 5 Altersaufbau der Bevölkerung in der Schweiz 1970, 1990, 2020 (Szenario: Integration).

Epidemiologie

WHO-Konzept

➤ Bei der Beschreibung des Gesundheitszustandes von chronisch Kranken und Betagten sieht die WHO (Weltgesundheitsorganisation) folgende 4 Ebenen vor (Tab. 8):

Tabelle 8 Internationale Klassifikation der Krankheitsfolgen (ICIDH)* (nach WHO, Genf 1980)

Krankheit (Disease) →	Schädigung (Impairment) →	Funktionsbeeinträchtigung (Disability) →	Behinderung (Handicap)
Pathologie oder Störung	Verlust oder nicht normaler Zustand einer körperlichen, geistigen oder seelischen Struktur oder Funktion	eingeschränkte oder nicht vorhandene Fähigkeit, eine Tätigkeit in der normalen Art und Weise auszuüben	eine Benachteiligung, die einen Menschen ganz oder teilweise daran hindert, eine (im Hinblick auf Alter, Geschlecht und soziokulturelle Faktoren) für ihn als normal geltende Rolle zu spielen

* International Classification of Impairment, Disabilities and Handicaps

Datengrundlagen

➤ Bei altersepidemiologischen Daten gilt in besonderem Maße: die Art der Datenquelle muß bei der Interpretation des Dateninhaltes mitberücksichtigt werden. Gründe:
 – Die Todesursachenstatistik ist für die höheren Altersgruppen weniger präzise wegen:
   • geringerer Autopsiehäufigkeit,
   • Multimorbidität: Todesursache oft schwierig festzulegen.
 – Die Herkunft der Daten über die Morbidität bestimmt, auf welche Referenzbevölkerung deren Ergebnisse übertragen werden können. Zu unterscheiden sind:
   • Studien aus dem stationären Bereich (Krankenhaus, Pflegeeinrichtungen),
   • Studien aus dem ambulanten ärztlichen oder pflegerischen Bereich,
   • Querschnittsstudien über die gesamte oder nur die nicht institutionalisierte Bevölkerung.
 – Zu berücksichtigen ist weiter, ob sich die Studien auf mündliche Angaben der Betagten oder auf objektivierbare Methoden (Untersuchung, Rückfrage bei Hausarzt und Krankenhaus) stützen.

Epidemiologie

- Achtung: betagte Personen neigen eher dazu, Ereignisse, Arztbesuche, Medikamentenkonsum etc. zu unterschätzen, insbesondere bei Angaben über Funktionseinschränkungen und Behinderungen im täglichen Leben:
  - offensichtliche Behinderungen werden unterschätzt oder nicht wahrgenommen,
  - die Auswirkungen auf das tägliche Leben sind nicht für alle Betagten gleich;
  - Beispiel: selber einkaufen können hängt sehr stark von der Wohnsituation ab (Lift, Nähe zu Geschäften).

Morbidität

➤ Einen ersten Hinweis auf die epidemiologischen Besonderheiten in der Geriatrie gibt die Todesursachenstatistik:
  - Die Sterblichkeit (Todesfälle/100 000 Personen, [Tab.9]) nimmt mit zunehmendem Alter ungefähr exponentiell zu.
  - Mit zunehmendem Alter gewinnen die Herz-Kreislauf-Erkrankungen gegenüber den Unfällen und Tumorerkrankungen an Bedeutung.

Tabelle 9 Sterblichkeit/100 000 und Anteil der verschiedenen Todesursachen nach Geschlecht und Altersgruppen, 1990 (CH)

Altersgruppe		0–44	45–64	65–74	75–84	85+
Sterblichkeit (Todesfälle/ 100 000)	m:	140	738	3088	8178	20763
	w:	65	374	1430	4919	15918
davon wegen:						
Infektionskrankheiten	m:	9%	2%	0,7%	0,7%	0,7%
	w:	6%	1%	0,6%	0,6%	0,6%
Tumoren	m:	10%	38%	36%	28%	20%
	w:	24%	53%	39%	23%	12%
Krankheiten des Kreislaufsystems	m:	8%	31%	41%	47%	53%
	w:	7%	19%	36%	51%	61%
Krankheiten der Atmungsorgane	m:	2%	5%	8%	10%	13%
	w:	3%	4%	6%	8%	10%
Unfällen und gewaltsamem Tod	m:	50%	12%	4%	5%	5%
	w:	30%	9%	4%	5%	5%
anderer Ursachen	m:	20%	13%	10%	9%	10%
	w:	30%	14%	15%	13%	10%

Epidemiologie

Chronizität

- Die Morbidität im Alter zeichnet sich durch ein Überwiegen von chronischen Krankheiten aus (Tab. 10).
- Die Prävalenz vieler dieser Krankheiten zeigt eine starke, z. T. exponentielle Zunahme mit zunehmendem Alter. *Beispiel:* Prävalenz der Demenz; alle Studien belegen ein exponentielles Ansteigen der Prävalenz mit einer Verdoppelung alle 5–6 Jahre (s. Tab. 33, S. 152).

Tabelle 10 Rangfolge der 10 häufigsten Krankheiten der über 65jährigen und Prävalenz der jeweils fünf häufigsten (in %) nach Alter und Geschlecht

	Männer, 65–74	Männer, 75+	Frauen, 65–74	Frauen, 75+
1.	Arthrose (16%)	chron. Bronchitis (22%)	Arthrose (26%)	Arthrose (40%)
2.	Myokardinfarkt[1] (15%)	Arthrose (16%)	Angina pectoris (8%)	Katarakt (16%)
3.	Chron. Bronchitis (13%)	Angina pectoris (13%)	Diabetes mellitus (7%)	Angina pectoris (13%)
4.	Angina pectoris (13%)	Myokardinfarkt[1] (12%)	Katarakt (5%)	Demenz (8%)
5.	CVI[1,2] (6%)	Katarakt (12%)	Depression (4%)	Diabetes mellitus (8%)
6.	Diabetes mellitus	CVI[1,2]	chron. Bronchitis	CVI[1,2]
7.	Katarakt	Demenz	Myokardinfarkt[1]	Myokardinfarkt[1]
8.	Demenz	Diabetes mellitus	CVI[1,2]	Depression
9.	Glaukom	TIA[1,2]	Brustkrebs	chron. Bronchitis
10.	Depression	Glaukom	TIA[1,2]	Osteoporose

[1] Zustand nach;
[2] CVI: zerebrovaskulärer Insult; TIA: Transient ischemic attack
(Niederlande, 1994)

Epidemiologie

Hospitalisationshäufigkeit (Tab. 11)

➤ Krankheiten treten oft in Kombination auf. Chronizität und Multimorbidität haben Auswirkungen auf die Bedürftigkeit der Betagten in bezug auf Hospitalisationsfrequenz, -dauer und Anzahl gleichzeitig bestehender medizinischer Probleme.

Tabelle 11 Hospitalisationshäufigkeit, -dauer und Diagnosen pro Hospitalisation (Schweiz 1992)

Altersgruppen	30–49	50–64	65–74	75–84	85+
Hospitalisationen/ 1 000 Einw./J*:	96,0	162,7	267,5	384,6	442,5
Krankenhaustage/ 1 000 Einw./J**:	897,4	2 001,2	4 083,5	7 152,4	11 777,2
Krankenhaustage/ Hospitalisation:	9,4	12,3	15,3	18,6	26,4
Austrittsdiagnosen/ Hospitalisation (nur medizinische Abteilungen)	2,0	2,6	3,0	3,2	3,2

* Mehrfachhospitalisationen der gleichen Person mehrfach gezählt; ** Hochrechnung

Funktionseinschränkungen auf Organstufe

➤ Funktionseinschränkungen einzelner Organe und Systeme sind bei Betagten häufig und bei Hochbetagten regelmäßig anzutreffen; deren Häufigkeit zeigt eine starke Abhängigkeit von der Sozialschicht (Abb. 6, 7).

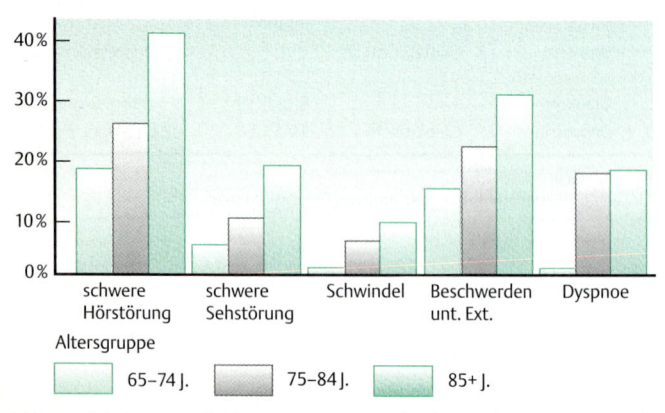

Abb. 6   Prävalenz von Behinderungen in verschiedenen Altersgruppen; städtische Bevölkerung (Schweiz, 1986).

Epidemiologie

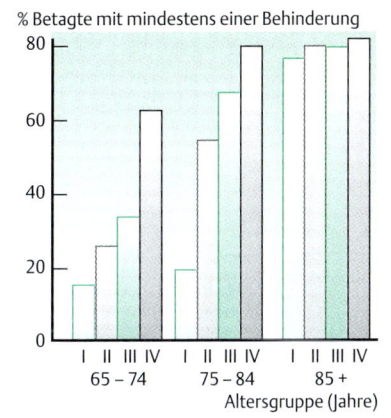

% Betagte mit mindestens einer Behinderung

Abb. 7 Prävalenz von Behinderungen nach Sozialschicht (I: Gutsituierte; II/III: ob./unt. Mittelstand; IV: wenig Bemittelte), städtische Bevölkerung (Schweiz, 1986).

Behinderung

➤ Für die epidemiologische Beschreibung der Behinderungen im Alltag sind verschiedene standardisierte Instrumente entwickelt worden, am bekanntesten sind wohl die
  – ADL (activities of daily living) und
  – IADL (instrumental activities of daily living).
  – Der Grad der Selbständigkeit in bezug auf diese Aktivitäten läßt sich in einem Aktivitäten des täglichen (daily) Lebens- bzw. instrumentelle Aktivitäten des täglichen Lebens-Index ausdrücken;
➤ Ebenso kann der Hilfsbedarf unterschieden werden nach (Tab. 12, Abb. 8):
  – Aktivitäten des täglichen (daily) Lebens (entspricht ungefähr dem Bedarf nach Pflegehilfe) und
  – instrumentelle Aktivitäten des täglichen Lebens (entspricht demjenigen nach Haushilfe).

Tabelle 12 Faktoren, die den Grad der Selbständigkeit bestimmen (nach Lawton 1971)

Aktivitäten des täglichen (daily) Lebens (ADL)	instrumentelle Aktivitäten des täglichen Lebens (IADL)
Körperpflege	Kleider waschen
An-/Ausziehen	Transportmittel benützen
Toilette benützen	Medikamente richtig einnehmen
Aufstehen/zu Bett gehen	mit Geld umgehen
Kontinenz	Telefonieren
Essen	Einkaufen
	Kochen
	Haushalt führen

Epidemiologie

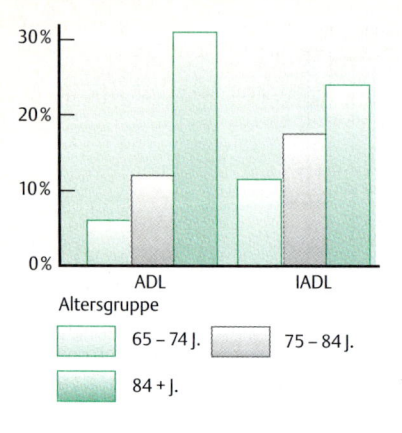

Abb. 8 Hilfsbedürftigkeit für mindestens eine Aktivität des täglichen (daily) Lebens bzw. instrumentelle Aktivitäten des täglichen Lebens (USA 1984).

Soziale Situation

➤ Zentral für die soziale Situation der Betagten ist ihre Wohnsituation, d. h., ob sie im eigenen Haushalt leben oder in einer Alters- oder Pflegeinstitution. In der Schweiz leben 8,4 % der über 65jährigen in Kollektivhaushalten, wobei die Quote bei den Frauen ziemlich genau doppelt so hoch ist wie bei den Männern und ein exponentieller Anstieg mit dem Alter vorliegt (Tab. 13).

Tabelle 13 Heimquote*, Schweiz 1990

Alter	65–69	70–74	75–79	80–84	85–89	90+	65+
Männer	1,4	2,5	4,4	9,2	17,6	28,1	4,7
Frauen	1,5	3,1	6,6	15,3	29,7	46,2	9,4

* anläßlich der Volkszählung 1990 in „Krankenanstalten, Heilstätten und Heimen der Wohlfahrtspflege" wohnhaft, in % der Wohnbevölkerung.

Institutionalisierung

➤ Die Institutionalisierung: Sie wird von folgenden Faktoren gefördert:
  – *Schweregrad und Art der Behinderung* (Beispiel: Orientierungsstörungen erfordern häufiger als Gehschwierigkeiten eine Institutionalisierung).
  – *Soziale Begleitumstände*:
    • Haushaltsgröße und -zusammensetzung,
    • Zivilstand/Vorhandensein eines/r Partners/Partnerin,
    • Familiengröße; örtliche und emotionale Distanz zu Familienangehörigen,
    • soziale Tradition, Vorhandensein eines sozialen Netzes in der Nachbarschaft.
  – *Soziale Schicht* (Wohnsituation, finanzielle Mittel, um sich private oder öffentliche ambulante Dienste leisten zu können).

Epidemiologie

- *Verfügbarkeit von stationären Einrichtungen*: je geringer das Bettenangebot für Pflegebedürftige, desto mehr pflege- und hilfsbedürftige Betagte leben notgedrungen zu Hause.
➤ Dagegen vermindert die Verfügbarkeit von ambulanten Diensten den Institutionalisierungsgrad von Betagten nicht zwangsläufig:
  - Kontrollierte Studien aus den USA zeigen z. T., daß ein vermehrtes Angebot von ambulanten Diensten vor allem Hilfe- und Pflegeleistungen ersetzt, die zuvor von Angehörigen geleistet worden wären.
  - Der Vergleich der verschiedenen Stadtkreise von Zürich ergab, daß die Anzahl der Krankenheimeintritte der über 80jährigen mit verschiedenen Indikatoren tiefer Sozialschicht korreliert, jedoch (nach Berücksichtigung der Sozialschicht) keine inverse Beziehung mit der Stellendichte der ambulanten Dienste besteht.

Alternstheorien (Allgemeines)

Kriterien umfassender Alternstheorien

- **Definition**: Unter dem Sammelbegriff „Alternstheorien" finden sich heute einige hundert oder weniger umfassende Erklärungsversuche für das Altern natürlicher biologischer Systeme. Ziel der gerontologischen Forschung ist, ursächliche Erklärungen für das Altern zu finden, welche möglichst universell, also für alle Arten, gültig sind.
- **Kriterien**: Gemäß B. STREHLER (1962) sollte eine umfassende Alternstheorie sämtlichen der folgenden Kriterien genügen:
    - *Universalität*: gültig für alle Lebewesen, die Altern aufweisen.
    - *Spezifität*: Alterung aufgrund von systemimmanenten Eigenschaften.
    - *Progressivität*: Alterungsprozeß ist irreversibel voranschreitend.
    - *Schädlichkeit*: Alterung führt zum Tod des Individuums.
- **Bewertung**: Keine der heute formulierten Alternstheorien konnte sämtlichen dieser Anforderungen genügen. Der Grund dafür liegt in der Heterogenität des Themenkomplexes „Altern", d. h. in dessen begrifflichen und sachlichen Vielfalt. Aufgrund dieser Heterogenität wird es deshalb auch in Zukunft nie eine „einzige, universalgültige Theorie" geben.

Definitionen

- Im Rahmen eines geriatrischen, also menschbezogenen Textwerkes sollen pragmatisch dienigen theoretischen Erwägungen zusammengefaßt werden, die für das Verständnis des Alterns höherer (tierischer) Lebewesen, insbesondere des Menschen, von Interesse sind.
- Dazu folgende Begriffsabgrenzungen:
    - Mit *„Theorien"* werden hier sämtliche Erklärungsversuche bezeichnet, auch wenn sie nicht der strengen Forderung der Theoriebildung von K. R. Popper genügen. Häufig handelt es sich dabei eher um Hypothesen oder gar Spekulationen.
    - Unter *„Altern"* wird hier derjenige Prozeß im Leben eines tierischen Organismus bezeichnet, der nach Abschluß der entwicklungsbedingten Differenzierung von Zellen und Organen beginnt.
    Danach ist der Alterungsprozeß unter natürlichen Bedingungen irreversibel und endet mit dem Tod des Individuums.
    Dieser Prozeß verläuft vor allem bei plazentaren Säugern graduell und führt zunehmend zu einer Abweichung vom optimalen strukturellen und funktionellen Zustand.

Funktionelle Umschreibung des Alterns

- Altern ist charakterisiert durch eine immer stärker eingeschränkte Adaptationsfähigkeit der Zellen, Organe und des Gesamtorganismus an die Umgebungsbedingungen.
- Der Alterungsprozeß führt im Organismus zu einer kontinuierlichen Einschränkung seiner Fähigkeit zur Aufrechterhaltung der Homöostase.
- Mit zunehmendem Alter steigt die Mortalitätsrate an.

Übersicht der Alternstheorien (Tab. 14)

Alternstheorien (Allgemeines)

Tabelle 14 Alternstheorien (ATh)

Allgemein biologische ATh			Soziologische ATh beim Menschen
Organisch-somatische ATh: Beschreibung der Ursachen und des Verlaufs der Alterungsprozesse im Organismus auf verschiedenen Stufen		Evolutionäre ATh: Beschreibung des Alterns im Kontext der Arterhaltung	Erfolgreiches Altern (EA): Beschreibung von sozialen Verhaltensweisen, die zu Zufriedenheit im Alter führen
Passives Altern = stochastisches Altern 1. Cross-linkage ATh 2. Irrtum-Katastrophen-ATh 3. Freie-Radikale-ATh 4. Mutations-ATh	Aktives Altern = Programm-ATh 1. ATh durch sexuelle Reifung 2. Altern durch innere Uhr 3. Stammzell-ATh 4. Altern durch antagonistisch pleiotrope Gene	1. Rate of living ATh 2. morphometrische ATh 3. ATh lebensverlängernder Gene (z. B. gegen freie Radikale)	1. Disengagementstheorie 2. Aktivitätstheorie 3. Kontinuitätstheorie 4. Verinnerlichung im Lebensrückblick 5. Lebenslange Entwicklung 6. Lebenslange Persönlichkeitsentwicklung 7. Selektive Optimierung mit Kompensation
5. MHC-Gen-ATh (Major-histocompatibility-ATh)			

Alternstheorien

Alternstheorien (Allgemeines)

Theoretische Konzepte

➤ Konzeptionell kann man zwischen biologischen und soziologischen Aspekten der Alterung unterscheiden. Die biologischen Aspekte lassen sich unterteilen in organismische (auch: somatische) und evolutionäre Aspekte.

➤ **Theorien zum organismischen Altern:** Es wird in erster Linie versucht, Ursachen und Verlauf des Alterungsprozesses im Organismus zu erfassen.

Reduktionistischer Grundgedanke: Altern wird auf verschiedenen biologischen Organisationsebenen betrachtet, d. h.:
- auf der Ebene der Population (innerhalb einer Spezies),
- auf der Ebene des Gesamtindividuums (einer bestimmten Population),
- auf der Ebene der integrierten Systeme (z. B. Immunsystem, endokrine Systeme),
- auf der Ebene der Organe, Zellen und schließlich der molekularen Strukturen.

Es wird in erster Linie versucht, den Alterungsprozeß in seiner „Normalität" bzw. biologischen Gesetzmäßigkeit zu erfassen, d. h., er sollte „typisch" für alle Individuen einer bestimmten Population sein.

- Der Weg führt dabei von der reinen Beschreibung von Alternsveränderungen schließlich zum Verständnis der kausalen Zusammenhänge im Alterungsprozeß.
  - Dabei sinkt mit zunehmender Höhe der biologischen Organisationsebene im Organismus einer bestimmten Spezies die artenübergreifende Vergleichbarkeit.
  - Der Effekt genetischer Steuerungsmechanismen im Alterungsprozeß kann z. B. bei Nematoden modellhaft auf die Situation von alternden Säugetierzellen übertragen werden.
  - Die systemischen Auswirkungen solcher Mechanismen, z. B. auf das Herz-Kreislauf-System beim Menschen, können jedoch nur am Menschen selbst oder bestenfalls an einem sehr ähnlich organisierten Säugetierorganismus untersucht werden.

➤ **Evolutionäre Theorien des Alterns:** Sie sind biologisch umfassender, da sie das Phänomen Altern weniger im Hinblick auf das Schicksal des Einzelorganismus als im Kontext der Arterhaltung zu erklären versuchen.
- Hier spielt der genetische Selektionsdruck auch für das organismische Altern eine Rolle, indem das mitgegebene Erbgut den Verlauf der individuellen, postreproduktiven Lebensphase mitbestimmt.
- Evolutionäre Alternstheorien können am ehesten zum Verständnis allgemeingültiger Fragen, z. B. zum Problem der speziesspezifischen Lebenslängen, beitragen, sind aber weniger universell bedeutsam, wenn es um die spezifische kausale Erklärung von Alterungsverläufen bei Individuen unterschiedlicher Arten geht.
- Bei evolutionären Alternstheorien geht man davon aus, daß eine Art nur dann erhalten werden kann, wenn die genetischen Anlagen den einzelnen Individuen mindestens das Leben bis zum Erreichen der Reproduktionsfähigkeit bzw. die erfolgreiche Weitergabe des Erbgutes erlauben.
- Gene mit schädlichen Auswirkungen, die das Erreichen der Geschlechtsreife vereiteln, werden automatisch mit dem Tod des betroffenen Organismus eliminiert. Werden derartige Gene zu einem späteren Zeitpunkt, also nach erfolgreicher Reproduktion, exprimiert, werden sie mit dem Genom an die nächste Generation weitergegeben.

Alternstheorien (Allgemeines)

- Solche Gene können sich entscheidend auf den postreproduktiven Alterungsprozeß auswirken: Familiäre lebensverkürzende Krankheiten beim Menschen, wie die Chorea Huntington, sind Beispiele für den Effekt deletärer Gene, die weitergegeben werden, weil ihre Aktivität erst postreproduktiv zum Ausdruck kommt.
- Mit dem Erreichen der Reproduktionsphase nimmt der Selektionsdruck auf das Individuum schnell ab. Ein positiver postreproduktiver Selektionsdruck kann sich aber dann auswirken, wenn durch eine ausgedehnte postreproduktive Lebensspanne beispielsweise eine verlängerte Nachwuchspflege oder die Ausbildung sozialer Strukturen für die Erhaltung der Art einen Vorteil bringen.

▶ **Soziologische Theorien des Alterns**: Sie sehen den Mensch im Zusammenhang mit der Gesellschaft in der er lebt und sind somit auch von der Gesellschaftsform abhängig. Sie beschreiben Mechanismen des Alterns und Möglichkeiten das Alter positiv zu gestalten.

Biologische Alternstheorien

Theorien zum organismischen Altern

➤ Diese „somatischen" Theorien versuchen, Beobachtungen von Altersveränderungen am Gesamtorganismus, an Organen, an Geweben, an Zellen und an molekularen Strukturen aufgrund von allgemeingültigen physikalisch-chemischen oder genetisch vorgegebenen Bedingungen kausal zu erklären. Grundlage dazu sind in erster Linie experimentelle Befunde.

➤ Die zahlreichen dazu vorgeschlagenen Theorien lassen sich nach zwei Hauptgesichtspunkten unterscheiden:
  – *Stochastische Theorien* („passives Altern").
  – *Programmtheorien* („aktives Altern").

➤ **Kombinierte Theorien**:
  – Einige der erwähnten Alternstheorien stellen eigentlich eine Kombination von genetischem Programm und stochastischen Mechanismen dar. Danach sind genetische Anlagen primär dafür verantwortlich, daß ein Organismus die Fähigkeit der zellulären Funktionserhaltung eine bestimmte Zeit über die Reproduktionsphase hinaus beibehält. Mit der Zeit vermindert sich jedoch diese Fähigkeit und die Einwirkung schädigender physikalischer und chemischer Faktoren nimmt überhand.

Stochastische Theorien / Grundlagen

➤ **Grundgedanke**: Bei den *stochastischen Theorien* (stochastisch = statistisch zufällig) werden physikalisch-chemische, im Sinne der Entropie wirkende Einflüsse besonders auf langlebige Makromolekülkomplexe (insbesondere Eiweißstrukturen und Nukleinsäuren) postuliert. Da die biologischen Strukturen diesen Einwirkungen naturgesetzlich unterworfen sind, spricht man auch von „passivem Altern".

In zeitlicher Abhängigkeit, also mit zunehmendem Alter, treten irreversible chemische Veränderungen an Proteinen, Proteiden oder der DNA auf, welche zu funktionellen Einbußen führen. Die Zellen verfügen zwar über Abwehrmechanismen, die diesen stochastischen Prozessen bis zu einem gewissen Grad entgegenwirken können. Sie sind jedoch in ihrer Effizienz beschränkt, so daß die (spontanen) physikalisch-chemischen Veränderungen mit der Zeit überhand nehmen. Je nach Bedeutung der betroffenen Strukturen und Zellen für die Erhaltung der Vitalität sind solche Veränderungen mehr oder weniger direkt verantwortlich für die Alterung und schließlich für den Tod eines Organismus.

➤ **Beurteilung**: Stochastische Theorien sind darauf angelegt, den Alterungsprozeß aufgrund von universell geltenden primären Ursachen zu erklären.
  – Sie erklären jedoch vor allem, *wie* der Alterungsprozeß induziert wird.
  – Sie geben jedoch keine Antwort darauf, *warum* Altersveränderungen in ihrer Ausbildung und im zeitlichen Verlauf so unterschiedlich sein können.

Cross-linkage-Alternstheorie (stochastisch)

➤ **Grundgedanke**: In der *„Cross linkage theory of aging"* postulieren, aufgrund von experimentellen Studien, Verzar, 1957, von Hahn, 1970, Cutler, 1976, die spontane Ausbildung von sog. Crosslinks. Es sind dies kovalente, also schwer lösbare chemische Bindungen, welche zur gegenseitigen Vernetzung von Makromolekülen entweder direkt oder über niedermolekulare Verbindungen, z. B. Zucker oder Alkylreste, führen. Sie können auftreten zwischen:

Biologische Alternstheorien

- Proteinen (z. B. im Kollagen von Sehnen, Haut und Gefäßwänden oder in den kristallinen Faserproteinen der Linse des Auges).
- zwischen Proteinen und DNA (z. B. im Chromatin von fakultativ oder obligatorisch postmitotischen Zellen),
- zwischen den beiden Strängen oder chromosomalen DNA,
- zwischen Proteinen und niedermolekularen Verbindungen.

Im Falle des Kollagens sind die funktionellen Auswirkungen eher von sekundärer oder nur partieller Bedeutung.

Eine primäre Bedeutung der Crosslinks für den allgemeinen Alternsprozeß wird dagegen den Veränderungen im Chromatin oder in der chromosomalen DNA zugemessen, da infolge der zunehmenden Stabilisierung dieser Komplexe die Transkription, also die Zugänglichkeit zur genetischen Information, und damit der zelluläre genetische Steuermechanismus entscheidend beeinträchtigt werden könnten.

➤ **Beurteilung**: Auf diese Basis können auch Theorien reduziert werden, die generell eine mit dem Alter abnehmende Adaptationsfähigkeit der Zellen (und schließlich ganzer Organe oder Systeme) für das Altern verantwortlich machen, da die Adaptationsfähigkeit einen effizienten genetischen Steuerungsmechanismus voraussetzt. Eine zentrale Rolle spielen dabei die Mechanismen der Signalaufnahme (an der Zelloberfläche), Signalumsetzung (im Kern und im Zytoplasma) und -abgabe. Nach heutigen Erkenntnissen sind tatsächlich bei einer Vielzahl von Zellen (z. B. Neuronen, Leberzellen, endokrinen Zellen), diese Mechanismen im Alter in unterschiedlichem Ausmaß beeinträchtigt.

Irrtum – Katastrophe – Alternstheorie (stochastisch)

➤ **Grundgedanke**: Nach der *„Error catastrophy theory"* von L. Orgel (1963) würden wenige fehlerhafte Moleküle eines Schlüsselenzyms der Proteinsynthese genügen, insbesondere der Amino-Acyl-Transferase, daß in zunehmendem Maße weitere fehlerhafte Proteine synthetisiert und damit die Zellen funktionsuntüchtig gemacht würden.

➤ **Beurteilung**: Lange Zeit äußerst attraktiv, konnte jedoch als allgemeingültige Theorie experimentell nicht bestätigt werden.

Theorie der freien Radikale (stochastisch)

➤ **Grundgedanke:** Allgemeine Theorien auf der Basis von schädigenden chemischen Einflüssen durch exogen und endogen induzierte, aggressive oxidierende Moleküle auf zelluläre Strukturen wie Membranlipoproteine oder DNA als primäre Ursache der molekularen Alterung.

➤ **Beurteilung**: Besonders attraktiv und zur Zeit wieder vermehrt diskutiert ist dabei die *„Theorie der freien Radikale"* von D. Harman (1956, 1981): Die im normalen Zellstoffwechsel (Zellatmung!) dauernd gebildeten Sauerstoffradikale (O_2^-, OH^-) und ihre ebenso toxischen Abkömmlinge können mit der Zeit durch die zellulären Schutzmechanismen (Schlüsselenzym: Superoxiddismutase) nicht mehr genügend neutralisiert werden. Dadurch entstehen irreversible Schäden.

Diese Theorie ist auch von praktischem Interesse, weil sie einerseits einen Ansatz für eine mögliche Prävention (durch die Einnahme von antioxidativen Agentien, z. B. von Vitamin E, Carotinen oder hohen Dosen von Vitamin C) bieten, andererseits, weil sie bei vielen entzündlichen und degenerativen Prozessen eine wichtige Rolle spielen.

Biologische Alternstheorien

Mutationstheorie (stochastisch)

- **Grundgedanke:** Spontane Mutationen führen in den betroffenen Zellen zu Funktionsstörungen, welche entweder direkt oder indirekt, z. B. durch unkontrollierte Proliferationen, den Organismus schädigen.
  Auch die im Alter reduzierte Zellatmung wird u. a. damit erklärt, daß infolge von deletären Mutationen in der mitochondrialen DNA die Kapazität der oxidativen Phosphorylierung abnimmt.
  Weitere Theorien ziehen als Ursache physikalisch-chemischer Schädigungen in Erwägung:
    - *Energiereiche Strahlung* (Röntgen- und UV-Strahlen, z. T. ebenfalls über die Bildung von freien Radikalen) mit Schäden an der DNA.
    - *Alkylierende Substanzen* (Alkylreste, z. B. Methyl- und Äthylreste, aus exogenen und endogenen Substanzen können punktuelle Vernetzungen zwischen den beiden DNA-Strängen bewirken und so die genetische Informationsübertragung blockieren oder zu Mutationen führen. Praktische Beispiele: das Giftgas-Stickstofflost, oder, therapeutisch genutzt, Zytostatika wie Cyclophosphamid) mit Schädigung oder Blockade der DNA.
    - Eine graduelle Ausbildung von *Protein-Zucker-Protein-Komplexen* (z. B. Glykosylierung von Gefäßwandproteinen).
- **Beurteilung**: Attraktive Theorie, die den Alterungsprozeß erklären kann, individuelle Unterschiede dieses Prozesses jedoch nicht erklärt.

Programmtheorien/Grundlagen

- Allen Programmtheorien liegt eine genetische Basis für die Erklärung des Alterns zugrunde. Im Gegensatz zu den stochastischen Theorien, welche eine „passive Alterung" der makromolekularen Strukturen implizieren, postulieren diese Theorien grundsätzlich eine durch das genetische Programm vorgegebene, aktiv induzierte Alterung der Zellen und Organe. Vom prinzipiellen Gedanken her genügen sie wohl einem Universalitätsanspruch, nicht aber bezüglich der bei verschiedenen Arten unterschiedlichen Verlaufsformen des Alterungsprozesses. Sie enthalten häufig auch evolutionäre Aspekte.
- Es gibt zwei hauptsächliche Kategorien:
  1. Es wird ein *aktives genetisches Programm* für den zellulären Alterungsprozeß (und damit den Tod des Individuums) postuliert. Danach werden Gene aktiviert, welche zu einem bestimmten Zeitpunkt zur Abschaltung der zellulären Funktionen führen.
  2. Das mehr oder weniger längere postreproduktive Überlebenspotential der verschiedenen Arten (bzw. der einzelnen Erblinien innerhalb einer Art) wird mit einer *genetisch bedingten* niedrigeren oder höheren *Effizienz der lebenserhaltenden zellulären Mechanismen* erklärt.
- Für beide Kategorien dienen als experimentelle Grundlagen in erster Linie vergleichende erbbiologische Untersuchungen sowie die Identifikation von Genen, die für spezifische Altersveränderungen verantwortlich gemacht werden können.

Altern durch sexuelle Reifung (Programmtheorie)

- **Grundgedanke**: Alterung und Tod werden beim Erreichen der sexuellen Reife induziert: Ein konkreter Bezug besteht zu einigen ausgewählten Tierarten: Wir-

Biologische Alternstheorien

beltiere, vor allem semelpare Arten wie gewisse Fische (Pazifischer Lachs, bestimmte Aale) und Beuteltiere gehen unmittelbar nach der Fortpflanzungsaktivität zugrunde.
- In Zusammenhang mit der geschlechtlichen Reifung werden einzelne Systeme extrem aktiviert, die den Organismus irreversibel schädigen und den Tod zur Folge haben.
- Beim Pazifischen Lachs ist der verantwortliche Faktor eine Überproduktion von Corticosteroiden.
- Diese Alterungsweise ist offenbar durch Gene bedingt, die weiter vererbt werden, da sie nicht mit der Reproduktionsfähigkeit interferieren.
- Frühzeitige Kastration verhindert die Aktivierung dieses Mechanismus und erhöht die Lebenslänge um ein Vielfaches, wobei dann andere, z. B. stochastische, Alterungsfaktoren ins Spiel kommen.
- ➤ **Beurteilung**: Über den möglichen Selektionsvorteil in der Evolution solcher Arten kann nur spekuliert werden. Für die Erklärung menschlichen Alterns eignet sich diese Theorie nicht.

Altern durch innere Uhr (Programmtheorie)

➤ **Grundgedanke:** Theorien, die das Altern in Abhängigkeit einer Art *„innerer Uhr"* (*„pacemaker"* oder *„biological clock"*) erklären.
Vital wichtige neuroendokrine Feedback-Systeme, wie z. B. die Achse Hypothalamus – Hypophyse – Nebennierenrinde, werden unterbrochen, da nach einer bestimmten Funktionszeit hypothalamische Neuronen ihre Ansprechbarkeit verlieren oder zugrunde gehen. Es wird also eine Art „Erschöpfung" solcher regulatorischen Zellen postuliert bzw. eine Beschränkung der Lebenszeit in Abhängigkeit von der Arbeitsbelastung.
- Basierend auf Experimenten mit Nagern mißt man der Wirkung von Corticoiden spezielle Bedeutung bei, da diese (z. B. Cortisol) offenbar rezeptive Neuronen (speziell im Hippocampus) mit der Zeit schädigen und deren Untergang bewirken können.
- Die im Alter auch beim Menschen beobachtete deutlich verlangsamte Normalisierung des Cortisolspiegels nach Streß wird in Verbindung mit einer abnehmenden Empfindlichkeit regulatorischer Neuronen im Hypothalamus, evtl. auch im Hippocampus gebracht.
- Analoge Theorien betreffen u. a. die Feedback-Systeme von Thyroxin, Östrogen oder Melatonin.
- Bei Säugern einschließlich des Menschen sind weitere aktiv induzierte, spezifische Alterungsprozesse auf Organ- und Zellebene bekannt, z. B.:
- das programmierte Altern der Erythrozyten,
- die Alterung des Ovars als Auslöser der Menopause oder
- die Involution des Thymus nach Erreichen der Geschlechtsreife.
- ➤ **Beurteilung:** Da solche Veränderungen entweder durch kontinuierliche Nachlieferung (Erythrozyten: hämopoetische Stammzellen!) praktisch lebenslang kompensiert werden oder deutlich zu einem früheren Zeitpunkt innerhalb der potentiellen Lebensspanne erfolgen, ist ihre primäre Bedeutung für den generellen Alterungsprozeß schwer abschätzbar. Der Alterungsprozeß in unserem Körper verläuft für einzelne Zellen, Organe und Systeme je nach (genetisch bestimmter) Entwicklung und Differenzierung nicht synchron.

Biologische Alternstheorien

Stammzellentheorien (Programmtheorie)

- **Grundgedanke:** Stammzellensysteme sind auf die Anzahl der während der Embryogenese entstandenen Stammzellen genetisch festgelegt. Nach einer gewissen Zeit sind die Reserven an Stammzellen erschöpft.
- Die Erschöpfungstheorie basiert u.a. auch auf den experimentellen Befunden von L. Hayflick, der für diploide Wirbeltierzellen in Kultur eine – bis zu einem gewissen Grad auch speziesspezifische – beschränkte Teilungsfähigkeit nachweisen konnte.
- **Beurteilung:** Für die Erklärung menschlichen Alterns eignet sich diese Theorie eher nicht.

Altern durch antagonistisch pleiotrope Gene (Programmtheorie)

- **Grundgedanke:** Antagonistisch pleiotrope Gene, die für die Entwicklungs- oder Differenzierungsprozesse wichtig sind, können sich postreproduktiv deletär auswirken.

  Als Pleiotropie bezeichnet man die gleichzeitige Beeinflussung und Ausprägung mehrerer Merkmale durch ein Gen.

  - Antagonistisch pleiotrop wirken sich Gene aus, wenn sie primär, z.B. in einer früheren Entwicklungsphase, für vital bedeutsame Zellfunktionen verantwortlich sind, aber sekundär, beispielsweise in einer späteren Differenzierungsphase, durch Angriff an übergeordneten Zentren für den Organismus schädliche Auswirkungen haben.
  - *Beispiel:* semelpare Wirbeltiere, wie der Pazifische Lachs mit der für die Reproduktion entscheidenden, aber postproduktiv deletären Nebennierenrindenhypertrophie.
  - Auch für die „Pacemaker-Theorien" und die unten aufgeführte MHC-Theorie können antagonistisch-pleiotrope genetische Effekte ursächlich verantwortlich gemacht werden.
- **Beurteilung:** Für die Erklärung menschlichen Alterns eignet sich diese Theorie eher nicht.

MHC-Gen-Theorie (Programmtheorie)

- **Grundgedanke:** Nach R. Walford, 1970 wird dem MHC-Genkomplex (major histocompatibility complex, HLA-System) eine zentrale Rolle im Alterungsgeschehen zugemessen.

  Der beim Menschen auf dem Chromosom 6 sitzende Genkomplex ist in erster Linie verantwortlich für die Ausbildung von Markerproteinen an der Zelloberfläche und spielt somit eine wesentliche Rolle insbesondere in der zellulären Immunabwehr.

  Es hat sich gezeigt, daß die Gene des MHC-Komplexes auch direkt oder indirekt an der Regulation einer Reihe von vitalen Systemen beteiligt sind, z.B. der endokrinen Systeme oder, besonders, der antioxidativen Systeme (zur Inaktivierung der freien Radikale) der Zellen.

  Die Synthese der Superoxiddismutase und das P-450-System (Mischfunktionsoxidasen) stehen offenbar unter der Kontrolle eines mit dem MHC verbundenen Gens.

Biologische Alternstheorien

- **Beurteilung:** Mit den hochgradig polymorphen MHC-Genen werden nicht nur eine Reihe von Krankheiten assoziiert wie Lupus, rheumatoide Arthritis oder Diabetes mellitus, sondern auch die mehr oder weniger starke Ausprägung von zellulären Schutzfunktionen (s. o.).

  Die MHC-Gene scheinen zudem mit anderen Genen sowohl auf dem Chromosom 6 als auch auf anderen Chromosomen zu interagieren.

  Die MHC-Gene sind wahrscheinlich auch entscheidend an der Regulation von Entwicklungsprozessen beteiligt, z. B. bei der Induktion der Zelldifferenzierung sowie der Massenbegrenzung der Organe.

  Diese mannigfaltigen Effekte könnten in mehr oder weniger vorteilhaften Kombinationen schließlich auch die Lebensspanne des Individuums bestimmen, beispielsweise durch eine mehr oder weniger hohe Tumoranfälligkeit oder eine verminderte oder erhöhte Immunkompetenz.

Evolutionäre Theorien / Grundlagen

- Evolutionäre Theorien versuchen, das organismische Altern in den Kontext der phylogenetischen Entwicklung der Arten zu stellen. Dabei stellen sich insbesondere folgende Fragen:
  1. Weshalb gibt es speziesspezifische Unterschiede der Lebensspannen?
  2. Welches sind die für den genetischen Selektionsdruck bestimmenden Faktoren?
  3. Worin ist der Unterschied zwischen den Lebenslängen der verschiedenen Arten biologisch begründet?
- In der Beziehung zwischen Evolution und Lebensspanne wird grundsätzlich ein Zusammenspiel von Umgebungs- und genetischen Faktoren angenommen.
- Die meisten Theorien bieten Erklärungen vor allem für die dritte Frage, da dazu auch am ehesten experimentelle Grundlagen geschaffen werden können.
- Im Prinzip kann die Mehrzahl der genetischen Programmtheorien auch in einen evolutionären Kontext gestellt werden.

„Rate-of-living"-Theorien (evolutionär)

- **Grundgedanke:** Die Lebensspanne ist umgekehrt proportional zur metabolischen Aktivität.
- **Beurteilung:** Der bei verschiedenen Arten beobachtete lebensverlängernde Effekt von chronischer hypokalorischer Ernährung bietet dafür eine gewisse experimentelle Grundlage.

Morphometrische Theorien (evolutionär)

- **Grundgedanke:** Positive Korrelation zwischen Gehirngewicht und Lebensspanne.
- **Beurteilung:** Würde erklären, warum der Mensch eine weit höhere Lebensspanne besitzt, als sämtliche übrigen Säugerarten.

  Die aufgrund von Meßdaten gezeigte Korrelation ist auf den Vergleich zwischen Säugern beschränkt.

Biologische Alternstheorien

Theorie lebensverlängernder Gene (evolutionär)

- **Grundgedanke:** Die Theorien postulieren die Aktivität spezifischer, lebensverlängernder Gene in der postreproduktiven Phase. Besondere Bedeutung wird dabei der Fähigkeit der Zellen, die schädliche Einwirkung von freien Radikalen neutralisieren zu können, zugemessen.
  Danach ist die Lebensspanne positiv korreliert mit der Effizienz der zellulären antioxidativen Systeme, insbesondere der Enzyme Superoxiddismutase, Katalase, Glutathionreduktase und -peroxidase.
- **Beurteilung:** Siehe bei Theorie der freien Radikale)

MHC-Theorie (evolutionär)

- **Grundgedanke:** (Diese Theorie gehört auch zu den Programmtheorien (s. S. 32)). Als evolutionäre Theorie postuliert sie eine umfassende Rolle der MHC-Gene in der Evolution der Langlebigkeit besonders der höheren Wirbeltiere.
- **Beurteilung:** Tatsächlich konnte bei Mäusen in Kreuzungsstudien mit kurz- und langlebigen Stämmen nachgewiesen werden, daß die Lebensspanne in Abhängigkeit der segregierten MHC-Allele steht.

Soziologische Alternstheorien

Definition

- Soziologische Alternstheorien versuchen ein bestimmtes Bild gelingenden Alterns beim Menschen vorzuzeichnen und vorzuschreiben.
- Die beiden klassischen Theorien sind die Disengagement- und die Aktivitätstheorie.

Disengagementtheorie

- Cumming und Hennry postulieren 1961 für das hohe Alter einen von Individuum und von Gesellschaft gleichermaßen erwünschten
  - Rückzug aus dem aktiven Leben,
  - Verlagerung des Handlungszentrums nach innen und
  - die Lösung von der sozialen Welt.
- Altern gelingt nach dieser Theorie dann erfolgreich, wenn das Individuum den für diesen Abschnitt typischen Machtverlust akzeptiert.

Aktivitätstheorie

- Havinghurst und Albrecht bezeichnen 1953 ein derartiges Rückzugsverhalten im Alter hingegen als unnatürlich, erzwungen nur durch unser westliches Gesellschaftssystem oder durch pathologisches Altern.
- Voraussetzung für erfolgreichen Alterungsprozeß ist demnach:
  - Ersetzen verlorener Rollen durch neue sowie
  - Engagement in gesellschaftlichen und zwischenmenschlichen Bereichen.

Kontinuitätstheorie

- Atchley schränkt 1989 den Anspruch der Aktivitätstheorie ein:
  - lediglich das Beibehalten der bisherigen Lebensmuster garantiert am ehesten erfolgreiches Altern,
  - gleich ob aktiv oder weniger aktiv.

Andere soziologische Alternstheorien

- Jungs Theorie: (1931) im hohen Lebensalter entsteht wirklich erfüllte Menschlichkeit und Weisheit durch:
  - Verinnerlichung,
  - Lebensrückblick,
  - das Lösen von Geschlechtsrollenzwängen.
- Charlotte Bühler stellt etwa um 1933 ein fünfstufiges Modell der lebenslangen Entwicklung vor: Kernpunkte für gelingendes, erfolgreiches Altern sind:
  - Erkennen und Hinnehmen der altersbedingten körperlichen Gebrechen sowie
  - die Aussöhnung konfligierender Zielvorstellungen.
- Erikson (1984) beschreibt das bekannte Modell der lebenslangen Persönlichkeitsentwicklung: Wesentliche Aufgaben des hohen Alters sind:
  - Annahme und Analyse des gelebten Lebens,
  - die Krise zwischen Ich-Integrität und Verzweiflung akzeptieren,
  - seelischen Frieden finden
  - den Tod annehmen.

Soziologische Alternstheorien

- Die Modelle der Selbstverwirklichung (Maslow 1968), der gesunden Persönlichkeit (Jahoda 1958), eines bewußten und sinnvoll gelebten Lebens (Rogers 1961) definieren auf unterschiedliche Weise Eriksons Ich-Integrität und die volle Ausschöpfung des gesamten zur Verfügung stehenden Potentials einer Person als Ziel des erfolgreichen Alterns.

Synthese der soziologischen Theorien

- Erfolgreiches Altern wird durch eine Reihe objektiver und subjektiver Kriterien charakterisiert. Keine der obigen Theorien, kein bestimmtes Kriterium und kein Kriterienbündel hat als überzeugende Erklärung eines erfolgreichen Alterns allgemeine Akzeptanz gefunden.
- Für Biologen sind Zielkriterien für erfolgreiches Altern, Indikatoren wie:
  - körperliches Wohlbefinden,
  - funktionelle Autonomie,
  - Langlebigkeit.
- Gutes körperliches Befinden ist jedoch auch im Alter kein Garant für psychisches Wohlbefinden.
- In den verschiedenen Theorien werden jeweils spezielle Ziele als charakteristisch für erfolgreiches Altern angesehen.
- Gemeinsam spiegeln diese Theorien jedoch Werte und Zielvorstellungen der westlichen männlichen Mittelklasse wider.
- Eine darauf aufbauende Erfolgsdefinition ist nicht generalisierbar und nicht von dauerhafter Gültigkeit.
- Erfolgreiches Altern ändert sich mit jeweils neuen Erkenntnissen, neuen Gesellschaftsformen und neuen Herausforderungen.
- Angesichts der großen Unterschiede in Altersverläufen
  - zwischen Individuen und
  - zwischen verschiedenen Bereichen (z. B. körperlich vs. geistig) innerhalb einer Person muß auch erfolgreiches Altern verschiedene Gesichter haben können.
- Erfolgreiches Altern bedeutet, Ziele anstreben und erreichen, die definiert sind
  - durch die Person selbst oder durch Gruppen, Kulturen, Religionen,
  - die mit unterschiedlichen Kriterien und Normen gemessen werden können.
- Das Erstreben, Adjustieren und Erreichen von Zielen ist angesichts vieler Hindernisse und Verluste das Herzstück erfolgreichen Alterns.
  - Dies rückt die Frage nach dem Wie in den Vordergrund.
  - Die Frage nach den Prozessen und Strategien erfolgreichen Alterns ist vielversprechend und gibt neue Impulse (S. 43 bis 46).

Altern und Krankheit

Physiologisches Altern

- ➤ Das Altern läuft gesetzmäßig, aber von Organ- zu Organsystem unterschiedlich rasch ab. Der Alterungsprozeß führt zu einer veränderten Zusammensetzung der Zellstrukturen und -funktionen, die sich im Erscheinungsbild und in der Funktion der Zelle, des Organs und des Gesamtorganismus äußern. Beispiele für physiologische Alterungsprozesse:
  - Veränderung der Sinnesorgane (Linsen, Innenohr, Abnahme des Durstgefühls).
  - Abnahme der Nierenfunktion.
  - Umbau und Vermehrung des Kollagens → Compliance des Herzens und der großen Gefäße nimmt ab, Elastizitätsverlust der Haut.
  - Involution des Thymus → immunologische Alterung.
  - Menopause → endokrinologische Alterung.
  - Abnahme von Nervenleitgeschwindigkeit, Reaktionszeit, Gedächtnis.
- ➤ Mit zunehmendem Alter verringern sich Adaption und Reaktion des Organismus auf äußere Einflüsse. Das Tempo dieser Entwicklung läuft speziesspezifisch unterschiedlich rasch ab.
  Der Mensch verfügt im Vergleich zu anderen Säugern über bessere Schutzmechanismen gegen die Alterungsprozesse, so daß er eine durchschnittliche physiologische Lebensdauer von 85–100 Jahren erreicht (S. 15).
- ➤ **Genetische Faktoren:** Sie beeinflussen das physiologische und das krankhafte Altern:
  - Das Lipoproteinmuster ist z. B. stark genetisch determiniert: Die Zahl und Funktion der Lipoproteinrezeptoren beeinflußt nachhaltig die Gefäßalterung (hohe LDL beschleunigen, hohe HDL verzögern die Gefäßalterung).
  - Die stark genetisch determinierte Skelettmasse bestimmt die postmenopausale Reserve.
  - Die genetische Kontrolle über spätere Lebensabschnitte nimmt sukzessive ab. Denn für die Erhaltung wichtiger Eigenschaften in älteren Individuen gibt es immer weniger Selektionsvorteile.
  - Diese Sichtweise erklärt z. B. den exponentiellen Anstieg von Malignomen (meist Folge einer Reihe von Mutationen).
  - Da verschiedene Organe unterschiedliche Funktionszeiten aufweisen, müssen deren Zellen unterschiedlich dauerhaft angelegt werden (Darmepithel = Tage, Neuronen = Jahrzehnte).
  - „Disposable-Soma-Theorie" = Allokation der Ressourcen für die verschiedenen Systeme des Körpers nach Bedürfnissen. Die außerordentlich hohe und konstante Sauerstoff- und Energieversorgung des Gehirns ist ein Beispiel für diesen Steuerungsmechanismus.
  - Das Überleben weit über die für die Arterhaltung notwendigen Reproduktionszeit hinaus ist biologisch unzweckmäßig, und die Kapazität zum Erhalt und zur Reparatur von somatischen Zellen ist auf die Zeitspanne Reproduktionszeit und eine Generation (bis Menopause plus 30 Jahre) ausgerichtet.
  - Das heute hohe Reproduktionsalter in Europa (28 Jahre bei der Geburt des 1. Kindes) wirkt sich theoretisch selektiv günstig für langsam alternde Individuen aus.
- ➤ **Immunsystem**: Für das Krankheitsgeschehen ist das Altern des Immunsystems von zentraler Bedeutung:
  - Die zellvermittelte Immunität nimmt mit zunehmendem Alter ab.

Altern und Krankheit

- Die verminderten T-Helferzellen führen auch zu einer verminderten humoralen Immunantwort.
- Gleichzeitig nehmen auch die T-Suppressorzellen ab, was die zunehmende Bildung von Autoantikörpern erlaubt, die für den Alterungsprozeß typisch sind.

➤ Die eingeschränkten mechanischen Möglichkeiten z. B. des durch Altersveränderungen geprägten Thorax und der Atmungsorgane führen ebenfalls zu einer verminderten Resistenz gegenüber exogenen Reizen und Infekten.

Krankhaftes Altern / Grundlagen

➤ Die Unterscheidung zwischen normalem oder physiologischem Altern und krankhaftem pathologischem Altern ist willkürlich und hängt von der verwendeten Definition des Begriffs „Krankheit" ab.

➤ Das Krankheitsverständnis und damit auch der Begriff Krankheit wird von unseren physiologischen, biochemischen und molekularbiologischen Konzepten bestimmt.
So wird heute der Träger eines im späteren Lebensalter zu schweren Funktionsstörungen führenden Gens bereits im pränatalen Stadium als krank betrachtet.

➤ Ähnliche Funktionsstörungen, durch sehr unterschiedliche Krankheiten hervorgerufen, weisen auf eine weitere Schwierigkeit in der Bewertung der Altersveränderungen hin:
- Sollen sie nach Ursachen oder nach Funktionsausfällen kategorisiert werden?
- Sind funktionelle Kategorien für die Betroffenen wichtiger, besonders bei multifaktoriell bedingten chronischen Krankheiten?

➤ In praxi muß deshalb immer eine mindestens zweidimensionale Betrachtung des geriatrischen Patienten vorgenommen werden:
- Der Funktionsausfall bestimmt die Therapiebedürftigkeit.
- Die ätiologisch orientierte Diagnose bestimmt die Therapiemöglichkeit (Abb. 9).

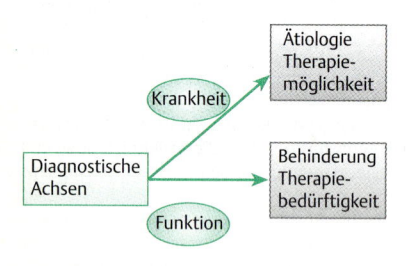

Abb. 9 Krankheitsorientierte und funktionsorientierte Betrachtensweise in der Geriatrie.

➤ Der einfache exponentielle Anstieg der Morbidität ab dem 35–40. Lebensjahr mit der Verdoppelung der Krankheitsprävalenz mit fortschreitendem Alter alle 10 Jahre (s. Tab. 11, S. 22) und alle 5 Jahre für Altershirnkrankheiten wie Demenz (s. Tab. 33, S. 152) lassen den Schluß zu, daß zur physiologischen Alterung noch andere Faktoren hinzukommen, die additiv zur Morbidität und schließlich zur Mortalität beitragen.

➤ Krankheiten im Alter dauern länger, treten häufiger gemeinsam auf und neigen zur Chronizität.

Altern und Krankheit

Somatische Krankheiten im Alter

- **Herz-Kreislauf-Krankheiten:** Sie sind immer noch die wichtigste und häufigste Morbiditäts- und Mortalitätsursache, allerdings mit abnehmender Tendenz.
- **Hirngefäßkrankheiten:** Sie sind die dritthäufigste Todesursache und wichtigste Invaliditätsursache; seit den 60er Jahren deutliche Abnahme der Häufigkeit.
- **Bösartige Neubildungen:** Trotz „war on cancer" hat die Gesamtinzidenz auch alterskorrigiert zugenommen:
  - Bei einigen Krebsarten, besonders vor dem 60. Lebensjahr, sind deutliche Erfolge zu verzeichnen,
  - bei Älteren ist aber insgesamt eine Mortalitätszunahme zu konstatieren.
  - Die Diagnose zu einem früheren Zeitpunkt der Krankheit und die längere Überlebenszeit werden in Zukunft die Prävalenz der Malignome stark steigen lassen, ohne die Mortalität substantiell zu beeinflussen.
- **Erkrankungen des Stütz- und Bewegungsapparates:** Sie spielen als Ursache von Behinderungen eine deutlich zunehmende Rolle.
  - Die WHO rechnet mit einer dramatischen Zunahme an Wirbelsäulen- und Hüftgelenkerkrankungen wegen Fehlernährung und ungenügender körperlicher Aktivität.
- **Chronisch-obstruktive Lungenkrankheiten:** Veränderungen der Rauchgewohnheiten sowie Schutz am Arbeitsplatz und bessere Luftreinhalte-Verordnungen werden in Zukunft zu einer verminderten Morbidität führen.

Psychische Erkrankungen im Alter

- **Demenzen** (Hirnleistungsstörungen):
  - Die Prävalenz verdoppelt sich alle 5 Jahre und erreicht bei den >80jährigen bereits 20% (nur mittlere und schwere Fälle gezählt) (s. Tab. 33, S. 152).
  - Mit der weiter alternden Bevölkerung wird die Demenz mit Abstand zum wichtigsten, die Nachfrage nach Pflegeleistungen bestimmenden Faktor.
- **Depression:**
  - Sie ist die wichtigste psychische Störung im Alter; rund 40% aller stationären in psychiatrischen Kliniken aufgenommenen 75jährigen Patienten litten an einer Depression. Psychoreaktive Formen nehmen mit höherem Alter zu.
  - Die Suizidalität nimmt vor allem bei Männern mit dem Alter zu.

Folgen von Erkrankungen im Alter

- Die Behandlungsbedürftigkeit: akut und chronisch steigt an.
- Rehabilitation ist oft nötig.
- Der Hilfsmittelbedarf nimmt zu.
- Die Pflegebedürftigkeit nimmt zu, sie ist eine sozialrechtliche, keine medizinisch-diagnostische Kategorie.
  - Pflegebedürftigkeit ist gegeben, wenn aufgrund der angenommenen Irreversibilität des Krankheitszustandes weitere ärztliche Behandlung keine wesentlichen Verbesserungen der Handlungs- und Leistungsbeeinträchtigung erreichen lassen.

Altern und Krankheit

- Pflegebedürftigkeit hat je nach Verwendung des Ausdrucks eine unterschiedliche Bedeutung:
  - Abhängigkeit während einer akuten oder chronischen Krankheit (Unselbständigkeit in den täglichen Verrichtungen = Aktivitäten des täglichen [daily] Lebens).
  - Die Situation des abhängigen, medizinisch „austherapierten" Patienten.
- Für diese Personen müssen adäquate sozialmedizinische Versorgungsmodelle geschaffen werden → Pflegeversicherung, Ergänzungsleistungen (S. 95).

Erfolgreiches Altern

Empirische Basis

- ➤ Die Darstellung von Risikofaktoren und Strategien für erfolgreiches Altern erfordert das Wissen von empirischen Befunden über das Alter und das Altern.
- ➤ Drei Befunde sind für ein Modell erfolgreichen Alterns und die Ableitung von Risikofaktoren und Strategien besonders wichtig:
  - große Heterogenität in den Alternsverläufen,
  - latente Reserven im Alter,
  - die zunehmend negative Balance zwischen Gewinnen und Verlusten im Alter.
- ➤ Erfolgreiches Altern bedeutet demnach nicht keine Probleme, keine Altersveränderungen zu erfahren oder einfach nicht zu altern.
  Im Gegenteil: erfolgreich altern bedeutet Ziele anstreben und dabei sowohl die Stärken als auch die Schwächen des Alters anzuerkennen.

Risikofaktor Lebensstil

- ➤ Der Lebensstil ist vorrangiger Risiko- bzw. Schutzfaktor.
  Grund: Die Heterogenität im Alter ist nicht nur Folge genetischer und erfahrungsbedingter Faktoren, sondern auch das Produkt pathologischen Alterns.
- ➤ Daraus folgt: Die Wahrscheinlichkeit pathologischer Alternsbedingungen ist abhängig vom Lebensstil, z. B. von den Risikofaktoren kardiovaskulärer Erkrankungen und dem Suchtverhalten.

Schutzfaktor Ressourcen

- ➤ Latente Reserven beruhen auf Ressourcen:
  - Je geringer die eigenen Reserven mental, körperlich und sozial, desto unwahrscheinlicher wird erfolgreiches Altern.
- ➤ Es gilt, die eigene Reservekapazität anzureichern und auszubauen:
  - über Bildungsmaßnahmen,
  - über den Ausbau und die Pflege des sozialen Netzwerkes,
  - über die Ausdifferenzierung von Lebens- und Entwicklungszielen,
  - über gesundheitsbezogene Aktivitäten.
- ➤ Vorhandene Ressourcen verleihen größere Bewegungsfreiheit bei der bestmöglichen Anpassung der eigenen Stärken und Schwächen an die Umweltanforderungen und bei der Suche und Schaffung von optimalen Umweltfaktoren.
- ➤ Ressourcen kompensieren auch die Verlustsituationen.
  - Prothetische Mechanismen schützen und sind deshalb bei zunehmender Vulnerabilität im Alter besonders wichtig.
  - Solche kompensatorischen Mechanismen sind:
    - technologisch: z. B. Elektrobett, Aufzug, Rollstuhl, Telefonalarmgerät usw.,
    - psychologisch: z. B. Haustiere, Selbsthilfegruppen, Trauerrituale,
    - intern: z. B. Gedächtnistraining, Ergotherapie,
    - extern: z. B. Hörgerät, Brille.

Schutzfaktor Anpassung

- ➤ Zunehmende negative Balance zwischen Gewinn und Verlust im Alter, daraus ergibt sich eine zunehmende Vulnerabilität.
- ➤ Dies ist anzuerkennen und die Standards und Erwartungen an sich selbst und die eigenen Leistungen müssen sich verändern.

Erfolgreiches Altern

- ➤ Vergleiche mit andern, denen es noch schlechter geht, erleichtern die Anpassung und helfen, eine positive Selbstbewertung beizubehalten.
- ➤ Mehrere gut ausgebildete Selbstschemata erleichtern die Anpassung an bedrohliche Situationen, das Verarbeiten von Verlusten und die Suche nach neuen, andern Zielen.
- ➤ Nicht kontrollierbare Ereignisse verlangen einen akkomodierenden, nicht einen assimilierenden Bewältigungsstil.

Die grundlegenden Prozesse

- ➤ Die Liste der Risiken und Strategien ist beliebig, die konkrete Situation ist jedoch individuell verschieden: deshalb ist nach den zugrundeliegenden Prozessen zu suchen.
- ➤ Welche prototypischen Prozesse ermöglichen Wachstum und Selbstbewahrung bei nachlassender Reservekapazität und zunehmender biologischer Vulnerabilität?
- ➤ Baltes und Baltes schlagen dazu folgendes vor:

Modell der selektiven Optimierung mit Kompensation

- ➤ Ein konkretes Beispiel für das Zusammenspiel der drei Prozesse Selektion, Kompensation, Optimierung: Der achtzigjährige Pianist Arthur Rubinstein, befragt, wie es ihm gelinge, auch noch im hohen Alter ein weltberühmter Pianist zu bleiben, antwortete, er bemühe sich, die Schwächen des Alters dadurch zu meistern, daß er
  - zum einen sein Repertoire verringert habe, also weniger Stücke spiele = *Selektion,*
  - diese Stücke häufiger übe = *Optimierung,*
  - einige Kunstgriffe anwende, z. B. Tempoverlangsamung vor schnellen Sätzen, wodurch der bloße Eindruck eines anschließend schnelleren Spiels erzielt würde = *Kompensation.*

Der Prozeß „Selektion"

- ➤ Selektion heißt:
  - Reduzieren der Lebenswelt auf wenige Funktionsbereiche als Folge bereits eingetretener oder antizipierter Ressourcen-Verringerung im eigenen Kräftehaushalt und in der Umwelt.
  - Verzicht auf Tätigkeiten in einem bestimmten umschriebenen Gebiet oder
  - Schrittweiser Abbau von Aufgaben und Zielen innerhalb eines oder mehrerer Lebensbereiche. Dabei sollte die Auswahl der Lebensbereiche, Aufgaben, Ziele und Erwartungen geleitet werden von den Prioritäten der persönlichen Motivation, Fertigkeiten und körperlichen Leistungsfähigkeit im Zusammentreffen mit den Umweltforderungen.
- ➤ Selektion kann auch reaktiv erfolgen, nach plötzlichen Veränderungen, z. B. nach einem schweren Schlaganfall werden Selektionen notwendig.
- ➤ Dies bedeutet aber nicht, daß die Person vom Selektionsprozeß ausgeschlossen ist. Man kann die betreffende Person auch mit auswählen lassen, z. B.:
  - in welche Einrichtung sie gebracht werden soll,
  - in welchem Ausmaß, in welcher Art Selbstversorgung möglich ist,
  - welche Rehabilitation und welche Aktivitäten ins Auge gefaßt werden,

Erfolgreiches Altern

- welches Fernsehprogramm angesehen,
- wann ein Brief geschrieben oder ein Telefongespräch geführt werden soll etc.

Der Prozeß „Kompensation"

- ➤ Kompensation, die zweite Modellkomponente, kommt ins Spiel, wenn bestimmte Fähigkeiten oder Fertigkeiten ganz verloren sind oder unter das erforderliche Funktionsniveau gesunken sind, gleichzeitig aber das Ziel beibehalten werden soll. In diesem Fall sucht die Person nach anderen Möglichkeiten, Wegen und Mitteln, um das Ziel zu erreichen.
- ➤ Kompensationsleistungen können
  - automatisch ablaufen oder
  - geplant erfolgen.
- ➤ Ist ein Ziel durch viele Verhaltensaspekte und den Einsatz verschiedener Hilfsmittel erreichbar, gibt es wenig Probleme, ein bestimmtes Defizit zu kompensieren.
  Erweist sich der Ausfall jedoch als groß oder ist das Ziel nur durch wenige Aktivitäten erreichbar, sind kompensatorische Bemühungen schwierig.
- ➤ Ein gutes Beispiel für gelungene Kompensationsbemühungen:
  Zur Aufrechterhaltung seines Lebensziels Landwirt zu sein, kompensierte ein alter Bauer seine körperliche Schwäche dadurch, daß er das Bestellen seiner Felder anderen übergab. Er selbst konzentrierte sich mehr und mehr auf die weniger anstrengende Gartenarbeit. Schließlich als im Alter von 100 Verluste in Mobilität und Sehkraft die Gartenarbeit unmöglich machten, widmete er sich mit dem gleichen Enthusiasmus der Pflege seiner Balkonkästen.
- ➤ Anderen die Kontrolle in die Hand geben (= proxy control) kann ein sehr wirksames Mittel zur Beibehaltung von Zielen und Optimierung wichtiger Lebensbereiche sein. Die Delegation der Entscheide an nahe Angehörige (meist Partner oder Kind), die mit den lebenslangen Prioritäten gut vertraut sind, kann Autonomieverluste im Alter erfolgreich kompensieren.

Der Prozeß „Optimierung"

- ➤ Die dritte Modellkomponente, Optimierung, verdeutlicht die Plastizität im Alter, die Tatsache, daß auch im Alter Menschen sich noch entwickeln können und noch zur Aktivierung, ja sogar Stärkung körperlicher und geistiger Ressourcen fähig sind. Dadurch wird Leben insgesamt quantitativ und qualitativ bereichert.
- ➤ Optimierung kann bedeuten:
  - intensives Verfolgen bereits bestehender Ziele und Erwartungen,
  - Erstreben neuer Ziele und Erwartungen im Zusammenhang mit den Entwicklungsaufgaben der dritten und vierten Lebensphase, z. B. die Auseinandersetzung mit der Pensionierung oder mit dem eigenen Tod.
- ➤ Der Optimierungsprozeß hängt zu einem großen Teil von anregenden und stimulierenden Umweltbedingungen ab. Daher sollte die gerontologische Praxis und die Gesellschaft überhaupt im Umgang mit alten Menschen, statt immer nur Schutz, Sicherheit und Status quo zu fördern, an Stimulation, Herausforderung und Optimierung denken.

Erfolgreiches Altern

Das Zusammenspiel von Selektion, Kompensation und Optimierung

- Die drei Prozesse Selektion, Kompensation und Optimierung befähigen Betagte trotz Verluste und zunehmende Verletzlichkeit, Ziele anzustreben und zu erreichen.
- Je geringer die Ressourcen, desto feiner muß das Zusammenspiel der drei Prozesse abgestimmt sein: trotz stärkster Verluste und trotz Einengung der Sozialbeziehungen sowie körperlicher Abbauprozesse und trotz Einschränkungen auf anderen Gebieten können die betroffenen Personen proaktiv und reaktiv von Selektion, Kompensation und Optimierung Gebrauch machen.

Prävention

Bedeutung

➤ Durch Prävention lassen sich akute Erkrankungen verhindern (z. B. durch Impfungen), und das Auftreten von chronischen Krankheiten läßt sich hinauszögern. Dadurch verschiebt sich die Morbidität auf einen späteren Lebensabschnitt und führt insgesamt zu einer kürzeren Abhängigkeit vor dem Tod. Das bedeutet eine Raktangulisierung der Morbiditätskurve (Abb. 10).

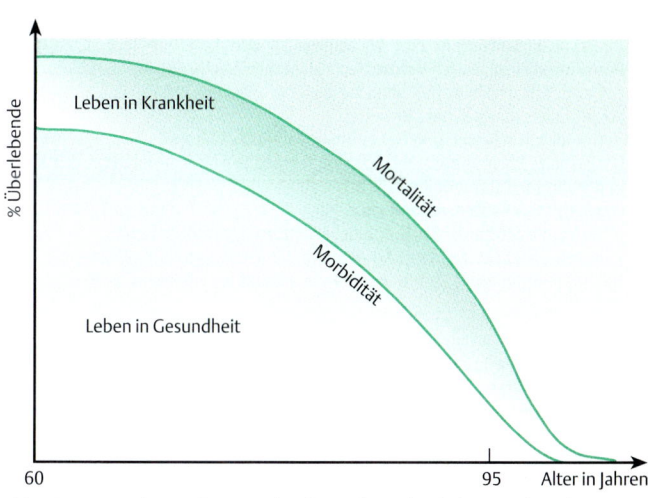

Abb. 10 Dem Leben mehr gesunde Jahre geben; die Fläche zwischen den Kurven Morbidität und Mortalität verkleinern.

Definitionen

➤ **Primäre Prävention** verhindert das Auftreten einer Krankheit oder Störung.
➤ **Sekundäre Prävention** verhindert eine symptomatische Erkrankung durch Früherkennung im asymptomatischen Stadium oder vermeidet ein Rezidiv.
➤ **Tertiäre Prävention** verhindert die nachteiligen Folgen einer krankheitsbedingten Störung.
➤ Bei chronischen Krankheiten ist das funktionelle Resultat für den Patienten häufig sehr viel wichtiger als die begleitenden Krankheitsindices.
  – Die Aufrechterhaltung der Funktion durch Hilfsmittel führt oft zur gewünschten Rehabilitation.
➤ Beim geriatrischen Patienten soll die Entstehung von Behinderungen im täglichen Leben verhindert werden, indem die
  – Erkrankung und die daraus resultierende Störung verhindert wird (= primäre und sekundäre Prävention),
  – funktionelle Einschränkungen korrigiert oder mit Hilfsmitteln kompensiert werden (tertiäre Prävention).
  Die tertiäre Prävention gewinnt deshalb im Alter eine große Bedeutung.

Prävention

Allgemeine präventive Strategien

➤ Verstärkung der Abwehr; z. B. durch Impfungen:
  – Impfplan für ältere Menschen:
    • Grippe jährlich im Herbst (Pflegepersonal ebenfalls).
    • Pneumokokken (einmal zu Beginn 4. Lebensalter).
    • Tetanus/Polio alle 10 Jahre.
  – *Vorsicht:* bei Malnutrition führt die Impfung häufig zu ungenügender Antikörperbildung.
➤ Adäquate Ernährung ist eine wichtige unspezifische Prophylaxe gegen Infektionskrankheiten. Durch Vermeiden von Mangelernährung und Supplementierung mit Mikronährstoffen kann sie gesichert werden.
➤ Körperliches und geistiges Training.
➤ Vermeiden von Noxen und Behandlung von Risikofaktoren.
➤ Die primäre Prävention ist um so erfolgreicher, je früher sie einsetzt, d. h. schon in der Kindheit und Adoleszenz.
➤ Lebensgewohnheiten werden geprägt
  – durch die Mutter in der Kindheit (Ernährungsgewohnheiten),
  – durch Gleichaltrige in der Adoleszenz (Rauchen und Alkoholkonsum).
➤ Die Prävention muß durch das ganze Erwachsenenleben erhalten werden (Tab. 15).

Tabelle 15 Beeinflussung der Risiko- und Schutzfaktoren: Präventionsstrategie

	KHK	CVI	Alterslimits
Risikofaktoren			
Hypertonie primär/sekundär	+	+	< 85
Hyperlipidämie			
primär	+	-	< 65
sekundär	+	(+)	< 75
Rauchen	+	+	0
Alkohol (> 3 dl tgl.)	(+)	+	0
Adipositas	+	+	< 75
Diabetes mellitus	+	+	0
Vorhofflimmern	0	+	0
Bewegungsarmut	+	+	0
Schutzfaktoren			
Antioxidantien (Vit. C, E)	+	+	0
Salicylate (100 mg/tgl.)	+	+	0
Folsäure Vit. B_1, B_6)	+	?	0
Östrogene	+	(+)	?

KHK = koronare Herzkrankheit, CVI = zerebrovaskulärer Insult

Prävention von Herz-Kreislauf-Krankheiten

➤ Beim geriatrischen Patienten steht die sekundäre Prävention im Vordergrund. Die Veränderungen des Lebensstils und der Ernährungsgewohnheiten sind immer zu empfehlen, die medikamentöse Therapie der Risikofaktoren richtet sich nach der Gesamtsituation, in welcher der Patient sich befindet.

Prävention maligner Tumoren

➤ Die primäre Prävention muß bei Malignomen sehr früh, in der Initiation und in der Promotionsphase stattfinden. Gewebe in Wachstumsphasen sind besonders empfindlich. Es gelten die gleichen Prinzipien wie bei Herz-Kreislauf-Krankheiten.

Demenzprävention

➤ Die Möglichkeiten sind je nach Ursache (ob Alzheimer-Typ oder vaskulär) unterschiedlich (Tab. 16).

Tabelle 16 Beeinflußbare Risiko- und Schutzfaktoren bei Demenz

	Alzheimer-Typ	vaskulär
Risikofaktoren		
Hypertonie	+ (> 10 J. früher)[1]	+
Diabetes mellitus	0	+
Hypothyreose	+	+
Schädel-Hirn-Trauma	+	0
Rauchen	?	+
Schutzfaktoren		
Prävention von CVI und TIA	0	+
Erziehung, Training	+	?
Antioxidanzienreiche Ernährung	+	+
Nikotin	?	-
Entzündungshemmer (ASA)	(+)	+

[1] Hypertonie im 3. Lebensalter erhöht Alzheimer-Risiko im 4. LA

Sturzprävention

➤ Unterschätzte Morbiditätsquelle. Wichtigste Risikofaktoren sind:
 - Hypotonie (systol. <90 mmHg),
 - Orthostase-Intoleranz,
 - Benzodiazepine mit längerer Halbwertszeit und andere Sedativa,
 - Polypharmakotherapie (≥ 4 verschiedene Arzneimittel täglich),
 - Muskelschwäche,
 - Gleichgewichtsstörungen,
 - Gangstörungen,

Prävention

- Einschränkungen der Gelenkfunktion.
- Gefahrenpotential in der eigenen Wohnung.
➤ Die ursächliche Therapie der Sturzrisiken ist hier die wirksamste Prävention (= tertiäre Prävention).

Frakturprävention

➤ Die Osteoporose stellt einen wichtigen prädisponierenden Faktor für Frakturen dar; die primäre Prävention erfolgt heute mit vermehrter körperlicher Aktivität, Östrogenen und Calcium.
➤ Sturzprävention ist häufig auch Frakturprävention.
➤ Die sekundäre Prävention erfolgt mit Calcium und Vitamin D und/oder unter Weiterführung der Östrogensubstitution (S. 383).

Grenzen der Prävention

➤ Die Prävention muß sich nach den Lebensabschnitten richten. Zahlreiche Vorschriften und Empfehlungen bedeuten eine Einschränkung der Wahlfreiheit des Patienten und seiner Autonomie, sie appellieren andererseits an seine Selbstverantwortung, dies führt zu ambivalentem Verhalten des Patienten.
➤ Die Wirksamkeit für zahlreiche primärpräventive Maßnahmen ist nur mäßig gut belegt, besser für sekundärpräventive Maßnahmen. Daraus folgt, daß bei primärer Prävention im höheren Lebensalter Zurückhaltung geboten ist:
➤ Die sekundäre und tertiäre Prävention wird – wie das Beispiel „Stürze" zeigt – beim älteren Menschen zur Kernaufgabe der ärztlichen Betreuung.
➤ In der Adoleszenz und im jüngeren Erwachsenenalter steht dagegen die primäre Prävention von chronischen Krankheiten und die Vermeidung von atherogenen und karzinogenen Faktoren im Vordergrund.
➤ Beim älteren Menschen ist die primäre Prävention vor allem Vorbeugung von Infektionskrankheiten und die Verhütung von Organschäden aufgrund degenerativer Erkrankungen.

Rehabilitation

Definition

> - Rehabilitation bedeutet in der Geriatrie den Betagten zu befähigen, seinen Lebensweg zu sehen, zu gehen und zu gestalten.
> - Im Gegensatz zur Rehabilitation Jüngerer, die die Wiedereingliederung ins Berufsleben als Ziel hat.

Voraussetzungen zur Rehabilitation

> - **Allgemein:** Hohe Anforderung an kognitive und emotionelle Lernfähigkeit:
>   - bei Betagten, da deren Persönlichkeit, Fähigkeit und Lebensumstände zwar ändern können, ihre Person als Mensch mit ihren Werten und ihrer Kultur aber unverändert bleibt,
>   - bei allen Beteiligten, die den Betagten nützlich, aber nicht unentbehrlich sein sollen,
>   - Bereitschaft aller Beteiligten, ein genügendes Zeitbudget einzusetzen. Geriatrische Rehabilitation unter Zeitdruck ist nicht möglich.
> - **Beim Betagten:** Bewußtsein/Bewußtwerden, daß der Weg nach Hause, in eine Altersinstitution oder in den Tod führen kann.
>   - 4 mal Ja sagen können:
>   - Ja zur Tatsache der Erkrankung, der Behinderung, des Handicaps,
>   - Ja zur Unumstößlichkeit der Situation,
>   - Ja zur sich abzeichnenden Möglichkeit, den Lebensweg in einer bestimmten Weise zu gehen,
>   - Ja, den Versuch zu beginnen.
> - **Beim Arzt:**
>   - Fähigkeit, auf den Betagten zu hören und die Selbstbewertung der Lebenssituation durch den Betagten nicht zu ignorieren und nicht unkritisch hinzunehmen. Sie kann Ausdruck einer vorübergehenden Verwirrtheit, einer Depression oder einer gesellschaftlichen Präferenzanpassung sein.
>   - Fähigkeit, sich in der Sprache des Betagten klar zu äußern. Kontrolle mittels Feedback.
>   - Vermeiden von Situationsbewertung nach eigenen Gesichtspunkten (der jüngere Arzt bewertet das Leben des Betagten nach fremden Gesichtspunkten).
>   - Kein falschverstandenes Mitleid, das zu eliminativen Entscheidungen führt.
> - **Wichtig:**
>   - Wir sind nicht befugt, einen Lebenswunsch zu ignorieren, selbst wenn dieser nach unserer Meinung eine Illusion darstellt.
>   - Wir sind befugt, Todeswünsche abzuwerten, sofern sie das Resultat eines altersfeindlichen Milieus oder einer vorübergehenden Instabilität und Depression sind.

Grundlagen zur Rehabilitation

> - Erheben von Anamnese, Erfahren der Biographie aufgrund des Erstgesprächs und der regelmäßigen späteren Konsultationen, Arbeit nach dem Prinzip des biopsychosozialen Modells.
>   - Angepaßte Gesprächstechnik: offene oder geschlossene Fragestellung.
> - Erfassen und Festlegen der Fähigkeiten des Patienten, Aufgaben und Funktionen zu bewältigen (vergleiche Assessment, S. 101, interdisziplinäres Arbeiten, S. 6).

Rehabilitation

- Erfahren, welche Coping-Strategien der Patient mitbringt.
- Beurteilen des Rehabilitationspotentials:
  - Was will der Patient?
  - Was kann der Patient aktuell?
  - Welche Spontanerholung ist in welcher Zeit zu erwarten?
  - Welche Reservekräfte stehen ihm zur Verfügung?
  - Was könnte er im Verlauf welcher Zeit?
  - Kann er diese Kräfte einsetzen? Wenn nein, warum nicht?

Die Rehabilitationsplanung

- **Ziele formulieren:** Neben 1–2 langfristigen Zielen (z. B. Entlassung nach Hause, Gehfähigkeit) kurzfristig realisierbare Teilziele anstreben. Und zwar mit dem Patienten aus seiner Sicht und unter Einbeziehung der Ziele des Arztes, der Betreuer in Hausbehandlung bzw. in Institution oder Krankenhaus.
  - *Achtung:* Nicht zu schwer erreichbare Ziele setzen, unbedingt auch Ziele bezeichnen, die in 1–2 Wochen erreicht werden können. Das Erreichen dieser Ziele vermittelt dem Patienten und dem Rehabilitationsteam Erfolgserlebnisse und steigert die Motivation für weitere Schritte.
  - Ziel nicht generell, sondern so formulieren, daß das Erreichen des Zieles konkret überprüft werden kann.
    - Z. B. nicht „Selbständigkeit", sondern „selbständiger Transfer Bett – Rollstuhl",
    - nicht „Gehfähigkeit", sondern „mit Gehbock 20 Meter gehfähig";
    - nicht „Rückkehr nach Hause", sondern „selbständig 2 Stockwerke Treppen steigen".
- **Mittel zur Zielverwirklichung** gemeinsam mit dem Patienten definieren:
  - Medizinisch-ärztliche Maßnahmen:
    - Abklärungsschritte: einfache Untersuchungen, Zusatzuntersuchungen, Konsilien.
    - Therapeutische Schritte: Pharmakotherapie, Eingriffe, Spezialtherapien.
    - Betreuungsschritte: Stützende Begleitung, Milieutherapie.
  - Maßnahmen im pflegerischen, physiotherapeutischen, ergotherapeutischen, kommunikationstherapeutischen und sozialtherapeutischen Bereich, die miteinander abgesprochen werden müssen.
- **Evaluation** in regelmäßig fixiertem Turnus: Visiten, Rapporte unter Einbeziehung des Patienten (*mit* dem Patienten sprechen, nicht *über* ihn).
  - Verwendung von validierten Beurteilungsinstrumenten (Aktivitäten des täglichen (daily) Lebens, instrumentelle Aktivitäten des täglichen Lebens, Advanced activity of daily living = sozial differenzierte Aktivitäten im Alltag) wie im Assessment, subjektive Aussagen und Beurteilungen durch den Patienten.
- **Periodische Anpassung der Ziele**/Mittel an die Wirklichkeit der Patientensituation.
- Koordination und zentrale Dokumentation beim Arzt.

Gerontopharmakologie

Epidemiologie

- Medikamentöse Nebenwirkungen sind im Alter gehäuft:
  - Die Multimorbidität führt zu einem erhöhten Medikamentenbedarf.
  - Gleichzeitig wird die Verträglichkeit der Arzneimittel schlechter.
- Mehr als 60% der > 60jährigen erhalten eine regelmäßige, langdauernde medikamentöse Therapie, vor allem kardiovaskuläre und ZNS-wirksame Pharmaka. Oft werden mehrere Medikamente gleichzeitig eingenommen.
- Die Inzidenz von Nebenwirkungen steigt mit zunehmendem Alter: mehr als zwei Drittel aller unerwünschten Arzneimittelreaktionen treten bei Patienten über 60 Jahre auf.

Häufige Nebenwirkungen

- Häufigste unerwünschte Therapiefolgen sind:
  - orthostatische Blutdruckabfälle,
  - bradykarde Arrhythmien,
  - intrazerebrale Blutungen,
  - Verwirrtheitszustände,
  - Verschlechterungen der Nierenfunktion,
  - Stürze.

Ursachen der medikamentösen Nebenwirkungen im Alter

- **Pharmakokinetische Veränderungen:**
  - *Verlangsamte Arzneimittelelimination* bei Niereninsuffizienz, Herzinsuffizienz und verminderter Metabolisierungskapazität der Leber.
  - *Veränderte Arzneimittelverteilung im Körper* wegen Abnahme des Extrazellulärvolumens und der Muskelmasse bei relativer Vermehrung des Fettgewebes (je nach Medikament erhöhte oder zu tiefe Serumkonzentrationen nach der Initialdosis).
  - *Achtung:* Serumkreatininwerte im normalen Bereich schließen eine Clearance-Reduktion nicht aus!
  - Die routinemäßigen Laboruntersuchungen (z. B. Transaminasen) erlauben keine Beurteilung der Metabolisierungskapazität für Arzneimittel.
- **Pharmakodynamische Veränderungen:**
  - *Erhöhte Empfindlichkeit* auf bestimmte Medikamente wegen Verschlechterung der physiologischen Kompensationsmechanismen (z. B. gestörte Blutdruckregulation, verminderte kontraktile Reserve des Myokards).
  - *Qualitativ veränderte Arzneiwirkungen* (z. B. paradoxe Erregung und Verwirrtheit nach Sedativa).
- **Praktische Probleme** bei der Medikamenteneinnahme wegen Vergeßlichkeit, Verwechslungen, Sehstörungen und komplizierter Verordnungsschemata (mehrere Medikamente in mehreren Tagesdosen!).
- Die Indikationen, Nebenwirkungen und Interaktionen der wichtigsten Wirkstoffe der Geriatrie s. Tab. Anhang 1 – 17, S. 412 – 433.

Gerontopharmakologie

Tabelle 17 Extrarenale Dosisfaktoren (Q_0) der geriatrisch wichtigsten Pharmaka nach Dettli

Wirkstoff	Q_0	$t_{1/2N}$ (Std)	Wirkstoff	Q_0	$t_{1/2N}$ (Std)
Acetylsalicylsäure	1,0 (0,8!!)	0,25 (3,0!!)	Furosemid	0,25	1,2
Amiodaron	1,0!!	1000	Glibornurid	1,0	8
Amitriptylin	1,0 (1,0!!)	20 (30!!)	Haloperidol	1,0	20
Amoxicillin	0,06	1,1	Ibuprofen	1,0!	2
Atenolol	0,12	6	Insulin	0,4	0,25 (2)
Bromocriptin	1,0!	48	Levodopa	1,0!!	2
Buformin	< 0,1	6	Lisurid	1,0!!	2
Buprenorphin	1,0	5	Lithium*	0,02	(6) 20
Captopril	0,4!!	2 (7!!)	Metformin	< 0,1	2,5
Carbamazepin	1,0 (0,7!!)	30 (9!!)	Metolazon	0,2	9
Ceftriaxon	0,5	8	Metoprolol	0,95!!	3,5 (8)
Chloralhydrat	1,0 (1,0!!)	(10!!)	Moclobemid	1,0	1,5
Chlortalidon	0,5!	48	Morphin	0,9 (0,25!!)	2 (15) (12!!)
Cinnarizin	1,0!	5	Naproxen	0,9	14
Ciprofoxacin	1,0	4,5	Nifedipin	1,0	4
Citalopram	0,85!!	36 (80!!)	Nortriptylin	1,0!!	30
Clomethiazol	0,95	6 (18)	Oxazepam	1,0	10
Clomipramin	1,0!!	24	Paracetamol	1,0!!	2,5
Clozapin	1,0	16	Pindolol	0,5	3,5 (8)
Codein	1,0 (1,0!!)	3 (2,5!!)	Scopolamin	0,9	1,5 (5)

Gerontopharmakologie

Wirkstoff	Q₀	$t_{1/2N}$ (Std)	Wirkstoff	Q₀	$t_{1/2N}$ (Std)
Diazepam	1,0!! (1,0!!)	30 (50!!)	Sertalin	1,0	24 (80!!)
Diclofenac	1,0!	0,8	Sulindac	1,0!!	6(18!!)
Dicoumarol	1,0	48	Sulpirid	0,3	5,5(12)
Diflunisal	0,95	12	Thioridazin	1,0!!	10
Digoxin*	0,3	36	Tilidin	0,9!!	0,5(10)
Diltiazem	1,0 (1,0!!)	6 (9!!)	Tolbutamid	1,0	4
Enalapril	(0,6!!)	(35!!)	Trazodon	1,0!	6
Flunarizin	1,0!	800	Trimethoprim	0,45	10
Fluoxetin	0,85	48 (180!!)	Verapamil	1,0(1,0!!)	2,5
Fluphenazin	1,0!	30	Yohimbinsäure	1,0!	1,5(13)
Fluvoxamin	1,0	15	Zolpidem	1,0	2,5

Q₀ = extrarenale Dosisfraktion (Dosisanteil, der extrarenal metabolisiert wird)
!! = Bildung von pharmakologisch wirksamen Metaboliten nachgewiesen
(...!!) = Q₀ oder $t_{1/2N}$ der aktiven Metaboliten
! = Bildung von pharmakologisch aktiven Metaboliten wahrscheinlich
$t_{1/2}$ = dominante Eliminationshalbwertzeit
() = nicht dominante, initiale oder terminale $t_{1/2N}$
* = Dosisanpassung bei Niereninsuffizienz unbedingt nötig

Gerontopharmakologie

Präventive Maßnahmen

- **Indikationsstellung:** Kritisch und zurückhaltend:
  - Sorgfältige Abschätzung des Nutzen-Risiko-Verhältnisses.
  - Wenn möglich ursächliche und nicht rein symptomatische Behandlung der Beschwerden.
- **Altersgerechte Therapieverordnung:**
  - Minimale Medikamentenzahl.
  - Möglichst einmalige Tagesdosen.
  - Vermeidung von inkompatiblen Medikamenten.
  - Überprüfung auf potentielle Interaktionen!
- **Dosisanpassung:**
  - bei renal eliminierten Medikamenten: Berechnung der Kreatinin-Clearance nach folgender Formel:

  $$\text{Cl cr} = \frac{(150 - \text{Alter}) \times \text{Gewicht (kg)}}{\text{Serumkreatinin} (\mu\text{mol/l})}$$

  - Schätzung des Dosisbedarfs mit Hilfe der nichtrenalen Dosisfraktion (s. Qo-Tabelle nach Dettli, Tab. 17). Dosisanpassung bei Qo-Werten < 0,5.
  - bei hepatisch metabolisierten Medikamenten: Kein Schätzverfahren aufgrund von Laborwerten (Qo > 0,5). Beginn mit minimalen Dosen, langsame Dosissteigerung in mehreren Stufen.
- Periodische Überprüfung der Therapieindikationen und Absetzversuche!
- Erhöhte Aufmerksamkeit für medikamentöse Nebenwirkungen:
  - Iatrogene Ursache bei jeder Änderung des Krankheitsverlaufs in Betracht ziehen.
  - Altersbeschwerden, Krankheitssymptome und Nebenwirkungen sind oft schwer zu unterscheiden!

Schlußfolgerungen

- Ein wirklich indiziertes Medikament sollte wegen des Alters allein keinem Patienten vorenthalten werden.
- Die Vor- und Nachteile jeder Behandlung sollten jedoch sorgfältig analysiert werden.
- Bei fachgerechter Anwendung von wenigen Medikamenten in der minimal wirksamen Dosierung kann trotz erhöhten Nebenwirkungsrisikos eine wirksame und gut verträgliche Arzneimitteltherapie durchgeführt werden.

Psychomotorische und kognitive Entwicklung

Im Alter dümmer oder weiser?

- ➤ Ein weitverbreitetes Klischee stammt teilweise aus Untersuchungen mit einfachen Intelligenztests vom Beginn des 20. Jahrhunderts:
  - Intelligenzleistungen nehmen mit dem Alter ab.
  - Versuchspersonen von 20 Jahren erbrachten durchschnittlich die besten Leistungen.
  - Bereits die 40- bis 50jährigen erzielten deutlich weniger Punkte, und die 70- bis 80jährigen lagen durchschnittlich um 30 bis 40 % tiefer als die 20jährigen.
- ➤ Dennoch vertrauen die meisten Staaten, internationalen Organisationen – aber auch industrielle Betriebe, internationale Konzerne – auf Präsidenten, Leiter, Top-Manager etc., die älter als 40 Jahre, häufig älter als 60 Jahre sind.
  - Welche Eigenschaften prädestinieren ältere Personen als „Führer unserer Welt"?
  - Gibt es eine Weisheit des höheren Alters?

Entwicklung der Sinnesleistungen

- ➤ Die Sinnesfunktionen verändern sich mit dem Altern stark, vorwiegend im Sinne einer Abnahme:
  - Das Sehvermögen nimmt ab; das Auge nimmt im Alter weniger Licht auf, die Akkomodation wird schwieriger. Die meisten dieser Einbußen können mit Sehhilfen kompensiert werden.
  - Das Hörvermögen nimmt ab; die Wahrnehmung höherer Töne, die Unterscheidung von hohen und tiefen Tönen wird schwieriger, Wort- und Sprachverständnis werden eingeschränkt. Mit Hörhilfen kann ein Teil dieser Verluste wettgemacht werden.
  - Andere Sinnesfunktionen, die im sozialen und beruflichen Alltag von weniger umfassender Bedeutung sind als Hören und Sehen, schwächen sich ebenfalls ab: Geruchssinn, Geschmack, taktile Funktionen. Eine Kompensation mit Hilfsmitteln ist bisher nicht bekannt.
- ➤ **Schlußfolgerung:** Im Sinnesbereich dominieren altersbedingte Defizite.

Entwicklung der motorischen Leistungen

- ➤ Die motorische Leistungsfähigkeit nimmt mit dem Altern ab:
  - Es gibt keine 60- oder 70jährigen Olympiasieger in Leichtathletik- oder anderen sportlichen Disziplinen.
  - In den meisten sportlichen Disziplinen (Sprint, Speerwurf, Kugelstoßen, Schwimmen, Radfahren) geben die 20- bis 30jährigen, in gewissen Sportarten zunehmend auch unter 20jährige den Ton an.
  - Auch in den sogenannten Ausdauerdisziplinen gibt es kaum über 35jährige Spitzenathleten.
- ➤ Die reine Muskelkraft nimmt mit dem Altern wenig ab, wohl aber Bewegungs- und Reaktionsgeschwindigkeit.
- ➤ Ältere Menschen brauchen zur Erholung von körperlichen Spitzenleistungen längere Zeit als junge.
- ➤ **Schlußfolgerung:** Im motorischen Bereich findet mit dem Altern vor allem eine Geschwindigkeitsabnahme statt.

Psychomotorische und kognitive Entwicklung

Entwicklung der Denkgeschwindigkeit (Abb. 11)

➤ Die Verarbeitungsgeschwindigkeit für neue Information nimmt mit dem Altern etwas ab:
  – Die Reaktionszeiten auf einfache Reize nehmen mit dem Altern leicht zu.
  – Bei komplizierteren Reaktionsaufgaben ist die Zunahme der Reaktionszeiten deutlicher.
  – Je mehr unbekannte Information zu verarbeiten ist, desto mehr sind ältere Probanden benachteiligt.
  – Wenn ältere Probanden unter Zeitdruck arbeiten müssen, ist ihre Leistung schlechter, als wenn sie ihren Rhythmus selbst vorgeben können.

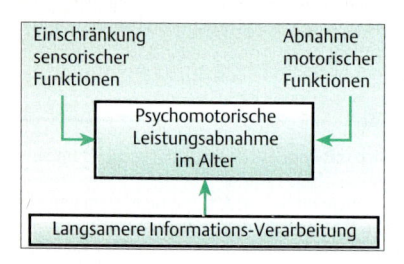

Abb. 11 Psychomotorische Entwicklung im Alter

Variabilität der kognitiven Leistungen (Abb. 12)

➤ Nicht alle kognitiven Leistungen nehmen mit dem Altern ab:
  – Vor allem sprachbezogene Leistungsbereiche zeigen mit dem Altern allgemein eine Zunahme: Vokabular, Sprachverständnis, Ausdrucksfähigkeit verbessern sich.
  – Berufs- und tätigkeitsbezogene Erfahrung zeigt eine deutliche altersabhängige Zunahme: Spezifische Fähigkeiten, Verständnis für Zusammenhänge, Vermeidung unnötiger Experimente und Umwege.
  – Soziale Fähigkeiten können im höheren Alter besser entwickelt sein als in der Jugend: Wunsch zu Ausgleich und Vermittlung, Zurücksetzen eigener Ambitionen, Bereitschaft, eigene Erfahrung und Kenntnisse zur Verfügung zu stellen.
➤ Verschiedene kognitive und soziale Fähigkeiten höherer Ordnung können sich mit dem Altern oft erst entwickeln.

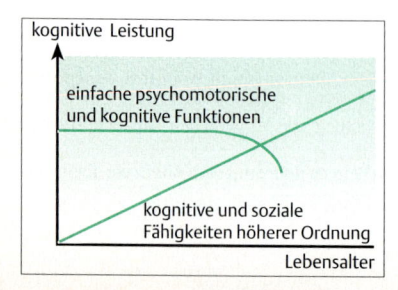

Abb. 12 Entwicklung der kognitiven Leistung im Alter

Psychomotorische und kognitive Entwicklung

Auswirkungen der kognitiven Leistungsveränderungen

- **Im Berufsleben:**
  - Junge Arbeitnehmer lernen rascher, effizienter; lernen auch rascher um, gehen größere Risiken ein.
  - Ältere Arbeitnehmer haben mehr Mühe sich umzustellen, Neues zu lernen, arbeiten im allgemeinen sorgfältiger, vorsichtiger, umsichtiger (entscheiden mit mehr Hintergrund), können Teilprobleme in größere Zusammenhänge einordnen.
- **Im sozialen Bereich:**
  - Junge suchen das Neue, Wechselnde, Modische; finden rasch Kontakt
  - Alte prüfen Neues kritischer, nehmen es langsamer auf, schätzen eher das Vertraute, Bekannte, Dauerhafte; sehen oft eine Wiederholung des Früheren.
- Vorsicht! All dies sind Verallgemeinerungen, die sich auf empirische Studien stützen. Viele dieser Studien haben methodologische Schwächen, manche arbeiten mit fast unzulässigen Vereinfachungen und Vergröberungen, und in allen wird deutlich:
- Mit dem Altern werden in praktisch allen untersuchten Bereichen die interindividuellen Unterschiede größer. Ältere Leute unterscheiden sich untereinander stärker als junge; sowenig wie es „den jungen Menschen" gibt, sowenig gibt es „den alten Menschen"!

Affektivität und Beziehungen

Affektives Reifen

- Altern ist ein sich spiralförmig entwickelnder Prozeß lebenslanger Entwicklung.
- Affektives Altern bedeutet ständige Auseinandersetzung zwischen:
  - Gewinn und Verlust,
  - Anpassung und Abwehr,
  - Zuwendung und Rückzug,
  - Bewältigung und Depression,
  - Aufgabe und Niederlage,
  - Hoffnung und Erwartung.
- Altern kann auch als Biomorphose, als Folge regelhafter, biologischer, physiologischer und psychologischer Veränderungen im Lebenslauf verstanden werden, als ein natürlicher Bestandteil des Lebens.
- Dabei sind die affektiven Reaktionen auf die objektiv veränderten und subjektiv erlebten körperlichen und geistigen Funktionen und das Bewußtwerden einer verkürzten Lebensdauer und des herannahenden Todes wichtig.
- Gesunde alte Menschen
  - haben eher geringere Ängste als jüngere
  - können auf eine lebenslange Erfahrung zurückblicken
  - haben schwierige Lebensprobleme gemeistert und
  - verfügen über eine stabile Abwehrstruktur (= Altersweisheit).

Beziehungen

- Beziehungen sind ein lebenslang ablaufender dynamischer Prozeß.
  Sie können durch zusätzliche Bedrohungen, Verluste sowie Kränkungen und Attacken traumatisierend beeinflußt werden.
- Menschen streben die Fähigkeit an, Beziehungen bis ins hohe Alter eingehen zu können und innerhalb dieser Beziehungen eine Entwicklung durchzumachen.
- Dabei können folgende Beziehungsabläufe festgestellt werden:
  - Zu Eltern:
    - infantil geblieben,
    - dem Alter entsprechend sich weiter entwickelt oder
    - abgebrochen.
  - Zum Partner:
    - Befriedigung infantiler und pubertärer Bedürfnisse im Vordergrund,
    - autonom, reif,
    - stabil oder labil.
  - Zu Kindern:
    - Ablösung abgeschlossen oder symbiotische Beziehung,
    - Hilfe kann angenommen werden oder Dominanzzwang, perseverierend.
  - Im sozialen Umfeld:
    - Lösung von Aufgaben,
    - Autonomie oder Rigidität,
    - Nutzen von sozialen Fähigkeiten.
- Die psychosoziale Betrachtung der Beziehungen versucht die aktuellen Konflikte des einzelnen im Kontext ihrer/seiner aktuellen Beziehungen vor dem Hintergrund der persönlichen Vorgeschichte zu verstehen.
- Die Biographie ist nicht nur die Geschichte des einzelnen, sie ist immer auch ein Spiegel der Geschichte in Beziehung zu anderen.

Affektivität und Beziehungen

- Das bedeutendste Beziehungssystem ist die aktuelle Lebensgemeinschaft, meistens die Familie.
- Bei psychischen Störungen werden meistens Beziehungsschwierigkeiten festgestellt. Daraus folgt, daß die Diagnose auf mehreren Ebenen stattfinden muß.
- Phänomene, Strukturen und Veränderungen sind nicht nur auf der individuellen und intrapsychischen Ebene, sondern auch auf den interpersonellen Ebenen zu erfassen.
- Störungen des kranken Individuums müssen nicht nur erkannt werden, sondern auch jene Variablen der Paar- und Familienbeziehungen, die zur Aufrechterhaltung dieser Krankheit beitragen können.

Entwicklung der Beziehungen

- Unterstützt durch die biologischen Reifungsvorgänge durchläuft jeder Mensch progressiv die bekannten psychosexuellen Entwicklungsstufen.
  - Bei Schwierigkeiten zeigt sich eine Stagnation.
  - Bei Fortbestehen der Schwierigkeiten eine Regression auf frühere Entwicklungsphasen.
- Frau und Mann begegnen bei fortschreitendem Lebensverlauf, insbesondere bei den Übergängen von einer Phase in die andere, Krisen in Form von Widersprüchen, Instabilitäten und Konflikten. Die Lösung dieser Krisen führt zur Stabilität.
- Im allgemeinen zeichnen sich die Beziehungen während des Alterns durch hohe Kontinuität aus in bezug auf die
  - Art der Beziehung,
  - Form der Auseinandersetzung mit Aufgaben und Bedrohungen,
  - ausgeübten Interessen, kognitiven Fähigkeiten und Leistungen,
  - Gestaltung sozialer Beziehungen.

Gefährdung der Beziehungen

- Verluste oder tiefgreifende Veränderungen von Objektbeziehungen in der frühen Kindheit d. h. Diskontinuität der Beziehungen werden als die entscheidenden Traumatisierungen angesehen, die zu schwerwiegenden Persönlichkeitsveränderungen und psychischen Krankheiten führen.
- Folgende zunehmend bedrohliche Veränderungen bei Beziehungspersonen oder im sozialen Status können im Alter zur Diskontinuität führen:
  - Bedrohungen im Alter:
    - Veränderungen, die die Stabilität, Sicherheit oder Autonomie gefährden und häufig zu entsprechenden Verlusten führen.
    - Veränderungen von Beziehungen zur Partnerin oder zum Partner, zu Eltern, Geschwistern, Kindern.
  - Verluste im Alter von:
    - hochbesetzten physischen Funktionen,
    - Objektbeziehungen,
    - hochbesetzten psychischen Funktionen,
    - Autonomie,
    - Sicherheit gebender sozialer Umwelt,
    - eigenem Leben.
  - Attacken im Alter:
    - Vorwürfe,
    - Einengungen,
    - Gewalt.

Affektivität und Beziehungen

- Aggressivität im Alter:
  - aggressive Triebregungen bleiben bis ins hohe Alter erhalten,
  - Rivalität,
  - zerstörerische und vernichtende Wut,
  - Ablehnung der Hilfe.
- ➤ Eine affektive Traumatisierung wird oft durch folgende Erlebnisse begünstigt:
  - Verlust der einzigen affektiv wichtigen Objektbeziehung u. U. unerwartet, plötzlich.
  - Verluste in mehreren Bereichen gleichzeitig.
  - Geschädigte Ich-Funktionen (z. B. bei Demenz werden die für die Trauerarbeit notwendigen Anpassungs- und Abwehrprozesse erschwert).
  - Der jetzige Verlust reaktiviert frühere Verluste.

Regression

- ➤ Regression ist eine der häufigsten Reaktionen auf Traumatisierung, als Abwehr- und Anpassungsprozeß und ist prinzipiell reversibel.
- ➤ Dabei stehen die Wünsche nach prägenitaler Triebbefriedigung, nach umfassender Versorgung und dauernder Nähe im Vordergrund: hilfloses Anklammern bis Einnässen und Einkoten.
- ➤ Bei einer pathologischen Regression wird folgende Entwicklung beobachtet:
  - Reaktions- und Verhaltensweisen sind unangemessen.
  - Die Abwehrmöglichkeiten sind geschwächt, begrenzt und unflexibel.
  - Die Realitätsprüfung ist eingeschränkt.
  - Ansichten werden generalisiert und nicht mehr differenziert. Die inneren Verarbeitungsmöglichkeiten nehmen ab, Gefühle und Motive werden zunehmend externalisiert.
  - Realitätsbezug bewegt sich im Hier und Jetzt, Autonomie ist abhängig von externen Personen, Dingen und Institutionen.
  - Akute paranoide Episoden stellen häufig die Manifestation solcher Zustände dar.

Affektivität und Gefühle

Definitionen

➤ **Stimmung:** gleichmäßige, diffuse Gesamtlage des Gefühlszustandes über längere Zeitstrecken, die sich in Mimik und Gestik ausdrückt.
➤ **Affekte:** kurzdauernde, umschriebene Gefühlsabläufe wie Wut, Angst, Trotz, Verzweiflung, freudige Erregung.
➤ **Gefühle:** relativ einfache Einzelvorgänge elementarer Art, wie Freude, Ärger, Trauer, Mitleid, Zuneigung, Entspannung, Erregung, Lust oder Unlust.

Lebenslange Gefühlsentwicklung

➤ Die Toleranz der Umgebung gegenüber Äußerungen von Stimmung, Affekten oder Gefühlen ist in unserer Kultur häufig eingeschränkt.
➤ Umgekehrt wird die Fähigkeit zur Einfühlung in die Gefühle und Stimmungen oft erschwert durch die kargen verbalen Beschreibungen des einzelnen über seinen Gefühlszustand.
➤ Gefühle entwickeln sich im Laufe des Lebens zyklisch, in voneinander abgrenzbaren Phasen.
➤ Die psychosoziale Entwicklung umfaßt dabei:
  - erworbene geistige Fähigkeiten und Fertigkeiten,
  - aufeinanderfolgende Gefühlszustände,
  - sich sekundär entwickelnde Verhaltensweisen und Charaktereigenschaften.
➤ Der soziale Aspekt ist bestimmt durch Aufgaben und Rollen innerhalb des jeweiligen gesellschaftlichen kulturellen Rahmens. Wichtig ist dabei die Verantwortung des Erwachsenen gegenüber der ihn tragenden und stützenden Gesellschaft.
➤ Die Entwicklung ist nicht in der ersten Lebenshälfte abgeschlossen, auch in der zweiten Lebenshälfte vollzieht sich weiterhin ein Entwicklungsprozeß der Gefühle.
➤ Die geistes- bzw. sozialwissenschaftliche Perspektive des Alterns betont (ohne biologische Abbauprozesse zu leugnen) die Welt der Gefühle.
➤ Altersspezifische Lebensformen machen deutlich, daß Entwicklung kein exklusives Moment der Jugend ist. Dabei nimmt die Bewußtheit des Todes zu.
➤ Das Bewußtsein des nahenden Todes ist das phasenspezifische Thema.

Herausforderung Altersehe

➤ In der Affektivität zeigt sich die größte Diskrepanz zwischen den Partnern, dies birgt ein hohes Konfliktpotential.
➤ Wie in der Jugend die Mutter für das Kind einen Teil der Entwicklungsaufgaben übernimmt, wird in der Beziehung zum Partner dieses Interaktionsmuster wiederbelebt.
➤ Paare, deren Kinder das Haus verlassen haben, müssen sich gefühlsmäßig neu orientieren: zuerst mit der neuen Situation des „empty nest" und später mit den Herausforderungen des Alters zurecht kommen.
  Dadurch ergibt sich ein hohes Potential für tiefe Gefühlskonflikte und schwere affektive Störungen.

Verlauf von Gefühlsstörungen

➤ Kriterien für die Prognose bei Störungen der Beziehungen und Gefühle im Alter: das Alter ist relativ unwichtig, die Diagnose ist bedeutend.

Affektivität und Gefühle

- Bei neurotischen Störungen ist die Dauer der Neurose wichtiger als das Alter, bei anhaltenden Störungen seit der Kindheit wird keine Besserung erwartet. Bei den im mittleren oder hohen Alter erworbenen Störungen ist eine Besserung möglich.
- Starke Ich-Funktionen mit Kritikfähigkeit, Realitätskontrolle, Merk- und Sprachfähigkeit sind prognostisch positiv.
- Aktivität ist ein bedeutender positiver Prognosefaktor für die körperliche und psychische Gesundheit, und somit die Zufriedenheit im höheren Alter.
- Im einzelnen wirken sich positiv aus:
  - körperliche Aktivität: regelmäßiges Training, Kontinuität der körperlichen Belastungen,
  - psychische Aktivität: bewußte, verantwortliche Verarbeitung neuer Anforderungen, Aufgaben und Belastungen,
  - kognitive Aktivität.
- Im einzelnen wirken sich negativ aus:
  - mangelnde körperliche Aktivität,
  - einseitiger Gebrauch der Körperteile und Fertigkeiten bei Vernachlässigung anderer Funktionen,
  - zahlreiche und lang anhaltende Streßsituationen bei fehlenden Techniken zu deren Verarbeitung,
  - übermäßiger Alkohol-, Nikotin- oder Tablettenmißbrauch.

Therapeutische Überlegungen

- Fokaltherapie bei neurotischen Störungen.
- Bei Regression von Patienten mit hirnorganischen Störungen ist eine langfristige Therapie mit einem stabilen Beziehungsangebot (s. Milieutherapie [S. 170]) notwendig.
- Regressionsfördernde Maßnahmen (Hospitalisation, pflegende Zuwendung) müssen vermieden werden.
- Aktivierende Vorgehensweise ist angezeigt.
- Wichtig ist die Unterstützung der betreuenden Angehörigen und Pflegenden durch Information und Weiterbildung über die Störung und deren Ursachen. Diese Unterstützung erfolgt z.B. in Angehörigengruppen, in Balint-Gruppen oder in Supervisionsgruppen.

Konstanz der Sexualität

- Jeder erwachsene Mensch, ob selbständig oder abhängig, ob gesund oder krank, ob jung oder alt, ist Frau oder Mann und bringt die eigene Sexualität in der Körperlichkeit und dem Verhalten zum Ausdruck.
- Jeder Mensch wird in der eigenen sexuellen Antwort von verschiedenen Einflüssen geprägt. Sexualität ist körpereigene Lustempfindung und nicht notwendigerweise an die Genitalien gebunden. Das heißt, Genitalität ist eine Komponente des Zusammenlebens.
  Sexualität als Fortpflanzung hat einen biologischen Sinn.
- Mit der hormonellen Umstellung nach der Menopause hört die biologische Aufgabe bei Frauen plötzlich, bei Männern mit Absinken des gleichgeschlechtlichen Hormonspiegels und stärkerem Einfluß gegengeschlechtlicher Hormone allmählich auf.
  - Frauen und Männer können maskuline und feminine Züge zulassen und in die sexuellen Beziehungen einbringen.
  - Gleichzeitig erfolgen physiologische Veränderungen der Schleimhäute, der Haut und der Muskulatur.
- Dennoch bleiben befriedigende sexuelle Kontakte bis über das 80. Lebensjahr hinaus möglich.

Menopause

- Durch den Östrogenmangel bei Frauen nach der Menopause können neurovegetative und psychische Störungen auftreten, in 80% mit schwachen, in 20% mit stärkeren Symptomen:
  - Kreislaufstörungen (Hitzewallungen, Tachykardie, Schweißausbrüche),
  - Angstzustände,
  - Nervosität, Reizbarkeit,
  - depressive Verstimmungen und Schlafstörungen.
- Eine leichte Reduktion der Intensität der sexuellen Erregung wird beschrieben.
- Eine Hormonsubstitutionstherapie wird von Frauen meist positiv erlebt.
- Auch bei Männern wird eine Reduktion des Sexualhormons Testosteron festgestellt. Da die Veränderungen jedoch sehr langsam auftreten und nicht an ein bestimmtes Alter gebunden sind, ergeben sich davon nur leichtere Beschwerden. Am ehesten klagen Männer über:
  - Antriebsstörungen,
  - Müdigkeit,
  - Rückenschmerzen.
- Eine Hormonsubstitution zeigt nur selten Erfolge. Die meisten älteren Männer berichten über Veränderungen der sexuellen Reaktion mit Verlangsamung der Erektion und Intensitätsminderung der Ejakulation. Es kommt zu einer Abnahme der Samenzellen und der Zeugungsfähigkeit.
- Die neurovegetativen und psychischen Beschwerden stehen nicht nur mit dem biologischen, sondern auch mit den parallel laufenden psychologischen Veränderungen in Verbindung.
  - Den Frauen wird nach der Erziehung der Kinder oft keine sinnvolle Aufgabe mehr zugeteilt, trotzdem erlebt heute die überwiegende Mehrzahl der Frauen die Menopause positiv.
  - Auch den Männern wird nach der Pensionierung in vielen Fällen keine sinnvolle Aufgabe mehr zugeteilt, trotzdem wird die Pensionierung meist als positiv empfunden.

Sexualität

Intensität sexueller Aktivität

- Die Intensität der sexuellen Beziehung im Alter kann im Sinne der „Disuse-Theorie" betrachtet werden, eine Leistung wird um so besser und subjektiv befriedigender vollbracht, je mehr sie geübt wurde.
- Negativ wirken sich aus:
  - Der Zivilstand: verwitwete und ledige Frauen haben mehr Mühe, Beziehungen einzugehen, das Interesse an Sexualität ist bei Frauen oft an die Ehe oder eheähnliche Beziehungen gebunden.
  - Der Gesundheitszustand: Hypertonie, Infarkt, Diabetes, Prostataoperation, Ovarektomie oder Mastektomie.
  - Ein Heimeintritt:
    - reduziert die Privatsphäre, besonders ausgeprägt im Mehrpersonenzimmer,
    - wirkt als potentiell permanente Kontrolle durch das Pflegepersonal trotz des Rechts auf Intimsphäre,
    - die Äußerung sexueller Bedürfnisse wird oft nicht toleriert,
    - die Pflegebedürftigkeit relativiert das Gefühl, Herr des eigenen Körpers zu sein.
- Während die Selbstbefriedigung im Alter eher abnimmt (wobei nach Verlust des Partners ein vorübergehender Anstieg beobachtet werden kann), nimmt die Offenheit gegenüber ungewöhnlichen sexuellen Praktiken eher zu.

Dauerhafte Sexualbeziehungen

- Lange Partnerbeziehungen zeichnen sich häufig aus durch:
  - sexuelle Zufriedenheit,
  - gegenseitige Bindung,
  - immer wiederkehrende leidenschaftliche Liebe,
  - Zufriedenheit mit der Beziehung.
- Die sexuellen Beziehungen bei älteren Menschen werden stärker geprägt durch prägenitale Anteile, insbesondere Wünsche nach Zärtlichkeit, gegenseitiger Geborgenheit, emotionaler Sicherheit, Wärme, Zuneigung und Zuspruch.
- Gleichzeitig wird deutlich mehr Zeit für die Beziehung gewünscht und zugestanden. Manchmal können sich diese Wünsche so steigern, daß eine dauernde Anwesenheit und allumfassende Versorgung angestrebt wird.
- Die prägenitalen Triebwünsche äußern sich aber auch als Wünsche nach Besitz, Macht, Beherrschung, übersteigerte Beschäftigung mit dem eigenen Körper und den Ausscheidungen sowie durch Wünsche nach Zufuhr von Nahrungsmitteln, Trinken, Rauchen, Tabletten.
- Bei Abwehr der Triebbedürfnisse können diese manchmal in Verführungssituationen oder in Träumen wieder erscheinen.
- Bei einer langen Dauer der Abwehr, wenn die Wünsche nicht zugelassen werden, können sich paranoide Vorstellungen entwickeln.
- Störungen der Sexualität treten auch bei zunehmendem Desinteresse, bei Ablehnung, Gewöhnung an den Partner, körperlicher und psychischer Erkrankung, Psychopharmaka und deutlich erhöhtem Alkoholkonsum auf.

Sexualität

Homosexuelle Sexualität

- 25% der alten Männer und 15% der alten Frauen berichten über homosexuelle Erlebnisse.
- Aber nur 2,3% der Männer und 0,5% der Frauen bezeichnen sich als ausschließlich homosexuell.
- Homosexuelle ältere Menschen leiden verstärkt unter der allgemeinen Ablehnung der Bevölkerung ihrer Neigung gegenüber, weil diese Ablehnung mit der Ablehnung dem Altern gegenüber zusammenfällt.
- Ältere Homosexuelle leiden häufig stärker als jüngere. Da sie oft narzißtisch gestört sind, leiden sie deutlicher unter den körperlichen Veränderungen, die im Alter vorkommen.
- Sie haben weniger Probleme, wenn ein Lebenspartner vorhanden ist.
- Die Situation scheint für Frauen einfacher zu werden, da Zärtlichkeit bei älteren Frauen im allgemeinen akzeptiert wird.

Lebensqualität und Ziele der Geriatrie

Vorbemerkungen

- Lebensqualität hat im Alter zwei Komponenten: objektive Lebensbedingungen und daraus entwickelt und darin eingebettet subjektives Wohlbefinden.
- Die beiden Komponenten haben je vier Bereiche:
  - Objektive Lebensbedingungen:
    - sozioökonomischer Status,
    - Gesundheit,
    - soziales Netzwerk,
    - positive Lebensereignisse.
  - Subjektives Wohlbefinden:
    - Glück (Überzeugung, daß positive Emotionen langfristig sind),
    - Freude (Lustempfinden, positiver emotionaler Faktor),
    - Zufriedenheit (im Sinne eines positiven Soll-Ist-Vergleichs),
    - positiver Umgang mit Belastungen (Verluste sowie negative Emotionen wie Angst, Depression, Neurotizismen, Unruhe).
- Diese Komponenten und Bereiche bedingen einander gegenseitig und sind nie isoliert zu betrachten.
- Aus verschiedenen dieser Faktoren entwickeln sich Lebenszufriedenheit und Lebenssinn als positive Verstärker der subjektiven Bewertung des eigenen Lebens und seiner Lebensqualität.
- Negativ auf die Lebensqualität wirken sich die Lebensbürden, vor allem Verluste, Behinderungen und Leid aus.
- Die Ziele und Aufgaben der Geriatrie bestehen darin, im Bereich der objektiven Lebensbedingungen die Gesundheit zu fördern und zur Optimierung des subjektiven Wohlbefindens Lebensbürden zu vermindern oder erträglicher zu gestalten und so die Lebensqualität des alten Menschen zu verbessern.

Subjektives Wohlbefinden

- Das subjektive Wohlbefinden beruht nicht nur auf Abwesenheit von Belastungen, sondern auch sehr – und davon fast unabhängig – auf dem Erleben von Freude.
- Entscheidend für das subjektive Wohlbefinden und entsprechend für die Lebenszufriedenheit ist, wie Betagte sich mit ihrer Umwelt auseinandersetzen. Sie stützen sich dabei auf Bewältigungsstrategien und Daseinstechniken, die unter starkem Einfluß einerseits der Stimmung, andererseits von im Alter besonders wirkungsvollen kognitiven Moderatoren, vor allem dem Anpassen der eigenen Vorstellungen an die Realitäten, stehen.
- Alte Menschen sind nicht unzufriedener als junge Menschen.
- Bei Vergleichen zwischen verschiedenen Altersgruppen erreichen ältere Menschen oft ein höheres Zufriedenheitsniveau als jüngere.
- Zahlreiche Studien belegen signifikante interindividuelle Unterschiede im subjektiven Wohlbefinden und damit der Lebensqualität.
- Relevant sind für die Voraussage von subjektivem Wohlbefinden, der Lebenszufriedenheit:
  - Einkommen,
  - Bevölkerungsdichte,
  - Familienstand,
  - Bildung,
  - Gesundheit,

Lebensqualität und Ziele der Geriatrie

- positive Lebensereignisse,
- Lebensstil,
- Aktivität.
► Überraschenderweise gehört das chronologische Alter nicht zu den Vorhersagevariablen.
► Erklärung für hohe Lebenszufriedenheit im Alter (Abb. 13):
  - Lebenszufriedenheit bei jungen und alten Menschen wird durch je verschiedene Dimensionen repräsentiert. Gradmesser sind:

Lebensqualität

Subjektives Wohlbefinden
- Zufriedenheit
- Freude
- Glück (bereichsübergreifend)
- positiver Umgang mit Belastungen

Lebenssinn
Alter

Kognitive Moderatoren
- Situationseinschätzung
- Anpassen des Solls für Ist-Soll-Vergleich
- Sozialer Vergleich

oder + / −

Emotionale Moderatoren
+ oder − Stimmung

Verluste Belastungen Leid

Umweltauseinandersetzung
Daseinstechniken, Bewältigungsstrategien, Glücksverlust

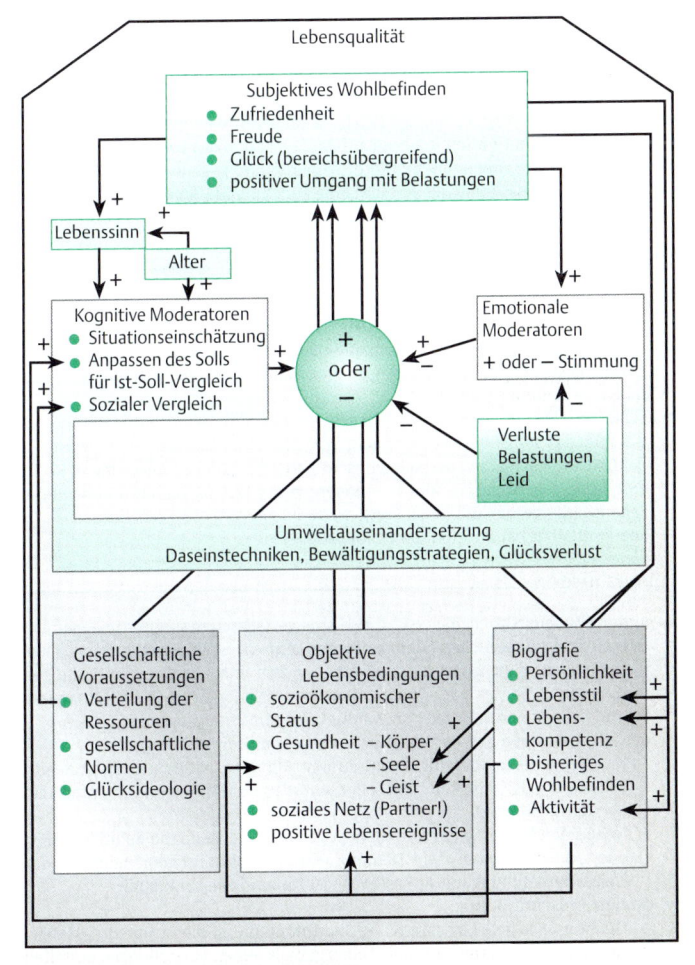

Gesellschaftliche Voraussetzungen
- Verteilung der Ressourcen
- gesellschaftliche Normen
- Glücksideologie

Objektive Lebensbedingungen
- sozioökonomischer Status
- Gesundheit – Körper
  – Seele
  – Geist
- soziales Netz (Partner!)
- positive Lebensereignisse

Biografie
- Persönlichkeit
- Lebensstil
- Lebenskompetenz
- bisheriges Wohlbefinden
- Aktivität

Abb. 13 Einflüsse auf die Lebensqualität

Lebensqualität und Ziele der Geriatrie

- für jüngere Personen Karriere- und Leistungserfolge,
- für ältere eine gute Gesundheit und die Fähigkeit, Veränderungen zu akzeptieren.
- Alte Menschen verfügen über Bewältigungsstrategien, die eine bessere Anpassung an negative Veränderungen ermöglichen.

Lebenssinn

➤ Eine Reihe von Forschern konzentriert sich in jüngster Zeit auf die Sinnfrage als Indikator für Lebensqualität im Alter.
➤ Es gibt bisher wenige empirisch gesicherte Erkenntnisse:
  - über den Begriff selbst,
  - über Bedingungen und Ursachen von Sinnvorstellungen,
  - über die Auswirkungen von Sinnvorstellungen auf ein erfolgreiches Altern.
➤ Ältere Menschen geben im Vergleich zu jüngeren weniger ambivalente und mehr positive Antworten in bezug auf das Selbst und das Leben.
➤ Alte Menschen sehen zwischen ihrer früheren und gegenwärtigen Funktionstüchtigkeit große Ähnlichkeiten und eine zunehmende Annäherung des Idealselbst an das Realselbst.

Lebensbedingungen

➤ Von den vier Komponenten objektiver Lebensbedingungen, die für die Lebensqualität entscheidend sind, ist nur die Gesundheit medizinisch direkt beeinflußbar. Bei Betagten sind die medizinischen Einflußmöglichkeiten beschränkt, da die meisten geriatrisch relevanten chronischen Krankheiten medizinisch nur teilweise beeinflußbar sind.
➤ Schlechte Gesundheit ist meist eine schwerwiegende Lebensbürde und beeinträchtigt das subjektive Wohlbefinden und die Lebensqualität durch Belastung der Betroffenen massiv: deshalb wünscht ein Großteil der Bevölkerung zu Recht eine höhere Gewichtung aller Komponenten der Lebensqualität und nicht die Lebensverlängerung um jeden Preis.
➤ Lebensqualität hat Priorität über Lebensdauer.

Lebensbürden

Es gibt drei Lebensbürden, die ersten zwei sind geriatrisch besonders relevant:
➤ **Subjektives körperliches oder seelisches Leid** wie Schmerz oder Depression. Dem Schmerz gleichzusetzen sind dabei andere unangenehme Empfindungen wie Atemnot, Nausea oder Pruritus. Der Depression gleichgestellt sind andere Störungen wie Angst, Panik, Verzweiflung, Einsamkeit, Langeweile.
➤ **Einschränkungen der Autonomie durch Gesundheitsstörungen:**
  - Krankheitsbedingte Behinderung in den Alltagsaktivitäten führt zu Beeinträchtigung der Fähigkeit, sein Leben selbst zu bestimmen und entsprechend handeln zu können.
  - Neben den körperlichen führen auch geistige und seelische Behinderungen oder Abhängigkeiten (wie Demenz, Wahn, Suchtmittelabhängigkeit oder Halbseitenlähmung mit Aphasie), zur Autonomieeinschränkung.
➤ **Soziale Einschränkung:**
  - Wichtigste soziale Einschränkung der Autonomie ist die Armut, d.h. Mangel an finanziellen Mitteln, um sein Leben gemäß seinen Vorstellungen gestalten

Lebensqualität und Ziele der Geriatrie

zu können. Eine zentrale gesellschaftliche Aufgabe der Alterspolitik ist Vorsorge gegen Armut im Alter.
- Schicksalhafte soziale Einschränkung im Alter ist der Verlust von Bezugspersonen; mit zunehmendem Alter versterben immer mehr Personen aus dem Bekanntenkreis der Patienten, ohne welche die erwünschten und gewohnten sozialen Kontakte dann nicht mehr möglich sind.
Dieses Schicksal kann nicht verhindert werden. Wer das Alter erfolgreich meistert, entwickelt dafür kompensatorische Strategien (s. Kap. „Erfolgreiches Altern", S. 43).

Ziel und Aufgaben der Geriatrie

Die Geriatrie kann die Lebensqualität der Betagten vor allem in drei Bereichen, den drei geriatrischen Hauptzielen, fördern:
> **Ziel 1:** Prävention und Behandlung von Krankheiten zur Verhinderung von Gesundheitsstörungen, welche die Lebensqualität beeinträchtigen können.
> **Ziel 2:** Minimierung der körperlichen, geistigen und seelischen Behinderungen, wenn unheilbare Gesundheitsstörungen die Selbständigkeit im Alltag beeinträchtigen. Dies gelingt durch geriatrisches Assessment und gezielte Rehabilitation.
> **Ziel 3:** Minimierung des subjektiven Leids, insbesondere von Schmerz, Atemnot, Nausea, Pruritus, Inkontinenz, Depression, Angst, Panik, Einsamkeit, Langeweile. Das gilt auch, wenn Ziel 1 und 2 nicht erreicht werden können. Das dritte Ziel heißt also optimale Palliation in jeder Situation.

Bewertung der Lebensbürden „Behinderung und Leiden"

> Als Hinweis, wie gegebenenfalls die Schwerpunkte zu setzen sind, wenn sich aus der Multimorbidität der Betagten verschiedene, sich widersprechende Behandlungsziele anbieten, dient die Lebensbürdenskala (Tab. 18) nach Rosser und Kind, 1978.
> Die Bewertungsfaktoren entstanden durch vergleichendes Befragen von repräsentativen Gruppen von somatischen und psychiatrischen Patienten, Pflegepersonen und Ärzten. Anhand von typischen Fallbeispielen wurde gefragt, wieviel geringer die Lebensqualität entsprechend Betroffener einzuschätzen sei. Es ergab sich eine gute Übereinstimmung zwischen den einzelnen befragten Gruppen.

Lebensqualität und Ziele der Geriatrie

Tabelle 18 Skala der Lebensbürden

Behinderung	Bewertungsfaktor			
Keine Behinderung	0	1	2	7
Geringe soziale Behinderung	2	3	5	14
Starke soziale Behinderung und/oder leichte Behinderung bei Aktivitäten außer Haus. Fähig für Haushalt außer einigen Schwerarbeiten	4	6	9	18
stark eingeschränkt bei Aktivitäten außer Haus, im Haushalt nur leichte Arbeiten und Einkaufen möglich.	7	9	12	26
Selbständige Aktivitäten außer Haus nicht möglich. Ausgang nur in Begleitung und für kurze Spaziergänge. Einkaufen unmöglich. Nur wenige einfache Haushaltarbeiten möglich.	11	13	20	60
stuhl- oder rollstuhlgebunden, gehfähig nur mit Unterstützung durch eine Hilfsperson	25	31	64	200
Bettlägerig (oder mit Heber in Liegerollstuhl)	66	87	200	500
Bewußtlos	400	-	-	-
Subjektives Leiden				
Kein Leiden				
Geringes Leiden, z. B. leichter Schmerz, der mit Aspirin behebbar ist, oder leichte Traurigkeit				
Mäßiges Leiden, z. B. mittelstarker Schmerz, der mit einfachem Schmerzmittel nicht verschwindet, oder ausgeprägte Traurigkeit				
Starkes Leiden, z. B. starker Schmerz, der nur auf Opiate in hohen Dosen anspricht, oder tiefe, anhaltende Verzweiflung				

Bewertungsfaktor: = x-mal geringere Lebensqualität, als geringes Leiden ohne Behinderung (z. B. leichtes Zahnweh)

Wohlbefinden bei Pflegebedürftigkeit

Vorbemerkungen

- Wohlbefinden ist, was jeder Mensch als solches empfindet.
- Lebensqualität verändert sich entsprechend der individuellen und gesellschaftlichen Entwicklung, welche die objektiven Lebensbedingungen bestimmen und nach der individuellen Situation, welche das Wohlbefinden beeinflußt.
- Wenn durch Behinderungen im Alter eine Langzeitpflegebedürftigkeit entstanden ist, wenn trotz allen geriatrischen Bemühungen die Fähigkeit, gemäß den eigenen Vorstellungen selbständig zu leben nicht mehr möglich ist, bekommen die folgenden fünf Aspekte des Menschseins zunehmend größere Bedeutung als die Autonomie (Tab. 19):

Tabelle 19 Fünf Aspekte des Menschseins, die bei Pflegebedürftigkeit dominierender werden

1. Biologische Grundbedürfnisse
2. Lebenszyklische Entwicklung
3. Mitmenschlichkeit
4. Wertekonstanz
5. Kulturtradition

Biologische Grundbedürfnisse

- Je stärker die Selbständigkeit, die Autonomie, behinderungsbedingt eingeschränkt ist, desto größere Bedeutung kommt der Hilfe zur Deckung der biologischen Grundbedürfnisse, d.h. der Grundpflege im engeren Sinne, zu. Dies sind Bedürfnisse nach:
  - Luft.
  - Flüssigkeit und Nahrung,
  - Wärme und Sauberkeit.
- Zur Optimierung der Lebensqualität gehört deshalb unabdingbar eine qualitativ hochstehende Grundpflege nach den Regeln der Betagtenpflege.

Lebenszyklische Entwicklung

- Der Mensch als autonomes Wesen entwickelt sich allmählich vom völlig abhängigen Säugling zum autonomen Erwachsenen.
- Meist endet das Leben ebenfalls nicht plötzlich, sondern entwickelt sich zum Ende hin mit allmählichem Verlust der Autonomie und zunehmender Abhängigkeit, eventuell bis hin zur völligen Abhängigkeit des Endstadiums einer senilen Demenz.
- Unabdingbar für die normale menschliche Entwicklung ist die Geborgenheit durch die elterliche Fürsorge (Parentalismus), welche die vorhandene Selbständigkeit gebührend berücksichtigt.
- Der Mensch braucht bei Autonomieverlust Geborgenheit in der Familie oder Ersatzfamilie ebenso im behinderungsgeprägten Alter wie in der Jugend.

Wohlbefinden bei Pflegebedürftigkeit

- Dem Respekt für die noch vorhandene Selbständigkeit Betagter kommt dabei ebenso große Bedeutung zu, wie der Förderung der Selbständigkeit Jugendlicher durch die Eltern.
- Zur Optimierung der Lebensqualität gehört deshalb eine parenteralistische Haltung in der Betagtenbetreuung: Geborgenheit, die sorgt ohne zu erdrücken und die (noch vorhandene) Autonomie nach den Regeln der aktivierenden Betagtenbetreuung optimal fördert.

Mitmenschlichkeit

- Der Mensch ist natürlicherweise ein Gruppenwesen, er fühlt sich in Gruppen wohl.
- Zum Menschsein gehört das Bedürfnis, von Mitmenschen geliebt zu werden und Mitmenschen lieben zu können.
- Je geringer die Autonomie, desto größer ist das Bedürfnis nach Mitmenschlichkeit, danach Liebe zu geben und zu empfangen.
- Mit zunehmendem Verlust komplexer kognitiver Fähigkeiten gewinnt die körperliche, asexuell berührende Zuwendung an Bedeutung.
- Zur Optimierung der Lebensqualität gehört deshalb das Erleben von liebevoller Zuwendung und die Möglichkeit, sich Mitmenschen liebevoll zuzuwenden. Dies kann durch Taten, Worte, aber auch durch einfache Berührung, liebevollen Körperkontakt geschehen.

Wertekonstanz

- Trotz weitreichenden lebensgeschichtlichen Entwicklungen bleiben bei den meisten Menschen wesentliche Werte von der Jugend bis ins höchste Alter konstant. Diese lebensgeschichtlichen Konstanten sind bestimmend für die meisten Entscheidungen des autonomen Erwachsenen und sollten auch entscheidend bleiben, wenn der Betagte durch Behinderungen in seiner Autonomie eingeschränkt ist.
- Betagte versuchen solange wie möglich, ihre sozialen Rollen konstant zu halten und ihr Selbstbild ist oft durch nicht mehr aktuelle soziale Funktionen und Rollen bestimmt (z. B. Elternfunktion, Berufsfunktionen, Freizeitrollen).
- Zur Optimierung der Lebensqualität gehört deshalb in der Alltagsgestaltung von unselbständig gewordenen behinderten Betagten die Berücksichtigung der lebensbiographisch erkennbaren konstanten Werte und konstanten sozialen Funktionen oder Rollen.

Wohlbefinden bei Pflegebedürftigkeit

Kulturtradition

➤ Neben seinen biologisch und familiären Determinanten ist der Mensch immer auch wesentlich durch seine kulturellen Traditionen geprägt und beeinflußt.
➤ Geprägte kulturelle Traditionen beeinflussen die Entscheidungen des autonomen Erwachsenen in vielen Bereichen, sie sind auch in die Alltagsgestaltung von behinderten Betagten angemessen einzubeziehen. Zu berücksichtigen sind insbesondere die Traditionen:
  – Sprache,
  – soziale Schicht,
  – Religion,
  – Berufsstand,
  – Freizeitgestaltung,
  – Körperkultur,
  – Modekultur,
  – Musikkultur,
  – Eßkultur,
  – Wohnkultur.
➤ Zur Optimierung der Lebensqualität gehört die Berücksichtigung der individuellen Kulturtraditionen in allen wesentlichen Bereichen der Betagtenbetreuung.

Ambulante Altenpflege

Definitionen

- **Formeller Bereich:** Ambulante Altenpflege, in der Schweiz hat sich das Kürzel „SPITEX" für „spitalexterne Kranken- und Gesundheitspflege" eingebürgert. Diese umfaßt:
  - Alle Maßnahmen, die es gestatten, hilfs- und pflegebedürftige Personen in ihrer angestammten Umgebung zu belassen und dort Pflege, Behandlung und Betreuung zu gewährleisten.
  - Alle Maßnahmen zur Förderung und/oder Wiedererlangung der Gesundheit, zur Verhütung von Krankheit und vorzeitigem Tod.
  - Die Motivierung und Anleitung zu gesundem Verhalten (Gesundheitsförderung, Prävention).
- **Informeller Bereich:** Unter informeller Pflege bzw. Hilfe verstehen wir das ganze Spektrum von Pflege, bzw. Hilfeleistungen, das von Angehörigen, Freunden, Nachbarn, Selbsthilfegruppen etc. – in der Regel unentgeltlich – angeboten wird.

Geriatrische Bedeutung

- Etwa die Hälfte aller Betagten ist im täglichen Leben nicht behindert.
  Knapp 10% der 66- bis 75jährigen und ca. 46% der über 85jährigen benötigen aber regelmäßige, tägliche Hilfe.
  40% der Betagten mit täglichem Hilfebedarf werden zuhause, mehrheitlich von nahen Angehörigen, gepflegt.
- Wichtigster Risikofaktor für die Hilfsbedürftigkeit ist ein niedriger sozioökonomischer Status. Betagte der untersten Sozialschicht finden sich 5× häufiger in Pflegeheimen als Gutsituierte. Sie benötigen in allen Aktivitäten des täglichen Lebens mehr Hilfe, insbesondere viel mehr tägliche Hilfe im Haushalt.
- Zu pflegeabhängigen Behinderungen führen in erster Linie kognitive Leistungseinbußen, Inkontinenz und Sehstörungen.
- Ausschließlicher Bedarf an Haushaltshilfe tritt meist bei Beeinträchtigung des Bewegungsapparates auf. Auch diese sind bei sozial Schwachen rund doppelt so häufig zu finden wie bei Bessersituierten.

Abklärung der Pflege- und Hilfsbedürftigkeit

- **Ziel:** Genaue Erfassung der funktionellen Defizite, die den optimalen Einsatz der zur Verfügung stehenden Ressourcen ermöglicht.
- **Methode:** Multidimensionales, geriatrisches Assessment (S. 101). Neben dem stationären Assessment in einer geriatrischen Klinik kommt auch die Abklärung am Wohnort (home assessment) in Frage.

Interventionsstrategien und Ressourcen

- Es herrscht bezüglich der ambulanten Altenpflege ein ausgeprägter Föderalismus, was Organisation, Trägerschaft und Finanzierung betrifft. Trotzdem haben sich überall ähnliche Betreuungsstrukturen mit verschiedenen Einsatzschwerpunkten herausgebildet (Abb. 14).

Ambulante Altenpflege

Organisierte Nachbarschaftshilfe, bzw. Laiendienste

- Reinigungsdienst
- Entlastungsdienst
- Mahlzeitendienst
- Transportdienst
- Besuchsdienst
- Krankenmobilienmagazin
- Samariterverein
- Mittagstisch in Altersheimen
- Diätstuben etc.

Gemeindekrankenpflege

Personal:
Dipl. Pflegende AKP
Einsatz:
In der Regel punktuell, für die Zeit einer medizinisch-pflegerischen Verrichtung, mit Schwerpunkt Behandlungspflege

Hauspflege

Personal:
Dipl. Hauspflegerinnen und Angelernte
Einsatz:
Mehrere Std./Tag mit Schwerpunkt Grundpflege und Haushaltsarbeiten. In der Regel nur an Werktagen

Haus- Familienhilfe

Personal:
Angelernte
Einsatz:
Stundenweise mit Schwerpunkt Haushaltsarbeiten/Besorgungen. In der Regel nur werktags

Beratungsdienste

- Betagten-Behinderten-Organisationen (pro Senectute etc.)
- Ligen (Rheumaliga etc.)
- Sozialpsychologischer Dienst
- Beratungs- und Vermittlungsstellen für Alterswohnungen/ Altersheime

Medizinische Dienste:

- Ärzte
- Zahnärzte
- Apotheker

Medizinisch-therapeut. Dienste

- Physiotherapie
- Ergotherapie
- Logopädie
- Fußpflege

(Zentrum: Betagte – Informelle Hilfe – Nachbarn, Freunde, Angehörige, Selbsthilfegruppen)

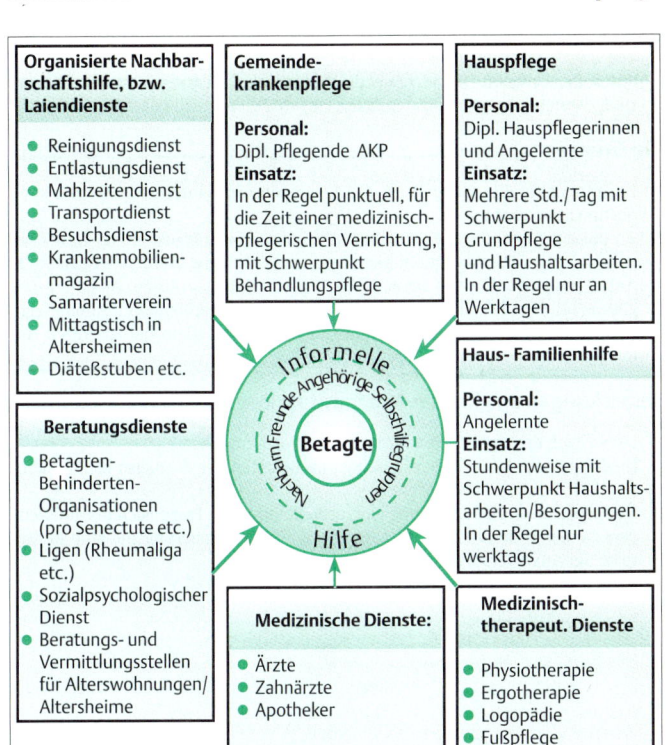

Abb. 14 Betreuungsstrukturen der ambulanten Altenpflege

Die Möglichkeiten

➤ Was kann die ambulante Altenpflege leisten?
  – Aktivierung der Selbsthilfe bei Behinderungen.
  – Unterstützung der informellen Hilfe von Familie/Umgebung.
  – Erhaltung des natürlichen Beziehungsnetzes der Betagten mit kurativer und präventiver Wirkung.
  – Verhinderung und Verkürzung von Hospitalisationen.
  – Volkswirtschaftlich kostengünstige Patientenpflege vor allem bei leichter bis mittelschwerer Pflegebedürftigkeit.
➤ Bei intakten Familienstrukturen und aufopfernden Angehörigen kann im eigenen Heim unter fachkundiger Hilfe und Anleitung von ambulantem Pflegepersonal auch schwerste Pflege geleistet werden.

Ambulante Altenpflege

> In Untersuchungen konnte gezeigt werden, daß vor allem subjektive Gründe, wie die Qualität der zwischenmenschlichen Beziehungen, die Unterstützung durch die Umgebung und fehlende zusätzliche Belastungen von Bedeutung sind, wenn Betreuende diese Aufgabe längere Zeit auf sich nehmen.

Die Grenzen

> Die ambulante Altenpflege kann ein dekompensiertes informelles Betreuungsnetz nicht ersetzen.
> Ambulante Altenpflege führt nicht zur Einsparung von Krankenhaus- bzw. Pflegeheimbetten. Dies konnte in mehreren Studien gezeigt werden. Es gibt sogar Anhaltspunkte dafür, daß gut ausgebaute professionelle Hilfe zur Anspruchsteigerung führt und in Gegenden mit gutem Ausbau der ambulanten Altenpflege-Dienste der Entschluß zur Institutionalisierung, vor allem bei Patienten mit fortgeschrittener Demenz, beschleunigt wird.

Bemerkungen zur Kosten-Nutzensituation

> Der Nutzen der ambulanten Altenpflege ist nicht meßbar.
> Die Verbesserung der Lebensqualität von Betagten, die zu Hause bleiben können, läßt sich nicht beziffern.
> Nur neue, randomisierte Modellversuche könnten die Frage nach der Effizienz verschiedener Betreuungs-, Organisations- und Finanzierungsmodelle im Bereich der Altersversorgung evaluieren.

Entlastung für Angehörige

Bedarf und Möglichkeiten

- ➤ In der Gruppe der über 65jährigen sind lediglich 6%, bei den über 80jährigen 20% in Pflegeeinrichtungen untergebracht, alle andern leben zu Hause. Zunehmendes Alter und Krankheiten lassen die Hilfs- und Pflegebedürftigkeit ansteigen.
- ➤ Wer pflegt?
  - In erster Linie die Generation der 50–75jährigen Frauen, welche – rollenbedingt bereits mehrfach belastet – durch die Übernahme der Pflege häufig überfordert und nahe der Dekompensation sind. (Langjährige Pflege eines Alzheimer-Patienten zu Hause reduziert die Abwehrkräfte der Pflegenden im gleichen Ausmaß wie immunsuppressive Therapie bei Nierentransplantierten.)
  - Die Männer übernehmen wohl auch gewisse Aufgaben meist administrativer Art, oder Heben und Tragen, vor der konkreten Pflege scheuen sie aber oft zurück, außer bei Ehepartnerinnen.
- ➤ Deshalb muß der Arzt pflegende Angehörige frühzeitig und umfassend über Entlastungsmöglichkeiten (Tab. 20) informieren und sie motivieren, davon bei Bedarf rasch Gebrauch zu machen.
- ➤ Nachfragen und aktive Hilfe bei Anmeldung und Vermittlung sind unumgänglich.

Tabelle 20 Möglichkeiten der Entlastung

Innere Entlastung:	
Angehörigengruppe	zur Unterstützung der Trauerarbeit
Qualitative Entlastung:	
Memory-Klinik	zur optimalen interdisziplinären Betreuungsplanung
Familienkonferenz	zur Verteilung der Betreuungslast auf ganze Familie und informelle Helferinnen
Zeitliche Entlastung:	
ambulante Altenpflege (Spitex)	zur stundenweisen Entlastung und für spezielle Pflegevorrichtungen
Informelle Hilfe	zur stundenweisen Entlastung durch Einbezug von Bekannten, Freiwilligen, Familienmitgliedern, Nachbarn
Tagesheim oder -klinik	zur tageweisen Entlastung
Temporär Betten	zur wochenweisen Entlastung (→ Urlaub für Hauptbetreuende)

Angehörigengruppen

- ➤ **Zweck:**
  - Erleichterung psychischer Belastungen, entstanden durch persönliche Pflege alterskranker Familienangehöriger, mittels gemeinsamer Aussprachen.
  - Das Gefühl vermitteln, verstanden zu werden.
  - Gegenseitige Unterstützung.
  - Weitergabe von Erfahrungen.

Entlastung für Angehörige

- **Hauptprobleme der Pflegenden:**
  - Erleben des körperlichen und geistigen Verfalls von Nahestehenden mit Verlust der Kommunikations- und Beziehungsfähigkeit.
  - Wissen um die ungünstige Prognose hinsichtlich der zukünftigen Pflegebedürftigkeit, was zu Trauer und hilfloser Überforderung führt.
  - Angst, was aus dem Hilfsbedürftigen werde, wenn man selber nicht mehr für ihn sorgen könnte.
  - Die physische und psychische Überforderung.
  - Das Gefühl, allein gelassen zu sein mit allen Problemen.
  - Spannungen innerhalb der Familie infolge Übernahme der Pflegeaufgabe.
  - Der Verlust der persönlichen Freiheit infolge dieser Pflege, was Aggressionen und Schuldgefühle weckt.
  - Bestimmte Symptome, z. B. die Verwirrtheit, die nächtliche Unruhe, werden zunehmend unerträglich.
  - Todesproblematik und Trauer um Sterbende.
  - Geld- und weitere ökonomische Fragen sowie Versicherungsprobleme.
- **Organisation von Angehörigengruppen:**
  - Gruppengröße: maximal 12 Teilnehmer
  - Häufigkeit und Dauer: 14 tägig oder alle 3 Wochen, mindestens aber eine Gruppensitzung pro Monat, 1½ bis zwei Std.
  - Formen: siehe Tab. 21

Tabelle 21 Formen von Angehörigengruppen

	➤ Expertengeleitete Gruppen	➤ Selbsthilfegruppen
➤ Vorteile	– Vermittlung wichtiger Sachinformationen möglich – Gruppendynamik erkenn- und steuerbar – Kontinuität gewährleistet	– erhöhte emotionale Beteiligung
➤ Nachteile	– Leiterzentriertes Gesprächsverhalten der Gruppenteilnehmer	– Sachinformation und Fachwissen fehlen, außer durch gelegentlichen Zuzug von Experten – untergeordneter Gesprächsablauf – Gruppenkontinuität

- Sitzungsablauf siehe Tab. 22.
- **Ergebnis der Angehörigengruppen:**
  - Notwendige Informationen über Alterskrankheiten erleichtern den Umgang mit dem kranken Familienangehörigen.
  - Innerhalb der Gruppe entstehen neue soziale Kontakte, welche infolge der Isolation durch die Pflegeaufgabe oft vernachlässigt worden sind.
  - Durch neue Sichtweise werden Belastungen reduziert und kompensiert.

Entlastung für Angehörige

Tabelle 22   Sitzungsablauf von Angehörigengruppen

	➤ Expertengeleitete Gruppen	➤ Selbsthilfegruppen
➤ Einstieg	Einfache theoretische Einführung durch Gruppenleiter/in, Dauer maximal 15 Minuten. Thema von der Gruppe im voraus bestimmt, z. B. – Mehrgenerationenprobleme – neue Erkenntnisse zum Altern – körperliche Störungen – Gedächtnisstörungen – Verwirrtheit – Wahnideen – Depressionen – Suizidalität – Gedanken zum Sterben und Tod	– Mit dem als „Blitzlicht" bezeichneten persönlichen Kurzbericht (maximal 2 Minuten) jedes einzelnen Gruppenmitgliedes über momentane eigene Befindlichkeit und wichtige Geschehnisse seit dem letzten Treffen.
➤ Hauptteil	– Übergang vom Theoretischen zum Emotionalen mittels der Aufforderung, eigene Erfahrungen, Selbsterlebtes und -gefühltes im Zusammenhang mit dem Besprochenen zu berichten. (Ernste Lebensfragen, z. B. Schuldgefühle im Zusammenhang mit tatsächlichem oder auch lediglich subjektiv empfundenem Versagen beschäftigen die Gruppenmitglieder oft über mehrere Sitzungen).	– Die Gruppe legt fest, welche der genannten Problemkreise vertieft besprochen werden sollen und ebenso die Reihenfolge der Prioritäten.
➤ Schluß	– Stützende und klärende Zusammenfassung des Sitzungsverlaufs durch Gruppenleiter/in	

- Gegenseitige Unterstützung und Feedback schaffen erneuten Mut und Schwung, die schwere Pflegeaufgabe weiterzuführen.
- Dauerhospitalisationen pflegebedürftiger Alterskranker werden vermieden, bzw. hinausgezögert, dadurch wird das Gesundheits- und Gemeinwesen entlastet.
- Durch Abbau der oft extremen Über-Ich-Forderungen hinsichtlich der eigenen Pflichterfüllung erhöht sich die Bereitschaft, Entlastung in der Pflege durch weitere Angehörige oder öffentliche Dienste in Anspruch zu nehmen.

Informelle Hilfe

➤ Einbeziehung weiterer Familienangehöriger (Geschwister, Kinder, Enkel), was aber oft erst nach Bereinigung von Konflikten möglich ist.
➤ Regeln und Klären der finanziellen Fragen. Entschädigung z. B. durch Verfügungen im Testament.

Entlastung für Angehörige

- ➤ Nachbarschaftshilfe und Hilfe durch Freunde (siehe auch S. 84):
  - Vertretung/Ablösung für Besorgungen.
  - Hilfe im Haushalt.
  - Freizeitgestaltung, Aktivierung der Gepflegten.
  - Sozialer Kontakt zum Verhindern und Durchbrechen der sozialen Isolation und zur seelischen Unterstützung der Pflegenden.
  - Hilfe bei der Pflege.
  - Nachtwache.
  - Ferienvertretung.

Formelle Hilfe

- ➤ Ausbildung der Pflegenden, z. B. Kurse „Pflege durch Laien", mit vermehrter Berücksichtigung von psychologischen und psychosozialen Fragen (z. B. durch Rotes Kreuz, Wohlfahrtsverbände oder Beratungsstellen).
- ➤ Einbeziehung von ambulanten Diensten (Spitex) und kirchlichen Organisationen (s. auch S. 76)
  - Gemeindekrankenschwester.
  - Haushilfe: Sie betreuen und überwachen stundenweise Betagte und Pflegebedürftige, helfen im Haushalt und besorgen alle weiteren notwendigen Verrichtungen über Monate und Jahre.
  - Hauspflege: Sie versteht sich als Ersatz für die Hausfrau und übernimmt während einer befristeten Zeit stunden-, tage- oder halbtageweise betreuende und hauswirtschaftliche Aufgaben.
  - Regelmäßige Besuche durch kirchliche oder andere Besuchsdienste zur Aufmunterung, Unterhaltung und Aktivierung der Alterskranken, z. B. auch mittels Gedächtnistraining, und zur seelischen Entlastung der Pflegenden.
- ➤ Gerontopsychiatrische Beratungsstellen zur umfassenden Information bezüglich privater Pflege, der Möglichkeit der Heimunterbringung sowie psychiatrisch-psychotherapeutische Behandlung und psychologische Beratung auch mittels Haus- und Heimbesuchen.
- ➤ Dienste, mit abrufbaren Krankenschwestern für Notfälle, Vertretungen für Abendeinsätze, Nachtwachen und Wochenenden.
- ➤ Mahlzeitendienst („Essen auf Rädern").
- ➤ Fahrdienst durch Laienhelferinnen.
- ➤ Krankenmobilienmagazin.
- ➤ Pflegebeiträge für Finanzschwächere (CH: S. 96, D: S. 99).

Tagesheime und Tageskliniken

- ➤ **Zweck:** Alterskranke werden hier je nach Bedürftigkeit an ein bis fünf Tagen pro Woche tagsüber (in der Regel von 9.00 bis 16.30 Uhr) behandelt und betreut. Abholung und Rücktransport nach Hause ist in der Regel durch Bus gewährleistet.
- ➤ **Schwerpunkte:**
  - Erhalten, bzw. Verbessern der physischen, psychischen und sozialen Fähigkeiten.
  - Verhindern von Vereinsamung und Isolation.
  - Hinauszögern bzw. Vermeiden einer vorzeitigen Dauerhospitalisation.
  - Entlastung der Angehörigen.

Entlastung für Angehörige

➤ **Indikationen:**
- Rehabilitation nach Unfällen (Sturz), Herzinfarkt, Apoplexie, Parkinson und anderen neurologischen Affektionen.
- Depressive Verstimmungen.
- Demenz, inkl. senile Demenz vom Alzheimertyp.
- Kontakt- und Beziehungsstörungen.
- Rückzugs- und Vereinsamungstendenzen.
- Drohende Verwahrlosung.
- Schwer einstellbarer Diabetes mellitus.

➤ **Ergebnis:**
- Durch das Zusammensein in der Gruppe und die gemeinsamen Aktivitäten, wird dem Alterskranken die Möglichkeit geboten, innerhalb angepaßter und umschriebener Aufgaben Selbständigkeit zu üben.
- Pflegende Angehörige können wieder freier über ihre Zeit verfügen, das erhöht ihre Bereitschaft, auch sehr schwierige pflegebedürftige Alterskranke zu Hause zu pflegen.

Temporärbetten für Pflegebedürftige

➤ Werden auch als „Urlaubsbetten", als „Entlastungsbetten", als „floating beds" oder temporärer Heimplatz bezeichnet.
➤ Ein- bis zweimal pro Jahr jeweils 3–4 Wochen Aufenthalt des Alterskranken in einem Krankenheim oder ähnlicher Pflegeeinrichtung, ermöglicht den Pflegenden den meist benötigten Urlaub und der Betreuerfamilie, wieder einmal unbelastet für sich allein zu sein.
➤ Achtung, wichtig: Frühzeitige und langfristige Planung sinnvoll.

Familienkonferenz

Funktion der Familienkonferenz

- Familienmitglieder spielen die wichtigste Rolle bei der Pflege von Alterskranken zu Hause, sie erbringen 80% des Gesamtpflegevolumens für diese Gruppe.
- Viele pflegende Angehörige, meist 50–75jährige Frauen, sind mit der Pflegeaufgabe überfordert, selbst wenn sie große persönliche Befriedigung dabei empfinden.
- Zusätzliche Belastungen im Zusammenhang mit der Pflegeaufgabe können zur Dekompensation der Pflegenden führen. Mit Familienkonferenzen wird versucht, dies zu verbessern.
- Familienkonferenzen bewähren sich:
  - Zur Vorbeugung und Bewältigung von Krisensituationen im bio-psycho-sozialen Bereich bei Alterskranken und Pflegenden.
  - Zur Klärung von Problemen und anstehenden Entscheidungen.

Was sind Familienkonferenzen?

- Einmalige konzentrierte Interventionen.
- In der Regel keine Familientherapien.
- Praktische Beratung und Informationsvermittlung.
- Problemlösungsprozesse: Alle Beteiligten sollen zuerst einmal definieren, worin das eigentliche Problem besteht. Dadurch erhöht sich die Chance, zu einer Lösung zu kommen.
- Leitung: der behandelnde Arzt: Hausarzt, Familienarzt, Geriater, oder Gerontopsychiater.

Indikationen

- Hospitalisation wegen ernsthafter Erkrankung
- Neue Diagnose einer ernsthaften Erkrankung.
- Komplizierte medizinische Probleme.
- Terminale Krankheiten
- Demenzen
- Depressionen
- Angstzustände
- Verhaltensstörungen (Aggressivität, Tag-Nacht-Umkehr usw.)
- Sterben und Tod des Alterskranken
- Paar- und Beziehungsprobleme
- Probleme im Zusammenleben
- Häufige ärztliche Visiten ohne Besserung
- Finanzielle Fragen, Versicherungsprobleme
- Besondere psychosoziale Probleme zwischen den einzelnen Familienmitgliedern, z.B.:
  - Schuldgefühle der nichtpflegenden Familienmitgliedern gegenüber den Pflegenden.
  - Frustration der Pflegenden, Enttäuschung, Ärger, Wut auf die Nichtpflegenden.
  - Der Hauptpflegende übernimmt eine Märtyrerrolle.
  - Gegenseitiges Macht-Ausspielen.
  - Verwischung der Problem-„Eigentümerschaft":

Familienkonferenz

- A. hat ein Problem, weil er an der Befriedigung seiner Bedürfnisse verhindert wird. Für alle anderen ist dies kein Problem, weil das Verhalten von A. sie bei der Befriedigung eigener Bedürfnisse nicht beeinträchtigt.
- A. befriedigt ungehindert seine eigenen Bedürfnisse. Sein Verhalten stellt für alle anderen ein Problem dar, weil es sie bei der Befriedigung ihrer persönlichen Bedürfnisse beeinträchtigt.
- Eine Klärung solcher Situationen ist wichtig, da jeweils unterschiedliche Problemlösungsstrategien nötig sind.
- Konflikt zwischen Familie und professionellen Helfern (Pflege-/Krankenhauspersonal).

Organisation von Familienkonferenzen

➤ Wer schlägt sie vor?
  - Arzt,
  - Patient,
  - Angehörige oder
  - professionelle Helfer (Pflege-/Spitexpersonal, Therapeuten, Sozialarbeiter).
➤ Teilnehmer:
  - in der Regel der Patient,
  - hauptpflegende Angehörige,
  - mindestens die im gleichen Haushalt lebenden Familienmitglieder,
  - möglichst die ganze Familie, je nach Wichtigkeit des Problems,
  - professionelle Helfer, wenn für aktuelle Problemstellung sinnvoll,
  - der Arzt als Gesprächsleiter.
➤ Prinzip der Mitbestimmung: ein Mensch ist eher motiviert, eine Entscheidung in die Tat umzusetzen, an deren Entstehung er beteiligt war, als eine Entscheidung, die ihm von andern aufgezwungen worden ist.

Stufen ärztlichen Engagements

Unterschiedlich, je nach vorliegenden Problemen:
➤ Umfassende medizinische Information und Ratschläge:
  - Ausführliche Besprechung der Krankheitssituation und Prognose, Planung und Pflege.
  - Hinweise auf Veränderungen, bei deren Auftreten weitere Hilfe unumgänglich wird.
  - Motivation zur Einbeziehung formeller Hilfe (Spitex, Urlaubsbetten S. 83).
  - Systematisches Vorgehen mit Bestandsaufnahme der Probleme und geplante, gezielte Interventionen kurze umschriebene Vorschläge zur Problembewältigung, z.B. bei Verschlechterung des Gesundheitszustandes des Alterskranken.
  - Regelung des Umgangs der Familie mit der neuen Situation.
➤ Eingehen auf die emotionalen Bedürfnisse und Reaktionen der Familie und emotionale Unterstützung geben:
  - in Krisensituationen,
  - bei einschneidenden Schritten,
  - Anerkennung der oft heroischen Arbeit der Pflegenden und des Beitrages der ganzen Familie,
  - bei Auftreten alter schwelender Familienkonflikte, welche durch die Übernahme der Pflege ans Licht kommen: hier wird die Sitzungsdauer verlängert werden müssen, evtl. ist Familientherapie indiziert.

Familienkonferenz

Regeln für gute Kommunikation in der Familie

Gemäß Ruth Cohn, Themen-zentrierte Interaktion, ist zu beachten:
- Vertritt Dich selbst in Deinen Aussagen.
- Sprich per „ich" und nicht per „wir" oder „man". Ich-Botschaften sind viel weniger geeignet, Widerstand zu provozieren.
- Vielfältige und oft widersprüchliche Gefühle im Innern jedes einzelnen Familienmitglieds führen zu starken emotionalen Spannungen zwischen ihnen. Sie stören den Gesprächsablauf und verunmöglichen eine Verständigung, deshalb müssen sie vorrangig besprochen und abgebaut werden.
- Wenn Du eine Frage stellst, sage, warum Du fragst und was Deine Frage für Dich bedeutet.
- Sei echt und selektiv in Deinen Kommunikationen, mache Dir bewußt, was Du denkst und fühlst, und wähle, was Du sagst und tust.
- Halte Dich mit Interpretationen von anderen solange wie möglich zurück. Sprich stattdessen Deine persönlichen Reaktionen aus.
- Sei zurückhaltend mit allen Verallgemeinerungen.
- Nur einer sollte zur gleichen Zeit sprechen.

Aktives Zuhören

- Hören wollen, was der andere zu sagen hat.
- Wirklich behilflich sein wollen, das anfallende Problem zu lösen.
- Imstande sein, die Empfindungen des andern anzunehmen, gleichgültig, um was es sich handeln mag und wie sehr sie sich von den eigenen Empfindungen unterscheiden.
- Ermutigung, auch beunruhigende Empfindungen offen auszudrücken, was die Katharsis fördert (Abreagieren von Gefühlen und krankmachenden Affekten).
- Jede Kommunikation besteht aus der Mitteilung von Sachinformationen und Gefühlen.
- Rückmeldungen beschränken sich vorerst auf die Gefühlsebene: Verbalisieren der eigenen Empfindungen, ausgelöst durch die Gefühle des Sprechenden.
- Rückmeldungen sind ein Entschlüsselungsprozeß: sie heben Mißverständnisse innerhalb der Kommunikation auf. Der Sprecher teilt seine Gefühle meistens verschlüsselt mit. Wenn er sich nicht verstanden fühlt, wird er dies dank Rückmeldung sagen, was zur Klärung führt.
- Aufgeschlossen sein für die Erfahrungen des andern.
- Manchmal hilft aktives Zuhören auch nur, eine Situation zu akzeptieren, von der alle Betroffenen wissen, daß sie sie nicht ändern können.

Konfliktlösungsstrategien

- Konflikte in Familien sind unvermeidlich, sie sind Augenblicke der Wahrheit und eine Realität jeglicher Beziehungen.
- sechs Schritte zur Konfliktbewältigung:
  1. Den Konflikt identifizieren und definieren
  2. Mögliche Alternativlösungen entwickeln
  3. Die Alternativlösungen kritisch bewerten
  4. Sich für die beste annehmbare Lösung entscheiden
  5. Wege zur Ausführung der Lösung ausarbeiten
  6. Spätere Untersuchung, um zu beurteilen, wie sie funktionierte.

Familienkonferenz

Konsequenzen

- Wenn Familienkonferenzen einmal erlebt wurden, werden sie bei neu auftretenden Problemen gerne wieder beansprucht.
- Familienkonferenzen werden von allen Beteiligten meist als sehr nützlich beurteilt, deshalb sollten sie bei schwierigen oder komplizierten Situationen regelmäßig durchgeführt werden.
- Werden die einzelnen Familienmitglieder als die eigentlichen Experten angesprochen, die dem Arzt helfen können, ein Problem beim Alterskranken zu lösen, sind sie fast immer für eine Familienkonferenz zu motivieren.
- Weiterbildung der Assistenzärzte und praktizierenden Ärzte in psychosozialen Belangen ist nötig, um sie zu befähigen, Familienkonferenzen effizient zu leiten.
- Patienten und Familienangehörige wünschen ausgesprochen, daß der behandelnde Arzt die Familienkonferenz führt, dies vor allem bei den körperlich bedingten Problemen. Bei den mehr psychosozialen Problemen hängt es von der Beziehungsfähigkeit des behandelnden Arztes ab, von seiner Fähigkeit, sich emotional einzulassen, ob er oder eher ein Familienpsychotherapeut vorgeschlagen wird (dies gilt besonders bei Eheproblemen).

Angestrebtes Ergebnis für die einzelnen Familienmitglieder

- Mehr Verständnis für den andern, den andern annehmen können, „wie er ist".
- Verbesserung der familiären Beziehungen, so daß jeder er selbst sein darf.
- Absprachen zur Entlastung des Familienmitgliedes, das die meisten Bürden der Betreuung zu tragen hat. Meist ist dazu ein Wochenplan oder ein Jahresplan verbindlich für alle festzulegen.

Betagtenmißhandlung

Definitionen

- Der Begriff der Betagtenmißhandlung umfaßt vier Mißhandlungsarten:
- Mißhandlung durch körperliche Gewalt, z.B. Zufügen von Verletzungen (Prellung, Verstauchung, Schürfung, Fraktur, Verbrennung) und von Schmerzen.
- Mißhandlung durch Verursachen von emotionalen Schmerzen, z.B. verbale Aggression (Beschimpfung, Beleidigung) oder Drohung (Verlassen, Anstalteinweisung)
- Mißhandlung durch wirtschaftliche Ausbeutung, z.B. Aneignung (Geld oder Grundstücke), oder Nötigung (Änderung des Testaments oder anderer Dokumente zugunsten der Mißhandelnden).
- Mißhandlung durch Vernachlässigung (bewußtes Verlassen, Unterlassen von notwendigen Pflegeverrichtungen, ungenügende Pflege).

Geriatrische Bedeutung

- 3–6% aller Betagten werden jährlich Opfer von Betagtenmißhandlung. Körperlicher Mißhandlung ca. 2%, psychischer Mißhandlung ca. 1%, Vernachlässigung ca. 0,5%.
- Die Mißhandelnden sind bei zu Hause lebenden Betagten: Ehepartner in ca. 75%, Kinder ca. 25%.
- In Institutionen gesteht ein Teil des Personals Mißhandlungen mindestens einmal im Jahr: psychische Gewalt ca. 40%, physische Gewalt ca. 10%.
- Für Betagtenmißhandlung ist typisch:
  - Wiederholung (einmalige Übergriffe sind selten),
  - Abwechseln von Perioden des Stillstandes mit Perioden der Häufung.

Risikofaktoren für Betagtenmißhandlung

- Folgende Merkmale von Betagten erhöhen das Risiko, Opfer von Betagtenmißhandlung zu werden:
  - Unselbständigkeit in den Verrichtungen des täglichen Lebens (täglicher Pflegebedarf),
  - kognitive Defizite (Demenz oder fokale Ausfälle wie Aphasie),
  - gemeinsame Wohnung mit Betreuungspersonen,
  - soziale Isolation (außer zu Betreuungsperson),
  - Vorgeschichte von Gewalttätigkeit (z.B. in der Ehe).
- Folgende Merkmale von Betreuungspersonen erhöhen das Risiko, Betagtenmißhandlung zu begehen:
  - Alkohol- und Drogensucht,
  - psychische Krankheit,
  - Gewalttätigkeit auch außerhalb der Betreuungssituation (aktuell oder anamnestisch),
  - Abhängigkeit (z.B. wirtschaftliche) vom zu betreuenden Betagten,
  - gemeinsame Wohnung mit dem Betagtem,
  - unbewältigte Konflikte aus der Vergangenheit zwischen betagter und betreuender Person.

Betagtenmißhandlung

Klinik

- Arztkonsultation später als angemessen (z.B. verschorfte Wunden, in Fehlstellung verheilte Frakturen, präterminaler Zustand).
- Widerspruch zwischen den Angaben von Betagten und Betreuenden.
- Vage oder unwahrscheinliche Erklärungen für Verletzungen.
- Häufige Notfallkonsultationen wegen unerwarteter Verschlimmerung einer chronischen Krankheit (z.B. unregelmäßige Medikamentenabgabe).
- Demenzkranke, die allein den Arzt oder eine Notfallstation aufsuchen.
- Laborbefunde, die mit Angaben nicht übereinstimmen (z.B. niedriger Medikamentenspiegel oder Nachweis von nicht verordneten Sedativa).

Vorgehen bei Verdacht auf Betagtenmißhandlung

- Anamnese separat bei Betagten und Betreuenden erheben. Dabei Betagte direkt und detailliert befragen über körperliche Züchtigung, Beschimpfung, Vernachlässigung, Ausbeutung (Art, Häufigkeit, Schweregrad)
  Betreuende empathisch über psychosoziale Belastungen durch die Pflege oder durch Finanznot befragen (z.B. "Es ist sicher schwierig, ihre .... zu pflegen; wie oft verlieren Sie die Kontrolle über sich selbst?").
- Beobachten der Kommunikation (z.B. Rückzugsverhalten der Betagten, Infantilisierung der Betagten durch die Betreuenden).
- Feststellen des körperlichen Zustands:
  - allgemeine Hygiene,
  - Haut (Hämatome, Schürfungen, Platzwunden, Striemen als Spuren von Fesselung), der Schleimhaut (dehydriert), Kopfhaut (ausgerissene Haare),
  - Urogenitalbereich (Blutung oder Verschmutzung von Anus oder Vagina, Dekubitus).
  - Bewegungsapparat (versteckte Frakturen, Gangbild),
  - Psyche (Angst, Depression, Urteilsfähigkeit),
- Labor: (Malnutritionscreening, Toxikologiescreening bei Sedation, Medikamentenspiegel bei entsprechender Verordnung).
- Sozialnetz-Analyse (S. 111) und Befragung über finanzielle Situation der betagten *und* der betreuenden Person.
- Oft ist auch bei unbestätigtem Verdacht eine Hospitalisation angezeigt und dem Krankenhaus die weitergehende Abklärung zu übertragen.

Vorgehen bei bestätigtem Verdacht

- Gewährleisten der Sicherheit für die betagte Person unter gleichzeitigem Respektieren ihrer Autonomie.

Betagtenmißhandlung

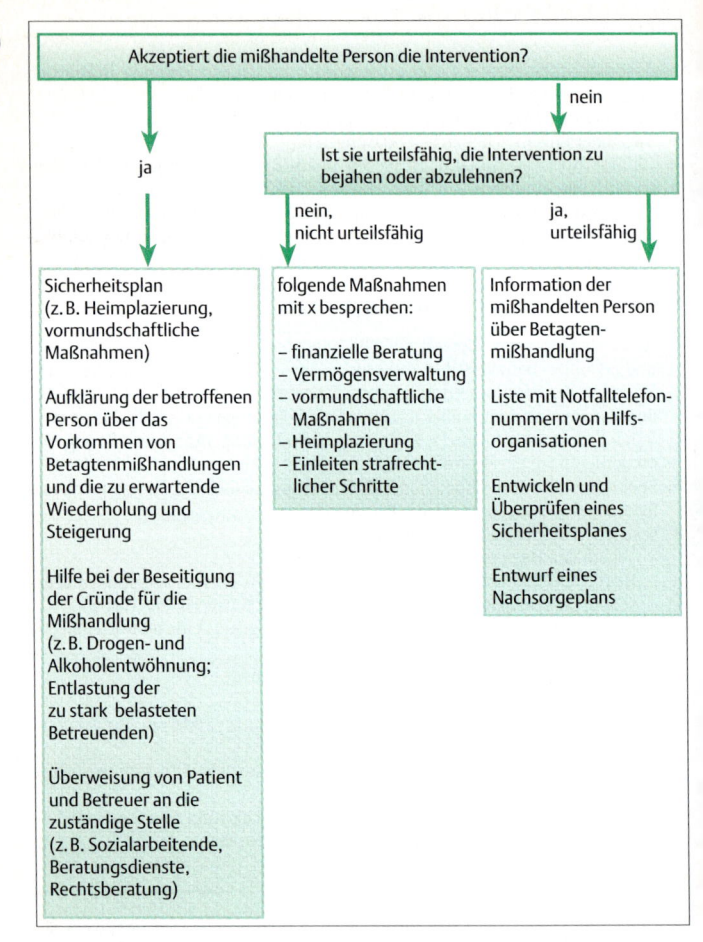

```
┌─────────────────────────────────────────────────────────────────┐
│          Akzeptiert die mißhandelte Person die Intervention?    │
└─────────────────────────────────────────────────────────────────┘
         │ ja                                    │ nein
         │                                       ▼
         │                  ┌──────────────────────────────────┐
         │                  │ Ist sie urteilsfähig, die        │
         │                  │ Intervention zu bejahen oder     │
         │                  │ abzulehnen?                      │
         │                  └──────────────────────────────────┘
         │                     │ nein,              │ ja,
         │                     │ nicht urteilsfähig │ urteilsfähig
         ▼                     ▼                    ▼
```

Sicherheitsplan (z. B. Heimplazierung, vormundschaftliche Maßnahmen)	folgende Maßnahmen mit x besprechen:	Information der mißhandelten Person über Betagtenmißhandlung
Aufklärung der betroffenen Person über das Vorkommen von Betagtenmißhandlungen und die zu erwartende Wiederholung und Steigerung	– finanzielle Beratung – Vermögensverwaltung – vormundschaftliche Maßnahmen – Heimplazierung – Einleiten strafrechtlicher Schritte	Liste mit Notfalltelefonnummern von Hilfsorganisationen
Hilfe bei der Beseitigung der Gründe für die Mißhandlung (z. B. Drogen- und Alkoholentwöhnung; Entlastung der zu stark belasteten Betreuenden)		Entwickeln und Überprüfen eines Sicherheitsplanes
Überweisung von Patient und Betreuer an die zuständige Stelle (z. B. Sozialarbeitende, Beratungsdienste, Rechtsberatung)		Entwurf eines Nachsorgeplans

Abb. 15 Hilfestellung im Falle von Betagtenmißhandlung
x in Deutschland = Amtsarzt des lokalen Gesundheitsamtes
x in der Schweiz: direkt mit der Vormundschaftsbehörde oder evtl. mit dem zuständigen Gerichts-, Amts- oder Bezirksarzt

Tod und Sterben

Gesellschaftliche Bedeutung

➤ In früheren Generationen waren Tod und Sterben unabwendbarer, aber natürlicher Teil des Lebens. Die Sterblichkeit war aufgrund der schlechteren Therapiemöglichkeiten allgemein höher, v. a. bei Infektionskrankheiten (Epidemien!) und im Säuglings- und Kindesalter. Sowohl die häufigere Konfrontation mit dem Tod als auch Bräuche, z. B. das Aufbahren der Verstorbenen in der Wohnung, förderten die ständige Auseinandersetzung mit dem Tod.

➤ In der modernen Gesellschaft werden Tod und Sterben zunehmend verdrängt und an Institutionen abgeschoben. Die Fortschritte in Medizin und Technik implizieren grenzenlose Allmacht, Machbarkeit von Leben und Gesundheit (Gentechnik!) und das Recht auf ein von Leiden und Krankheit befreites Leben. Dadurch wird es für den Menschen immer schwieriger, den Tod als Bestandteil des Lebens zu akzeptieren und an dieser Auseinandersetzung zu reifen.

Religiöse Bewältigungsversuche

➤ Allen Religionen gemeinsam ist die Auffassung, daß der physische Tod des Menschen nicht das definitive Ende seines Lebens ist. Bereits in den Frühkulturen zeugen Gräber und Ahnenkulte von der Vorstellung des Weiterlebens nach dem Tod.

➤ Der Tod wird sowohl in der griechischen Philosophie bei Platon als auch im Hinduismus und Buddhismus als Befreiung der Seele des eigentlichen Menschen vom Körper (Grab der Seele!) aufgefaßt.

➤ Der Tod wird im chinesischen Taoismus als notwendiges Faktum des ewigen „Stirb und Werde", bei dem die eigentliche menschliche Existenz, die Seele, nicht tangiert wird, erklärt.

➤ In vorchristlichen Religionen wurde der Tod als notwendiges Opfer (zum Teil wurden auch Menschenopfer praktiziert) für die Aufrechterhaltung des Kosmos und der gesellschaftlichen Ordnung angesehen.

➤ Im Christentum dient der Tod als Tor zum jenseitigen Leben, von dem her unser diesseitiges Leben relativiert wird. Im Gegensatz zur griechischen Philosophie versteht das Christentum den Tod dennoch als „Feind des Lebens", der Verlassensein und Trennung von Gott bedeutet, und erst durch Jesu Tod und Auferstehung überwunden wurde.

Probleme des Sterbenden

➤ Viele alte Menschen haben sich mit dem Gedanken an den eigenen Tod bereits abgefunden und können ihn als das erlösende Ende ihres Lebens hinnehmen und erwarten.

➤ Es gibt aber auch unter den Höherbetagten einige, die Schwierigkeiten haben, den Gedanken an ihren eigenen Tod zu akzeptieren. Die Stadien der Auseinandersetzung bis zur Hinnahme des Todes beschreibt Dr. E. Kübler-Ross als eine Folge von Verweigerung, Zorn und Ärger, Verhandeln mit Gott, Depression und letztlich die Annahme des Todes.

➤ Der Tod kann umso leichter akzeptiert werden, je sinnvoller, reifer und erfüllter das eigene Leben erlebt wurde. Zwischenmenschliche Beziehungen, Liebe, Fürsorge für andere, positives Verständnis der eigenen Person, erfüllte Träume und Hoffnungen sind die Faktoren, die für die meisten Sterbenden ihr Leben sinnvoll gemacht haben. Sterbende, die durch unbewältigte Probleme, Streit und ähnli-

Tod und Sterben

ches belastet sind, haben deutlich größere Schwierigkeiten, loszulassen und ihren Tod zu akzeptieren.
- Viele Sterbende quält die Angst vor der Einsamkeit im Tod und vor der Ungewißheit dessen, was nach dem Tod folgt. Die Menschen, die während ihres Lebens in einer gläubigen Vorstellung (s. oben) beheimatet waren, können zumeist in ihrem Vertrauen auf sie während des Sterbens Trost und Halt finden.
- Angst haben die meisten Menschen auch vor dem Verlassenwerden und der Isolation während des Sterbens. Verstärkt wird diese Angst durch:
  – das Abgeschobenwerden in eine funktionelle, unpersönliche Institution, wie z. B. Krankenhäuser. Durch den Entzug des persönlichen, gewohnten Umfeldes erlebt der Sterbende seine Situation als zunehmende Entpersonalisierung und Degradierung zum Objekt.
  – das Gefühl, von Ärzten und Angehörigen nicht die Wahrheit über den eigenen Zustand zu erfahren.
  – Schmerzen, unzureichende Pflege und Zuwendung während der letzten Wochen und Tage vor dem Tod.

Probleme des Arztes oder des Pflegeteams

- Umgang mit Sterbenden bedeutet immer auch Auseinandersetzung mit dem Gedanken an den eigenen Tod und eine Chance zum eigenen Reifen.
- Vor allem als Arzt muß man sich dessen bewußt sein, daß bei einem sterbenden Patienten anstelle des kurativ therapierbaren, organischen Krankheitsbildes der sterbende Mensch im Vordergrund steht. Um dieser veränderten Situation gerecht zu werden, muß man sich auf die Bedürfnisse des Sterbenden einlassen, ihm Nähe und Geborgenheit vermitteln und bis zuletzt die persönliche Würde und den Willen des Sterbenden achten (S. 140).
- Ärztliches Handeln hat primär Heilung und Lebenserhaltung zum Ziel. Der Tod eines Patienten löst daher häufig Gefühle des Mißerfolgs, des eigenen Versagens, der Hilflosigkeit und Ohnmacht, der eigenen Betroffenheit und Trauer aus. So stellen der zynische Jargon in Kliniken, die Isolierung der Sterbenden, ihre scheinbar perfekte Betreuung durch rein medizinisch-technische Versorgung und Ruhigstellung mit Beruhigungsmitteln nur Kompensationsmechanismen dar, die wenig geeignet sind, Ärzten und Patienten im Umgang mit dem Tod zu helfen.
- Echte Bewältigung der Probleme, die Arzt und Pflegeteam mit Tod und Sterben und auch mit einzelnen sterbenden Patienten haben, kann nur durch die Kommunikation mit dem Sterbenden selbst, ihren Angehörigen, Seelsorgern, innerhalb des Pflegeteams und in Balintgruppen geleistet werden. Nur die ehrliche Auseinandersetzung mit den eigenen Schwierigkeiten (s. oben), der eigenen Trauer, kann zum Reifen und schließlich zur Annahme des Todes führen.

Adäquate psychische Betreuung sterbender Patienten

- Der Tod macht alle Menschen gleich!
  Mehr noch als bei kurativ heilbaren Patienten gilt als Maxime für die Behandlung sterbender Patienten die Idealvorstellung der Betreuung, die man sich im Fall der eigenen Erkrankung bzw. des eigenen Sterbens wünscht.
- Dem Patienten sollte immer die Wahrheit über seinen nahenden Tod gesagt werden. Zumeist wissen die Patienten intuitiv selbst um ihren Tod, haben das Bedürfnis, sich damit auseinanderzusetzen und mit Angehörigen darüber zu re-

Tod und Sterben

den. Durch ein Verschweigen aus Angst oder falsch verstandenem Mitleid riskiert man Resignation und Rückzugsverhalten des Patienten, unterstützt seine Ängste und seine Isolation.
- ➤ Für viele Sterbende ist ein Tod in innerem Frieden erst möglich, wenn sie über Dinge, die sie belasten, sprechen können. Der Arzt muß für diese Bedürfnisse Offenheit und Sensibilität signalisieren, kann dem Patienten durch aktives Zuhören eine wichtige Hilfe sein (S. 218). Wesentlich ist dabei, daß man dem Patienten von Mensch zu Mensch begegnet, seine Wertvorstellungen und Gefühle respektiert und sich einfühlsam aber ehrlich, ohne Vorspiegelung von falschen Hoffnungen oder vorschnellen Lösungsangeboten, mit ihm austauscht.
- ➤ Kommt man mit der Begleitung bei einem sterbenden Menschen nicht zurecht, sei es durch menschliche Differenzen oder durch das Gefühl überfordert zu sein, sollte man einen Kollegen, eine Pflegende oder eine seelsorgerische Vertrauensperson mit einem besseren Zugang zu diesem Sterbenden hinzuziehen.
- ➤ Auch die Angehörigen des Sterbenden sollen zum Gespräch mit dem Patienten ermutigt werden. Beiden Seiten wird dadurch das Loslassen erleichtert, dem Sterbenden das Gefühl der Integration, der Geborgenheit und des Beistandes geschenkt.
- ➤ Bei eingetrübtem Bewußtsein des Patienten kann menschliche Nähe und Wärme durch einfaches Dasein, Sitzwachen, Halten der Hände und Streicheln vermittelt werden. Auch in diesem Zustand muß auf Willensäußerungen nonverbaler Art geachtet werden (s. S. 175, Kap. Demenz, Pneumonie).

Adäquate physische Betreuung sterbender Patienten

- ➤ Klagen über Schmerzen sind immer ernst zu nehmen!
  - Bei bettlägerigen Patienten stehen häufig Ischämie- und Druckschmerzen im Vordergrund, die durch geeignete Lagerung und ausreichendes Umbetten (s. S. 406, Dekubitusprophylaxe) gelindert werden können.
  - Schmerzen, die durch eine zugrundeliegende Erkrankung verursacht sind, z.B. Tumorschmerzen, müssen mit einem ausreichend hochdosierten Therapieschema behandelt werden (s. S. 225).
- ➤ Die meisten sterbenden Patienten zeigen Anzeichen zunehmender Erschöpfung, weshalb Anstrengungen im Zusammenhang mit pflegerischen Maßnahmen auf das notwendige Maß reduziert werden sollten.
- ➤ Um einer quälenden Exsikkose vorzubeugen, sollte dem Sterbenden oft zu trinken angeboten werden. Ist der Patient dazu nicht mehr fähig, kann man das Getränk mit einem Teelöffel einflößen oder zum Saugen aus einem nassen Schwamm anbieten.
- ➤ Auch austrocknende Schleimhäute bereiten den Sterbenden Beschwerden, man kann das durch feuchtes Auswischen der Mundhöhle und durch Augen-/Nasentropfen oder Salben verhindern.
- ➤ Schon die einfachsten Maßnahmen wie Zufuhr von frischer Luft, Abwischen des Schweißes oder warmes Zudecken können dem Sterbenden eine Erleichterung sein.

Hilfsmöglichkeiten für Angehörige

- ➤ Die Angehörigen sollten frühzeitig über den nahenden Tod des Patienten aufgeklärt werden, zu Gesprächsbereitschaft und Sitzwachen oder Pflege des Sterbenden zu Hause motiviert werden (s.o.).

Tod und Sterben

- Erfahrungen mit trauernden Angehörigen haben gezeigt, daß die nachfolgende Trauerarbeit umso leichter und kürzer war, je intensiver die Angehörigen sich vor dem Tod mit dem Verstorbenen ausgetauscht haben und ihn umsorgt haben.
- Der Arzt muß den Angehörigen sowohl vor dem Tod des Patienten als auch danach Gesprächsbereitschaft zeigen und auf Hilfsmöglichkeiten verweisen.
- Können die Angehörigen alleine nicht die gesamte erforderliche Pflege und Betreuung leisten, können die vielerorts bereits existierenden Sterbebegleitungsdienste und Hospize in Anspruch genommen werden.
- Zur Unterstützung der Trauerarbeit sei auf Selbsthilfegruppen und geistliche Seelsorge hingewiesen.

Sozialversicherung in der Schweiz

Generelle Einkommenssicherung

➤ **Dreisäulenprinzip:**
  1. AHV (Obligatorische Alters- und Hinterbliebenen-Versicherung für die Gesamtbevölkerung)
  2. Berufliche Vorsorge (Pensionskasse für Arbeitnehmer)
  3. 3. Säule (Selbstvorsorge)
  – *Plus*: Ergänzungsleistungen (Bedarfsleistungen) bei ungenügendem Einkommen.
➤ Arbeitnehmer = 1. und 2. Säule, evtl. 3. Säule
➤ Selbständigerwerbende = 1. und 3. Säule

AHV

➤ **Rentenalter:**
65 Jahre für Männer, 63 Jahre für Frauen. Ein Rentenaufschub um 5 Jahre ist möglich. Vorzeitige Berentung führt zu Rentenkürzungen.

➤ **Finanzierung:**
  – Herkunft (Anteil an Einnahmen):
    • Lohnbeiträge (4,2% Arbeitnehmer/4,2% Arbeitgeber) 77%
    • Beitrag Bund und Kantone 20%
    • Zinseinnahmen 3%
  – Art: Umlageverfahren (Gegenwartsfinanzierung, die heute Erwerbstätigen zahlen für die heutigen Rentner)

➤ **Rentenleistungen:**
  – Alleinstehende: Fr. 940,- bis 1880.- pro Monat
  – Ehepaare Fr. 1410.- bis 2820.- pro Monat
  – Vollrente bei vollständiger Beitragsdauer, sonst Teilrente

➤ **Teuerungsanpassung:**
  – im Prinzip alle 2 Jahre. Bei Teuerung von mehr als 4% jährliche Anpassung.

Berufliche Vorsorge (betriebliche Pensionskassen)

➤ **Rentenalter:**
  – Im Prinzip wie bei der AHV.
  – Die Pensionskasse hat die Möglichkeit, bereits vorher Renten auszurichten.

➤ **Finanzierung:**
  – Arbeitgeber- und Arbeitnehmerbeiträge (Herkunft)
  – Kapitaldeckungsverfahren (Art der Finanzierung)

➤ **Rentenhöhe:**
  – Ein Teil der Kassen mit Beitragsprimat (Rentenhöhe gemäß Beitragsleistungen).
  – Ein Teil mit Leistungsprimat (Rentenhöhe vorgegeben).

Selbstvorsorge

➤ Sparen nach eigenem Ermessen
➤ Gewisse Steuererleichterungen

Sozialversicherung in der Schweiz

Ergänzungsleistungen

- Bei ungenügendem Einkommen aus den drei Säulen gibt es Ergänzungsleistungen zur angemessenen Deckung des Existenzbedarfs.
- Garantiertes Einkommen für den Lebensbedarf:

	jährlich	monatlich
– Alleinstehende	16 140,-	1345,-
– Ehepaare	24 210,-	2015.-

  – Zuschlag für Mietzins und für Krankenkassenbeitrag
- Finanzierung: Öffentliche Haushalte (Bund, Kanton, Gemeinden).

Finanzierung der Pflege zu Hause

- Krankenkassenleistungen für ambulante Pflegedienste (Schwerpunkt Krankenpflege). Als Pflichtleistung gilt Behandlungspflege, Grundpflege (inkl. psychogeriatrische, z.B. Beaufsichtigung bei Demenz) sowie Abklärung der Pflegebedürftigkeit und Beratung der betreuenden Angehörigen, im gleichen Umfang wie bei stationärer Langzeitpflege.
- Hilflosenentschädigung der AHV:
  - Bei mittlerer Hilflosigkeit (abhängig in 4 von 6 Aktivitäten des täglichen Lebens) monatlich Fr. 450,-.
  - Bei schwerer Hilflosigkeit (abhängig von allen 6 Aktivitäten des täglichen Lebens) monatlich Fr. 750.-.
- Hilfsmittel der AHV (mit Selbstbehalten):
  - Fuß-, Bein-, Hand- und Armprothesen und entsprechende Orthesen,
  - Orthopädische Maßschuhe,
  - Augenprothesen,
  - Gesichtsepithesen,
  - Perücken,
  - Hörgeräte,
  - Rollstühle,
  - Lupenbrillen,
  - Sprechhilfsgeräte nach Kehlkopfoperationen.
- Beiträge der Ergänzungsleistungen bei ungenügendem Einkommen für:
  - Spitex-Dienste (Hauskrankenpflege, Hauspflege, Haushilfe),
  - Elektrobett,
  - Tagesheime, Spitäler, angestellte Pflegekraft bei Hilflosigkeit,
  - Entschädigung von Familienangehörigen bei Erwerbsaufgabe wegen Pflegearbeit.

Finanzierung der Pflege im Heim

1. Eigenmittel des Heimbewohners (Renteneinkommen, Vermögensertrag und -verzehr)
2. Leistungen der Krankenkassen (für Pflegeleistungen, Arzt und Arznei, wie bei Pflege zu Hause).
3. Bei ungenügenden Einkünften Ergänzungsleistungen, die eine Art „Pflege-Restkosten"-Versicherung bilden (ca. 1,2 Mia. Fr. jährlich an 40 000 Heimbewohner bei einem Total von 80 000 Heimbewohnern).
   Pro Monat bis zu Fr. 2245.- möglich.

Sozialversicherung in Deutschland

Allgemeine Rechtsgrundlagen

- In Deutschland ist der Staat über die Sozialstaatsklausel zum sozialen Handeln für seine Bürger verpflichtet und hat mit einem Bündel von Gesetzen die soziale Sicherung geregelt.
- Diese besteht aus drei „Säulen" oder „sozialen Netzen":
  1. Sozialversicherung
  2. Versorgung
  3. Sozialhilfe

Sozialversicherung

- Die Sozialversicherung besteht im wesentlichen aus
  - der (gesetzlichen oder privaten) Krankenversicherung,
  - der Unfallversicherung,
  - der Arbeitslosenversicherung,
  - der Rentenversicherung
  - der Sozialen Pflegeversicherung (seit 1995)
- Die Sozialversicherung schützt ihre Mitglieder vor dem Risiko von Krankheit, Invalidität und Pflegebedürftigkeit.

Versorgung

- Die Versorgung umfaßt alle Leistungen des Staates gegenüber Kriegsopfern und deren Hinterbliebenen sowie sog. „Sonderopfern" (im Dienste der staatlichen Gemeinschaft).
- Auch die Beamtenversorgung zählt hierzu („Beihilfe-" und Pensionsrecht), ebenso der Familienlastenausgleich und Wohngeld etc.
- Eine Finanzierung von unmittelbaren medizinisch-pflegerischen Leistungen für alte Menschen erfolgt hier nicht (Ausnahme: Beamten-Beihilfe, altgewordene Kriegsopfer).

Sozialhilfeleistungen

- Sozialhilfeleistungen werden aus Steuergeldern finanziert, subsidiär und auf die Bedürfnisse abgestellt.
- Sie werden als Beratungs-, Geld- oder Sachleistungen erbracht.

Leistungspflicht für stationäre medizinische Versorgung

- Für die Behandlung in Krankenhäusern (im Sinne von „Akutkrankenhäusern") kommen die gesetzlichen (§ 39 SGB V) oder privaten Krankenkassen, in Ausnahmefällen auch die Berufsgenossenschaften, die Kriegsopferversorgung (z. B. Begutachtung) oder – bei fehlendem Versicherungsschutz und Bedürftigkeit – die Sozialhilfeverwaltungen auf.
- Aufgaben der Krankenhäuser sind die Behandlung akuter Krankheiten und die Frührehabilitation (§ 39 SGB V) sowie in manchen Bundesländern (u. a. Hansestadt Hamburg, Thüringen) auch die geriatrische Rehabilitation, jeweils sofern ambulante Versorgung nicht ausreicht.
- Die Einweisung erfolgt durch niedergelassene („Vertrags"-)Ärzte.
- Für die Angemessenheit der Krankenhausbehandlung (keine ausschließliche Pflegebedürftigkeit!) gibt es keine zeitlichen, sondern lediglich inhaltliche Vorgaben (§ 39 SGB, § 107 Abs. 1 SGB V, § 2 BPflV).

Sozialversicherung in Deutschland

- Somit wird den medizinisch Verantwortlichen im Krankenhaus eine wesentliche Beurteilungskompetenz beigemessen, ob und in welchem Umfang eine Krankenhausbehandlung erforderlich wird.
- Der Medizinische Dienst der Krankenkassen (MDK) kann in begründeten Fällen über die Dauer der stationären Behandlung eine Einzelfallbegutachtung vornehmen.

➤ Im Rahmen der Kostendämpfung wird vom Patienten eine Zuzahlung von 12,- DM täglich für längstens 14 Tage pro Kalenderjahr gefordert (§ 39 Abs. 4 SGB V). Für die vor- oder nachstationäre Behandlung von geriatrischen Patienten in Krankenhäusern gibt es keine Sonderregelungen. Die Vorgaben des § 115a SGB V gelten hierzu analog.

➤ Neben speziellen geriatrischen Abteilungen in Akutkrankenhäusern (durchschnittliche Verweildauer 15–30 Tage) bestehen für sonstige medizinische geriatrische Rehabilitationsmaßnahmen im Sinne von §40 SGB V stationäre Behandlungsmöglichkeiten in geriatrischen und sonstigen Rehabilitationskliniken, mit denen die Krankenkassen Versorgungsverträge gemäß § 111 SGB V abgeschlossen haben.
- Die durchschnittliche Verweildauer in diesen Einrichtungen ist rund 40 Tage.
- Voraussetzung für eine Kostenübernahme in diesen Einrichtungen ist das Vorliegen einer geriatrischen Rehabilitationsnotwendigkeit, -fähigkeit und -willigkeit des Patienten (beispielsweise im geriatriespezifischen Einweisungsverfahren im Bundesland Bayern durch einen zweiseitigen Vertrag nach § 112, Abs. 2, Nr. 5 SGB V geregelt).

➤ Rentner haben überdies Anspruch auf sonstige Rehabilitationsmaßnahmen (ambulant/stationär) zu Lasten ihrer gesetzlichen Krankenkasse (§40 SGB V).

➤ Für stationäre Rehabilitationsmaßnahmen besteht für gesetzlich Krankenversicherte eine tägliche Zuzahlungspflicht von 12,- DM. Diese Zahlungsverpflichtung bleibt für solche Maßnahmen auf längstens 14 Tage je Kalenderjahr beschränkt, wenn die Maßnahme der Krankenhausbehandlung vergleichbar ist oder sich an diese ergänzend anschließt.

Leistungspflicht für teilstationäre Einrichtungen

➤ Teilstationäre Behandlung in (geriatrischen oder gerontopsychiatrischen) Tageskliniken kann an Akutkrankenhäuser oder Rehakliniken angebunden sein und wird von den Krankenkassen getragen (pausch. Tagespflegesatz plus Transportkosten).

➤ Im Unterschied zu KH-Ambulanzen werden hier komplexe Diagnostik und Therapie sowie Mahlzeiten und Medikamente angeboten.

➤ Durchschnittliche Verweildauer 20–30 Behandlungstage.

Leistungspflicht für ambulante medizinische Versorgung

➤ Die Krankenkassen übernehmen die Kosten der ambulanten Behandlung durch ihre Vertragsärzte und deren Verordnung von Heilmitteln wie Medikamente, Krankengymnastik, Ergotherapie, Logopädie, Massagen.

➤ Medizinische Behandlungspflege durch ambulante Pflegedienste (z.B. Verbände, Injektionen).

➤ Hilfsmittel wie Rollstühle, Gehhilfen etc., sofern es um die Behandlung von Krankheiten geht und nicht um reine Pflegemaßnahmen.

Sozialversicherung in Deutschland

Leistungspflicht der Pflegeversicherung

- ➤ Reine Pflegemaßnahmen bezahlt die Soziale Pflegeversicherung gem. §40 SGB XI.
  - Sie übernimmt für ihre Pflegeversicherten seit 1.4.1995 die Finanzierung der Grundpflege.
  - Sie leistet nicht bei leichter Pflegebedürftigkeit, sondern bei
    - erheblich Pflegebedürftigen (*Stufe I*, mindestens einmal täglich 1,5 Stunden Pflegebedarf),
    - Schwerpflegebedürftigen (*Stufe II*, mindestens 3 Stunden täglicher Pflegebedarf zu drei verschiedenen Zeitpunkten)
    - Schwerstpflegebedürftigen (*Stufe III*, Pflegebedarf rund um die Uhr, mindestens durchschnittlich 5 Stunden pro Tag).
  - Hauswirtschaftlicher Hilfebedarf darf den Hilfebedarf bei Körperpflege, Ernährung oder Mobilität nicht überwiegen.
- ➤ Die Pflegeversicherung gewährt (§28) folgende Leistungen:
  - Pflegesachleistung (§36),
  - Pflegegeld für selbstbeschaffte Pflegehilfen (§37),
  - deren Kombination (§38),
  - häusliche Pflege bei Verhinderung der Pflegeperson (§39),
  - Pflegehilfsmittel und technische Hilfen (§40),
  - Tages- und Nachtpflege (§41),
  - Kurzzeitpflege (§42),
  - vollstationäre Pflege (ab. 1.7.96, §43),
  - Leistungen zur sozialen Sicherung der Pflegeperson („Angehörigenrente", §44),
  - Pflegekurse für Angehörige und ehrenamtliche Pflegepersonen.
- ➤ Maßnahmen der Prävention und Rehabilitation (zu Lasten der Krankenkassen) haben Vorrang vor Pflegeleistungen.
  - Diese Leistungsgewährung wird vom MDK bei der Pflegebegutachtung überprüft und entschieden.
  - Leistungen nach dem Bundesversorgungsgesetz sowie aus der gesetzlichen Unfallversicherung gehen den Leistungen des SGB XI vor.
  - Umgekehrt gehen die Leistungen der Pflegeversicherung den Fürsorgeleistungen zur Pflege und Eingliederungsbeihilfe nach BSHG, Lastenausgleichsgesetz, Reparationsschädengesetz, Flüchtlingshilfegesetz, Kriegsopferfürsorge etc. vor.
- ➤ Unberührt bleibt die Leistungspflicht der Krankenkassen bezüglich Behandlungspflege im Rahmen häuslicher Krankenpflege nach §37 SGB V (Vermeidung oder Abkürzung von Krankenhausbehandlung – zeitlich keine Befristung).

Leistungspflicht im Bereich der Langzeitpflege (voll- und teilstationär)

- ➤ Ärztliche und therapeutische Leistungen werden von den Krankenkassen über vertragsärztliche Verordnung übernommen.
- ➤ Ab 1.7.96 erfolgt die Vergütung für Pflegeleistungen in den drei Pflegestufen, wie oben beschrieben, seitens der Pflegekassen.
- ➤ Die „Hotelkosten" der Unterbringung sind ebenso vom Bewohner selbst zu tragen (wie bei Bewohnern von Altenwohnheimen etc.).

Sozialversicherung in Deutschland

- Reichen die Einkünfte des Versicherten insgesamt nicht aus, springt wiederum die Sozialhilfe ein.

Leistungspflicht für andere Leistungen

- Die vielfältige Sozialgesetzgebung eröffnet eine Vielzahl von Kann- und Pflichtleistungen seitens der Versicherungen und Kommunen für alte Menschen und ihre Angehörigen, wie:
  - Hilfen bei der Wohnungsanpassung,
  - Selbsthilfegruppen,
  - Angebote der offenen Altenhilfe.
- Informationen darüber und alle Detailfragen zu den Sozialversicherungen vermitteln auf Anfrage direkt die verschiedenen Krankenkassen, Pflegekassen, Rentenversicherungsträger oder Sozialämter.

Multidimensionales Geriatrisches Assessment

Definition

➤ Multidimensionales geriatrisches Assessment ist ein diagnostischer Prozeß zur systematischen Erfassung der medizinischen, funktionellen und psychosozialen Probleme und Ressourcen bei betagten Patienten, um damit einen umfassenden Plan für die weitere Behandlung und Betreuung aufzustellen.

Geschichte

➤ Das geriatrische Assessment geht zurück auf britische Pioniere der Geriatrie (Marjory Warren, Lionel Cousin, Ferguson Anderson) nach 1930. Sie fanden in Pflegeinstitutionen viele behinderte betagte Personen, bei denen nie eine sorgfältige Abklärung stattgefunden hatte.
➤ Die daraus abgeleiteten Grundprinzipien gelten noch heute:
  – Betagte Patienten benötigen besondere Abklärungs- und Therapiemethoden.
  – Kein Patient sollte in eine Pflegeinstitution verlegt werden, ohne daß vorher eine medizinische und psychosoziale Abklärung oder ein Rehabilitationsversuch stattgefunden hat.

Gründe für eine besondere Methodik

➤ Multimorbidität: Oft gleichzeitig mehrere Krankheiten bei betagten Patienten
➤ Bio-psycho-soziales Modell: Bedeutung somatischer, psychischer, emotionaler, kognitiver und sozialer Faktoren in der Geriatrie.
➤ Funktioneller Ansatz: Für die Therapieplanung sind funktionelle Aspekte entscheidend, da Erhaltung der Selbständigkeit wesentlich ist.
➤ Alter versus Krankheit: Symptome werden von Patienten und Betreuern oft als „normale Alterserscheinung" verkannt.
➤ Prävention: Frühzeitige Therapie ist zur Prävention von Behinderung entscheidend, da sonst irreversible Zustände resultieren.
➤ Iatrogene Probleme: Finden sich bei betagten Patienten gehäuft. Informationen über Medikamente, Arztbesuche und Hospitalisationen sind für die Diagnostik wichtig.
➤ Quantifizierung: Es sind besondere Methoden notwendig, um Parameter wie Selbständigkeit oder kognitive Funktion zu quantifizieren.

Zielsetzungen

➤ Verbesserung der diagnostischen Treffsicherheit.
➤ Bestimmung des Therapieziels (z.B. Rückkehr nach Hause).
➤ Prioritätensetzung bei Problemen.
➤ Aufstellen eines koordinierten Therapieplans.
➤ Festlegung des geeigneten Orts für die Betreuung.
➤ Prognostische Aussage.
➤ Ausgangsbefund für Verlaufsbeobachtung.
➤ Basis für primäre, sekundäre und tertiäre Prävention.

Was wird erfaßt?

➤ Multidimensionales geriatrisches Assessment erfordert Datenerhebung in 5 Dimensionen:

Multidimensionales Geriatrisches Assessment

Tabelle 23 Die 5 Dimensionen des geriatrischen Assessments

1. Biomedizinische Daten
- Medizinische Diagnosen (basieren auf Anamnese, Status, Zusatzuntersuchungen) mit Schweregrad (z. B. NYHA Klassifikation bei koronarer Herzkrankheit)
- Ernährungssituation (basierend auf Gewicht, Massenindex = Gewicht/Größe^2, Gewichtsverlauf, Ernährungszufuhr, Labor)
- Oraler Gesundheitszustand (subjektive Beschwerden, Zähne, Ginigiva, Prothesen auf Funktion, Stabilität, Druckstellen)
- Medikamente: Dauer, Dosis, Applikation, Compliance, Lagerung
- Sensorische Funktion: Sprache, Gehör, Visus (Subjektive Beeinträchtigung und objektive Testung, lokale Pathologien wie z. B. Ceruminalpfropf, Untersuchung verwendeter Hilfsmittel wie z. B. Funktionszustand eines Hörapparats)
- Hospitalisationen, Arztbesuche, andere medizinische/paramedizinische Dienstleistungen (z. B. Tagesspital, Physiothearpie, Gemeindekrankenpflege, Hauspflege)

2. Psychologische Daten
- Kognitive Funktion: Beurteilung der Dimensionen Gedächtnis, Orientierung, Aufmerksamkeit, Kommunikation, visuellräumliche Fähigkeit, Handfertigkeit
- Psychische Funktion: Screening für Depression, Paranoia, Halluzination und Coping-Fähigkeiten, s. auch emotionelles Assessment S. 124

3. Soziale Daten (s. auch soziales Assessment S. 112)
- Biographische Daten (Ausbildung, ausgeübter Beruf, familiäre Situation, Verwitwung, Wohnungswechsel, wirtschaftliche Lage)
- Soziale Unterstützung (benützte und im Krankheitsfall potentiell mobilisierbare informelle und formelle Hilfe)
- Soziales Netz: Quantitative und qualitative Aspekte der sozialen Beziehungen
- Evaluation Umgebung: Wohnung, Wohnungszugang, Nachbarschaft
- Zukunftsplanung (Heimanmeldung)

4. Funktionelle Daten (s. auch funktionelles Assessment S. 105)
- Grundlegende Aktivitäten des täglichen Lebens: Selbstpflege
- Instrumentelle Aktivitäten des täglichen Lebens: Aktivitäten im Haushalt
- Fortgeschrittene physische, kognitive (s. auch kognitives Assessment S. 116) und soziale Aktivitäten des täglichen Lebens: Aktivitäten in Freizeit und Beruf
- Gang und Gleichgewicht, s. auch Assessment des Sturzrisikos

5. Wertvorstellungen, Ressourcen (s. auch Erfassen des Willens)
- Persönliche Wertvorstellungen des Patienten
- Einstellung zu medizinischer Behandlung, Patientenverfügung
- Subjektive Prognose (Rückkehr nach Hause, Krankheitseinsicht)

Stationäre Formen

▶ **Geriatrische Abklärungs- und Rehabilitationsklinik:**
- *Definition:* Krankenhausabteilung zur stationären Abklärung und Rehabilitation von geriatrischen Patienten.
- *Aufnahmekriterien:* Patienten, die von intensiver Abklärung und Therapie voraussichtlich profitieren und bei denen dies nicht ambulant möglich ist.
- *Bei Krankenhauseintritt:* Multidimensionales Assessment.
  - Verantwortlich: Interdisziplinäres Team mit Arzt, Pflege, Physio-/Ergotherapie, Sozialdienst u. a. m.

Multidimensionales Geriatrisches Assessment

- Besonderheit: Rehabilitationsbesprechung mit Patient und interdisziplinärem Team zur Festlegung des Prozedere und aktivierende Pflege mit Integration der rehabilitativen Bemühungen in den Krankenhaus-Alltag.
  - *Krankenhaus-Entlassungsplanung:* Eventuell mit Hausbesuch zur Planung sozialer Maßnahmen und Wohnungsanpassungen.
- **Geriatrisches Konsil:**
  - *Definition:* Konsiliarische Beurteilung hospitalisierter Patienten mit multidimensionalem geriatrischem Assessment.
  - *Fragestellung Rehabilitationspotential:* Oft Frage, ob funktionelle Besserung möglich, und mit welchen Maßnahmen diese erreicht werden kann (evtl. Frage nach Verlegung in geriatrische Klinik).
  - *Andere Fragestellungen:*
    - Beratung bei diagnostischer Abklärung (z. B. DD Verwirrtheit, Sturzursache).
    - Therapeutische Beratung (z. B. nächtliche Agitation).
  - *Indikationen für geriatrisches Konsil:*
    - Abhängigkeit in Aktivitäten des täglichen Lebens
    - Beeinträchtigung der Mobilität
    - Bettlägerigkeit
    - Zerebrovaskulärer Insult
    - Chronische und behindernde Erkrankung
    - Dekubitus
    - Delirium, Verwirrtheit
    - Depression
    - Inkontinenz
    - Mangelernährung
    - Polypragmasie (> 4 Medikamente)
    - Sensorische Beeinträchtigung
    - Sozioökonomische Probleme
    - Sturz, Sturzrisiko
    - Verwendung von Zwangsmaßnahmen (z. B. Gurten)

Ambulante Formen

- **Präventive Hausbesuche:**
  - *Definition:* Multidimensionales Assessment bei betagten Personen zu Hause mit präventiver Zielsetzung.
  - *Verantwortlich:* Hausarzt, evtl. in Zusammenarbeit mit besonders ausgebildetem Gesundheitspersonal (Krankenschwester, „Health Visitor").
  - *Basis-Assessment:* Erstmaliges multidimensionales Assessment führt oft zur Aufdeckung bisher nicht erkannter aber therapierbarer Probleme.
    - Entscheidungshilfe: gibt Hausarzt umfassende Basis-Information über Probleme und Ressourcen.
    - Verlaufskontrollen: zur Beobachtung Verlauf/Therapieerfolg bei erkannten Problemen und Aufdeckung neu auftretender Probleme, quantitative Dokumentation erforderlich.
  - *Verlaufsassessment:* Hängt von der Komplexität der Situation ab. Bei über 75jährigen Personen ist einmal pro Jahr ein umfassendes geriatrisches Assessment notwendig.
  - *Vorteile von Hausbesuchen:* Hausbesuche bei geriatrischen Patienten sind zwar zeitaufwendig, bringen aber, richtig eingesetzt, wesentliche Vorteile:

Multidimensionales Geriatrisches Assessment

- Abklärung des Sturzrisikos in der Wohnung: Empfehlung von Maßnahmen zur Reduktion des Sturzrisikos.
- Beobachtung der Funktion des Patienten in eigener Umgebung (im Krankenhaus z. B. in „Übungsküche" oft unterschätzt).
- Falls erforderlich, Auswahl des am besten geeigneten Geh-Hilfsmittels (Beachtung Schwellen, Türbreiten etc.).
- Beurteilung der Medikamentenlagerung und Beobachtung, wie der Patient seine Medikamenteneinnahme organisiert.
- Beurteilung der Nahrungsmittellagerung und -zubereitung.
- Patient ist in seinem Umfeld: andere persönliche Beziehung und anderes Vertrauensverhältnis als z. B. in einer Arztpraxis.

▶ **Ambulante Nach-Betreuung:**
  – Übergangsbetreuung nach Krankenhausentlassung zur Koordination der Maßnahmen mit dem Hausarzt nach Entlassung aus einer geriatrischen Klinik.
  – Tageskrankenhaus zur kombinierten Reevaluation, Rehabilitation und Tagesstrukturierung, dies ermöglicht oft eine frühere Entlassung aus der geriatrischen Klinik.

▶ **Geriatrische Sprechstunde:**
  – *Definition:* Multidimensionales geriatrisches Assessment in ambulanter Sprechstunde oder Poliklinik.
  – *Fragestellung:* oft konsiliare Anfrage von Hausarzt zur Beurteilung geriatrischer Probleme (z. B. Stürze, Demenzabklärung, Inkontinenz).

Wirksamkeit

▶ Wichtiges Ziel des geriatrischen Assessment ist die Erhaltung und Förderung der Selbständigkeit. Deshalb ist die Überlebenszeit zu Hause ein guter Indikator für die Wirksamkeit des geriatrischen Assessment.

▶ Insgesamt hat das geriatrische Assessment mit guter Verlaufskontrolle eine hohe Wirksamkeit. Die Resultate kontrollierter Studien für die einzelnen Formen von geriatrischem Assessment ergeben:

  1. Geriatrische Abklärungs- und Rehabilitationskliniken:
     - Überlebensheit zu Hause ca. 1,6mal länger.
     - Wegen der hohen Kosten ist eine Patientenselektion notwendig.
  2. Geriatrisches Konsil:
     - Ungezielte Konsilien sind nicht wirksam.
     - Sinnvoll nur bei gezielter Anfrage oder zum Entscheid, ob eine Verlegung in eine geriatrische Klinik notwendig ist.
  3. Präventive Hausbesuche:
     - Überlebenszeit zu Hause ca. 1,2mal länger.
     - Geeignet bei allen Personen über ca. 75 Jahren.
  4. Ambulante Betreuung nach Krankenhausentlassung:
     - Überlebenszeit zu Hause ca. 1,5mal verlängert.
     - Geeignet für Risikopatienten nach Spitalentlassung.
  5. Ambulante geriatrische Sprechstunde:
     - Ungezielte Sprechstunden sind nicht wirksam.
     - Sinnvoll nur als ambulantes Konsilium bei gezielter Indikation (z. B. Memory Klinik zur Demenzabklärung).

Funktionelles Assessment

Definition

- Quantitative Beurteilung der Fähigkeit eines Patienten, spezifische Aufgaben zu erledigen und soziale Rollen zu erfüllen

Klassifikation

- ADL: Aktivitäten des täglichen Lebens (Selbstpflege)
  (englisch: „activities of daily living", siehe auch Barthel-Index)
- IADL: Instrumentelle Aktivitäten des täglichen Lebens (Haushaltsführung)
  (englisch: „instrumental activities of daily living")
- AADL: advanced activities of daily living: sozial differenzierte Alltagsaktivitäten in Bildung und Sozialisierung.

Indikation

- Die verschiedenen Krankheiten wirken sich je nach individuellen Stärken und Schwächen der Betroffenen und der speziellen Ausprägung der Leiden sehr unterschiedlich auf die Fähigkeiten der betroffenen Betagten aus, weiterhin für sich selber sorgen zu können.
- Um sekundäre Schädigungen zu vermeiden und um zu prüfen, ob ins Auge gefaßte Therapieformen realisierbar sind, ist bei Betagten ein funktionelles Assessment notwendig bei:
  - Hausärztlicher Beurteilung einer akuten Erkrankung, wenn die Indikation zur Hospitalisation oder die Hinzuziehung von ambulanten Hilfen nicht offensichtlich ist.
  - Hausärztlicher Beurteilung einer unklaren Verschlechterung (chronisch oder subakut) des Gesundheitszustands.
  - Stationäre Beurteilung einer komplexen geriatrischen Situation.
  - Rehabilitationsplanung.
  - Krankenhausentlassungs-Planung aller über 70jährigen Patienten.

Was wird erfaßt?

- Das funktionelle Assessment gibt Auskunft über die funktionellen Fähigkeiten des Patienten. Mit dem funktionellen Assessment allein kann jedoch noch kein Therapieplan aufgestellt werden.
- Zur Therapieplanung müssen Ursachen und Auswirkungen funktioneller Einschränkungen in vielen Bereichen abgeklärt werden (Abb. 16):
  - medizinisch,
  - kognitiv,
  - affektiv,
  - umgebungsbezogen,
  - wirtschaftlich,
  - hinsichtlich sozialer Unterstützung.
- Diese Faktoren wirken sich individuell unterschiedlich auf die Funktion aus. So hat z. B. eine minimale kognitive Beeinträchtigung bei manueller Tätigkeit keine funktionellen Auswirkungen, bei einem Piloten hingegen katastrophale funktionelle Folgen.
- Deshalb ist das funktionelle Assessment nicht ersetzbar und die separate Erfassung des Funktionszustandes bei jedem geriatrischen Patienten für Diagnostik und Therapieplanung unabdingbar.

Funktionelles Assessment

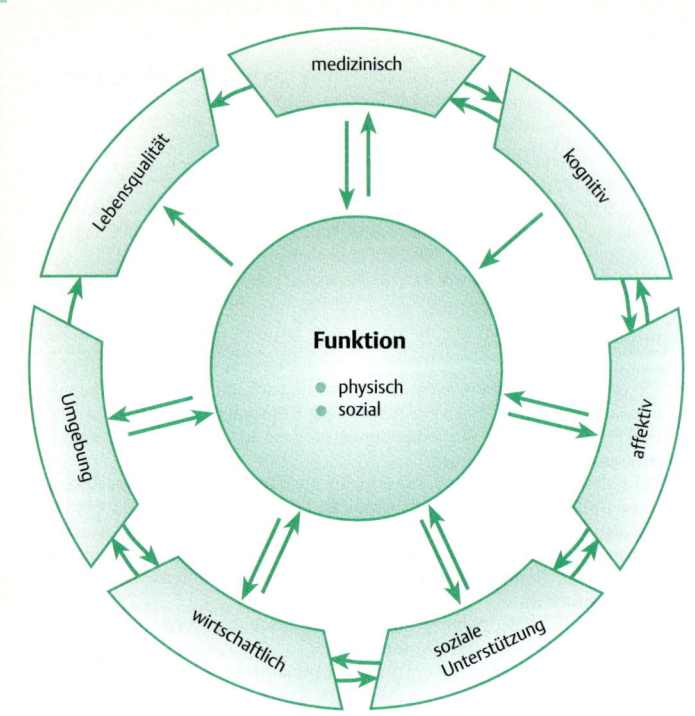

Abb. 16   Zusammenwirken von Funktionsfähigkeit und anderen Faktoren

Verlauf der Funktion im Alter

- Die Funktionsfähigkeit im Alter ist akuten und chronischen Krankheiten sowie Altersprozessen unterworfen.
- Abbildung 17 zeigt drei typische Beispiele des Zusammenhangs von Funktion und Alter.
  - Beispiel A: vorerst gesundes Altwerden mit kleinen Schwankungen infolge interkurrenter leichter Erkrankungen (z. B. Infekte), gefolgt von einer Phase mit langsamem Verlust der Selbständigkeit infolge altersassoziierter Leiden.
  - Beispiel B: ist ein Beispiel einer rasch progredienten Erkrankung (z. B. senile Demenz vom Typ Alzheimer) mit rapider funktioneller Verschlechterung.
  - Beispiel C: Krankheit mit perakutem Verlauf (z. B. Zerebrovaskulärer Insult), gefolgt von Erholung mit partieller Verbesserung.

Funktionelles Assessment

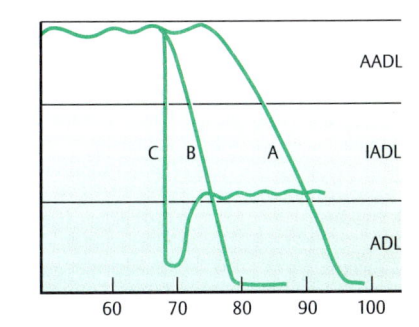

Abb. 17 Drei Beispiele von Altwerden und funktionellem Status

Informationsquellen

- Es gibt verschiedene Möglichkeiten, die Funktionsfähigkeit von geriatrischen Patienten zu erheben. Oft ist eine Datenerhebung mit allen drei Methoden erforderlich:
- **Anamnese:**
  - *Vorteile:* Rasche Auskunft über viele Bereiche, gleichzeitig Information über Selbsteinschätzung des Patienten.
  - *Nachteile:* Patienten mit kognitiver Einschränkung überschätzen ihre Funktion, Patienten mit Depression unterschätzen ihre Funktion.
- **Fremdanamnese:**
  - *Vorteile:* Bei betreuungsbedürftigen Patienten gibt sie Auskunft über den Hilfsbedarf aus Sicht der Betreuungsperson.
  - *Nachteile:* Je nach Beziehung zwischen Betreuer und Patient ist eine Unter- oder Überschätzung der Funktion möglich.
- **Objektive Beobachtung:**
  - *Vorteile:* Objektive Messung der Fähigkeit bei spezifischen Verrichtungen, zeigt evtl. die Ursache funktioneller Behinderungen.
  - *Nachteile:* Alltagssituation kann in fremder Spitalumgebung oft nur ungenügend simuliert werden, deshalb mögliche Unterschätzung der Funktion. Zeit- und personalaufwendig.

ADL: Aktivitäten des täglichen Lebens (Barthel-Index)

- **Definition:** Bewertung von Fähigkeiten im Bereich Selbstpflege und Mobilität. Gliederung von den elementaren menschlichen Fähigkeiten (Kontinenz, Essen) zu den etwas höheren Funktionen (Bekleidung, Mobilität).
- **Stärke:** Geeignet zur Beobachtung des Rehabilitationsverlaufs und Evaluation der Selbständigkeit bei geriatrischen Patienten.
- **Schwäche:** Nicht geeignet zur Erfassung leichterer Behinderungen. Die Beurteilung ist von subjektiven Faktoren abhängig, zuverlässige Erfassung erfordert Schulung und Normierung.
- **Durchführung:** Bewertung der Kategorien 1–10; s. Tab. 24.

Funktionelles Assessment

Tabelle 24 : Aktivitäten des täglichen Lebens: ADL

1. Stuhlgang:	10	Kontinent
	5	Selten inkontinent (max. 1/Woche)
	0	Inkontinent oder benötigt Einläufe
2. Urin:	10	Kontinent
	5	Teilweise inkontinent (max. 1/Tag)
	0	Inkontinent oder Katheter unselbständig
3. Waschen:	5	Unabhängig (Gesicht, kämmen, Zähne, Rasieren)
	0	Hilfebedürftig
4. Toilette:	10	Unabhängig (gehen, reinigen, bekleiden)
	5	Teilweise selbständig
	0	Hilfebedürftig
5. Essen:	10	Unabhängig (Essen wird bereitgestellt)
	5	Braucht Hilfe, z. B. beim Schneiden, Streichen
	0	Hilfebedürftig
6. Transfer Bett/Stuhl:	15	Unabhängig (gilt auch für Rollstuhlfahrer)
	10	Wenig Hilfe oder Supervision
	5	Viel Hilfe
	0	Völlig hilfebedürftig, fehlende Sitzbalance
7. Bewegung:	15	Unabhängiges Gehen (auch mit Gehhilfe)
	10	Gehen möglich mit einer Hilfsperson
	5	Für Rollstuhlfahrer: unabhängig
	0	Nicht möglich wie oben angegeben
8. Ankleiden:	10	Unabhängig, inkl. Schuhe anziehen
	5	Hilfebedürftig, aber mind. 50% selbständig
	0	Hilfebedürftig
9. Treppen:	10	Unabhängig (auch mit Gehhilfsmittel)
	5	Braucht Hilfe oder Supervision
	0	Kann nicht Treppensteigen
10. Baden:	5	Badet oder duscht ohne Hilfe (ohne Supervision)
	0	Badet oder duscht mit Hilfe

Gesamtpunktzahl: ………… von 100 möglichen Punkten (= Barthel-Index)

➤ **Anleitung zur Codierung:**
- Betrifft, was der Patient tut, nicht was er tun könnte.
- Ziel ist die Beurteilung der Unabhängigkeit von irgendwelcher menschlicher Hilfe, physisch oder verbal; auch noch so geringe notwendige Hilfe muß erfaßt werden.
- Falls Supervision erforderlich ist, ist der Patient hilfebedürftig.
- Die Fragen sollten aufgrund der bestmöglichen zugänglichen Informationsquellen beantwortet werden (Anamnese, Fremdanamnese, Beobachtung durch Pflege), eine direkte Testung ist jedoch nicht erforderlich.
- Bewußtlose Patienten haben überall 0 Punkte, auch wenn sie noch nicht inkontinent sind.
- Mittlere Kategorien bedeuten, daß der Patient zu mindestens 50% selbständig ist.
- Benützung von Hilfsmitteln ist erlaubt und zählt nicht als Abhängigkeit.

Funktionelles Assessment

▶ **Kommentare zu einzelnen Kategorien:**
1. Beurteilung der vorangegangenen Woche. Falls Einlauf = inkontinent
2. Beurteilung der vorangegangenen Woche. Teilweise inkontinent = weniger als eine Episode pro 24 Std. Katheterisierte Patienten, die Katheter selbständig bedienen = kontinent
3. Beurteilung der vorangegangenen 1–2 Tage. Betrifft persönliche Hygiene mit Zähne putzen, Zahnprothese einlegen, Haare kämmen, rasieren, Gesicht waschen. Die Utensilien werden bereitgestellt.
4. Toilette oder Nachtstuhl selbständig erreichen, sich genügend ausziehen, sich reinigen, sich anziehen und Toilette verlassen. Teilweise selbständig = sich reinigen und etwas anderes selbständig.
5. Normale Mahlzeit essen (nicht nur püriert). Das Essen wird zubereitet und bereitgestellt.
6. Vom Bett zum Stuhl und zurück. Abhängig = keine Sitzbalance und viel Hilfe. Viel Hilfe = eine starke oder ausgebildete Person für Hilfe notwendig oder zwei normale Personen. Wenig Hilfe = einfache Hilfe oder Supervision durch eine Person.
7. Mobilität in der Wohnung oder im Krankenhaus. Hilfsmittel erlaubt. Rollstuhl selbständig = in Rollstuhl selbständig um Kurven und Türen. Hilfe = eine Person ohne besondere Ausbildung, zur Hilfe, Supervision oder Motivation.
8. Alle Kleidungsstücke selbständig bereitstellen und sich anziehen. Teilweise Hilfe = Hilfe beim Schuhe binden, Knöpfe usw., aber kann mindestens ein Kleidungsstück selbständig anziehen.
9. Auf und ab. Falls Hilfsmittel erforderlich: auf Treppe mittragen.
10. Meist die schwierigste Aufgabe. Muß selbständig in und aus dem Bad steigen können oder ohne Supervision duschen können.

IADL: Instrumentelle Aktivitäten des täglichen Lebens

▶ **Definition:** Fähigkeit, täglich notwendige Verrichtungen im Haushalt auszuführen.
▶ **Methode:** Interview mit Patient aufgrund von Selbsteinschätzung (können Sie ...?), Fremdanamnese oder Beobachtung bei Verrichtungen.
▶ **Stärken:** Geeignet zur Beurteilung, ob der Patient in der Haushaltsführung auf Hilfe angewiesen ist. Das Instrument erfaßt detailliert die Stufen der Selbständigkeit: deshalb nicht nur den Gesamtscore, sondern auch einzelne Antworten bei der Therapieplanung berücksichtigen.
▶ **Schwächen:** Antworten sind z.T. abhängig von der geschlechtsspezifischen Rollenverteilung. Beobachtung ist in häuslicher Umgebung möglich, im Spital erschwert. Gesamtscore nur empfindlich auf grobe Änderung.

Funktionelles Assessment

Tabelle 25 Instrumentelle Aktivitäten des täglichen Lebens: IADL

Telefon	1	Benützt Telefon aus eigener Initiative, wählt Nummern
	1	Wählt einige bekannte Nummern
	1	Nimmt ab, wählt nicht selbständig
	0	Benützt das Telefon nicht
Einkaufen	1	Kauft selbständig die meisten benötigten Sachen ein
	0	Tätigt wenige Einkäufe
	0	Benötigt bei jedem Einkauf Begleitung
	0	Unfähig zum Einkaufen
Kochen	1	Plant und kocht Mahlzeiten selbständig
	0	Kocht Mahlzeiten nach Vorbereitung durch Drittperson
	0	Kocht selbständig, hält aber benötigte Diät nicht ein
	0	Benötigt vorbereitete und servierte Mahlzeiten
Haushalt	1	Führt Haushalt selbständig
	1	Macht leichte Hausarbeiten selber (Geschirr, Bett)
	1	Macht leichte Arbeiten selber, aber ungenügend
	1	Benötigt Hilfe bei allen Haushaltsverrichtungen
	0	Nimmt nicht teil an täglichen Verrichtungen im Haushalt
Wäsche	1	Wäscht sämtliche eigene Wäsche
	1	Wäscht kleine Sachen
	0	Gesamte Wäsche muß auswärts versorgt werden
Transport	1	Benützt unabhängig Verkehrsmittel
	1	Bestellt/benützt selbständig Taxi
	1	Benützt öffentliche Verkehrsmittel in Begleitung
	0	Beschränktes Fahren in Taxi oder Auto in Begleitung
	0	Reist nicht
Medikamente	1	Nimmt Medikamente korrekt und eigenverantwortlich
	0	Nimmt vorbereitete Medikamente korrekt
	0	Kann Medikamente nicht korrekt einnehmen
Geld	1	Regelt finanzielle Geschäfte selbständig
	1	Erledigt tägliche Ausgaben. Hilfe bei Einzahlungen.
	0	Ist nicht mehr fähig, mit Geld umzugehen.

Gesamtpunktzahl: .... von 8 möglichen Punkten (nach Lawton, Brody)

Soziales Assessment

Definition

➤ Das soziale Assessment erfaßt und beschreibt die soziale Situation des Patienten umfassend und systematisch.

Zielsetzung

➤ Da Krankheiten bei geriatrischen Patienten mit bestimmten funktionellen Störungen je nach sozialer Situation sehr unterschiedliche Wirkung auf die Befindlichkeit, die Durchführbarkeit von Therapien und die Prognose haben, muß eine realistische geriatrische Beurteilung die soziale Situation miteinbeziehen.
➤ Ziel des sozialen Assessments ist deshalb, alle für die geriatrische Beurteilung wichtigen sozialen Aspekte zu erfassen und für die Mitglieder des Geriatrie-Teams verständlich darzulegen.
➤ Die sozialen Aspekte betreffen alle, auch den Arzt, sie können nicht einfach an Sozialarbeiter delegiert werden.

Indikation

➤ Da die soziale Situation bei jeder geriatrischen Erkrankung die Spontanprognose, die Therapiemöglichkeit, den Bedarf an formeller Hilfe (Hospitalisationsdauer, ambulante Krankenpflege, Haushaltshilfe) mitbestimmt, ist ein soziales Assessment indiziert bei:
  – Hausärztlicher Beurteilung einer akuten Erkrankung oder unklarer Verschlechterung des Gesundheitszustandes (chronisch oder subakut), wenn Hospitalisationsbedürftigkeit oder Notwendigkeit zur Hinzuziehung von ambulanten Hilfen nicht offensichtlich ist.
  – Krankenhausärztlicher Bearbeitung einer komplexen geriatrischen Situation.
  – Rehabilitationsplanung.
  – Krankenhausentlassungsplanung jedes über 70jährigen Patienten, jüngere geriatrische Patienten mit komplexen Situationen.

Was wird erfaßt?

➤ **Wirtschaftliche Lage:**
  – Einkommen (Rente, Pension).
  – Anspruch auf soziale Leistungen (und tatsächliche Ausschöpfung von Ansprüchen).
  – Vermögen (Sparvermögen, Wohneigentum), Sparversicherungen, Sachwerte.
➤ **Zivilstand und Haushaltsform:**
  – Zivilstand (ledig, verheiratet, geschieden, verwitwet).
  – Haushaltsgröße und Haushaltsform (Ein-Personen-Haushalt, Ehepaar, Kleinfamilie, Mehrgenerationen-Familie, Wohngemeinschaft).*
➤ **Wohnlage:**
  – Wohnort (Stadt – Land).
  – Wohngröße (Zimmerzahl).
  – Wohneigentum (Eigentümer, Mieter, Untermieter).
  – Behindertengerechte Wohnung?* (Rollstuhlgängigkeit, Lift, kraftsparende sanitäre Anlagen).
  – Vorhandensein von Haustieren.*

Soziales Assessment

- **Religion:**
  - Konfessionszugehörigkeit.
  - Zugehörigkeit zu einer religiösen Minderheit oder Sekte.
  - Aktive Teilnahme an religiöser Gemeinschaft u.a.
- **Aktivitäten:**
  - Lieblingsaktivitäten und Hobbies vor Erkrankung.
  - Mögliche Aktivitäten und Hobbies nach Erkrankung.
  - Bisherige Weiterbildung und Sportaktivitäten.
  - Medienkonsum (Zeitschriften, Radio, Fernsehen).
- **Soziales Netz/soziale Kontakte:**
  - Ehebeziehung/Partnerschaft.
  - Kontakte mit Kind/ern, anderen Verwandten.
  - Kontakte mit Nachbarn, Freund/innen.
  - Vereinsmitgliedschaften.
  - Mitgliedschaft einer Selbsthilfegruppe.
- **Soziale Unterstützung:**
  - Hilfe/Pflege durch Angehörige, Freunde, Nachbarn.*
  - Subjektiv wahrgenommene soziale Unterstützung.
    - Vertrauensperson/en,
    - Bereitschaft, Hilfe anzunehmen.*
- **Soziale Belastungen:**
  - Kritische Lebensereignisse (Scheidung, Verwitwung, Unfall, Gewalttat u.a.).
  - Chronische Belastungen (Invalidität, Lärmbelästigungen, wirtschaftliche Armut).
  - Alltagswidrigkeiten (Ärgernisse, Streitigkeiten).
- **Biographie:**
  - Früher ausgeübte berufliche Tätigkeit.
  - Bedeutsame lebenszyklische Erfahrungen (in Beruf, Familie, Freizeit, Politik u.a.).
  - Subjektive Beurteilung des eigenen Lebens.
  - Wichtige Erinnerungsstücke (Photoalben usw.).*
- Empirische Studien zeigen sowohl die positive Wirkung sozialer Netze für die Aufrechterhaltung und Wiederherstellung des Wohlbefindens und der Gesundheit, als auch die negativen Folgen sozialer Belastungen.
- Die Forschung weist übereinstimmend nach, daß soziale Belastungen die Gesundheit und das Wohlbefinden negativ beeinflussen.
- Eine gute Integration in soziale Netze ist hingegen ein wesentlicher Faktor psychosozialen Wohlbefindens im Alter, mit direkten und indirekten Auswirkungen auf den Behandlungserfolg bei Patienten.

---

* Bedeutsame Aspekte speziell bei Fragen einer Um- oder Neuplazierung des Patienten.

Soziales Assessment

Soziales Netz und Gesundheit

Soziales Netz
- Ehebeziehung/Partnerschaft
- Zusammenleben/-wohnen
- Kontakte mit Kindern/ anderen Verwandten
- Kontakte mit Nachbarn
- Freundschaften
- Vereinsmitgliedschaften

Soziale Unterstützung
- Vertrauenspersonen
- Hilfeverhalten der Angehörigen, Freunde, Nachbarn
- Wahrgenommene soziale Unterstützung

indirekter Effekt „Puffer"

direkter Effekt ⊕

Soziale Belastungen
- Alltagswidrigkeiten/Ärger
- Chronische Alltagsbelastungen
- Kritische Lebensereignisse

⊖

Wohlbefinden und Gesundheit
- Befindlichkeit
- Behandlungserfolg

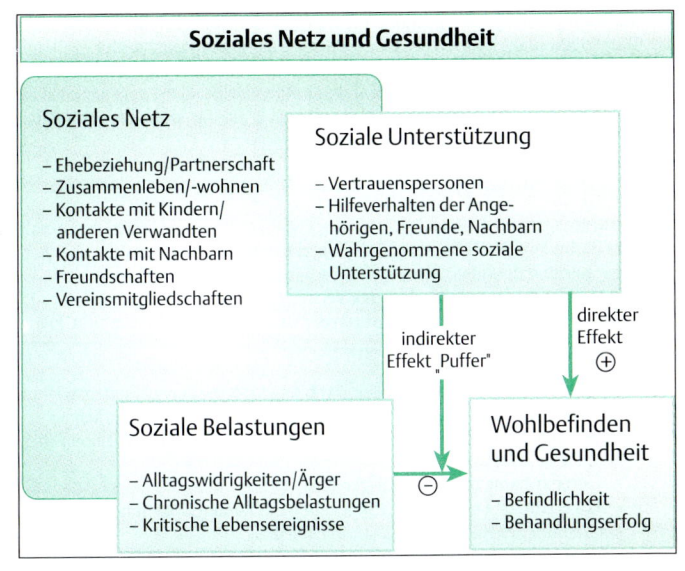

Abb. 18 Soziales Netz und Gesundheit

Elemente des sozialen Netzes

- Lebens- und Wohnpartner: Ehefrau/Ehemann, eventuell: im gleichen Haushalt lebende Angehörige (Kinder, Geschwister u. a. m.), nicht-verwandte Haushaltsangehörige, Untermieter.
- Familienangehörige (außerhalb des Haushalts): Vorhandene Söhne und Töchter (inkl. Stiefkinder, Adoptivkinder), Schwiegertöchter und Schwiegersöhne, noch lebende Geschwister, weitere Familienangehörige.
- Kontakte mit Angehörigen: Häufigkeit von Kontakten mit den vorhandenen Angehörigen (evtl. getrennt nach persönlichen Kontakten und telefonischen Kontakten).
- Kontakte außerhalb des Familienkreises: Dazu gehören namentlich Kontakte mit Nachbarn, Freunden/Freundinnen, eventuell weiteren Bekannten.
- Mitgliedschaften in Vereinen: Aktive Teilnahme an lokalen Vereinen, Selbsthilfegruppen usw., Mitgliedschaft in religiösen Gemeinschaften, Parteien usw.

Erfassung der sozialen Kontakte

- Wahrnehmung der Kontaktintensität aus der subjektiven Sicht des Patienten. Beispiele:
  - „Wie häufig haben Sie Kontakt mit Ihren Familienangehörigen?" täglich, wöchentlich, monatlich, seltener, nie, keine Angehörigen vorhanden.
  - „Wie häufig haben Sie Kontakt mit Freunden und Bekannten?" täglich, wöchentlich, monatlich, seltener, nie, keine Bekannten/Freunde.

Soziales Assessment

- Die wahrgenommenen Kontakte müssen mit den täglichen Kontakten nicht übereinstimmen. Typisch ist eine Überschätzung der Kontakthäufigkeit mit Verwandten, Unterschätzung der Kontakte mit Nachbarn, Bekannten.
- Bei gedächtnisgestörten Patienten müssen Angehörige oder Pflegepersonal als Informationsquellen benützt werden, z. B. „Wie häufig wird der Patient besucht?", „Von wem?"

Soziale Unterstützung

- Im allgemeinen ist die soziale Unterstützung um so besser, je breiter das soziale Netz ist. Im Einzelfall können soziale Kontakte und soziale Unterstützung allerdings auseinanderfallen:
  - Z. B. viele Bekannte, jedoch wenig Vertrauenspersonen.
  - Z. B. viele Kinder, die jedoch nicht in der Lage bzw. nicht Willens sind, Pflege zu leisten).
- **Wichtige Aspekte:**
  - *Vertrauenspersonen:* Vorhandensein von engen Vertrauenspersonen, wichtig vor allem für emotionale Unterstützung, Unterstützung im Gespräch.
  - *Hilfeverhalten von Angehörigen, Nachbarn, Freunden:* Bereitschaft und Fähigkeit, Pflege zu leisten;
    - Unterstützung bei Alltagstätigkeiten.
    - Unterstützung bei Haushaltätigkeiten (Einkaufen, Wohnungsreinigung).
  - *Bereitschaft des Patienten, Hilfe anzunehmen:*
    - Bereitschaft, Angehörige, Bekannte oder Nachbarn um Hilfe anzufragen.
    - Widerstand gegenüber bestimmten Formen der Hilfe (z. B. Körperpflege durch Nachbarn).
    - *Achtung:* Intimitätstabu verhindert meist Pflegeleistungen durch Nicht-Angehörige Laien oder männliche Angehörige (außer Ehepartner).
    - Angst vor Abhängigkeit (Hilfe im Notfall anzunehmen, muß oft erlernt werden).
  - *Wahrgenommene soziale Unterstützung:*
    - Zufriedenheit mit der erhaltenen Hilfe.
    - Wahrnehmung von Lücken in der sozialen Unterstützung.
  - *Drei Bereiche sozialer Unterstützung:*
    - Soziale Unterstützung in Krisensituationen, wobei emotionale Stützung wichtig ist, z. B. nach Unfall, Gewalttat, Verwitwung.
    - Soziale Unterstützung bei alltäglichen Haushalt-Verrichtungen (instrumentelle Aktivitäten des täglichen Lebens, z. B. Einkaufen, Waschen, Putzen usw.).
    - Längerfristige Unterstützung bei Krankheit oder Pflegebedürftigkeit, die oft auch den Intimbereich (Körperpflege, An- und Ausziehen) berührt.

Erfassen der sozialen Unterstützung

- Im allgemeinen wird die subjektiv wahrgenommene soziale Unterstützung erfaßt. Diese muß mit der tatsächlich erhaltenen Hilfe nicht übereinstimmen. *Beispiele:*
  - „Wer hilft Ihnen bei alltäglichen Haushaltverrichtungen (Einkaufen, Putzen usw.)?" (Angehörige, Freunde, Nachbarn, andere, niemand).
  - „Haben Sie jemand, der Sie zum Arzt bringt, wenn es nötig wäre? (ja, eventuell, nein).

Soziales Assessment

- „An wen wenden Sie sich bei schweren persönlichen Problemen?" (Ehe-/Partnerin, Kinder, andere Verwandte, Freunde, Fachleute).
- „Gibt es Personen, mit denen Sie jederzeit über ganz persönliche Probleme reden können?" (ja, mehrere Personen, ja eine Person, nein).
- „Wer würde helfen, wenn Sie Hilfe beim Baden oder Ankleiden benötigen?" (Partner, Tochter, Sohn, Schwester, spitalexterne Altenpflege allgemein).

Soziale Belastungen

➤ **Drei Haupttypen** von sozialen und psychosozialen Belastungen:
  - *Alltagswidrigkeiten*, die im Sinne täglicher Ärgernisse auftreten: z. B.:
    - Streitigkeiten mit Nachbarn.
    - Ärger über Schmutz oder Unruhe im Quartier.
    - Tücken von Objekten (tropfende Wasserhähne, schlecht isolierte Fenster usw.).
  - *Chronische Belastungen:*
    - Schwere Dauerbelastungen wie Invalidität, regelmäßig auftretende Allergien, Schlafstörungen.
    - Dauerhafte und ungelöste Ehe- und Familienkonflikte.
    - Chronische Lärmbelästigungen usw.
  - *Kritische Lebensereignisse:* es handelt sich um biographische Ereignisse von großer Tragweite, wie:
    - Tod eines Familienmitgliedes (namentlich: Ehepartner/in, Kind).
    - Erfahrung eines Raubüberfalls.
    - Schwerer Unfall und längerer Krankenhausaufenthalt.
    - Scheidung.
    - Längerdauernde Arbeitslosigkeit.
    - Umstritten ist, inwiefern die Pensionierung als kritisches Lebensereignis betrachtet werden muß: Dem Verlust von evtl. sinngebender Beschäftigung steht der Gewinn an Autonomie und der Wegfall von beruflichen Zwängen gegenüber.

Wirkung sozialer Belastungen

➤ Die Wirkung chronischer Belastungen, Alltagswidrigkeiten und kritischer Lebensereignisse auf das persönliche Wohlbefinden und die Gesundheit ist von verschiedenen individuellen Faktoren abhängig (s. auch subjektives Wohlbefinden S. 68):
  - Persönliche Kompetenz und Bewältigungsverhalten (coping).
  - Psychische Grundstimmung.
  - Allgemeiner Gesundheitszustand.
  - Vorhandene soziale Unterstützung oder Isolation.
➤ Gleiche Ereignisse und Belastungen wirken in verschiedenen Lebenssituationen unterschiedlich. Eine reine Zusammenzählung kritischer Ereignisse erweist sich deshalb als wenig aussagekräftig.

Kognitives Assessment, Mini Mental Status (MMS)

Ziele

- Der MMS wurde 1975 von Folstein und Mitarbeitern als „praktische Methode für den Kliniker zur Einschätzung des kognitiven Status von Patienten" vorgeschlagen.
- Er besteht aus 30 Items (Fragepunkten).
- Er erlaubt es, wichtige kognitive Funktionen auf einfache und standardisierte Weise zu prüfen.
- Der MMS ist in viele Sprachen übersetzt worden und dank seiner Einfachheit fast überall bekannt.

Was wird erfaßt?

- Zeitliche Orientierung
- Räumliche Orientierung
- Merkfähigkeit und Kurzzeitgedächtnis
- Kopfrechnen
- Sprach- und Textverständnis
- Das Vorliegen einer Anomie, Agraphie oder Apraxie

Durchführung

- Für die Durchführung der MMS sind 5 bis 10 Minuten zu veranschlagen, bei stärker abgebauten Patienten evtl. etwas mehr. An Testmaterial wird benötigt:
  - ein Bleistift,
  - drei Blätter Papier,
  - der großgeschriebene Text zu Item 28 (vergl. Seite 117),
  - die Zeichnung zu Item 30.

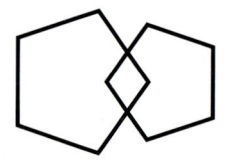

- Die Items sind in der vorgeschriebenen Reihenfolge durchzugehen
- Da der Text größtenteils sehr einfach ist, sollte er bei kognitiv wenig gestörten Probanden mit einer entsprechenden Bemerkung eingeführt werden, wie z.B.: „Einiges von dem, was ich Sie jetzt fragen werde, ist für Sie wahrscheinlich zu einfach, es gehört aber zur routinemäßigen Untersuchung."
- Falls ein Patient Probleme mit der Schriftsprache hat, sind die Fragen in der Mundart vorzugeben.
- Bei Hör- und Verständnisschwierigkeiten dürfen die Fragen wiederholt werden, doch darf keine Hilfe bei der Beantwortung geleistet werden.
- Positive Rückmeldungen, z.B.: „Das ist richtig", sind zu unterlassen.
- Die Rechenaufgaben (Items 14 – 18) sind für viele Patienten schwierig. Um einen ungünstigen Einfluß auf die folgende Aufgabe zu vermeiden, ist die Aufgabe rasch abzubrechen, wenn sie sich für einen Patienten als unlösbar erweist.
- Der MMS kann auch durch eine entsprechend instruierte Praxishilfe durchgeführt werden.

Kognitives Assessment, Mini Mental Status (MMS)

Der Mini Mental Status (MMS)

Tabelle 26 MMS

Name des Patienten ....

Datum ....

richtige Antwort = x

1. Welcher Wochentag ist heute? ....
2. Welches Datum haben wir heute? ....
3. Welchen Monat? ....
4. Welche Jahreszeit? ....
5. Welches Jahr? ....

6. Wo sind wir (in welchem Krankenhaus/Krankenheim/ Altersheim)? ....
7. Welches Stockwerk? ....
8. Welche Ortschaft? ....
9. Welcher Kanton (Bundesland, Departement)? ....
10. Welches Land? ....

11. Sprechen Sie nach: „Zitrone, Schlüssel, Ball" ....
12. (im Rhythmus 1 pro Sek. vorsagen) jede richtige
13. Antwort = x. Bei Schwierigkeiten bis zu 5mal vorsagen ....

14. ....
15. Von 100 jeweils 7 subtrahieren ....
16. Jede richtige Subtraktion = x ....
17. Maximal 5 richtige Antworten
18. ....

19. Welche 3 Wörter haben Sie mir vorher nachgesprochen? ....
20. Maximal 3 richtige Antworten
21. ....

22. Was ist das? (Bleistift vorzeigen) ....
23. Was ist das? (Uhr vorzeigen) ....
24. Sprechen Sie nach: „Bitte kein wenn und aber" ....

25. Ausführen eines 3 teiligen Befehls: „Nehmen Sie das Blatt Papier, ...
26. falten Sie es in der Mitte, und legen Sie es auf den Boden!" ....
27. (max. 3 Punkte) ....

28. Lesen Sie (auf separatem Blatt) „Schließe beide Augen!", und führen Sie es aus! ....

29. Schreiben Sie (auf separatem Blatt) irgendeinen Satz ....

30. Zeichnen Sie (auf separatem Blatt) folgende Figur ab:

....

Punktzahl ....

Kognitives Assessment, Mini Mental Status (MMS)

Interpretation

- Nach Folstein besteht bei Testwerten unter 24 Punkten Verdacht auf eine Demenz. Dieser Grenzwert gilt aber nicht absolut, sondern ist abhängig von:
  - der Schulbildung,
  - der zuletzt ausgeübten beruflichen Tätigkeit und
  - teilweise vom Alter.
- Es gelten folgende Faustregeln:
  - Probanden mit 70 Jahren und durchschnittlicher Schulbildung (8 bis 10 Jahre) sollten mindestens 25 Punkte erreichen.
  - Pro Altersdekade ist eine Korrektur von einem Punkt sinnvoll (80jährige – 24 Punkte usw.).
  - Probanden mit Abitur, akademischer Bildung oder „höherer beruflicher Tätigkeit" sollten bis ins hohe Alter 27 Punkte und mehr erreichen.
  - Werden diese Richtwerte nicht erreicht, dann ist eine weitere neuropsychologische Untersuchung angezeigt, bei der die im MMS gefundenen Minderleistungen (z. B. bei der Merkfähigkeit, beim Kopfrechnen usw.) als Ausgangspunkte dienen können.
- Einschränkungen der MMS-Interpretation:
  - Der MMS eignet sich für eine grobe Einschätzung und Quantifizierung kognitiver Defizite älterer Menschen durch den Praktiker.
  - Der MMS ist kein diagnostisches oder gar differentialdiagnostisch brauchbares Instrument.
  - Erreicht ein Patient Testwerte unter seiner Alters- und Bildungsnorm, so ist dies noch kein sicherer Hinweis auf eine Demenz.
  - Pathologische Werte können bedingt sein durch
    - Unaufmerksamkeit,
    - fehlende Motivation,
    - akute Erkrankung,
    - Depression,
    - soziale Isolierung,
    - delirante Zustände,
    - momentane Faktoren.
  - Der Beginn eines dementiellen Prozesses kann auch bei Vorliegen scheinbar normaler Werte nicht mit Sicherheit ausgeschlossen werden, besonders nicht bei Probanden mit guter Bildung und anspruchsvoller beruflicher Tätigkeit.
- Der MMS wird auch zur Interpretation des NOSGER hinzugezogen (S. 123).

Weiteres Vorgehen

- In Zweifelsfällen ist eine weitere Untersuchung durch Spezialisten (Neurologen, Neuropsychologen, Memory Klinik) angezeigt.
- Dem Überweisungsbericht ist das MMS-Ergebnis als wertvolle Information beizufügen.

Kognitives Assessment, NOSGER

Ausgangspunkt

▶ Kognitive Störungen bei älteren Menschen manifestieren sich durch funktionelle Einbußen im Alltag:
  - Gewohnte und für die betroffene Person notwendige Tätigkeiten können nicht mehr wie früher üblich ausgeführt werden.
  - Diese Einbußen werden nicht direkt durch psychologische oder neuropsychologische Tests erfaßt, sondern besser mittels Fremdbeurteilung in verschiedenen Alltagsbereichen.

Was wird erfaßt?

▶ Die NOSGER-Skala (= Nurses' Observation Scale for Geriatric Patients) erlaubt es, mit je 5 Fragen 6 verschiedene, im Alltag wichtige Funktionen zu erfassen und zu quantifizieren.
  - Gedächtnisleistungen im Alltag.
  - Haushaltfertigkeit (instrumentelle Aktivitäten des täglichen Lebens).
  - Selbstpflege (Aktivitäten des täglichen [daily] Lebens).
  - Stimmung.
  - Sozialverhalten.
  - Verhaltensstörungen.
▶ Die NOSGER soll komplementär zum MMS eingesetzt werden.
▶ Voraussetzung ist, daß der Patient mit jemandem zusammen lebt, der die Bewertung vornehmen kann.
▶ Pflegepersonen in Institutionen, welche die NOSGER ausfüllen, sollten mindestens 6 Stunden pro Woche Kontakt mit dem Patienten haben.
▶ Die NOSGER wird für das erste Assessment und zur Dokumentation des Erfolgs von therapeutischen und pflegerischen Maßnahmen verwendet.

NOSGER-Skala

Anleitung: Wir möchten festhalten, wie es diesem Patienten/dieser Patientin in den letzten zwei Wochen ergangen ist. Dazu finden Sie die folgenden 30 Aussagen, die Sie bitte aufgrund Ihrer Beobachtungen einstufen sollen. Lesen Sie jede Feststellung und beantworten Sie sie, indem Sie das Kästchen ankreuzen, das Ihrem Eindruck am ehesten entspricht.

Kognitives Assessment, NOSGER

Tabelle 27 Kognitives Assessment, NOSGER-Skala

	nie	ab u. zu	oft	meist	immer	
1. Kann sich ohne Hilfe rasieren/schminken/Haare kämmen	☐ 5	☐ 4	☐ 3	☐ 2	☐ 1	A
2. Verfolgt bestimmte Sendungen im Radio oder Fernsehen	☐ 5	☐ 4	☐ 3	☐ 2	☐ 1	I
3. Sagt, er/sie sei traurig	☐ 1	☐ 2	☐ 3	☐ 4	☐ 5	E
4. Ist unruhig in der Nacht	☐ 1	☐ 2	☐ 3	☐ 4	☐ 5	V
5. Nimmt Anteil an den Vorgängen in der Umgebung	☐ 5	☐ 4	☐ 3	☐ 2	☐ 1	S
6. Bemüht sich um Ordnung in seinem/ihrem Zimmer	☐ 5	☐ 4	☐ 3	☐ 2	☐ 1	I
7. Kann den Stuhlgang kontrollieren	☐ 5	☐ 4	☐ 3	☐ 2	☐ 1	A
8. Setzt eine unterbrochene Unterhaltung richtig fort	☐ 5	☐ 4	☐ 3	☐ 2	☐ 1	G
9. Kann kleine Besorgungen (Zeitungen, Eßwaren) selber machen	☐ 5	☐ 4	☐ 3	☐ 2	☐ 1	I
10. Sagt, er/sie fühle sich wertlos	☐ 1	☐ 2	☐ 3	☐ 4	☐ 5	E
11. Pflegt ein Hobby	☐ 5	☐ 4	☐ 3	☐ 2	☐ 1	I
12. Wiederholt im Gespräch immer wieder den gleichen Punkt	☐ 1	☐ 2	☐ 3	☐ 4	☐ 5	G
13. Wirkt traurig oder weinerlich	☐ 1	☐ 2	☐ 3	☐ 4	☐ 5	E
14. Wirkt sauber und ordentlich	☐ 5	☐ 4	☐ 3	☐ 2	☐ 1	A
15. Läuft davon	☐ 1	☐ 2	☐ 3	☐ 4	☐ 5	V
16. Kann sich an Namen von engen Freunden erinnern	☐ 5	☐ 4	☐ 3	☐ 2	☐ 1	G
17. Hilft anderen, soweit körperlich dazu imstande	☐ 5	☐ 4	☐ 3	☐ 2	☐ 1	S

Kognitives Assessment, NOSGER

	nie	ab u. zu	oft	meist	immer	
18. Verläßt das Haus in ungeeigneter Kleidung	1	2	3	4	5	A
19. Kann sich in der gewohnten Umgebung orientieren	5	4	3	2	1	I
20. Ist reizbar und zänkisch, wenn man ihn/sie etwas fragt	1	2	3	4	5	V
21. Nimmt Kontakt mit Personen in der Umgebung auf	5	4	3	2	1	S
22. Erinnert sich, wo Kleider und andere Dinge liegen	5	4	3	2	1	G
23. Ist aggressiv (in Worten oder Taten)	1	2	3	4	5	V
24. Kann die Blasenfunktion (Urin) kontrollieren	5	4	3	2	1	A
25. Erscheint gutgelaunt	5	4	3	2	1	E
26. Hält Kontakt mit Freunden oder Angehörigen aufrecht	5	4	3	2	1	S
27. Verwechselt Personen	1	2	3	4	5	G
28. Freut sich auf gewisse Ereignisse (Besuche, Anlässe)	5	4	3	2	1	E
29. Wirkt im Kontakt mit Angehörigen oder Freunden freundlich und positiv	5	4	3	2	1	S
30. Ist eigensinnig: hält sich nicht an Anweisungen und Regeln	1	2	3	4	5	V

Beim Zusammenzählen der Scores ist auf die Polung der Items zu achten! Die Scorewerte sind unter den Kästchen angegeben. Wird die NOSGER an Angehörige abgegeben, so sind diese Zahlen zu entfernen.

G = Gedächtnis .... A = Aktivitäten des täglichen (daily) Lebens .... S = Sozialverhalten ....
I = instrumentelle Aktivitäten des täglichen Lebens E = Stimmung .... V = Verhaltensstörung ....
....

Total .... (schlechtestenfalls = 30, bestenfalls = 150)

Kognitives Assessment, NOSGER

Interpretation

- In den Dimensionen G = Gedächtnis, I = instrumentelle Aktivitäten des täglichen Lebens und A = Aktivitäten des täglichen (daily) Lebens erreichen Gesunde, die im eigenen Heim leben, maximal 10 Punkte, institutionalisierte kognitiv Gesunde max. 15 Punkte, d.h. zu Hause > 10 = pathologisch, im Heim > 15 = pathologisch.
- In den Dimensionen E = Stimmung, S = Sozialverhalten, V = Verhaltensstörungen erreichen Gesunde selten mehr als 15 Punkte,
  d.h. > 15 Punkte zeigt: pathologische Stimmung – auffälliges Sozialverhalten – relevante Verhaltensstörung.
- Zusammengefaßt zeigen gesunde, im eigenen Heim lebende Betagte NOSGER-Totalwerte von > 60, gesunde Heimbewohner zeigen NOSGER-Totalwerte von > 75.
- Wichtiger als der Totalscore ist jedoch die Verteilung der Punktzahl in den sechs Dimensionen, was ein eigentliches NOSGER-Profil ergibt: (siehe Abbildung 19).

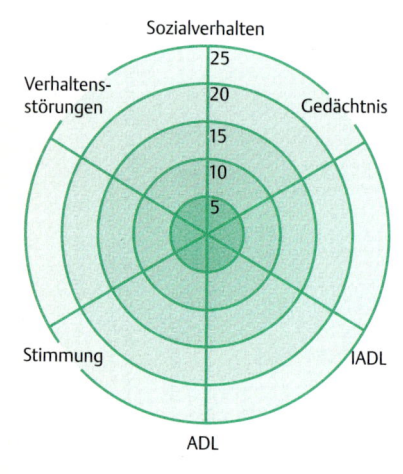

Abb. 19   NOSGER-Profil

Kognitives Assessment

Gemeinsame Interpretation von MMS und Nosger

- Pathologischer NOSGER in den Bereichen instrumentelle Aktivitäten des täglichen Lebens, Aktivitäten des täglichen (daily) Lebens oder Gedächtnis mit normalem MMS: zu erwägen ist eine der folgenden Interpretationsmöglichkeiten:
  - Der Betreuer unterschätzt den Betreffenden,
    - weil er ihn überbetreut,
    - weil eine gelernte Hilflosigkeit vorliegt,
    - wegen eines chronischen Beziehungskonflikts (z. B. Ehestreit).
  - Es ist keine diffuse kognitive Störung (Demenz) für die Auffälligkeiten im Alltag verantwortlich, sondern eine andere Störung wie
    - Depression,
    - fokale Hirnläsion,
    - Psychose,
    - Persönlichkeitsstörung.
  - Es liegen vorwiegend Störungen des Raumsinnes und der Praxie (Handlungsabläufe) vor. Diese sind im Alltag wichtig, spielen jedoch im MMS nur bei einigen wenigen Items eine Rolle.
  - Indikation für Überweisung für detaillierte Untersuchung durch Neuropsychologen oder Neurologen.
- Unauffälliger NOSGER in den Bereichen instrumentelle Aktivitäten des täglichen Lebens, Aktivitäten des täglichen (daily) Lebens und Gedächtnis mit pathologischem MMS:
  - Der Betreuer überschätzt den Betroffenen, weil er die geleistete Hilfe
    - sich nicht eingesteht, skotomisiert,
    - als selbstverständlich erachtet (Rollenstereotypie).
  - Der MMS gibt pathologische Werte an wegen
    - interkurrenter akuter Erkrankung (z. B. Delir, Depression, s. S. 152, 179),
    - fehlender Kooperation bei der Untersuchung,
    - niedriger Intelligenz, geringer Schulbildung,
    - Aphasie bei fokaler Hirnläsion ohne Demenz.
  - Nähere Abklärung im Gespräch, eventuell Überweisung zu einer logopädischen oder neuropsychologischen Beurteilung.

Emotionelles Assessment: Depressionsskala

Bedeutung von Depressionsskalen

- Unerläßliche Voraussetzung für eine wirksame und rationale Behandlung psychischer Störungen ist deren diagnostische Abklärung;
- Zusätzlich zu den somatischen Untersuchungen (S. 12), stützt sich die Abklärung emotioneller Störungen auf die Exploration, Verhaltensbeobachtung und Anamneseerhebung.
- Diese zeichnen sich durch ein hohes Maß an Interaktion mit dem Patienten aus.
- Bei depressiven Patienten werden verschiedene Skalen und andere psychologische Testuntersuchungen eingesetzt, um reproduzierbare Erkenntnisse über den psychischen Zustand des Patienten zu dokumentieren.
- Skalen dienen zu Verlaufsbeobachtungen, Therapieverlaufsbeobachtungen oder Vergleichsuntersuchungen. Für die eigentliche Diagnosestellung sind sie ungenügend, sie ergänzen lediglich klinische Beobachtungen und die Anamnese.

Anforderungsprofil

- Als Depressionsskalen werden standardisierte Fragebogen verwendet. Damit werden Denken, Stimmung, Psychomotorik und bestimmte Verhaltensweisen beurteilt.
- Die Skalen müssen folgende Kriterien erfüllen:
  - Objektivität (Unabhängigkeit der Resultate vom Untersucher),
  - Validität (tatsächliche, inhaltlich genaue Messung der depressiven Symptome),
  - Reliabilität (Verläßlichkeit bei wiederholter Anwendung),
  - Sensitivität (ausreichende Empfindlichkeit für Depression),
  - Spezifität (niedriger Prozentsatz von Nicht-Depressiven, die durch den Test als depressiv beurteilt wurden).
- Diese Eigenschaften müssen für Betagte und speziell für Hochbetagte nachgewiesen sein, was meistens nicht zutrifft, da sie für den Einsatz bei jungen Erwachsenen entwickelt wurden.

Geriatric Depression Scale (GDS) (Tab. 28)

- Die GDS ist speziell für die Anwendung bei älteren Menschen entwickelt worden.
- Sie kann sowohl mündlich wie schriftlich vorgegeben werden.
- Sie ist besonders einfach durchzuführen, da die Fragen lediglich eine Ja- oder Nein-Antwort erfordern.
- Der Gesamtwert ergibt sich aus der Anzahl Antworten in depressiver Richtung.
- Aufgrund der häufig auftretenden kognitiven Defizite im Alter ist es empfehlenswert, zunächst die kognitive Situation des Patienten, z. B. mit Hilfe der MMS, abzuklären, um beurteilen zu können, ob die Anwendung einer Depressionsskala überhaupt sinnvoll ist.
- Die GDS-Skala wird oft bei der Erstbeurteilung von Patienten verwendet.
- Die gekürzte Version des GDS hat 15 Items.
  Die gekürzte Form korreliert hoch mit der Langform.

Emotionelles Assessment: Depressionsskala

Tabelle 28   Geriatric Depression Scale (GDS) (nach Sheikh und Yesavage, 1986)

	Ja	Nein
1. Sind Sie grundsätzlich mit Ihrem Leben zufrieden?	○	❏
2. Haben Sie viele von Ihren Tätigkeiten und Interessen aufgegeben?	❏	○
3. Haben Sie das Gefühl, Ihr Leben sei leer?	❏	○
4. Ist Ihnen oft langweilig?	❏	○
5. Sind Sie meistens guter Laune?	○	❏
6. Befürchten Sie, daß Ihnen etwas Schlechtes zustoßen wird?	❏	○
7. Sind Sie meistens zufrieden?	○	❏
8. Fühlen Sie sich oft hilflos?	❏	○
9. Sind Sie lieber zu Hause, statt auszugehen u. etwas zu unternehmen?	❏	○
10. Glauben Sie, daß Sie mit dem Gedächtnis mehr Schwierigkeiten haben als andere Leute?	❏	○
11. Finden Sie, es sei wunderbar, jetzt zu leben?	○	❏
12. Fühlen Sie sich so, wie Sie jetzt sind, eher wertlos?	❏	○
13. Fühlen Sie sich energiegeladen?	○	❏
14. Finden Sie, Ihre Lage sei hoffnungslos?	❏	○
15. Glauben Sie, die meisten anderen Leute haben es besser als Sie?	❏	○
Total GDS		

Gezählt wird die Anzahl Kreuze in ❏. Das Maximum beträgt somit 15 Punkte.

Interpretation

- 0 – 5 Punkte normal
- 6 – 10 Punkte leichte bis mäßige Depression
- 10 – 15 Punkte schwere Depression

Weiteres Vorgehen:

- Wird bei einem Patienten eine Depression festgestellt, soll er einer weiterführenden Diagnostik und Therapie zugeführt werden, die im Kapitel Depression (S. 178) dargestellt sind.

Assessment des Sturzrisikos: Tinetti-Score

Indikation

- **Vorbemerkung:** Dieser einfache und rasch durchführbare Test ergibt für die Klinik wertvolle Hinweise, welche nicht aus den üblichen Angaben aus Anamnese und Status hervorgehen.
- **Sturzprophylaxe:** Abklärung einer Gang- oder Gleichgewichtsstörung im Rahmen einer Allgemeinuntersuchung mit dem Ziel, bei pathologischem Ergebnis prophylaktische Maßnahmen zur Reduktion des Sturzrisikos einzuleiten.
- **Quantifizierung:** Erlaubt, den Gang und das Gleichgewicht zu quantifizieren, was im üblichen Status nicht vorgesehen ist.
- **Verlauf:** Da der Test reproduzierbare quantitative Werte ergibt, kann der Verlauf z. B. unter Rehabilitation besser beurteilt werden.
- **Sturzabklärung:** Falls nach einem Sturz keine Verletzung aufgetreten ist, kann das Testergebnis zeigen, ob ein erhöhtes Sturzrisiko aufgrund einer zugrundeliegenden Gang- oder Gleichgewichtsstörung vorliegt.
- **Rehabilitationspotential:** Falls es nach einem Sturz zu einer Verletzung kommt (z. B. Fraktur), kann das Rehabilitationspotential besser beurteilt werden, wenn eine quantitative Messung der Gang- und Gleichgewichtsfunktion vor dem Sturz vorliegt.
- **Hilfsmittelabklärung:** Da der Test mit den benützten Gehhilfsmitteln durchgeführt wird, kann beurteilt werden, ob Gehhilfsmittel angepaßt oder neu angeschafft werden müssen.

Durchführung

- Sorgfältige Durchführung, bei Sturzgefahr, Begleitung des Patienten zur Vermeidung von Sturz während des Tests. Testdauer ca. 2–5 Minuten.
- Der Test wird in der folgenden Reihenfolge durchgeführt:
  1. Patient sitzt auf einen Stuhl, wenn möglich ohne Seitenlehne (Nr. 1).
  2. Patient wird gebeten, aufzustehen ohne die Arme zu gebrauchen (Nr. 2–4).
  3. Provokationstests des Gleichgewichts im Stand (Nr. 5–7).
  4. Patient soll sich um 360 Grad drehen (Nr. 8–9).
  5. Patient soll mindestens drei Meter geradeaus gehen, sich drehen und in schnellem Schritt wieder zum Stuhl zurückkehren (Nr. 10–19). Wenn der Patient in der Wohnung ein Hilfsmittel benützt, soll er dies einsetzen.
  6. Patient soll sich wieder langsam auf den Stuhl setzen (Nr. 20).

Tinetti-Test (Tab. 29):

Tabelle 29 Tinetti-Test

1. Sitzbalance auf Stuhl
   - 0 lehnt zur Seite, rutscht im Stuhl
   - 1 sicher, stabil
2. Aufstehen
   - 0 ohne Hilfe nicht möglich
   - 1 möglich, aber braucht Arme
   - 2 möglich, ohne Benützung der Arme
3. Versuche, aufzustehen
   - 0 unmöglich ohne Hilfe
   - 1 möglich, aber mehr als ein Versuch
   - 2 möglich, in einem Versuch

Assessment des Sturzrisikos: Tinetti-Score

Fortsetzung Tabelle 29

4. Unmittelbare Stehbalance (erste 5 Sekunden)
- 0 unsicher (kleine Schritte, deutliche Rumpfbewegung)
- 1 sicher, aber benötigt Hilfsmittel zum Stehen
- 2 sicher, ohne Hilfsmittel

5. Stehbalance beim Versuch, Füße nahe beieinander zu halten
- 0 unsicher
- 1 sicher, aber Füße weit voneinander (mehr als 10 cm) oder benötigt Hilfsmittel
- 2 Füße nahe beieinander, stabil

6. Stoß (Füße nahe beieinander, Untersucher stößt 3mal mit Handteller auf Sternum des Patienten)
- 0 würde ohne Hilfe umfallen
- 1 macht Ausweichschritte, würde aber nicht umfallen
- 2 sicher

7. Augen geschlossen (bei Füße so nahe beieinander wie möglich)
- 0 unsicher
- 1 sicher

8. Drehung um 360 Grad
- 0 diskontinuierliche Schritte
- 1 kontinuierliche Schritte

9.
- 0 unsicher, oder benötigt Hilfsmittel
- 1 sicher

10. Beginn des Gangs (unmittelbar nach Aufforderung zu gehen)
- 0 irgendein Zögern
- 1 kein Zögern

11. Schrittlänge und Schritthöhe: Fuß rechtes Schwungbein
- 0 kommt nicht vor linken Standfuß bei Gang
- 1 kommt vor linken Standfuß

12.
- 0 rechter Fuß hebt nicht vollständig vom Boden ab
- 1 rechter Fuß hebt vollständig vom Boden ab

13. Schrittlänge und Schritthöhe: Fuß linkes Schwungbein
- 0 kommt nicht vor rechten Standfuß bei Gang
- 1 kommt vor rechten Standfuß

14.
- 0 linker Fuß hebt nicht vollständig vom Boden ab
- 1 linker Fuß hebt vollständig vom Boden ab

15. Gangsymmetrie
- 0 rechte und linke Schrittlänge erscheinen nicht gleich (Schätzung)
- 1 rechte und linke Schrittlänge erscheinen gleich

16. Schrittkontinuität
- 0 Anhalten oder Diskontinuität bei Gang
- 1 Schritte erscheinen kontinuierlich

17. Wegabweichung (beobachtet über Distanz von ca. 3 m)
- 0 deutliche Deviation von imaginärer Linie
- 1 leichte Deviation oder benützte Hilfsmittel
- 2 gerade ohne Hilfsmittel

18. Rumpfstabilität
- 0 ausgeprägtes Schwanken oder Hilfsmittel
- 1 kein Schwanken, aber gebeugt oder balanciert mit Armen
- 2 kein Schwanken, muß sich nirgends halten

19. Schrittbreite
- 0 Gang breitbeinig
- 1 Füße berühren sich beinahe beim Gehen

20. Absitzen
- 0 unsicher (schätzt Distanz falsch ein, fällt in Stuhl)
- 1 benützt Arme oder macht grobe Bewegung
- 2 sicher mit freier Bewegung

Total (max. 28 Pkte.)

Assessment des Sturzrisikos: Tinetti-Score

Interpretation

- Berechnung des Gesamtscores (Maximum 28 Punkte).
  - Gesamtscore < 20 Punkte: Sturzrisiko deutlich erhöht
  - Gesamtscore 20–23 Punkte: Sturzrisiko leicht erhöht
  - Gesamtscore 24–27 Punkte: Sturzrisiko nicht erhöht, aber möglicher Hinweis auf anderes Problem (z. B. Beinlängendifferenz)
  - Gesamtscore 28 Punkte: Normal

Nutritives Assessment

Allgemeines

▶ Protein-Energie-Malnutrition allein kommt nicht vor.
  Malnutrition in der Geriatrie bietet immer ein facettenreiches Bild:
▶ Diagnostik = synoptische Interpretation verschiedener Ernährungsparameter wie:
  – Anamnese, Serumproteine, immunologische Hauttests, Vitaminstatus, Spurenelemente, Lymphozytenzahl, Cholesterin, Triglyceride, Carnitin, C-reaktives Protein.
  – Anthropometrie: Gewicht, Größe, Body-Mass-Index, Tricepshautfalte, Mitte-Oberarm-Circumferenz.

Ernährungsanamnese

▶ Beim geriatrischen Patienten immer zusätzlich Fremdanamnese aufnehmen
  – soziales Umfeld?
  – Gewichtsverlauf?
  – Appetit?
  – Eßgewohnheiten: Mahlzeitenaufnahme wo? (Zuhause, auswärts) Wie oft am Tag, wer bereitet das Essen zu, wird alles gegessen, wieviel bleibt auf dem Teller zurück, welche Speisen werden gemieden?
  – Schluckprobleme?
  – Symptome von Seiten des Magens (Dyspepsie): Aufstoßen, Brennen, Schmerzen?
  – Krankheiten des Magen-Darm-Traktes: Ulzera, Gastritis, Ösophagitis, Malignome?
  – Spezialdiäten: Diabetes mellitus, andere Diäten, Vegetarier, Reduktionsdiäten?
  – Alkoholismus?
  – Medikamente?

Anthropometrische Daten

▶ **Körpergewicht (KG):** Wichtigster Parameter zur Beurteilung des Ernährungszustandes: Gewichtsanamnese und aktueller Verlauf des Körpergewichts:
  – rasche Gewichtsschwankungen deuten auf Wasserretention oder Ödemausschwemmung hin,
  – reale Gewichtszunahme liegt höchstens bei 100 bis 200 g/Tag, selbst bei einer Mehraufnahme (positive Energiebilanz) von 400 bis 1000 kcal über dem totalen täglichen Energieverbrauch.
  – Gewichtsabnahme bedeutet katabole Stoffwechselsituation: ein Gewichtsverlust von 10 kg innerhalb von 6 Monaten ist pathologisch (siehe Tabelle 30).
    • Primär wird Muskulatur, später auch Fettgewebe abgebaut.
    • Zum Vergleich: bei einem Kaloriendefizit (negative Energiebilanz) von 1000 kcal pro Tag gegenüber dem totalen Energieverbrauch werden täglich ca. 250 g Muskulatur zur Energiegewinnung herangezogen, d. h. abgebaut.
    • Zum Abbau von 250 g Fettmasse ist ein Kaloriendefizit von 2250 kcal notwendig, dies wird erst nach Tagen erreicht.
▶ **Körpergröße (cm):** Wichtig zur Interpretation des Körpergewichts und zur Berechnung des Body-Mass-Index (Tabelle 30). Die Größe nimmt nach dem 50. Lebensjahr um 0,28 cm/Jahr ab.

Nutritives Assessment

Tabelle 30 Nutritives Assessment

Gewichtsabnahme		Gewichtsabnahme in % (in kg bezogen auf 70 kg KG) des Ausgangsgewichtes		
		signifikant		schwer
Innerhalb:	1 Woche	1–2 (1,4)		> 2 (1,4)
	1 Monat	5 (3,5)		> 5 (3,5)
	3 Monate	7,5 (5,2)		> 7,5 (5,2)
	unbestimmte Zeit	10–20 (7–14)		> 20 (14)
Malnutritions-Grad		Norm	Mild	Mäßig	Schwer
Lymphozytenzahl/mm³		5000–1800	1800–1500	1500–900	< 900
Trizepshautfalte (mm)					
(Männer)		12,0–9,5	9,5–7,0	7,0–3,5	< 3,5
(Frauen)		23,0–18,5	18,5–11,5	11,5–7,0	< 4,5
Mitte-Oberarm-Circumferenz (cm)					
(Männer)		> 26	26–25	24–18	< 17
(Frauen)		> 20	20–19	18–14	< 13
Body-Mass-Index (kg/m²)		Normalgewicht	Untergewicht	Extremes Untergewicht	
		20,0–25,0	17,5–20,0	< 17,5	

Nutritives Assessment

- **Body-Mass-Index (kg/m²):** Körpergewicht (kg) dividiert durch das Quadrat von Körpergröße (m²). Geeignet als Langzeitparameter (Tabelle 30).
- **Trizepsfalte (mm):** Ist ein Maß der Körperfettmasse. Geeignet als Langzeitparameter (Tabelle 30).
- **Mitte-Oberarm-Circumferenz:** ein Maß für die fettfreie Muskelproteinmasse (lean body mass), geeignet als Langzeitparameter.

Laborwerte

- **Wichtig:** zum Nachweis der sehr häufigen Malnutrition in der Geriatrie: Malnutritionsdiagnostik routinemäßig ins geriatrische Assessment einplanen und wegen Multimorbidität mehrere Ernährungsmarker gleichzeitig bestimmen.
- **Serumproteine**
  - *Allgemeines:* Serumproteine erfassen die viszerale Proteinmasse. Wegen unterschiedlichen Halbwertszeiten, Produktionsorten und Funktionen ist bei Multimorbidität simultane Bestimmung von mehreren Proteinen notwendig.
  - *Albumin:* Bei richtiger Interpretation wichtigster Serum-Ernährungsparameter. Weist immer auf zusätzliche Erkrankung hin:
    - Leberkrankheiten
    - Sepsis
    - chronische Infektionen
    - Tumorleiden
    - Streß
    - Herzinsuffizienz
    - Kreislaufschock
    - akute Verbrennung
    Diese Krankheiten drosseln via Zytokinfreisetzung die Albuminsynthese in der Leber.
    - Bei Gesunden in beabsichtigtem Hungerzustand und mit Proteinkarenz bleiben Albuminwerte lange normal.
    - Bei Krankheit und Malnutrition (alimentärer Albuminmangel) sinken die Albuminwerte wegen langer Halbwertszeit von 21 Tagen erst nach 14–20 Tagen signifikant ab.
    - Bei Zinkmangel bleibt die Albuminsynthese gedrosselt.
  - *Transferrin:* Ist ein Betaglobulin und das Transportprotein für Eisen.
    - Synthese größtenteils, aber nicht ausschließlich, in der Leber
    - Halbwertszeit von 8 Tagen erlaubt frühzeitige Erfassung der Malnutrition und des Erfolgs der Ernährungstherapie.
    - Erhöhte Werte bei Eisenmangel und Hypoxie.
    - Tiefe Werte auch bei chronischer Infektion, Steroidtherapie (wirkt katabol)
  - *Präalbumin:* Halbwertszeit 2 Tage
    - Erlaubt Erfassung schneller Schwankungen des Proteinmetabolismus
    - Bereits nach 3 tägigem Fasten signifikanter Präalbuminabfall.
    - Zuverlässiger Verlaufsparameter
    - Weniger geeignet als initialer Parameter wegen Fehlen von gesicherten Normwerten.
    - Tiefe Werte bei Hyperthyreose, erhöhte Werte bei Niereninsuffizienz.
  - *Cholinesterase:* Parameter der Proteinsyntheseleistung der Leber
    - Halbwertszeit von 1–2 Tagen erfaßt sehr kurzfristig Veränderungen des Proteinumsatzes

Nutritives Assessment

- Wegen großer Streubreite der Normwerte (2500–6000 E/L) als initialer Parameter nicht geeignet
- Guter Verlaufsparameter: steigt bereits zwei Tage nach erfolgreicher Ernährungstherapie als Hinweis einer anabolen Stoffwechselsituation an.

Tabelle 31 Quantifizierung der Malnutrition aufgrund von Serumproteinen

	Norm	Mild	Mäßig	Schwer	HWZ*	Serumpool
Albumin g/L	45–35	35–32	32–28	< 28	21 D	5 g/kg KG
Transferrin g/L	3,0–2,5	2,5–1,8	1,8–1,5	< 1,5	8 d	5 g
Präalbumin mg/L	300–150	150–120	120–100	< 100	2 d	< 1 g
Cholesterinase E/L	6000–2600	2600–2000	2000–1500	< 1500	2 d	–

> **Vitamine:**
> – *Allgemeine Vitaminmangelzustände* sind bei geriatrischen Patienten häufig.
>   - In Anamnese und klinischem Bild soll speziell nach diskreten Hinweisen auf Vitaminmangel gesucht werden, da die Symptomatik unspezifisch und minimal ist.
>   - Nur bei den seltenen schweren Mangelzuständen ist die Klinik deutlicher.
>   - Bei Verdacht in Klinik und Anamnese erfolgt labormäßig Vitaminbestimmung.
>   - Die häufigsten Mangelzustände finden sich bei den Vitaminen B_{12}, Folsäure, B_1, B_2, B_6, D, C und Niacin.
> – *Vitamin B_{12}:* Mangel mit zunehmendem Alter häufiger.
>   - Hauptursache: Intrinsic-Factor-Mangel und Achlorhydrie (in 40%), selten rein alimentär.
>   - Wegen langer Halbwertszeit und beachtlichen Speicherreserven in der Leber tritt ein Mangel nach unzureichender Aufnahme erst in 6–12 Jahren auf.
>   - Der Schilling-Test ist oft pathologisch (wegen Achlorhydrie kann B_{12} sich nicht hydrolytisch vom Nahrungseiweiß abspalten und an Intrinsic Factor binden).
>   - Klinische Symptome wie Anämie und periphere Neuropathie sind selten.
>   - Ein MCV (mittleres Erythrocytenvolumen) von > 90 fL ist häufigstes Symptom.
>   - Wichtig ist die Anamnese: wenig Fleisch; Zustand nach Magenoperation.
>   - Zur Sicherung des Mangels an Bestimmung von B_{12} im Serum oder von Methylmaleonsäure und Homocystein.
> – *Andere Vitaminmangelzustände:*
>   - Folsäuremangel ist hauptsächlich alimentär bedingt (Anamnese: Alkoholismus, kein Gemüse).

- Vitamin-D-Mangel (Osteomalazie; Anamnese: wenig Aufenthalt im Freien).
- Vitamin-B-Komplex: Mangel bei Alkoholismus. Bei entsprechender Anamnese und klinischen Hinweisen (auch diskreten), Vitaminbestimmung notwendig.

▶ Elektrolyte und Spurenelemente
- *Allgemeines:* Elektrolyte (Mineralstoffe im Grammbereich) und Spurenelemente (Mineralstoffe im Milligramm- bis Mikrogrammbereich) sind für den Menschen
  - essentiell
  - kaloriengekoppelt.
  - Bei normaler Ernährung ist die Zufuhr gewährleistet, außer Eisen, Jod und Fluor.
  - Sinkt die tägliche Kalorienaufnahme unter 1000 kcal, tritt ein Mangel auf.
  - Bei Verdacht auf einen Mangel, muß der Nachweis im Serum erfolgen, da klinische Symptome für eine eindeutige Diagnose zu gering und unspezifisch sind.
- Wegen ihrer Bedeutung werden im folgenden die Spurenelemente Eisen und Zink näher diskutiert.
- *Eisen:* Häufigster Mangel in der Geriatrie.
  - Ursache: Multimorbidität (chronische Infektion: chronischer Blutverlust bei Magen-Darm-Krankheiten und Antirheumatikatherapie; Tumorleiden) und alimentär (fleischlose Ernährung).
  - Klinische Symptome: Müdigkeit, Apathie, mikrozytäre Anämie, anguläre Stomatitis, Glossitis mit Zungenbrennen, blasses Integument.
- *Zink:* Mangel sehr häufig
  - Zink, ein essentielles Spurenelement, ist unerläßlich zur RNA- und DNA-Synthese und für die Funktion von weiteren 200 Zink-Metalloenzymen. Bei ungenügendem Zink leidet die gesamte Proteinsynthese.
  - Alle Studien an älteren Menschen zeigen hohe Inzidenz an ungenügender alimentärer Zinkaufnahme und an tiefen Plasma-Zink-Werten.
  - Klinische Symptome sind nur bei sehr tiefen Sternumspiegeln < 6 Mikromol/L (Normbereich 11–22 Mikromol) deutlich erkennbar: z.B. Hautveränderungen im Sinne der Acrodermitis enteropathica.
  - Bei mäßigem Mangel bereits Geruchs- und Geschmacksstörungen mit Appetitmangel, Lethargie, Alopezie, Immunschwäche (z.B. wegen gesteigerter Adhesinsynthese) und Verschlechterung der Wundheilung.
  - Da die Symptome unspezifisch sind, drängt sich die Bestimmung im Serum auf: die Serumwerte müssen in Zusammenhang mit Klinik und anderen Zeichen der Malnutrition interpretiert werden. Tiefe Serumwerte auch durch Umverteilung im Körper bei Streß und anderen Zuständen möglich.
  - Ursache des Zinkmangels: Überwiegend alimentär. Nur Fleisch, Muscheln und Cerealien enthalten hohe Zinkkonzentrationen. Cerealien vermindern aber die intestinale Absorption von Zink.
  - Die Zinkaufnahme ist bei normaler gemischter Kost und bei Gesunden kalorienabhängig: eine genügende Zufuhr ist nur bei einer Kalorienmenge von 1500–2000 kcal pro Tag gewährleistet.
  - Bei hypokalorischer Ernährung (Abmagerungsdiäten, parenterale Ernährung) muß primär Zink substituiert werden.
  - Ursache des Zinkmangels bei älteren Menschen: am häufigsten Malnutrition, hypokalorische Ernährung, Gewebedefekt bei Dekubitalulzera und

Nutritives Assessment

Verbrennungsulzera. Leberkrankheiten, Alkoholabusus, renaler Zinkverlust bei Diabetes mellitus, selten Malabsorption, parenterale Ernährung und Hypothyreose.

➤ **Andere Ernährungsparameter**
  – *Cholesterin, Triglyceride, Ferritin, Carnitin und absolute Lymphozytenzahl* weisen bei längerer Unterernährung tiefe Werte auf.
    • Diese Parameter sind dann hilfreich, wenn bei der Interpretation anderer Ernährungsmarker wie Zink, Albumin und Transferrin Zweifel bestehen, ob tiefe Werte durch Unterernährung oder Krankheit bedingt sind.
    • Weitere Hinweise liefern immunologische Hauttests.
    • Bei schwerer Malnutrition und besonders bei schwerem Zinkmangel kann die Synthese von C-reaktivem Protein in der Leber vermindert sein, so daß bei Infektionen der erwartete CRP-Anstieg ausbleibt.

Vorgehen bei der Malnutritionsdiagnostik:

➤ Stufenweises Vorgehen zur Malnutritionsdiagnostik in die initiale medizinische Untersuchung routinemäßig einplanen.
➤ Bei schwerer Malnutrition (deutlich sichtbare Kachexie; Anamnese) mehrere Stufen simultan (z. B. Stufen 1, 2, 3 und 5) durchführen.
Folgendes stufenweises Vorgehen hat sich bewährt.
  – Stufe 1: Anamnese, spezielle Ernährungsanamnese; körperliche Untersuchung; Körpergewicht, Körpergröße, Body-Mass-Index; Vergleich mit Normwerten.
  – Stufe 2: Albumin, Transferrin, C-reaktives Protein, Na, K, Ca, Eisen, Zink.
  – Stufe 3: B_{12}, Folsäure, Vitamin D, Lymphozytenzahl, immunologische Hauttests
  – Stufe 4: Triglyceride, Cholesterin gesamt, Carnitin, Ferritin.
  – Stufe 5: B_1, B_2, B_6, C, Niacin, A, E, K
  – Stufe 6: Magnesium, Phosphor, Selen, Kupfer.

Abklärung der Hör- und Sehfähigkeit

Indikation

- Einbußen in den Sinnesleistungen des Hörens und Sehens sind häufige Ursachen geriatrischer Funktionsstörungen, sozialer Desintegration und Isolation von Betagten.
- Gutes Sehen und Hören sind wesentliche Faktoren für eine gute Lebensqualität und – gerade in betagten Jahren – Voraussetzung für ein unabhängiges und selbstgestaltetes Leben.
- Die sichere Beurteilung der Hör- und Sehfähigkeit
  - ist Bestandteil jedes geriatrischen Status
  - soll in regelmäßigen Zeitabständen wiederholt werden
  - ist Ausgangspunkt weiterer fachärztlicher Abklärung und Behandlung.

Gründe für die Abklärung der Hör- und Sehfähigkeit

- Verminderte Hör-/Sehfähigkeit führt zur Verminderung des Wohlbefindens, zur Verschlechterung der physischen, der kognitiven Fähigkeiten, der emotionalen Stabilität und des Verhaltens. Vor allem die Kommunikationsfähigkeit wird beeinträchtigt. Dies führt nicht selten – und häufig als Erstsymptom – zu emotionaler und sozialer Isolation bis hin zu krankhaftem Mißtrauen mit Wahnvorstellungen.
- Die Beeinträchtigung der Hör-/Sehfähigkeit wird vom Betroffenen wie auch von seinen Angehörigen oder Betreuern oft nicht bemerkt oder als Teil des normalen Alterungsprozesses akzeptiert.
- Eine Behandlung der Schwerhörigkeit/Sehbehinderung kann das Abbrechen der Kommunikationsfähigkeit/-freudigkeit mit allen negativen Folgen verhindern. Deswegen ist es wichtig, Hör-/Sehfähigkeitsverluste frühzeitig zu erkennen und abzuklären.
- Mit zunehmendem Alter nehmen Seh- und Hörfähigkeit sehr individuell ab. Diese Einbußen in der Sensorik werden oft nur indirekt über Klagen bezüglich Unfähigkeiten zur Bewältigung von Alltagshandlungen geäußert. Der geriatrisch tätige Arzt muß die Beziehung zwischen beeinträchtigender Kompetenz in den Alltagshandlungen und verminderter Seh- und Hörfähigkeit kennen und erkennen.

Assessment der Hörfähigkeit

Befragung

- **Testfrage:** „Haben Sie das Gefühl, daß Sie in letzter Zeit (3 Monate) schlechter hören als früher?"
- Testqualifikation: Die Frage ist, wird sie nur dem Betroffenen gestellt, wenig sensitiv. Je langsamer die Progredienz eines Hörverlustes, desto schlechter wird er vom Betroffenen bemerkt. Partner/Angehörige bemerken Hörverluste früher: Sie müssen lauter reden, Sachverhalte mehrmals erklären oder bei Gesprächen in lauter Umgebung vermitteln. Deshalb Frage stets auch an Angehörige/Helfer stellen.

Strukturierte Selbstbeurteilung:

- Hör-Handicap-Fragebogen für ältere Menschen – Screening – Version nach Ventry und Weinstein 1983

Tabelle 32 Hör-Handicap-Fragebogen

Antwort	Ja	manchmal	Nein
1. Verunsichert Sie Ihr Hörproblem, wenn Sie mit anderen Leuten zusammentreffen?	❏	❏	❏
2. Fühlen Sie sich wegen Ihres Hörproblems manchmal frustriert, wenn Sie mit Familienangehörigen sprechen?	❏	❏	❏
3. Haben Sie Schwierigkeiten, jemanden zu verstehen, der nur flüstert?	❏	❏	❏
4. Fühlen Sie sich durch Hörprobleme behindert?	❏	❏	❏
5. Macht Ihnen Ihr Hörproblem beim Besuch von Freunden, Verwandten oder Nachbarn Schwierigkeiten?	❏	❏	❏
6. Gehen Sie wegen Ihres Hörproblems seltener zur Kirche, als Sie es möchten?	❏	❏	❏
7. Führt Ihr Hörproblem zu Auseinandersetzungen mit Familienmitgliedern?	❏	❏	❏
8. Macht Ihnen Ihr Hörproblem beim Fernsehen oder Radiohören Schwierigkeiten?	❏	❏	❏
9. Haben Sie das Gefühl, daß Ihre Hörschwierigkeit Ihr persönliches oder soziales Leben einschränkt oder beeinträchtigt?	❏	❏	❏
10. Macht Ihnen Ihr Hörproblem bei einem Restaurantbesuch mit Angehörigen oder Freunden Schwierigkeiten?	❏	❏	❏
	...× 4	...× 2	...× 0

.... (Total) (0–40)

Assessment der Hörfähigkeit

- **Bewertung:** JA-Antwort: 4 Punkte; NEIN-Antwort: 0 Punkte, MANCHMAL-Antwort: 2 Punkte
- **Beurteilung:** 0–8 Punkte: Kein selbsterkanntes Handicap; 10–22 Punkte: Leichtes bis mäßiges Handicap; 24–40 Punkte: Deuten auf ein ernsthaftes Hörfähigkeits-Handicap.
- **Testqualifikation:** Gute Sensitivität und Spezifität. Testdauer ca. 3–5 Minuten.

Untersuchung der Flüstersprache (Whisper-Test)

- **Vorgehen:**
  Flüstern (nach Ausatmen) folgender Zahlen aus 50 cm Entfernung in bezeichnetes Ohr (während das andere zugehalten wird!): 6/1/9 linkes Ohr; 2/7/3 rechtes Ohr.
- **Beurteilung:** Weitere Abklärungen sind indiziert, wenn mehr als eine Zahl falsch genannt wird.
- **Testqualifikation:** Für Allgemeinbevölkerung gute Sensitivität und Spezifität. Bei geriatrischer Bevölkerung nicht sicher validiert.

Reintonaudiogramm

- **Vorgehen:**
  Mittels Audiometer oder Audioskop (Portabler Screening-Audiometer in der Größe eines Otoskopes).
- **Beurteilungs-Kriterien** für Schwerhörigkeit: Nichthören des 40-dB-Tones von 1000 oder 2000 Hz mit beiden Ohren oder Nichthören eines 40-dB-Tones von 1000 und 2000 Hz mit einem Ohr.
- **Testqualifikation:** Gold Standard der Hörfähigkeitsabklärung. Die Untersuchung ist einfach, mit Audioskop wenig zeitaufwendig (2–3 Minuten) und bei den Patienten beliebt.

Akzeptanz der Hörhilfe

- Schlecht voraussagbar. Bisher kein Vortest verfügbar.
- Motivation, guter Mentalstatus, gutes Instrumentierungsvermögen und Feinmotorik sind günstige Voraussetzungen für Hörmittelakzeptanz.
- Zwei Hauptgründe führen oft zur Ablehnung einer Hörhilfe: Finanzen und Stigmatisierung.
- Eine Beratung durch Selbsthilfegruppen (Schwerhörigen- oder Hörbehindertenvereinigungen) kann hilfreich sein.
- Zum Stigmaabbau zu leistende Aufklärungsarbeit: Die Hörhilfe signalisiert, daß der Träger Willen zur Kommunikation und Interesse an der Umgebung hat!

Assessment der Sehfähigkeit

Grundlagen

- Die Folgen verminderter Sehfähigkeit betreffen alle Bereiche der menschlichen Existenz: Jeder geriatrisch Tätige sollte einmal verminderte Sehfähigkeit erleben (Simulation oder in Kursen von Sehbehinderten/Blindenorganisationen; Instant Aging).
- Gute Sehfähigkeit ist das Resultat des Zusammenspiels verschiedener Funktionen des optischen Systems:
  - Der Sehschärfe und der Adaptationsfähigkeit
  - Des Gesichtsfeldes
  - Der Kontrastdiskriminierung
  - Der Hell-/Dunkeladaptationsfähigkeit (Blendungsempfindlichkeit)
  - Des Raumsehens (Stereopsis)
  - Des Bewegungssehens
  - Des Farbsehens
  - Der zentralen Integration dieser Sehfunktionen.
- Die umfassende Untersuchung der genannten Funktionen ist Sache der Fachärzte der Ophthalmologie.
- In der Geriatrie kann kompetent nur ein Screening-Programm mit Prüfung von Gesichtsfeldern und Sehschärfe und eine gezielte Alltagsbeobachtung durchgeführt werden.

Sehschärfenprüfung

- **Methoden:** Snellen-(Fernvisus) oder Jäger-Tafel (Nahvisus)
- **Beurteilung:** Cut off-Wert: Leseunfähigkeit für Zeichen größer als 20/40 auf der Jäger-Tafel.
- **Testqualifikation:** Sehprobe mit Jägertafel ist Gold Standard für geriatrische Sehschärfenprüfung.

Gesichtsfeldprüfung

- Hinweise auf Gesichtsfeldeinschränkung: Hemianoptische Patienten laufen häufiger gegen Gegenstände (Türpfosten, Stühle usw.), streifen mit der einen Seite des Wagens Hindernisse oder geben einem auf der Visite die Hand nicht, wenn man sie ihnen von der Seite des Gesichtsfeldausfalls reicht.
- **Orientierende Untersuchung:**
  - Der Patient fixiert den vor ihm stehenden Arzt, der beide Hände seitlich so ausgestreckt hält, daß sie sich in einer Ebene in der Mitte zwischen ihm und dem Patienten befinden.
  - Der Patient soll angeben, auf welcher Seite sich die Finger des Untersuchers bewegen. Der Bewegungsreiz wird abwechselnd rechts oder links gesetzt, im oberen oder unteren Quadranten.
  - Das Gesichtsfeld des Arztes ist die Kontrolle. Durch langsame Annäherung an die Mittellinie kann man auch das Ausmaß eines massiven Gesichtsfeldausfalls bestimmen.
- **Indirekte orientierende Untersuchung**
  Hemianoptische Patienten benutzen beim Schreiben oder Zeichnen oft nur diejenige Hälfte eines Papierbogens, die auf der Seite des gesunden Gesichtsfeldes liegt.

Assessment der Sehfähigkeit

Funktionsstörungen als Hinweis auf Sehfunktionsstörungen

- Mobilitätsstörung: Sehschärfe, Gesichtsfeld, Kontrastdiskriminierung, Raumsehen.
- Danebengreifen: Sehschärfe, Gesichtsfeld, Raumsehen, Bewegungssehen.
- Probleme mit dem Erkennen von Gesichtern/Objekten: Sehschärfe, Kontrastsehen, Farbsehen, zentrales Sehen.
- Unsicherheit im Dunkeln besonders beim Nachtautofahren: Sehschärfe, Kontrastsehen, Hell-/Dunkeladaptation.
- Probleme mit Treppen: Sehschärfe, Kontrastsehen, Raumsehen, Farbsehen.
- Achtung: Bei der Medikamentenanamnese ist immer auch nach Augentropfen zu fragen!

Erfassen des Willens

Juristische Grundlagen

- Ärztliche und pflegerische Betreuung ist ein sogenanntes Auftragsverhältnis, d.h. der Patient ist der Auftraggeber, Ärzte und Pflegepersonen sind Auftragsausführende.
- Der Wille, nicht das Wohl des Patienten ist maßgebend, auch wenn objektiv feststeht, was für die Gesundheit oder gar die Lebenserhaltung notwendig wäre.
- Kann der Wille des Patienten nicht erfragt werden (z.B. bei Stupor) oder ist er nicht mehr urteilsfähig (z.B. wegen Delir oder Demenz) ist der mutmaßliche Wille des Patienten maßgebend, nicht der Wille der Angehörigen.
- Ärztliche Eingriffe, ärztliche Behandlungen ebenso wie pflegerische Handlungen gegen den ausdrücklichen Willen von urteilsfähigen Patienten oder gegen den dokumentierten mutmaßlichen Willen des Patienten, erfüllen den Tatbestand der Körperverletzung und sind strafbar.

Geriatrische Grundlagen

- Viele behandlungsbedürftige Krankheiten Betagter beeinträchtigen die Urteilsfähigkeit massiv, d.h. in der Geriatrie ist oft der mutmaßliche Wille des Patienten entscheidend.
- Auch in der geriatrischen Langzeitbetreuung ist der mutmaßliche Wille maßgebend: niemand darf aus „medizinischen Gründen" in seinen bestehenden Lebensgewohnheiten (Essen, Trinken, Rauchen) eingeschränkt werden, außer zum Schutze Dritter.

Mutmaßlicher Wille

- Definition:
  Mutmaßlicher Wille = wie der Patient in der derzeitigen Situation vermutlich entscheiden würde, wenn er noch ein kompetentes Urteil fällen könnte.
- Die Einflußfaktoren:
  Fünf Faktoren beeinflussen den Willen gegenüber medizinischen Interventionen, insbesondere gegenüber lebensverlängernden Maßnahmen:
  1. Lebensphilosophie
  2. Lebensgeschichte
  3. Prognose der vorhandenen Grundkrankheiten
  4. Konsequenzen der akuten Situation
  5. Folgen der vorgesehenen Intervention und mögliche Alternativen
- Der Arzt muß alle fünf Faktoren kennen, um den mutmaßlichen Willen eines Patienten erahnen zu können.

Maßgebliche Lebensphilosophien

- Die folgenden Haltungen können den Willen von Patienten, lebensverlängernden Maßnahmen zuzustimmen oder aber sie abzulehnen, beeinflussen:
  - *Vitalismus*: Wegen des uneingeschränkten und einmaligen Wertes des Lebens an sich ist – ohne Rücksicht auf Schmerz oder Wohlbefinden – jede lebenserhaltende Maßnahme sinnvoll und unbedingt durchzuführen (Haltung fundamentalistischer Religiöser verschiedener Religionen und Konfessionen).

Erfassen des Willens

- *Hedonismus:* Das Lustprinzip sieht den Sinn des Lebens in der langfristigen Maximierung des Wohlbefindens und in der Vermeidung von Schmerz. Nur Maßnahmen, die das Wohlbefinden erhöhen, respektive langfristig garantieren, finden Zustimmung (epikuräische Haltung).
- *Beziehungsdominanz:* Lebenssinn entsteht nur in emotionalen Beziehungen zwischen den Menschen, durch Gefühle, schenkende und empfangende Liebe. Lebensverlängerung ist nur so lange sinnvoll, als die Fähigkeit, Beziehungen und Gefühle wahrzunehmen und auszudrücken, erhalten bleibt.
- *Autonomiedominanz:* Leben ist nur sinnvoll, solange die Selbstbestimmbarkeit des Individuums nicht dauernd beeinträchtigt ist, die Autonomie gewährt ist (Haltung des Liberalismus).
- *Utilitarismus:* Leben ist nur sinnvoll, wenn es dem Kollektiv nützt. Individuen sind ersetzbar, entscheidend ist das Gemeinwohl (sozialistische Haltung).
▶ Achtung:
Beim Erfassen des mutmaßlichen Willens des Patienten darf nicht die lebensphilosophische Haltung des Arztes, sondern muß dienige des Patienten ausschlaggebend sein. Der Arzt muß deshalb beide kennen.

Methodik zur Willenserfassung

▶ Zur Aufnahme eines geriatrischen Patienten gehört immer auch das Erfragen der Lebensphilosophie, z. B. mit der Frage „was denken Sie über lebensverlängernde Maßnahmen jetzt und für den Fall, daß Sie unheilbar erkrankt sind?"
▶ Die Antworten, ebenso wie spontan geäußerte Sterbewünsche, müssen in der Krankengeschichte festgehalten werden. Dazu gehört zwingend eine Beschreibung des Gemütszustands und der Urteilsfähigkeit zum Zeitpunkt der Äußerung.
▶ Wenn der Zustand des Patienten die direkte Befragung nicht (mehr) ermöglicht, kann oft aufgrund der Lebensgeschichte und früher geäußerter Meinung auf die Lebensphilosophie zurückgeschlossen werden.
▶ Patiententestamente sind wertvolle Hinweise sowohl auf die allgemeine Lebensphilosophie als auch auf den mutmaßlichen Willen.
  - Dabei ist zu berücksichtigen, daß sich der Wille des Patienten hätte ändern können (dazu sind konkrete Belege notwendig).
  - Patiententestamente regeln meist nicht exakt die aktuelle Entscheidungssituation, so daß immer eine ärztliche Entscheidung notwendig ist, um festzustellen, ob eine im Testament umschriebene Situation tatsächlich vorliegt.

Die Rolle der Angehörigen

▶ Die Befragung der Angehörigen dient in erster Linie dem Erfassen der Komponenten des mutmaßlichen Willens.
▶ In der Schweiz ist die Angehörigenbefragung dazu in den Richtlinien der Medizinischen Akademie obligatorisch vorgeschrieben, in Deutschland wird sie empfohlen.
▶ Der Wille von Angehörigen ist nur dann entscheidend, wenn sie formell gesetzliche Vertreter des Patienten im Sinne einer Pflegschaft (Deutschland) sind respektive Beistandschaft oder Vormundschaft (Schweiz) oder von diesem ausdrücklich (schriftlich) dazu ermächtigt sind.
▶ Achtung: Besteht ein deutlicher Unterschied zwischen dem Willen, den die Angehörigen und dem, den der Arzt als den mutmaßlichen Willen des Patienten

Erfassen des Willens

angeben, muß der Arzt noch einmal kritisch diesen Widerspruch hinterfragen. Ein Beharren auf dem ärztlich erhobenen, mutmaßlichen Patientenwillen ist gerechtfertigt, wenn:
- der Angehörigenwillen deutlich eigene Interessen gegenüber dem anderslautenden Willen des Patienten verfolgt oder
- der Patient, als er noch urteilsfähig war, konkret die aktuelle Situation besprochen hat und dies auch in der Krankengeschichte so dokumentiert ist.

Konsequenzen bei Urteilsunfähigkeit

▶ Kann ein Betagter wegen krankheitsbedingter Urteilsunfähigkeit die Konsequenzen seines geäußerten Willens nicht klar beurteilen, müssen der Arzt und die zuständige Pflegeperson, notfalls nach entsprechender juristischer Absicherung (mindestens Rücksprache mit Angehörigen und ausführliche Dokumentation in der Krankengeschichte), auch gegen den eindeutig geäußerten Willen entscheiden:
- wenn der geäußerte Wille zu eindeutigem Leiden des Betreffenden führen würde (z. B. Aufstehen trotz Gehunfähigkeit mit wahrscheinlicher Sturzgefahr);
- wenn der geäußerte Wille zu einer menschenunwürdigen Situation führen würde, die der Patient mutmaßlich ohne die gegenwärtige Urteilsunfähigkeit vermeiden würde (z. B. Umherirren bei örtlicher Desorientierung, Nacktgehen, Verweigerung von Körperpflege);
- wenn der geäußerte Wille eindeutig dem früher, zur Zeit vor der eingetretenen Urteilsunfähigkeit geäußerten Willen widerspricht und sich keine Hinweise finden, die eine Änderung des mutmaßlichen Willens belegen;
- wenn der geäußerte Wille zu einer unzumutbaren Belästigung oder Gefahr für Mitmenschen führen würde (z. B. Rauchen im Bett, Alkoholexzesse mit Ruhestörung, Autofahren bei Demenz).

▶ Achtung:
- Die Betreuung von urteilsunfähigen Betagten ist keine Legitimation für ein generell bevormundendes Verhalten ihnen gegenüber.
- Es ist vielmehr ethische Pflicht, die Lebensgeschichte und -philosophie gerade von urteilsunfähigen Patienten sorgfältig zu erfassen und die Betreuung entsprechend den dabei gewonnenen Erkenntnissen – und nicht der eigenen Auffassung entsprechend – zu gestalten (s. S. 140).
- Auch dies muß mit liebevoller Großzügigkeit geschehen, die Veränderungen akzeptieren kann, mit dem Ziel, die Würde auch des urteilsunfähigen Menschen in möglichst allen Situationen zu wahren.

Assessment der Fahrtauglichkeit

Verkehrsmedizinische Grundlagen

- **Unterschiede zwischen haus- und verkehrsmedizinischer Tätigkeit**:
  - *Hausarzt:* vertritt die Interessen seines Patienten. Berät seinen Patienten auch bezüglich seiner weiteren Fahrtauglichkeit.
  - *Vertrauensarzt:* von Straßenverkehrsbehörde ernannt. Vertritt die Interessen der öffentlichen Sicherheit, nötigenfalls gegen die individuellen Interessen. Beurteilt die Fahrtauglichkeit als neutraler Gutachter. Beantragt nötigenfalls bedingte Fahrtauglichkeit mit Auflagen oder stellt Antrag an die Behörde auf Ablehnung der Fahrtauglichkeit.
  - *Problematik:* der Hausarzt als Gutachter bei seinem Patienten löst eine menschlich kaum zumutbare Zwitterfunktion aus.
  - Im folgenden wird unterschieden zwischen „Empfehlung" (Situation des behandelnden Arztes) und „Auflage" (vertrauensärztliche Situation). Vereinfachende Bezeichnung jedes behandelnden Arztes als „Hausarzt".
- **Gesetzliche Grundlagen:**
  - *Schweiz:* Verordnung über die Zulassung von Personen und Fahrzeugen zum Straßenverkehr (VZV): Einer vertrauensärztlichen Kontrolluntersuchung unterliegen die Ausweisinhaber von mehr als 70 Jahren alle zwei Jahre.
    - Die kantonale Behörde kann diese Kontrolluntersuchungen den behandelnden Ärzten übertragen und auf Antrag des Arztes oder der mit Spezialuntersuchungen betrauten Stelle die Fristen zwischen den einzelnen Untersuchungen verkürzen.
    - In den meisten Kantonen erfolgen diese Untersuchungen bei Hausärzten, im Kanton Graubünden bei den Bezirksärzten.
    - Gemäß Bundesgesetz über den Straßenverkehr (SVG) kann in der Schweiz jeder Arzt Personen, die wegen körperlicher und geistiger Krankheiten oder wegen einer Sucht zur sicheren Führung eines Motorfahrzeugs nicht fähig sind, der Aufsichtsbehörde für Ärzte und der für Entzug des Führerausweises zuständigen Behörde melden.
  - *Deutschland:* Aufgrund der Straßenverkehrszulassungsverordnung (StVZO) erfolgt keine routinemäßige vertrauensärztliche Kontrolle Betagter ab einem bestimmten Lebensalter, sondern eine anlaßbezogene verkehrsmedizinische Eignungsuntersuchung; das heißt nach einem Verkehrsverstoß oder einem Verkehrsunfall.
    - Es gibt kein gesetzlich verbrieftes ärztliches Melderecht; die Haltung bezüglich ärztlicher Meldung führeruntauglicher Motorfahrzeuglenker von seiten der Straßenverkehrsbehörden im Sinne eines „ungeschriebenen Gesetzes" ist jedoch positiv.
  - *Österreich:* Aufgrund des Kraftfahrgesetzes (KFG) sowie der Kraftfahrgesetzdurchführungsverordnung (KVK) erfolgt keine routinemäßige vertrauensärztliche Kontrolle Betagter, sondern anlaßbezogene Kontrolle nach einem Verkehrsverstoß oder einem Verkehrsunfall.
    - Es besteht ein Offenbarungsrecht des Arztes, körperlich oder geistig untaugliche Lenker der Behörde zu melden, sofern sie sich nicht an eine Warnung des behandelnden Arztes halten, kein Fahrzeug zu führen.

Assessment der Fahrtauglichkeit

Fahrtauglichkeit bei Katarakt

- **Problemstellung:** Abnahme von Tagessehschärfe und Dämmerungssehen, verbunden mit erhöhter Blendempfindlichkeit, bis hin zur Gefährdung anderer Straßenbenützer.
- **Empfehlungen:** periodische augenärztliche Kontrollen; vermeiden von Nachtfahrten.
- **Auflagen:**
  - periodische augenärztliche Kontrollen, zeitlich nach Maßgabe des behandelnden Ophthalmologen;
  - bei auch korrigiert oder nicht mehr korrigierbaren eben noch genügenden Tagesvisus-Werten Nachtfahrverbot;
  - allenfalls Verkürzung des Kontrolluntersuchungsintervalles unter zwei Jahre.
  - Bei Unterschreitung der gesetzlichen geforderten Mindestsehschärfe Antrag auf Entzug der Fahrerlaubnis.

Fahrtauglichkeit bei Altersschwerhörigkeit

- **Problemstellung:** Gut kompensierbarer Sinnesdefekt. Bei Verdacht auf zusätzliche Mängel Durchführung medizinisch-psychologischer Kontrolluntersuchungen, eventuell unter Einschluß einer praktischen Fahrprobe.
- **Empfehlungen bei Begleiterkrankungen:** entsprechend Wirkung der Begleiterkrankung(en), zusätzlich zur Schwerhörigkeit.
- **Achtung:**
  - bei auch korrigiert lediglich knapp erreichtem Sehvermögen und Altersschwerhörigkeit sollte man dem Patienten den Verzicht auf ein weiteres Fahrzeugführen nahelegen.
  - Geht er darauf nicht ein, sollte der Arzt vom Melderecht an die Straßenverkehrsbehörden Gebrauch machen.
- **Auflagen bei Begleiterkrankungen:**
  - Bei erheblicher Beeinflussung des sicheren Fahrzeugführens durch vermindertes Sehvermögen und/oder durch Krankheiten Antrag auf Entzug der Fahrerlaubnis.
  - Im Zweifelsfalle praktische Fahrprobe.

Fahrtauglichkeit bei Skelettdeformationen

- **Problemstellung:** größtenteils fahrtechnische Probleme. Von Belang, wenn durch das Fehlen speziell angeordneter und konfigurierter Rückblickspiegel eine Gefahrenquelle entsteht..
- **Empfehlungen:** Bei Zweifeln Überweisung des Patienten an einen Spezialisten für Fahrzeugadaptationen im Straßenverkehrsamt für eine Funktionsprobe.
- **Auflagen:** erfolgen sinngemäß durch den technischen Sachverständigen.

Fahrtauglichkeit bei Herz- und Kreislaufkrankheiten

- **Problemstellung:** Nur Herzkranke mit Komplikationen im Kraftverkehr sind als drittgefährdend zu beurteilen. Bei pektanginösen Anfällen:
  - In ca. 85% der Fälle zwingen Angor und Dolor den Lenker zum Anhalten des Fahrzeuges → nicht drittgefährdend.

Assessment der Fahrtauglichkeit

- In weiteren 15% der Fälle durch überfallsartige Panik zufolge rasenden Schmerzes und Atemnot sofortige Fahruntüchtigkeit → hochgradig drittgefährdend.

▶ **Empfehlungen:**
- Führen eines Motorfahrzeuges nur bei Wohlbefinden;
- regelmäßige hausärztliche Kontrolle, Behandlung und striktes Befolgen auch der medikamentösen Vorschriften.
- Angemessene Fahrkarenz nach Implantation des Schrittmachers nahelegen, und sorgfältige Instruktion des Patienten über mögliche Gefahren (u. a. elektromagnetische Felder, Meiden extremer Belastungen, d. h. auch stundenlangen Fahrzeuglenkens).

▶ **Auflagen:**
- Rhythmusstörungen → im Zweifelsfall 24-Stunden-EKG auch während der Dauer einer schwierigen Probefahrt.
- In Grenzfällen bei Pacemaker-Trägern: praktische Fahrprobe in der Realsituation zur Überprüfung der Belastbarkeit des Patienten.
- Im Zweifelsfall bei ungenügend beherrschter Angina-pectoris-Neigung → „Streß-Test" sowie Fahrprobe.

Fahrtauglichkeit bei zerebrovaskulären Krankheiten

▶ **Problemstellungen:** Körperversehrung meist durch entsprechende technische Fahrzeugadaptation kompensierbar.
- Problematisch sind
  - transient ischämische Attacken,
  - Rezidivneigung,
  - psychoorganische Veränderungen (u. a. Multiinfarktsyndrom) und
  - Sehstörungen
  - sowie insbesondere Neglect,
  - Wahrnehmungs- und Organisationsstörungen im Raum.

▶ **Empfehlungen:**
- je nach Manifestationsform regelmäßige ärztliche Kontrolle und Behandlung von Risikofaktoren bis hin zum Nahelegen auf gänzlichen Verzicht auf das Fahrzeugführen.
- Bei Bestehen einer postapoplektischen Körperversehrung bei ansonsten intakten psychophysischen Leistungen einschließlich Sehvermögen begründetes Nahelegen, sich für eine Funktionsprobe zwecks spezieller Fahrzeugadaptation bei der zuständigen Straßenverkehrsbehörde anzumelden.

▶ **Auflagen:**
- Weiterhin regelmäßige Kontrolle und Behandlung. Vertrauensärztliche Kontrolluntersuchung nach Ablauf von 6 Monaten bis einem Jahr.
- Bei Rezidiv sofortige vertrauensärztliche Kontrolluntersuchung (wird durch Melderecht des behandelnden Arztes limitiert).
- In Zweifelsfällen Antrag einer praktischen Fahrprobe in Begleitung eines Arztes/Psychologen und eines Prüfungssachverständigen.

Fahrtauglichkeit bei pulmonalen Krankheiten

▶ **Problemstellung:** Maximale Ventilation Betagter bis 50% reduziert. Daraus ergibt sich eine erhöhte Anfälligkeit für Schwächezustände bei einer akuten Störung. Kompensatorisch erhöhte Atemfrequenz, auch in Ruhe. Fortgeschrittene

Assessment der Fahrtauglichkeit

kardiopulmonale Erkrankungen sind bei Gefahr von Bewußtseinsveränderungen von großer verkehrsmedizinischer Relevanz.
- Fahruntauglich ist, wer beim Gehen auf ebener Strecke von 30 m dyspnoisch wird.
- Husten mit hämodynamischen Auswirkungen (Schwarzwerden vor den Augen) kann Unfallursache werden → Fahruntauglichkeit.
- Allergisches Asthma bronchiale bei Ausfallshäufung bedeutsam. Ermüdenden Einfluß von Antihistaminika nicht unterschätzen!

▶ **Empfehlungen:**
- Kontrollen und Behandlung nach Vorschrift des Hausarztes.
- Bei schwerer Atemnot Nahelegen vorübergehenden Verzichts auf das Fahrzeuglenken.
- In Grenzfällen Meldung mit dem Antrag einer praktischen Fahrprobe.

▶ **Auflagen:**
- Striktes Einhalten der ärztlichen Weisungen.
- Keine lange dauernden, anstrengenden Fahrten.
- Unterlassen des Fahrzeugführens bei schwerer Atemnot.
- In Grenzfällen praktische Fahrprobe.
- Bei periodischen Bewußtseinsstörungen nach Anstrengungen oder in Ruhe → Fahruntauglichkeit.

Fahrtauglichkeit bei Diabetes mellitus

▶ **Problemstellung:** Entgleisungen des Zuckerstoffwechsels führen zu Bewußtseinsstörungen. Gehäuft Angiopathien. Interaktion zwischen Sulfonylharnstoff und Alkohol i. S. einer antabusartigen Reaktion.

▶ **Empfehlungen:**
- Voraussetzung für die Fahrtauglichkeit ist die konsequente Schulung des Kranken, insbesondere bei Umstellung von Diät auf Kombination Diät und orale Antidiabetika bzw. bei sekundärer Insulinpflichtigkeit der Krankheit.
- Regelmäßige Behandlung und Kontrollen des Sehvermögens (Gesichtsfeldeinschränkungen; Visusabnahme; vorzeitiger Katarakt),
- des Blutdrucks (Kimmelstiel-Wilson-Hypertonie),
- der Tiefensensibilität (Vibrationssinn in der Regel zuerst befallen → wesentlich für dosiertes Bremsen und Gasgeben!).

▶ Voraussetzung für verkehrsmedizinische Begutachtung: Bekannter bisheriger Krankheitsverlauf (Längsschnitt!).

▶ **Auflagen:**
- Regelmäßige hausärztliche Kontrollen und Behandlung.
- Periodische Kontrollen des Sehvermögens durch einen Ophthalmologen.
- Bei zusätzlichem Alkoholabusus Fahrabstinenz aus medizinischen Gründen (in der Regel, bei guter Führung durch den behandelnden Arzt, nicht notwendig).
- Einreichen eines hausärztlichen Zeugnisses einschließlich ophthalmologischem Status nach einem Jahr, bei verkehrsrelevanter Verschlechterung des Allgemeinzustands früher.
- In Grenzfällen (z. B. bei Verdacht auf dementielle Symptomatik). Antrag einer praktischen Fahrprobe mit Arzt/Psychologe und Prüfungssachverständigem.
- Periodische Bewußtseinsstörungen durch Zuckerstoffwechsel-Entgleisungen → Fahruntauglichkeit.

Assessment der Fahrtauglichkeit

Fahrtauglichkeit bei Epilepsie

▶ **Problemstellung:** bei rezidivierender Bewußtseinsstörung Fahruntauglichkeit.
  – Für die Prognose ist wesentlich, ob eine primäre oder sekundäre Epilepsie vorliegt.
▶ **Empfehlungen:**
  – Bei manifester Epilepsie Nahelegen einer Fahrkarenz von mindestens einem Jahr.
  – Bei alkoholinduzierter Epilepsie und gesicherter Alkohol-Abstinenz kann bereits nach 6 Monaten unter weiterer strikter Überwachung der Abstinenz die Erlaubnis zum Fahrzeuglenken befürwortet werden.
▶ **Auflagen:**
  – Fahrkarenz bis zur Wiedererteilung der Fahrerlaubnis in der Regel minimal ein Jahr seit dem letzten epileptischen Anfall.
  – Alkoholinduzierte Epilepsie → 6 Monate bis 1 Jahr bei überwachter und erwiesener Alkohol-Totalabstinenz.
  – Einreichen eines epileptologischen Zeugnisses vor Zulassung, danach erneut nach 6 Monaten bis einem Jahr.
  – Verlängerung der Einjahres-Frist notwendig bei:
    • Alkohol-, Medikamenten- oder Drogenabusus
    • fehlender Compliance bzw. Glaubwürdigkeit
    • Anfällen bei einer progressiven ZNS-Läsion sowie
    • metabolischer, unzureichend kontrollierbarer Stoffwechselstörung.
  – Therapieresistente Epilepsie → Fahruntauglichkeit.

Fahrtauglichkeit bei Morbus Parkinson

▶ **Problemstellung:** Trias Rigidität, Ruhetremor und Akinesie; Parkinsondemenz (spricht nicht auf Behandlung an!).
▶ **Empfehlungen:**
  – Weiterhin Behandlung (Dosisreduktion, sofern deutliche psychotische Symptome bestehen!).
  – Leichter Händetremor – keine Maßnahmen;
  – Schwerer Tremor: Antrag zur Durchführung einer praktischen Fahrprobe.
  – Bei deutlichem Tremor aller vier Extremitäten, insbesondere bei unvollständiger Unterdrückung durch gezielte Bewegungen, Patienten zum Sistieren des Fahrzeugführens motivieren.
▶ **Auflagen:**
  – Regelmäßige Kontrolle und Behandlung.
  – In Zweifelsfällen praktische Fahrprobe, ggf. verbunden mit Funktionsprobe zwecks technischer Fahrzeugadaptation.
  – Kontrolluntersuchung oder hausärztliches Zeugnis nach Ablauf eines Jahres.

Fahrtauglichkeit bei Alkoholismus

▶ **Problemstellung:**
  – Fahren in angetrunkenem Zustand;
  – Abnahme der Alkoholtoleranz im Alter bei gleichzeitiger Verlangsamung des Alkoholabbaues;
  – Interaktion mit Medikamenten;
  – alkoholische Polyneuropathie;
  – Demenz.

Assessment der Fahrtauglichkeit

▶ **Empfehlungen:**
  – Behandlung des Alkoholproblems bei gleichzeitigem Nahelegen einer Fahrkarenz bis zum Erreichen einer Abstinenz.
  – Bei neurologischen und psychiatrischen Komplikationen ärztliche Drittmeldung zwecks Durchführung einer praktischen Fahrprobe.
  – Drittmeldung bei Uneinsichtigkeit mit Antrag auf Entzug der Fahrerlaubnis.

▶ **Auflagen:**
  – Weiterhin kontrollierte Totalabstinenz.
  – Verlaufsberichte oder Kontrolluntersuchung innerhalb von 6–12 Monaten.
  – Bei Nichteinhalten der Totalabstinenz → Fahruntauglichkeit.
  – Voraussetzung für die Zulassung nach bewiesenem chronischem Alkoholismus: mindestens ein Jahr kontrollierte Alkoholabstinenz.

Fahrtauglichkeit bei Psychosen

▶ **Problemstellung:**
  – Religiöse sowie Verfolgungs- und Größenwahnvorstellungen sind besonders drittgefährdend.
  – Beeinträchtigung der psychophysischen Leistungsfähigkeit durch Neuroleptika und Lithiumpräparate besteht solange, bis sich der Patient an die therapeutische Dosis gewöhnt hat.

▶ **Empfehlungen:**
  – Regelmäßige therapeutische Gespräche, Überwachung der Regelmäßigkeit der medikamentösen Behandlung.
  – In Zweifelsfällen Abklärung durch Psychiater respektive Zuweisung zu einer praktischen Fahrprobe;
  – eventuell vorher psychophysische Leistungstests.
  – Bei Uneinsichtigkeit Meldung mit Antrag auf temporären Entzug der Fahrerlaubnis bis zur Besserung des Krankheitsverlaufs.

▶ **Auflagen:**
  – Einhalten flexibler, Krankheitsart und -verlauf angepaßter, Fahrkarenzfristen.
  – In Zweifelsfällen praktische Fahrprobe.
  – Regelmäßige Kontrollen und Behandlung sowie strikte Einhaltung auch der medikamentösen Vorschriften.
  – Einreichen eines Zeugnisses nach 6 bis 12 Monaten.
  – Floride Psychose → Fahruntauglichkeit bis zur Besserung des Zustandes.

Fahrtauglichkeit bei Demenz

▶ **Problemstellung:**
  – Verminderung der psychophysischen Leistungen
    • Wahrnehmung,
    • Auffassung,
    • Aufmerksamkeit,
    • räumliche Suchtechnik,
    • Raumempfinden,
    • Reaktionssicherheit und -schnelligkeit.
  – Meist sind nicht alle Leistungssegmente gleichermaßen beeinträchtigt,
  – oft Selbstüberschätzung.
  – Achtung: Raumwahrnehmungsstörungen, auch ohne örtliche Desorientierung → Fahruntauglichkeit.

Assessment der Fahrtauglichkeit

- **Empfehlungen:**
  - Fahrkarenz und engmaschige Beobachtung des Krankheitsverlaufs.
  - Gegebenenfalls Antrag einer praktischen Fahrprobe in Begleitung eines Arztes/Psychologen sowie eines Prüfungssachverständigen.
  - Leistungstests sind bei Betagten weniger aussagefähig als die reale Situation.
- **Auflagen:**
  - Regelmäßige Kontrolle einschließlich Sehvermögen.
  - In Zweifelsfällen praktische Fahrprobe.
  - Allenfalls Antrag einer Verkürzung des Intervalls bis zur nächsten Kontrolluntersuchung auf ein Jahr.
- Antrag der Fahruntauglichkeit bereits aufgrund der Untersuchung bei Feststellung einer deutlichen Abbausymptomatik mit Desorientierung.

Fahrtauglichkeit bei Hypersomnien

- **Problemstellung:** Tagesmüdigkeit und Einschlafneigung.
- **Empfehlungen:** Engmaschige Beobachtung und Behandlung.
  - Bei obstruktivem Schlaf-Apnoe- und bei Pickwick-Syndrom, Gewichtsreduktion,
  - Meidung verstärkender Faktoren wie Alkohol oder sedierende Medikamente.
  - Einhalten möglichst regelmäßiger Schlafenszeiten.
  - Bei Uneinsichtigkeit Drittmeldung an Behörde.
- **Voraussetzung für Begutachtung:** Kenntnis des hausärztlichen Längsschnitts sowie der genauen Fahrpraxisbelastung.
- **Auflagen:**
  - Engmaschige hausärztliche Kontrollen und Behandlung.
  - Lenken eines Motorfahrzeuges nur bei Wohlbefinden;
  - bei plötzlichem Schlafbedürfnis sofortiges Unterbrechen einer bereits angebrochenen Fahrt bzw. vorübergehender Verzicht auf das Fahrzeugführen.
  - Im Zweifelsfall Antrag einer Fahrprobe mit zahlreichen monotonen Streckenabschnitten, längerem Tunnel und belastenden Innerortsverhältnissen.
  - Gegebenenfalls temporäre Fahruntauglichkeit.
  - Einreichen eines hausärztlichen Verlaufzeugnisses nach 6 bis 12 Monaten.

Fahrtauglichkeit bei Medikamenteneinnahme

- **Allgemeine pharmakologische Bemerkungen:**
  - Problemstellung: Polymedikation als Folge der Polymorbidität bei gleichzeitiger Verminderung des Gesamtkörperwassers der alternden Gewebe. Krankheitsbedingte Funktionseinschränkungen der Ziel- und/oder Eliminationsorgane.
  - Verringerte Verträglichkeit von Medikamenten und Alkohol.
  - Erhöhung des Risikos unerwünschter Nebenwirkungen (NW) durch mögliche Interaktionen zwischen Medikamenten sowie zwischen Medikamenten und Alkohol.
- **Faustregeln:**
  - Bei mehr als 3 verschiedenen Medikamenten Fahrtauglichkeit immer überprüfen, das heißt Patienten befragen über:

Assessment der Fahrtauglichkeit

- Tagesmüdigkeit
- Schwindel im Sitzen
- Episoden verminderter Aufmerksamkeit
- Bei mehr als 5 verschiedenen Medikamenten (inkl. Alkohol) sollte man primär von Fahruntauglichkeit ausgehen. Fahrtauglichkeit nur bestätigen, falls Anamnese *und* Fremdanamnese keine Nebenwirkungen mit Beeinträchtigung der Fahrtauglichkeit ergeben.

➤ **Antidepressiva:**
- Bei Neuverordnung oder Dosiserhöhung: Fahrkarenz empfehlen, bis klar ist, daß keine Nebenwirkungen mit Tagesmüdigkeit, Verlangsamung, Sehstörung oder Bradykinese, Hypotonie (Schwindel bis Bewußtseinstrübung) auftreten.
- Im steady state: besonders gefährlich ist das Kippen in hypomane oder maniforme Zustände, weil dann auch gefährliche Nebenwirkungen nicht zuverlässig gemeldet werden.
- Solange subdepressiv oder depressiv: Aggravationstendenz der Nebenwirkungen berücksichtigen, d. h. im Zweifelsfall Fahrtauglichkeit bejahen!

➤ **Neuroleptika:**
- Generell beeinträchtigen Nebenwirkungen von Neuroleptika die Fahrtauglichkeit weniger als die durch sie zu behandelnden Leiden (z. B. Agitation, Aggression, Wahn).
- Sind als Nebenwirkungen Müdigkeit, Parkinsonismus, Hypertonie mit Schwindel im Sitzen oder Sehstörungen zu erwarten oder bereits aufgetreten, so ist die Fahrtauglichkeit beeinträchtigt. → Fahrkarenz, solange störende Nebenwirkungen vorhanden.

➤ **Benzodiazepine:**
- Neuverordnung oder Dosiserhöhung: primär während der Wirkungsdauer (ca. Halbwertszeit) nicht mit Fahrtauglichkeit vereinbar.
- Steady state: Fahrtauglichkeit während der Wirkungsdauer nur gegeben, wenn keine Müdigkeit, Benommenheit, Hangover-Symptome auftreten, d. h. nach der Gewöhnungsphase.
- Achtung: Hypnotika mit sehr kurzer Halbwertszeit (z. B. Midazolam oder Triazolam): Gefahr von anterograder Amnesie und Verwirrtheitszustände mit hohem Fremdgefährdungspotential im Verkehr! → Verordnung bei Fahrzeuglenkern nur, sofern Angehörige den Patienten bei eventuellem Auftreten solcher Episoden am Autofahren hindern können.
- Achtung: Benzodiazepine können bei disponierten Patienten zu Abhängigkeit führen. Bei Hinweis auf Süchtigwerden (Dosissteigerung) ist die Fahrtauglichkeit nicht mehr gegeben.

➤ **Antiepileptika:**
- Fahrtauglichkeit nach Ablauf der Karenzfrist (in der Regel mind. 1 Jahr anfallsfrei) abhängig von
  - Compliance (→ Serumspiegel-Kontrolle),
  - Therapieform (Polytherapie → längere Karenzfrist),
  - Alkoholabstinenz (ohne Abstinenz keine Fahrtauglichkeit),
  - Nebenwirkungen (Fahruntauglichkeit bei Tagesmüdigkeit bzw. Verlangsamung) unabhängig von Art und Dosierung des Antiepileptikums.

Assessment der Fahrtauglichkeit

- **Antiparkinsonmittel:**
  - Fahrtauglichkeit beeinträchtigt bei Auftreten von Nebenwirkungen wie
    - choreathetotische Hyperkinesien,
    - psychische Veränderung,
    - Hypotonie mit Bewußtseinseinschränkung bei längerem Sitzen,
    - On-off-Probleme nach vieljähriger Antiparkinsontherapie.
- **Antihypertensiva:**
  - Einschränkung der Fahrtauglichkeit durch
    - individuell auftretende unterschiedliche Reaktionen, vor allem bei Behandlungsbeginn und bei Präparatewechsel
    - sowie durch Interaktion mit Alkohol → fahrverhaltensrelevante Beeinträchtigung besonders ausgeprägt bei Antihypertensiva mit ZNS-Wirkung wie Beta-Blocker, Methyl-Dopa.
- **Antiarrhythmika:**
  - Die Fahrtauglichkeit wird nicht durch die antiarrhythmische Medikation, sondern durch die Arrhythmie selber beeinträchtigt.
  - Digitalis beeinträchtigt die Fahrtauglichkeit lediglich in toxischen Dosen (Blutspiegel!), Beta-Blocker vor allem bei initialer Sedierung als Nebenwirkung.
- **Vasodilatierende Kardiaka:**
  - Fahrtauglichkeit beeinträchtigt vor allem durch Hypotonie als Nebenwirkung bei Therapiebeginn oder bei der Anfallsbehandlung von Angina pectoris.
- **Antidiabetika:**
  - Einschränkung der Fahrtauglichkeit:
    - während der Diabetes-Einstellung, Umstellung auf ein anderes Insulinpräparat oder bei unregelmäßiger Insulin-Anwendung oder/und bei unregelmäßiger Nahrungsaufnahme sowie
    - bei Blutzucker-Schwankungen einschließlich Hypoglykämien ist die Fahrtauglichkeit eingeschränkt bis aufgehoben.

Demenz, Grundlagen

Geriatrische Bedeutung

➤ 22 % aller Betagten sind im Alltag auf Hilfe angewiesen
  – 11 % lediglich im Bereich der instrumentellen Aktivitäten des täglichen Lebens (S. 110), d. h. brauchen Unterstützung im Haushalt,
  – 11 % im Bereich der Aktivitäten des täglichen Lebens (S. 108), d. h. sind pflegebedürftig im engeren Sinne.
➤ 80 % der Abhängigkeit werden durch verschiedene Arten von Hirnleistungsschwäche hervorgerufen (z. B. neben Demenz auch fokale Hirndefekte, kognitive Störung bei Psychosen oder Suchtkrankheiten).
➤ 2/3 der Abhängigkeiten sind durch Demenz bedingt.

Altersabhängigkeit der Demenzhäufigkeit

➤ Alle epidemiologischen Studien zeigen eine exponentielle Abhängigkeit der Demenzprävalenz und -inzidenz vom Alter.

Tabelle 33

Altersgruppe	60–64	65–69	70–74	75–79	80–84	84–90	90+
Demenzprävalenz %	0,7	1,4	2,8	5,6	10	20	40
Demenzinzidenz ‰		0.2		0,75		2,2	

Mehrdimensionale Demenzbeschreibung

➤ Sowohl die amerikanische DSM als auch die ICD der WHO halten fest, daß nur eine mehrdimensionale Beschreibung die komplexen Störungen Dementer erfassen kann.
➤ Zur nosologischen Definition des Syndroms eignen sich verschiedene Kriterien (z. B. Tab. 34).
➤ Zur Beschreibung des Demenzschweregrades gibt es neben den groben DSM IV-Kriterien vor allem die Untersuchung der kognitiven Leistung mit dem Mini Mental Status (s. S. 116) oder die skalierte Fremdanamnese NOSGER (s. S. 119).
➤ Zur Erfassung der sozialen Bedeutung der Demenz dienen die Subskalen „Verhaltensstörungen" und „Soziales Umfeld der NOSGER-Skala" (s. S. 119) sowie das soziale Assessment (s. S. 112).

Demenz, Grundlagen

Tabelle 34   Kriterien für Diagnose Demenz

Zur Diagnose eines dementiellen Syndroms müssen die folgenden fünf Kriterien erfüllt sein; fakultativ sind assoziierte Probleme (6.).

1. Gedächtnisstörungen:
- Störung Kurzzeitgedächtnis (eingeschränkte Fähigkeit, neue Information zu speichern, z. B. Unfähigkeit, sich nach 5 Minuten an drei Objekte zu erinnern) und
- Störung Langzeitgedächtnis (eingeschränkte Fähigkeit, sich an etwas zu erinnern, das man in der Vergangenheit gewußt hat, z. B. Unfähigkeit, sich an Ereignisse vom Vortag zu erinnern

2. Mindestens eine weitere Störung:
- Störung im abstrakten Denken (z. B. Wortdefinitionen, Finden von Synonymen oder Gegensätzen, Sinn von Sprichwörtern, Verständnis von abstrakten Begriffen)
- Eingeschränkte Urteilsfähigkeit
- Orientierungsstörungen
- Störung einer anderen höheren kognitiven Funktion, z. B.
  - Aphasie (Sprachstörung)
  - Apraxie (Handlungsstörungen)
  - Agnosie (Erkennstörung)
  - Akalkulie (Rechenstörung)
- Veränderung der Persönlichkeit

3. Konsequenzen für den Alltag:
- Die oben unter 1 und 2 erwähnten Störungen interferieren mit Alltagsaktivitäten (z. B. sozialer Kontakt, tägliche Verrichtungen)

4. Nicht ausschließlich Ausdruck eines Deliriums:
- Störungen nicht allein auf Delirium zurückzuführen (d. h. Konstanz der Symptome und keine Trübung des Bewußtseins)

5. Organische Ätiologie:
- Entweder Hinweis für spezifische organische Ätiologie der Störung aufgrund Anamnese, Status oder Laboruntersuchung
- oder bei fehlendem Hinweis Ausschluß einer nicht-organischen Ursache (z. B. Depression, Schizophrenie) für die Störung

6. Assoziierte Probleme:
- mit Delirium
- mit Depression
- mit psychotischen Symptomen (Wahn, Halluzinationen)
- mit Verhaltensstörung

Kriterien für den Schweregrad der Demenz:
- *Mild:* einschränkend bei Haushaltsverrichtungen oder sozialen Aktivitäten, aber selbständige persönliche Hygiene und Urteilsfähigkeit
- *Mittelschwer:* selbständiges Leben ist gefährlich und intermittierende Überwachung erforderlich
- *Schwer:* schwere Beeinträchtigung der Selbständigkeit mit Notwendigkeit der dauernden Betreuung und Überwachung

Demenz, Grundlagen

Häufigkeit der verschiedenen dementiellen Krankheiten

➤ 85–90% aller Demenzen werden durch Morbus Alzheimer, Multiinfarkt-Demenz oder eine Mischform beider Krankheiten verursacht.
➤ Die genauen Anteile schwanken je nach der untersuchten Population:
  – 50–60% Morbus Alzheimer oder senile Demenz Alzheimer-Typ (SDAT)
  – 10–20% Multiinfarkt-Demenz (MID)
  – 10–20% gemischte Demenz
  – die übrigen 10–15% der Demenzerkrankungen verteilen sich auf über 140 verschiedene, meist seltene Krankheiten (Tab. 35) und behandelbare Demenzen (S. 156).

Ätiologie

Tabelle 35 Ätiologische Differentialdiagnose der Demenz

Primär degenerative Demenz
➤ präsenile und senile Demenz vom Alzheimer-Typ (SDAT) = M. Alzheimer
➤ Demenz bei generalisierter Lewy-Body-Krankheit
➤ Morbus Pick
➤ Chorea Huntington
➤ Demenz bei Morbus Parkinson
➤ Frontallappen-Demenz
➤ Progressive supranukleäre Parese
➤ Olivopontozerebelläre Atrophie

Vaskuläre Demenz (mit fokalen neurologischen Symptomen oder relevanten zerebrovaskulären Läsionen)
➤ Multiinfarktdemenz (MID)
➤ Mischform MID/SDAT
➤ Status lacunaris
➤ Morbus Binswanger (Markdestruktion zufolge arteriosklerotisch bedingter Ischämien)
➤ Vaskulitis im Gehirn

Infektiöse Demenz
➤ AIDS-Enzephalopathie
➤ Creutzfeldt-Jakob-Krankheit (Prion-Erkrankung)
➤ Neurosyphilis
➤ Virale Enzephalopathie (akut = Delir, Residualzustand = Demenz)
➤ Postinfektiöse Enzephalitis
➤ Chronische Meningitis (z. B. Tuberkulose, Borreliose)

Metabolische und toxische Demenz (akut Delirien, erst in chronischem Stadium z. T. irreversible Demenz)
➤ Endokrinopathie (z. B. Hypo- oder Hyperthyreose, Hypo- oder Hyperparathyreoidismus)
➤ Mangelsyndrom (z. B. Vitamin B12, B6, Folsäure)
➤ angeborene Stoffwechselstörungen (z. B. Phenylketonurie)
➤ Alkohol-assoziiert
➤ medikamentöse Intoxikation (z. B. Psychopharmaka, Antikonvulsiva, Antihypertonika, Antihistaminika, Digoxin, Betablocker)
➤ Schwermetall-Exposition (Quecksilber, Blei)

Demenz, Grundlagen

Tabelle 35 Fortsetzung

➤ Morbus Wilson
➤ mangelnde Durchblutung und Sauerstoffzufuhr, endogen bei chronisch obstruktiven Lungenerkrankungen, chronischer Herzinsuffizienz und Herzrhythmusstörungen
➤ Exsikkosen, Hyperthermie
➤ Elektrolytstörungen (z. B. Hypo- oder Hypernatriämie)

Verschiedene Formen
➤ Hydrocephalus normotensivus malresorptivus
➤ posttraumatisch (z. B. dementia pugilistica nach rez. Schädelprellungen)
➤ postanoxisch
➤ Dialyseencephalopathie durch Aluminium
➤ neoplastisch (Hirntumor)
➤ chronisches Subduralhämatom
➤ demyelisierende Erkrankungen
➤ Demenz bei Epilepsie
➤ Pseudodemenz bei Depression

Pathogenese der Alzheimer-Demenz

➤ Weder die Ätiologie noch die Pathogenese der meisten Erkrankungen vom Alzheimertyp sind bekannt.
➤ Unbestritten ist, daß die typischen Alzheimer-Veränderungen (senile Plaques, neurofibrilläre Tangles, Diffuse β-Amyloidablagerungen, Amyloid-Angiopathie) alle auch bei Gesunden – mit zunehmendem Alter exponentiell häufiger – nachweisbar sind und sich mit zunehmendem Alter in immer mehr Hirnarealen nachweisen lassen: Parahippocampus → Hippocampus → und Assoziationscortex (temporal, parietal, frontal)
jedoch praktisch nicht in den primären motorischen und sensorischen Kortizes, im Zerebellum und Hirnstamm.
➤ Noch ist unklar, wie die beiden neuropathologischen Hauptbefunde von Morbus Alzheimer (Plaques und Tangles) pathogenetisch zu bewerten sind, als Epiphänomen oder als pathogenetisch wichtiger Faktor.
➤ Hereditäre Faktoren spielen sicher eine Rolle:
  – Es gibt Großfamilien mit familiärem Morbus Alzheimer mit dominanter Vererbung und großer Penetranz.
  – Die verantwortlichen Gene finden sich auf verschiedenen Chromosomen, je nach Familie (z. B. Chromosom 21, 17, 19).
  – Die Häufigkeit von sporadischem Morbus Alzheimer korreliert mit verschiedenen Allelen des Apo-Lipoproteins E: Heterozygote apoE ε4 haben ein doppeltes Demenzrisiko, Homozygote gar ein 4 faches.
  – Personen mit Verwandten 1. Grades mit Alzheimer-Demenz haben eine doppelt so hohe Wahrscheinlichkeit, an Morbus Alzheimer zu erkranken als andere gleichaltrige Personen.
  – *Achtung:* Sogar Personen, die homozygot für ApoE ε4 sind, erkranken bis zum Alter von 90 Jahren nur mit einer Wahrscheinlichkeit von 0,5 an einer Demenz. D. h. Homozygotie für ApoE ε4 ist ein Risikofaktor, aber allein nicht ausreichend, um eine Alzheimer-Demenz zu verursachen.

Demenz, Grundlagen

- Je geringer die zerebrale Reserve, desto häufiger respektive früher wird eine Demenz vom Alzheimertyp manifest, z. B. bei:
  - Minderintelligenz,
  - Status nach Hirnverletzung,
  - geringer Bildung,
  - niedrigem sozio-ökonomischem Status,
  - geringer Hirnmasse.
- In der Pathogenese von Morbus Alzheimer spricht für eine Bedeutung von Amyloidablagerungen, daß Mutationen des Gens des Amyloid-Präkursor-Proteins, dessen alomorphes Spaltprodukt als Amyloid in den Plaques abgelagert wird, für einzelne (wenige) Varianten der familiären Formen von Morbus Alzheimer verantwortlich sind. Doch auch die Gene der meisten anderen familiären Formen (auf Chromosom 17 und 19) scheinen an der Amyloidogenese mitbeteiligt durch Modifikation des Amyloid-präkursor-Proteinabbaus.
- Außer kortikalen Neuronen sind bei Morbus Alzheimer früh auch die aszendierenden cholinergen Systeme (Nucleus basalis Meynert) und das noradrenerge System (Locus caeruleus) sowie das serotonerge System (Nucleus Raphe) betroffen. Dies bildet das organische Substrat für die cholinerge Pharmakotherapie mit Takrine (s. S. 167) und antidepressive Therapie bei depressiver Verstimmung bei Demenz vor allem mit (reversiblen) MAO-Hemmern und Serotonin-Aufnahmehemmern (s. S. 183 und S. 413).
- Morbus Alzheimer ist eine Ausschlußdiagnose!
- Kriterien für Morbus Alzheimer:
  a) Demenz-Syndrom **und**
  b) allmählicher Beginn mit sich im allgemeinen progressiv verschlechterndem Verlauf **und**
  c) Ausschluß spezifischer Ursachen einer Demenz durch Anamnese, Untersuchungen und Laborbefunde

Behandelbarkeit der Demenz

- Regel der Hälften:
  - Bei der Hälfte (50 %) aller Demenzen findet sich eine Krankheit, welche die Demenz verursacht oder deren Auswirkungen verstärkt.
  - Bei davon der Hälfte (25 %) bringt die Behandlung dieser Krankheit eine Besserung der Demenzsymptome wenigstens während einem Monat.
  - Bei davon der Hälfte (12,5 %) bringt die Behandlung eine Besserung, die länger als ein Jahr anhält.
- Die häufigsten behandelbaren Krankheiten sind dabei:
  - Depression (2 – 14 %)
  - Alkoholabusus (2 – 7 %)
  - Medikamentenintoxikation (2 – 6 %)
  - Hydrozephalus (0 – 4 %)
  - Schilddrüsenerkrankung (1 – 2 %)
  - Andere neurologische Erkrankungen (0 – 5 %)
  - Subjektive Demenzangst ohne Demenz (körperlich gesund, nicht depressiv) (0 – 6 %)

Demenz, Diagnostik

Basisuntersuchungen

- Klinische Untersuchung (s. u.)
- EKG, Blutdruck, Puls
- Thoraxröntgen, Lungenfunktion (bei Lungenkrankheit)
- Risikofaktoren? z. B. Hypertonie, Diabetes mellitus, Rauchen, Alkohol, Adipositas.

Klinische Untersuchung

- **Anamnese und Fremdanamnese:**
  - Persönliche Anamnese (auch bei schwerer Demenz wichtig zur Beurteilung verbleibender Fähigkeiten und Perspektive des Patienten, z. B. worunter leidet der Patient am meisten) und Fremdanamnese (bessere Einschätzung Funktion/Selbständigkeit)
  - Achtung: demente Patienten tendieren dazu, ihre Fähigkeiten zu überschätzen
  - Symptome der kognitiven Beeinträchtigung: Vergeßlichkeit, Verhaltensveränderung, Selbständigkeit, soziale Kontakte etc.?
  - Dauer der Symptome?
  - Trauma in Anamnese: zeitlicher Zusammenhang mit Symptomen?
  - Tumoranamnese?
  - Anamnese zerebrovaskulärer Insulte, Anfallsleiden?
  - Kopfschmerzen?
  - Urin/Stuhlkontinenz?
  - Soziale Faktoren (formelle/informelle Hilfen, Partner)?
  - Zur Normierung und Skalierung der Fremdanamnese NOSGER verwenden (s. S. 119)
- **Körperliche Untersuchung:**
  - Besonders sorgfältiger Gesamtstatus, da bei Demenz oft unpräzise oder fehlende Schilderung von Symptomen.
  - Örtliche, zeitliche und autopsychische Orientierung?
  - Ernährungszustand (Gewichtsvergleich, Gewicht/Größe)?
  - Mini-Mental Status (s. S. 116).
  - Neurostatus:
    - Suchen fokaler Zeichen (Motorik, Sensorik, Reflexe, Gesichtsfeld)
    - Palmomentalreflex: Rasches und kräftiges Bestreichen des Hypothenars vom Handgelenk nach distal, positiv/pathologisch, wenn Kontrahieren der homolateralen Kinnmuskulatur.
    - Greifreflex: Kräftiges Bestreichen der Handinnenfläche; pathologisch: Hand des Patienten greift und läßt beim Versuch die Hand wegzuziehen, nicht los.
    - Saugreflex: Bestreichen Mundfalte oder Näherbringen eines Gegenstands zum Mund, pathologisch: Vorstülpen Lippen/Mundöffnung.
    - Papillen (Hirndruckzeichen?).
    - Visus.
    - Gehör (Flüsterzahlentest S. 137).
    - Gang (neurologische Beurteilung und Gang/Gleichgewichtstest nach Tinetti) (S. 126).
    - Kurzer Apraxie-Test: der Untersucher zeigt dem Patienten die folgenden drei Gesten (Abb. 20) ohne Bedeutung und bittet den Patienten jeweils, die Geste zu imitieren:

Demenz, Diagnostik

(a) Finger aneinanderlegen („Beten")
(b) Mit Daumen und Kleinfinger Ringe bilden und diese ineinander verhängen („Kette")
(c) Handteller (Palma manus) zum eigenen Gesicht wenden und Daumenüberkreuzen („Schmetterling")

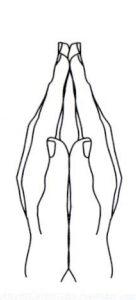

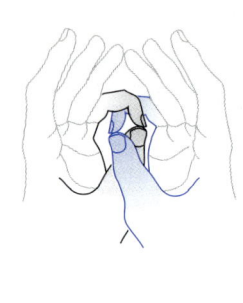

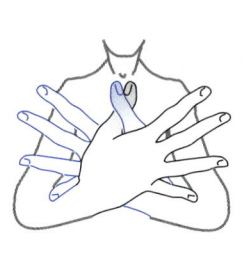

Finger aneinanderlegen („beten") | Mit Daumen und Kleinfinger Ringe bilden und diese ineinander verhängen („Kette") | Handteller (Palma manus) zum eigenen Gesicht wenden und Daumen überkreuzen („Schmetterling")

Abb. 20   Apraxie-Test

Stufenweises diagnostisches Vorgehen

➤ **Vorbemerkungen:**
  - Die Diagnose und Differentialdiagnose der Demenz erfordert eine stufenweise Abklärung meist über mehrere Wochen.
  - Zu Beginn steht im Vordergrund das Erkennen und Abklären des Problems „Kognitive Einschränkung" („Hirnleistungsschwäche").
  - Vor Abschluß der Abklärung darf der Begriff „Demenz" nicht verwendet werden, da eine Fehldiagnose schwerwiegende psychosoziale Folgen hätte.

➤ **1. Stufe: Erkennen einer kognitiven Einschränkung:**
  - Screening: Anamnese und Status in üblicher Form sind zur Aufdeckung von kognitiven Einschränkungen ungenügend. Ohne gezielte Untersuchung der kognitiven Funktion wird sonst in ca. 50% der Fälle das Vorliegen einer eingeschränkten kognitiven Funktion übersehen.
  - Als Screening-Test ist der Mini-Mental-Status hilfreich (s. S. 116).
  - Gezielte Abklärung: Bei anamnestischen Angaben wie z.B. auffälliges oder verändertes Verhalten, Verlust der Selbständigkeit oder subjektive Gedächtnisprobleme (Merkfähigkeit, Orientierung) ist eine gezielte Abklärung (evtl. neuropsychologische Untersuchungen) erforderlich zur Feststellung, ob eine kognitive Einschränkung vorliegt.
  - Der NOSGER standardisiert und skaliert die Fremdanamnese (s. S. 119).

Demenz, Diagnostik

- **2. Stufe: Schweregrad der kognitiven Einschränkung bestimmen:**
  - Anamnese, Fremdanamnese (NOSGER), und das Ergebnis der kognitiven Prüfung (z.B. Mini-Mental-Status) dienen als Hinweise für den Schweregrad der kognitiven Einschränkung.
  - Positive hirndegenerative Reflexe (Greifreflex, Palmomentalreflex, Saugreflex) sind Hinweise für höheren Schweregrad.
- **3. Stufe: Reversible Ursachen suchen:** Folgende pathogenetische Faktoren verursachen bei akutem Auftreten ein Delir. Wirken sie jedoch konstant über Wochen bis Monate, ergibt sich das Bild einer Demenz. Diese ist jedoch reversibel, solange es nicht zu Hirnzellnekrosen gekommen ist.
  - Arzneimittelnebenwirkungen (s. S. 412 – 433):
    - Medikamente mit anticholinergen Nebenwirkungen,
    - Benzodiazepine,
    - Neuroleptika,
    - Herzglykoside,
    - Diuretika,
    - Antihypertensiva,
    - Fluoroquinolon-Antibiotika etc.
  - Depression (s.S. 185 Grenzbereich Demenz/Depression)
  - Delirium (S. 195)
  - Metabolische/endokrine Störung:
    - Vitamin B12,
    - Folsäure,
    - Thiamin,
    - Hypo/Hyperthyreose,
    - Calciumstoffwechselstörung,
    - Hepatopathie,
    - Nephropathie,
    - Hypo/Hyperglykämie,
    - Herzinsuffizienz,
    - Hyperkapnie/Hypoxämie etc.
  - Sensorische Störung (Gehör, Visus)
  - Hydrocephalus normotensivus malresorptivus (in der Regel nur reversibel, wenn Mini-Mental-Status mindestens 18 Punkte, Hinweis: Trias Gedächtnisproblem, Inkontinenz, Gangstörung gleichzeitig aufgetreten)
  - Tumoren und Traumen (z.B. chronisches Subduralhämatom)
  - Infektionen: z.B. Meningitis, Pneumonie
  - für dazu nötige Zusatzuntersuchungen S. 161.
- **4. Stufe: Entscheiden, ob Demenz gemäß Tab. 34:**
  - Oft zunächst Therapieversuch (vor allem bei Differentialdiagnose Depression) oder Absetzen der Medikamente erforderlich zum Entscheid, ob die kognitive Einschränkung ganz oder teilweise reversibel ist.
  - Da als Demenzkriterium eine Konstanz der Symptome zum Ausschluß eines Deliriums erforderlich ist, kann die Diagnose erst nach einer längeren Verlaufsbeobachtung gestellt werden.
  - Begriffe wie „Senilität", „psychoorganisches Syndrom POS", „Cerebralsklerose" „arteriosclerosis cerebri" usw. sind obsolet.

Demenz, Diagnostik

Tabelle 36 Differentialdiagnose Demenz vs. Delirium:

Beobachtung	Demenz	Delirium
Anamnese	Langsame Progredienz, Dauer Monate/Jahre	Rascher Beginn, Dauer Stunden/Tage
Motorik	Außer in Endstadien nicht beeinträchtigt	Tremor, Myoklonus, Asterixis
Sprechen	Normal	Verwaschen
Aufmerksamkeit	Normal, bei schwerer Demenz ablenkbar	Fluktuierende Wachheit, reduzierte Aufmerksamkeit
Wahrnehmung	Halluzinationen nicht im Vordergrund	Halluzinationen manchmal prominent
Status	Oft keine anderen akuten Erkrankungen	Systemische Erkrankung/ Hinweis auf Noxe

- ➤ **5. Stufe: Ätiologische Differentialdiagnose der Demenz:**
  - Wenn die Diagnose Demenz gestellt wird, sollte die Ätiologie klassifiziert werden (Tab. 35), wobei die reversiblen Ursachen bereits im 3. Schritt ausgeschlossen sein sollten. Zur Differentialdiagnose vaskuläre vs. degenerative Demenz ist Tabelle 37 hilfreich.

Tabelle 37 Hachinsky-Ischämie-Score zur Differentialdiagnose vaskuläre vs. degenerative Demenz

		Punkte
1.	Plötzlicher Beginn intellektueller Störung	2
2.	Schrittweise Verschlechterung (nicht kontinuierlich)	1
3.	Fluktuierender Verlauf	2
4.	Nächtliche Verwirrtheitszustände	1
5.	Emotionale Labilität	1
6.	Arterielle Hypertonie	1
7.	Schlaganfälle in Anamnese	2
8.	Hinweise auf begleitende Atherosklerose	1
9.	Neurologische Herdsymptome	2
10.	Sonstige neurologische Ausfälle	2

Interpretation:
≤ 4 Punkte: Verdacht auf primär degenerative Demenz
≥ 8 Punkte: Verdacht auf vaskuläre Demenz
Achtung: Unsicherheit bleibt, Gültigkeit begrenzt

Demenz, Diagnostik

Labor

- Hämatologie: Hämoglobin, Leukozyten, differenziert (Hinweis auf Anämie, Vitamin B12-Mangel, Eisenmangel, Infekt, Mangelernährung).
- Chemie: Natrium, Kalium, Kalzium, Glukose, Nierenparameter, Leberparameter (Hinweis auf metabolische Störung, medikamentöse Nebenwirkung, Niereninsuffizienz, Leberschaden).
- Vitamin B12: Ausschluß eines Vitamin B12-Mangels.
- Schilddrüsen-Screening: basales TSH (Hinweis auf Hypo/Hyperthyreose).
- Nebennieren-Funktionstest: nüchtern-Cortisol (Hinweis auf M. Cushing).

Computertomographie

- Schädel-Computertomogramm dient der Suche nach potentiell behandelbaren zerebralen Prozessen (ischämische/hämorrhagische Infarkte, Tumoren, Hydrocephalus internus malresorptivus, chronisches Subduralhämatom)
  → Der radiologische Befund „Hirnatrophie" hat eine schlechte Sensitivität und Spezifität für die Diagnose einer Demenz. Diese wird immer klinisch gestellt.
- Indikationsstellung: Anwendung der Dietch-Kriterien für eine Computertomographie oder MRI-Untersuchung des Gehirns zur Differentialdiagnose einer Demenz (Tab. 38).

Tabelle 38 Dietch-Kriterien für eine computertomographische oder MRI-Untersuchung des Gehirns zur Differentialdiagnose der Demenz

1. Dauer der Demenz: < 1 Monat
2. Zusammenhang Schädeltrauma/Veränderung kognitive Funktion
3. Rasche Veränderung der kognitiven Funktion in 48 Stunden
4. Anamnestisch maligner Tumor
5. Anamnestisch zerebrovaskulärer Insult
6. Anamnestisch Anfallsleiden
7. Urininkontinenz
8. Fokale neurologische Ausfälle
9. Papillenödem
10. Gesichtsfeldstörung
11. Gangataxie oder -apraxie
12. Anamnestisch neu starke Kopfschmerzen

Interpretation:
- ≥ 1 Kriterium erfüllt: Erhöhte Wahrscheinlichkeit, daß Computertomographie potentiell behandelbaren Prozeß zeigt = Indikation für CT oder MRI
- = kein Kriterium erfüllt: Sehr geringe Wahrscheinlichkeit, daß Computertomographie potentiell behandelbaren Prozeß zeigt, d. h. keine Indikation für CT oder MRI.

Demenz, Diagnostik

Andere Zusatzuntersuchungen

- EEG: Bei Verdacht auf gehäufte epileptische Äquivalente.
- Polysomnographie: Bei Verdacht auf Schlafapnoe (Schnarchen, Übergewicht, Apnoephasen, Tagesmüdigkeit).
- 24-h-EKG: Bei Verdacht auf symptomatische Arrhythmie-Episoden.
- Liquoruntersuchung: Bei Verdacht auf zentrale Infektion (Syphilis, HIV, Borreliose) oder Normaldruck-Hydrocephalus.
- Positron-Emissionstomographie: Bei Demenzverdacht trotz grenzwertigen neuropsychologischen Befunden.

Nicht-kognitive Störungen bei Demenz

Definition

- Nicht-kognitive Störungen (NKS), auch „Verhaltensstörungen" oder Sekundärsymptome der Demenz genannt, sind Beeinträchtigungen, die nicht durch die kognitiven Ausfälle direkt entstehen. Manchmal werden sie auch als „psychiatrische Phänomene bei Demenz" oder „psychopathologische Syndrome bei Demenz" bezeichnet.

Häufigkeit

- Nicht-kognitive Störungen bei Demenz sind häufig, praktisch alle Demenzkranken zeigen früher oder später NKS.
- Die Prävalenz von NKS bei Demenzkranken beträgt bis zu 50%, unabhängig von der Ätiologie der Demenz.

Ätiologie

- Die genaue Pathogenese aller nicht-kognitiven Demenz-Symptome ist nicht bekannt, ein Teil kann durch neurochemische Veränderungen erklärt werden:
  - Die Demenz vom Alzheimertyp zeigt eine markante Degeneration im kranialen Locus caeruleus und im Raphe-Kern mit entsprechender Reduktion der aszendierenden noradrenergen und serotoninergen Projektionen, dem neurochemischen Korrelat depressiver Störungen.
  - Ein Teil entsteht jedoch auch als einfache psychische Reaktion auf den beginnenden und bedrohlich wirkenden Zerfall.
  - Ein Teil ist als Enthemmung nach dem Ausfall von hemmenden Strukturen des Gehirns zu verstehen.

Wahnsymptome

- **Definition:** Aus kognitiven Defiziten (vergessen, verkennen, perseverieren) ist dann ein Wahn entstanden, wenn die objektiv falsche Vorstellung respektive Überzeugung über längere Zeit systematisiert wird und durch Tatsachen nicht korrigierbar ist.
- **Häufigkeit:** 25–39% der Patienten mit Demenz zeigen früher oder später Wahnideen.
- **Symptome:**
  - Bestehlungswahn: die Patienten wähnen sich bestohlen, weil sie ihre Sachen nicht mehr finden können. Deshalb verstecken sie diese und können sie um so weniger finden. So entsteht ein circulus vitiosus.
  - „Eindringlingswahn": Patienten wähnen fremde Menschen in ihrer Wohnung.
  - Verfolgungswahn: Patienten wähnen, man schmiede Komplotte gegen sie.
  - Beziehungswahn: Patienten wähnen, man schaue sie an, mache gewisse Zeichen und äußere sich über sie.
  - Wahnhafte Verkennung des Wohnortes: Patienten wähnen sich nicht in ihrer Wohnung, weil sie diese nicht mehr erkennen und verlangen, nach Hause gebracht zu werden.
  - Eifersuchtswahn: wahnhafte Ideen betreffend Untreue des Ehepartners.
  - Andere, etwas weniger häufige Wahnideen: Wahn, weiter im Beruf tätig zu sein. Wahn, tote Angehörige lebten und müßten besucht werden. Es werden wahnhafte Gespräche mit toten Angehörigen geführt.

Nicht-kognitive Störungen bei Demenz

Halluzinationen

- Visuelle (Gesichts-)Halluzinationen: die Patienten sehen Diebe, Feinde, tote Angehörige, auch wenn keine Betreuer anwesend sind. Diese Halluzinationen sind oft relativ unklar.
- Achtung: Visuelle Halluzinationen sind verdächtig auf Demenz bei generalisierter Lewy-Body-Erkrankung (s. S. 307).
- Gehörhalluzinationen mit oder ohne visuelle Halluzinationen: manchmal sind es klare Stimmen, oft aber unklare Äußerungen oder leise Geräusche.
- Andere Halluzinationen sind selten.
- Achtung: Unter emotionaler Belastung kombiniert mit Isolation sind Halluzinationen auch bei völlig Gesunden häufig und dürfen weder als Symptome einer organischen Erkrankung (Delir oder Demenz) noch als Psychose gedeutet werden! 50 % aller frisch verwitweten Personen erleben visuelle, akustische oder – selten – taktile Halluzinationen ihres verstorbenen Partners, oft sogar während Wochen bis Monaten, verschweigen dies aber meist aus Angst vor Pathologisierung.

Aggressivität

- Die Aggressivität bei Demenz unterscheidet sich nur unwesentlich von andern Aggressionsformen bei Betagten (S. 196):
    - Verbale Ausbrüche mit Drohen, Schreien, Schimpfen, Fluchen.
    - Physische Tätigkeiten gegen Mitpatienten, Betreuer, Angehörige.

Psychomotorische Auffälligkeiten (s. auch S. 196)

- Ursache: Meist unklar, gelegentlich sind diese Störungen direkte Folgen von Agnosie, verbunden mit mnestischen Ausfällen.
- **Symptome:**
    - Wandern: Patienten laufen ziellos umher, entfernen sich weit vom Wohnort und können wegen ihren kognitiven Ausfällen, vor allem der Desorientierung, den Weg nach Hause nicht mehr finden, sie werden oft von der Polizei aufgegriffen und gefährden sich im Straßenverkehr.
    - Sinnlose Handlungen: Patienten ziehen Kleider aus und an, leeren Taschen und füllen sie wieder, packen ihre Koffer ein und aus, schieben Schubladen heraus und hinein usw. = motorische Perseverationen bei kombinierten mnestischen und frontalen kognitiven Defiziten.
    - Inadäquate Handlungen: Patienten versorgen ihre Zahnprothesen im Kühlschrank oder Abfallkübel, werfen Kleider in den Kehrichtsack, betätigen den elektrischen Herd oder Gasherd und gefährden dadurch sich selber und ihre Umgebung.

Störungen des Tag-/Nachtrhythmus

- Patienten schlafen oder dösen tagsüber, sind in der Nacht wach, irren umher in der Wohnung oder im Altersheim, kochen und putzen nachts, telefonieren usw.
- Häufig kommt es zur eigentlichen Tag-Nacht-Umkehr.
- Die zirkadianen Rhythmen von Temperatur, Blutdruck und Melatonin weisen generell im Alter eine niedrige Amplitude auf, bei Demenz zeigen sie eine noch stärker verminderte Amplitude oder verschwinden ganz.

Nicht-kognitive Störungen bei Demenz

- In Endstadien von Demenz kommt auch Hypersomnie mit Schlafdauer von bis über 20 Stunden pro Tag vor (ohne irgendwelche sedierende Medikamente oder deliriante Zustände). Meist ist in solchen Fällen ein Vier-Stunden-Rhythmus angedeutet, mit kurzen Wachphasen, eventueller Agitiertheit alle vier Stunden, tagsüber und nachts.

Affektive Störungen

- Depressives Syndrom (siehe Depression S. 177 und Schnittstelle Depression/Demenz, S. 185). Die depressiven Symptome sind meistens weniger ausgeprägt als die „genuine Depression" bei nicht-dementen Patienten. Vor allem sind die depressiven Inhalte weniger differenziert und strukturiert.
- Am Anfang der dementiellen Erkrankung – wenn die Einsicht teilweise noch erhalten ist – kann die depressive Reaktion erheblich sein. – Suizidgedanken kommen vor, sind aber nicht sehr häufig.

Ängste und Ängstlichkeit

- Erwartungen, daß etwas passiert (Godot-Syndrom), daß jemand kommt; häufige Frage an den Betreuer, wann dies endlich passieren wird.
- Ängste betreffen die finanzielle und gesundheitliche Situation und die Zukunft (gehört zum Grenzbereich der depressiven Wahnideen).
- Angst, allein zu sein; kann einen echten phobischen Charakter haben und die Betreuer überfordern.
- Phobische Symptome: Angst vor der Dunkelheit, vor dem Einsteigen in Verkehrsmittel, vor Reisen im allgemeinen, vor dem Baden.

Behandlungsgrundsätze der NKS

- Indiziert ist eine Kombination von Psychopharmaka (Tab. 39), Milieutherapie, Entlastung von Angehörigen und Beratung der Betreuer.
- Es gilt die Regel: Bei einer Demenz gibt es zwei Kranke: den Patienten und seine Familie.
- Eine optimale Milieutherapie, d. h. Anpassung der Umwelt an die kognitiven Defizite, kann die Entstehung von NKS verhindern oder minimalisieren. Der entscheidende Grundsatz dabei ist, sowohl Überforderung (konsekutiv Agitiertheit, Aggressivität, Ängste) als auch Unterforderung (konsekutiv Apathie, Depression mit sekundärer Schlafstörung) möglichst zu vermeiden (S. 130).
- Die NKS sind für Angehörige und Betreuer oft schwerer zu ertragen als die kognitiven Defizite und führen ohne gute Behandlung und Begleitung zur Institutionalisierung.

Nicht-kognitive Störungen bei Demenz

Tabelle 39 Grundsätze zur Psychopharmaka-Therapie

➤ **Erster Grundsatz:**
- behandelt wird syndromspezifisch (Details siehe jeweils entsprechende Kapitel).
- Die besten Medikamente sind solche, die am wenigsten Nebenwirkungen verursachen.
- Je weniger verschiedene Medikamente, desto besser.

➤ **Zweiter Grundsatz:**
- Kombinationspräparate sind nicht empfehlenswert.
- Depotpräparate sind nach Möglichkeit zu vermeiden.
- Psychopharmaka können einen tragfähigen zwischenmenschlichen Kontakt nicht ersetzen, sondern nur ergänzen.

➤ **Dritter Grundsatz:**
- schleichend anfangen, langsame Dosissteigerung
- wenn volle Wirkung sofort nötig: initial halbe – ganze Erwachsenendosis mit rascher Dosisreduktion, sobald Wirkung erreicht.
- der individuelle Bedarf ist sehr unterschiedlich, meist genügt ein Viertel bis ein Drittel der regulären Erwachsenendosis.

➤ **Vierter Grundsatz:**
- Die meisten NKS treten nur während einer speziellen Phase der Demenz auf und verschwinden spontan bei der Progression der kognitiven Ausfälle, deshalb sind Absetzungsversuche aller Psychopharmaka zur Behandlung von NKS bei Demenz mindestens halbjährlich indiziert, besonders bei zunehmender Sedierung oder extrapyramidalen Störungen.
- Bei Benzodiazepinen ist zur Vermeidung von Rebound-Insomnie, respektive -Agitation langsames Ausschleichen nötig.

Pharmakotherapie der Demenz

Indikationen

- Es gibt noch keine gute Pharmakotherapie der kognitiven Defizite der Demenz.
- Bei kritischer Analyse aller Fakten ist eine Pharmakotherapie der kognitiven Defizite höchstens mit Tacrine indiziert und nur bei leichtem bis mittelschwerem Morbus Alzheimer.
- Eine Verschreibung anderer Medikamente zur Behandlung der kognitiven Ausfälle (z. B. Nootropika) läßt sich zur Zeit nicht genügend rechtfertigen.
- Da die Therapie mit Tacrine selbst bei den Respondern nur mäßige Verbesserung der kognitiven Leistungen bringt, dürfen sich die ärztlichen Leistungen bei Demenz nie auf Diagnostik und Pharmakotherapie beschränken, sondern müssen immer von sozialmedizinischen Maßnahmen begleitet werden.

Methodologische Probleme

- Bei Demenz vom Alzheimertyp ist bisher keine wirklich effektive Behandlung oder auch nur Verlangsamung der Progredienz möglich. Methodische Probleme sind viel größer als in anderen Bereichen der Pharmakotherapie. Zur Zeit werden weltweit über 100 Substanzen in kontrollierten Studien untersucht.
- Methodische Probleme bei kontrollierten klinischen Studien bei Morbus Alzheimer:
  - Alzheimer'sche Erkrankung ist eine Ausschlußdiagnose.
  - Die Pathophysiologie ist bisher unbekannt.
  - Bisher existieren keine Vergleichsmedikamente als Goldstandard, gegen die das potentiell neue Medikamente getestet werden könnten (bester Kandidat zur Zeit: Tacrine, s. u.).
  - Viele Skalen zur Evaluation des therapeutischen Effektes sind schlecht standardisiert.
  - Entscheidend ist nicht die kognitive Veränderung, die relativ leicht zu messen ist, sondern Veränderung in den Aktivitäten des täglichen Lebens und in der Belastung der Angehörigen durch die Pflege.
  - Einige Untersuchungen haben zwar statistisch signifikante, aber klinisch weitgehend irrelevante Ergebnisse gezeigt.
  - Es existiert kein standardisiertes, allgemein akzeptiertes Design für Studien.
  - In den meisten Studien gibt es viele Dropouts, was die statistische Analyse erschwert.

Tacrine

- Tacrine = langwirksamer Cholinesterasehemmer.
  - Wird als erstes Medikament von der amerikanischen Food and Drug-Administration zur Behandlung des M. Alzheimer zugelassen.
  - Daten aus verschiedenen klinischen Tests sind widersprüchlich.
    - Kleine Studien zeigen keine signifikanten therapeutischen Effekte.
    - Größere Studien zeigen um 10% verbesserte kognitiven Fähigkeiten und Ansätze zur Verminderung der Belastung der Betreuer. Beides deutlich dosisabhängig. Durchschnittliche Verzögerung eines Heimeintrittes um ca. $1/2$ Jahr, wenn gleichzeitig gute psychosoziale Beratung angeboten wird.

- *Indikation:* nur bei leichter bis höchstens mittelschwerer Demenz vom Alzheimertyp von nachgewiesener Wirksamkeit.
- *Dosierung:* initial: 4×10 mg pro Tag, Dosissteigerung alle 6 Wochen um 4×10 mg, wenn gut toleriert bis maximal 4×40 mg pro Tag.
- *Kontrolluntersuchungen:* Leberenzym SGOT alle 2 Wochen während 3 Monaten, dann während 3 Monaten $1\times$ monatlich, dann alle 3 Monate.
- *Nebenwirkungen:*
  - Im Vordergrund stehen klinisch cholinerge gastrointestinale Stimulation (Übelkeit bis Erbrechen, Diarrhoe). Diese verschwinden bei Dosisreduktion meist sofort, oft hilft schon die Einnahme von Tacrine während der Mahlzeiten.
  - Erhöhung der Leberenzyme ist asymptomatisch: Steigen diese auf $> 3 \times$ obere Normgrenze (OLN) bis < 5 OLN: wöchentliche Leberenzymbestimmung.
  > 5 OLN: die Tacrinemedikation absetzen bis wieder normal, dann wieder einsetzen 4×10 mg.

Andere Medikamente

- **Vorbemerkung:** Alle folgenden Medikamente sind trotz geringer Nebenwirkungen wegen mangelnder Wirksamkeit als Demenztherapeutika nicht zur Verschreibung zu empfehlen.
- **Acetyl-L-carnitine:** hat cholinerge Eigenschaften, führte zu Verbesserung der Testleistung in psychometrischen Tests bei Patienten mit mäßig ausgeprägtem Morbus Alzheimer.
- **Nimodipine** (Calciumantagonist): ist ein zerebraler Vasodilatator, führt eventuell zu einer Verbesserung der regionalen Durchblutung.
- **Monoaminooxydasehemmer:** Moclobemid (Monoaminooxidase-A-Hemmer) und Selegiline (Monoaminooxydase-B-Hemmer) zeigen einige Effekte.
- **Chelatbildner:** binden Aluminium und möglicherweise andere Umgebungstoxine. Es gibt keine kontrollierten Untersuchungen.
- **Nootropika** (z.B. Piracetam, Pyritriol): zeigen in kognitiven Tests, jedoch nicht alltagsrelevant in anerkannten kontrollierten Studien vereinzelt und schlecht reproduzierbar Besserung. Klinisch jedoch manchmal relevante Besserung von Demenz bedingten Störungen.

Unkonventionelle Verfahren

- Transplantation von fetalem Gewebe: Es wird angenommen, daß fetales Gewebe zu einer Anreicherung von Nervenwachstumsfaktor und eventuell von cholinergen Synapsen führt.
- „Alternativmedizinische" Verfahren: Vorwiegend in der Laienpresse propagierte Diäten und Produkte aus dem Bereich der alternativen Medizin, die möglicherweise einen Plazeboeffekt haben. Mit solchen Mitteln lassen sich enorme Gewinne erzielen.

Pharmakotherapie der Demenz

Ethische und ökonomische Probleme

➤ Im Zusammenhang mit der Entwicklung einer Behandlung oder einer Verlangsamung des natürlichen Krankheitsverlaufs bei Morbus Alzheimer stellen sich schwerwiegende ethische und ökonomische Probleme, wie z. B.:
  - Führen wahrscheinlich wirksame Medikamente zu einer Verbesserung der Lebensqualität der Patienten und der Angehörigen, oder nur zu einer Verlängerung des Lebens des Patienten?
  - Wie hoch sind die sozialen Kosten einer wahrscheinlichen Lebensverlängerung ohne Verbesserung der täglichen Lebensaktivitäten, der Autonomie und Verringerung der Belastung der Angehörigen?
  - Wenn ein Effekt von transplantiertem fetalem Material gefunden werden kann: Wie kann ein ethisch problematischer Handel mit fetalem Gewebe verhindert werden?

Milieutherapie bei Demenz

Das Konzept

- Milieutherapie ist bei allen Demenzkranken (s. S. 152) notwendig.
- Wichtigste Ergänzungen der Milieutherapie sind die Pharmakotherapie der nicht kognitiven Störungen der Demenz (s. S. 166) und Vermeidung von Malnutrition (s. S. 327).
- Grundgedanke (aus der Systemtherapie): Ein Patient ist immer Teil seines Milieus und steht in dauernder Interaktion mit diesem. Schwierigkeiten werden deshalb nie isoliert betrachtet, sondern immer vor dem Hintergrund des individuellen Milieus (Umfeld).
- Bei Demenzpatienten entstehen Probleme dann, wenn das Milieu nicht patientengerecht ist oder wenn sich das Milieu den demenzbedingten Veränderungen nicht genügend anpaßt.
- Eine Situationsanalyse hilft, konfliktauslösende Faktoren zu erkennen.
  - Das Milieu des Patienten wird entsprechend verändert, dies führt zur Entspannung der Problematik.
  - Der fortschreitende Abbau dementer Patienten erfordert dauernde Neuanpassung.

Schritt 1: Situationsanalyse

- Dieser beinhaltet
  - differentialdiagnostische Abklärung (s. S. 153 bis S. 162)
  - kognitives Assessment (s. S. 116 bis S. 123)
  - funktionelles Assessment (s. S. 105 bis S. 110)
  - soziales Assessment (s. S. 111 bis S. 115)
  - Assessment der Stimmung (prämorbid und aktuell) (S. 124 bis S. 125)
  - aktuelle Konflikte (Fremdanamnese verschiedener Personen) und Belastung der Betreuer.

Schritt 2: Information und Planung

- Detaillierte Information der Angehörigen (und des Pflegepersonals) schafft Verständnis für verändertes Verhalten des Patienten und ist Voraussetzung für weitere Schritte.
- Angepaßte Information auch des Patienten (besonders wichtig in frühen Demenzstadien) (S. 165).
- Gemeinsame Planung der nächsten Schritte, d. h. Familienkonferenz (S. 84) respektive Pflegeplansitzung.

Schritt 3: Kompensation der Defizite

- Gemäß den Strategien von Selektion und Kompensation (S. 44) Bezeichnen von verzichtbaren Funktionen (z. B. Kochen, Autofahren) und Funktionen, die durch andere übernommen werden müssen, weil sie nicht mehr selbst gemeistert werden und weil sie dem Dementen wichtig sind.
- Wochenplanung zur Verteilung der Pflegelast → dazu ist u. U. eine Familienkonferenz nötig (s. S. 84).
- Vermeiden von Überforderung der Hauptbetreuenden, dazu ist die Miteinbeziehung von systematischen Entlastungsangeboten notwendig, z. B.:
  - Anderen Familienangehörige für einzelne Aufgaben zu bestimmten Zeiten.
  - Bezahlten oder unbezahlten Hilfen.

Milieutherapie bei Demenz

- Ambulantem Pflegepersonal.
- Teilstationäre Betreuung (Tagesheim, Tagesspital, Entlastungsferienwochen).

▶ Gefühlsmäßig wird die Selbständigkeit unterschätzt und der Pflegebedarf überschätzt bei Patienten
  - im Rollstuhl,
  - mit Sprechstörungen,
  - mit starken Sinnesbehinderungen (z. B. bei Blinden und Tauben).

▶ Gefühlsmäßig wird die Selbständigkeit überschätzt und der Pflegebedarf unterschätzt bei Patienten
  - mit erhaltener guter Gehfähigkeit,
  - mit erhaltener Sprechfähigkeit trotz Sprachverständnisstörungen,
  - mit Apraxie oder Agnosie.

▶ Zuviel oder zuwenig Kompensation der Defizite führen zu sekundären Verhaltensstörungen (s. NKS S. 163).

Schritt 4: Aktivierung vorhandener Ressourcen

▶ Gemäß dem Prinzip der Selektion und Optimierung (s. S. 44): systematisches Üben im Grenzbereich Defizit-Ressourcen:
  - Toilettentraining
  - Gedächtnistraining
  - Realitätstraining
  - Haushalttraining
  - **Achtung:** Überforderung bewirkt Aggression oder Depression

▶ Systematisches Aktivieren noch vorhandener Ressourcen zur Tagesstrukturierung und Vermeiden von Fremdplazierungen, z. B.
  - Übertragen von entsprechenden Haushaltarbeiten,
  - Spaziergänge,
  - andere gewohnte Aktivitäten (Fernsehen, Zeitschriften anschauen, usw.).

Schritt 5: Anpassen der Umwelt

▶ Gemäß der Strategie von Selektion, Kompensation und Optimierung muß die Umwelt dem jeweiligen Krankheitsstadium angepaßt werden.
  - Detailanpassungen für bestimmte Defizite, z. B.:
    - Schuhe mit Klettverschluß statt Bindeschuhe bei Apraxie.
    - Abstellen des Gaskochherdes bei Unzuverlässigkeit beim Benützen des Herdes.
    - Licht brennen lassen und Türe offen halten bei nächtlichem Umherirren auf der Suche nach der Toilette.
    - Adressangabe mit Telefonnummer auf Kleider nähen bei Weglaufgefahr Desorientierter.
  - Milieuänderung zur Sicherung einer angemessenen Betreuung:
    - Heimplazierung alleinstehender Dementer, wenn das Alleinsein Ängste auslöst (ab 10–16 Punkten im Mini Mental Status meist notwendig).
    - Unterbringung von gut mobilen Desorientierten mit Bewegungsdrang auf einer weiträumig geschlossenen Abteilung, denn Sedierung oder Fixierung wirken sich subjektiv meist negativ aus.
    - Engagement von Hilfen für notwendige Dienstleistungen, bzw. regelmäßige Kontrollbesuche.

Milieutherapie bei Demenz

- Milieuwechsel ohne Verbesserung der Betreuungssituation führt zur Verschlechterung der Krankheit mit erheblicher Mortalität (z.B. bei Plazierung eines Dementen in ein dafür nicht geeignetes Alterswohnheim).
- Milieuwechsel mit Verbesserung der Betreuungssituation und in Absprache mit dem darauf vorbereiteten Patienten vermindert die Morbidität, weist eine sehr geringe Mortalität auf.

Umgang mit terminalen Komplikationen

Vermeiden von körperlichem Leid

➤ Die wichtigsten pflegerischen Ziele dazu sind:
- Verhindern von Dekubiti (S. 406).
- Verhindern von chronischen Urininfekten, vor allem durch Vermeiden von Dauerkathetern bei Inkontinenz (S. 348).
- Optimale Analgesie ohne Angst vor Opiaten (Suchtproblematik ist nicht relevant).

Vermeiden von psychischem Leid

➤ Die wichtigsten Ziele dazu sind:
- Vermeiden von paranoiden Ängsten durch gezielte niedrig dosierte Neuroleptikagabe (S. 425), solange eindeutig paranoide Inhalte vorhanden sind.
- Vermeiden von Einschränkungen der Bewegungsfreiheit durch Anbinden.
- Vermeiden von lebensverlängernden Maßnahmen (Infusionen, Sonden), die nur mit Anbinden der Hände durchgesetzt werden können.
- Verhindern von Weglaufgefahr durch Aufenthalt in geschlossener Abteilung statt durch Anbinden.
- Wenn Patienten Bettgitter überklettern, die Gefahr eines möglichen Sturzes verkleinern mit niedrigem Bett ohne Gitter, längs einer Wand plaziert oder evtl. zusätzliche Matratze als Sturzpolster vor das Bett auf den Boden legen.
- Vermeiden von Angst durch Überforderung, bzw. Nichtverstehen durch Reduktion der Anzahl verschiedener Sinneseindrücke (TV und Radio nur auf Wunsch).
- Berücksichtigung der Sinnesbehinderungen während der Körperpflege:
  - evtl. reduzierte Sehkraft,
  - evtl. Schwerhörigkeit,
  - meist vorhanden und verkannt (bei Endstadien von M. Alzheimer): Sprachverständnisstörung bei vorhandener Sprechfähigkeit (= typisch für Morbus Alzheimer).
➤ Je schlechter die verbale Kommunikation desto wichtiger ist die averbale, taktile und nutritive Zuwendung.

Vermeiden von sozialer Isolation

➤ Mehrbettzimmer sind besser als Einzelzimmer.
➤ Der Patient sollte täglich mindestens einmal aus dem Bett (notfalls in einen Liegerollstuhl).
➤ Täglich mindestens einmal Wechsel vom Schlafbereich in den Tagesaufenthaltsbereich.
➤ Berücksichtigung des Bedürfnisses nach menschlicher körperlicher Zuwendung, z. B. durch bewußtes Einsetzen von Fußmassage oder Einreiben von Hautpflegemitteln für positiv-emotionelle taktile Körperkontakte (S. 74).
➤ Wichtigste averbale Kommunikation im Endstadium ist das liebevolle Eingeben der Nahrung, nach Möglichkeit durch Angehörige. Dazu sollte man auch das Umstellen des Tagesablaufs in Kauf nehmen, denn dies erhöht die Besucherfrequenz, da die Angehörigen bei fehlender verbaler Kommunikation sonst Besuche vermeiden, weil sie nichts zu tun wissen (Horror vacui). Die Angehörigen können Patienten auch im Rollstuhl spazierenführen, selbst wenn sie die Umwelt dabei nur bedingt wahrnehmen.

Umgang mit terminalen Komplikationen

Schluckstörung

- **Achtung:**
  Die Unfähigkeit zu kauen und Aspiration können Hauptsymptome einer sonst wenig auffälligen Akinese eines Parkinson-Syndroms sein; deshalb zuerst:
  - Absetzen von Neuroleptika und
  - Therapieversuch mit Anti-Parkinson-Medikamenten (S. 429).
- **Kaustörung:**
  - *Definition:* Unvermögen, die Nahrung normal zu kauen und vom Mund in den Schlund zu befördern.
  - *Maßnahmen:*
    - pürierte Kost;
    - wenn dies alleine nicht genügt: eingeben der pürierten Kost und Plazierung von schluckbereiten Portionen mit dem Löffel direkt in den hinteren Mundbereich, das löst den Schluckreflex aus.
- **Hyperaktiver Saugreflex:**
  - *Definition:* Die Aufnahme von Nahrung wird durch Auslösen eines Saugreflexes behindert, sobald Nahrung die Lippen berührt.
  - *Maßnahmen:*
    - Verbale oder imitatorische Aufforderung, den Mund zu öffnen und Plazierung der Nahrung direkt in den Mund, ohne Berührung der Lippen.
      Wenn dies nicht gelingt:
    - Umstellen der Ernährung auf halbflüssige Nahrung und Darreichen in Schnabeltasse oder mit Plastiksaugrohr.
- **Aspiration von Getränken:**
  - *Definition:* Feste und halbfeste Nahrung kann geschluckt werden, Flüssigkeit wird jedoch zum Teil aspiriert. Typisches Symptom extrapyramidaler Störungen bei subkortikaler Demenz, oft auch in der terminalen Phase bei M. Alzheimer.
  - *Maßnahmen:*
    - Optimale Körperhaltung (senkrechter Oberkörper, d. h. im Stuhl, nicht im Bett!). Wenn dies nicht genügt:
    - Eindicken der Flüssigkeiten durch Geliermittel oder Ersatz von Getränken, z. B. Joghurt statt Milch, Pudding statt Creme, geraffelter Apfel statt Most.

Nahrungsverweigerung

- Isolierte Verweigerung von Essen *oder* Trinken kann gut durch vollständiges Umstellen auf flüssige Vollwertdiät, bzw. Eindickung der Getränke, kompensiert werden.
- Nahrungsverweigerung aus therapierbaren Gründen:
  - Schmerzen in der Mundhöhle durch:
    - Druckulcus einer Zahnprothese,
    - Herpes- oder Soorinfekt,
    - Karzinom,
    - Zahnabszeß oder anderer Infekt.
  - Nausea
    - sekundär durch Medikamente: (Digoxin, Opiate etc.),
    - Präileus durch Stuhlimpaktation evtl. mit paradoxem Durchfall,
    - mechanischer Darmverschluß,
    - akutes Abdomen.

Umgang mit terminalen Komplikationen

- Depression
- Vergiftungswahn
- Protesthaltung:
  - gegen eine bestimmte Pflegeperson,
  - gegen bestimmte Umstände der Nahrungsdarreichung oder Zusammenstellung,
  - gegen Abwesenheit oder Anwesenheit von bestimmten Angehörigen.
► Nahrungsverweigerung als verbindliche Willensäußerung:
  - Erst wenn therapierbare Ursachen ausgeschlossen sind, darf eine Eß- und Trinkverweigerung als verbindliche Willensäußerung im Sinne eines Sterbewunsches akzeptiert werden.
  - Unter diesen Umständen ist eine solche Willensäußerung selbst bei einem schwerst Dementen als juristisch verpflichtend zu akzeptieren, und Zwangsernährung oder Zwangshydration entsprächen einer Verletzung der Persönlichkeitsrechte.
  - Respektieren des durch Eß- und Trinkverweigerung geäußerten Willens eines Demenzkranken führt nicht zu Leiden, denn fastenbedingte Ketose oder Dehydration sind im Alter nicht mit subjektivem Leiden verbunden, sondern gute Palliation, wirkt ähnlich wie Opiatgabe.
  - Pflegerische Ethik verlangt nicht Zwangsernährung und Zwangshydration, sondern Weiterführen der menschlichen Zuwendung, inkl. regelmäßiger Körperkontakte (Hautpflege) und optimale Mundpflege durch regelmäßiges Befeuchten der Lippen, evtl. Luftbefeuchtung bei Mundatmung.
  - *Achtung:* Saugen am Waschlappen oder Wattebausch bei der Mundpflege ist ein Zeichen von subjektivem Trinkbedürfnis, d.h. ein Wiederauftreten des Lebenswillens. Wenn unter diesen Umständen normales Trinken mit Schnabeltasse oder Saugrohr nicht gelingt: Versuch mit Anschluß eines Infusionsschlauchs vorne an ein Mundpflegestäbchen mit hohem Plastikstiel hinten an einer Flasche mit dem Lieblingsgetränk des Patienten.

Pneumonie

► Mit Recht wird die Pneumonie als „Freund der Betagten" bezeichnet. An dieser kurzen akuten schmerzfreien Krankheit zu sterben, erspart Betagten die „kalte Entwürdigung des Zerfalls", die sie und ihre Freunde so belasten (W. Osler, 1898).
► Bedeutung als Todesursache:
  - Mit Abstand die häufigste Todesursache Dementer, sei es als primäre Bronchopneumonie, als bakterielle Superinfektion nach viralem Infekt, als Aspirationspneumonie oder als Infarktpneumonie nach Lungenembolien (zusammen 60% aller Todesursachen).
  - 75% aller Ärzte, Gerontologen und Familienangehörigen von Demenzkranken fordern einen Verzicht auf lebensverlängernde Maßnahmen, inkl. Verzicht auf medikamentöse Behandlung von Pneumonien,
  - 60–70% fordern auch den Verzicht auf künstliche Hydration bei Endstadien von Demenz mit kompletter Hilfsbedürftigkeit (Unfähigkeit, Angehörige zu erkennen, Sprechunfähigkeit und Unmöglichkeit, früher befriedigende Beschäftigungen auszuführen).

Umgang mit terminalen Komplikationen

➤ Behandlungsentscheid:
  – Ob eine Pneumonie lege artis mit Antibiotika und künstlicher Hydration behandelt werden soll, entscheidet der mutmaßliche Wille des Patienten (S. 140).
  – Die Behandlung einer Pneumonie mittels Antibiotika und Infusion (S. 334) gegen den mutmaßlichen Willen des Patienten, wenn dieser beispielsweise eindeutige Sterbewünsche geäußert hat (vor Zeugen, dokumentiert in der Krankengeschichte), ohne Widerruf durch neuere Zeichen von Lebenswillen, wäre eine strafbare Körperverletzung.
➤ Palliation:
  – Die pneumoniebedingte Eintrübung des Bewußtseins, insbesondere durch die dabei erwünschte Dehydration, verhindert meist subjektives Leiden im Sinne einer optimalen Palliation.
  – Tritt dennoch subjektive Atemnot auf, ist Morphiumgabe und Sauerstofftherapie zur optimalen Palliation notwendig.
  – Die Sicherung von lebensverlängernden Maßnahmen wie Infusionen oder Sonden durch Festbinden der Hände bei einer nicht behandelbaren Demenz als Ursache von Urteilsunfähigkeit verstößt gegen die Menschenwürde und ist deshalb kaum zu rechtfertigen, selbst wenn das Leben des Dementen dadurch gefährdet ist.

Depression, Grundlagen

Definition

- Depression ist eine kombinierte Störung des Affekts, des Denkens und des Antriebs aufgrund somatischer, psychogener, iatrogener Faktoren. Sie kann auch aufgrund belastender oder veränderter Lebensumstände (psychosoziale Einflüsse) auftreten.
- Depressionen können erstmals im höheren Lebensalter auftreten (früher Involutionsdepression genannt) oder rezidivierende Phasen einer seit jüngeren Jahren dauernden Krankengeschichte darstellen.
- Gelegentlich wechseln depressive mit manischen Phasen.

Epidemiologie

- 2–3 % der im Privathaushalt lebenden und 6–12 % der in Institutionen lebenden über 65jährigen Patienten sind schwer depressiv;
- 12–15 % der im Privathaushalt lebenden und 40–55 % der in Institutionen lebenden Patienten sind leicht depressiv.
- Risikofaktoren:
  - weibliches Geschlecht,
  - nicht in Partnerschaft lebend,
  - belastende Lebensereignisse,
  - fehlendes soziales Netzwerk,
  - fehlende Tagesstruktur,
  - akute/chronische körperliche Erkrankung,
  - frühere depressive Phasen.

Pathogenese

- Häufig multifaktoriell bedingt.
- Depression durch genetische Prädisposition zusätzlich zu auslösenden Faktoren wie Einsamkeit, Verwitwung.
- Depression als Folge von Trauer, Verlusten und sozialer Isolation.
- Depression als Folge somatischer Erkrankungen, zum Beispiel:
  - ZNS: Frühstadium einer Demenz. Morbus Parkinson, cerebrovaskuläre Erkrankungen
  - kardiovaskuläre Erkrankungen
  - chronische Schmerzen
  - Malignome
  - Endokrine Ursachen: z. B. Hyperthyreose; Diabetes mellitus, Hyperparathyreoidismus
  - Qualitative und quantitative Unterernährung
  - Elektrolytstörungen
  - Anämien
  - Chronisch obstruktive Lungenerkrankungen
  - Nierenversagen
  - Chronische Infektionen
  - Alkoholabusus
- Depression als Folge von Medikamenten, zum Beispiel:
  - Digitalis-Überdosierung
  - Betablocker
  - Clonidin

Depression, Grundlagen

- Reserpin (Achtung Antihypertensiva-Kombinationen)
- Neuroleptika
- Steroide
- Zytostatika, Immunsuppressiva
▶ Depression als Folge von dementiellen Syndromen und depressive Syndrome mit ausgeprägten kognitiven Störungen (S. 116) sind besonders schwierig auseinanderzuhalten (s. S. 185, Schnittstelle Demenz Depression).

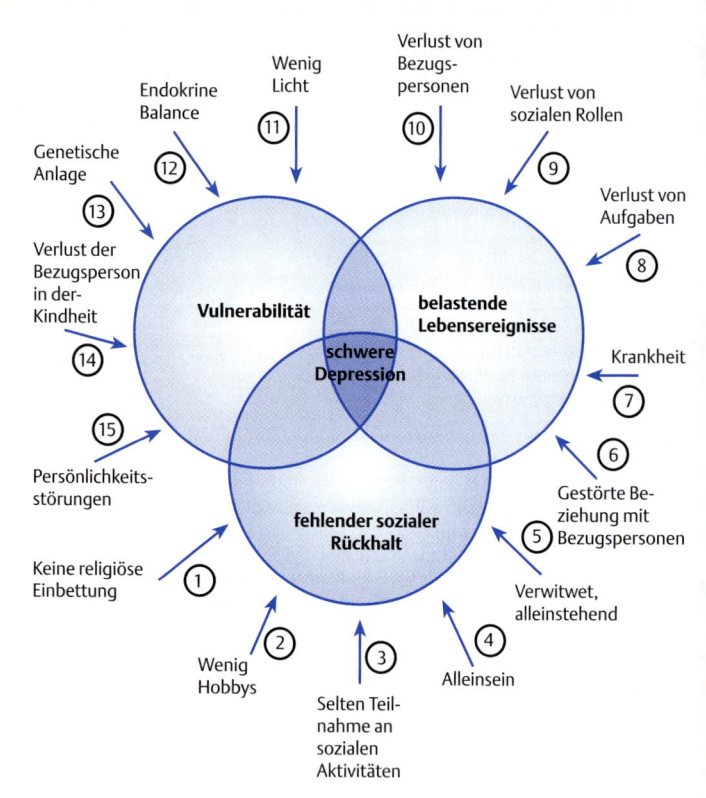

Abb. 21   Einflüsse auf die Entstehung einer Depression

Symptomatologie

▶ **Vorbemerkungen:**
  - Oft setzen die Symptome plötzlich ein, manchmal entwickeln sie sich allmählich, manchmal im Anschluß an eine somatische Erkrankung.
  - Depressionen können eine Vielzahl von Symptomen aufweisen oder auch nur einzelne Symptome haben, zum Beispiel Gereiztheit und Resignation.

Depression, Grundlagen

- Bei älteren Menschen häufig symptomarmes Auftreten mit:
  - Reizbarkeit
  - Mißtrauen
  - Hypochondrie
- **Antriebsstörungen:**
  - *Antrieb gesteigert:* Unruhe, Agitiertheit, Erregtheit, Nervosität, Zittern.
  - *Antrieb gehemmt:* leise und monotone Stimme, Mimik spärlich bis starr, Verlangsamung, Müdigkeit, Abgespanntheit, Apathie, Kraftlosigkeit, Gang- und Haltungsveränderungen, Erschöpfungsgefühl, Niedergeschlagenheit, Adynamie, Entscheidungsschwäche, -unfähigkeit.
- **Denkstörung:** Konzentrationsverlust, Interesseverlust, Gedankenkreisen, Verlust der Differenziertheit, Denkhemmung, negativistische Realitätsverkennung, Blockierung von Handlungsentwurf und Umsetzung in Handlungsabläufe, Tendenz zur Entwertung, Wahnbildung (Versündigungs-, Schuld-, Verarmungswahn), Gedächtnisstörung.
- **Affektstörung:** traurige Verstimmtheit, gereizte Stimmung, Leeregefühl, Klagsamkeit, Aggressivität, Dysphorie, Resignation.
- **Begleitsymptome:**
  - Vitalsymptome: Schlafstörungen (Einschlaf-, Durchschlafstörungen, Früherwachen), Appetitstörung, Körpermißempfinden, Obstipation, Libidostörung, diffuse Körperbeschwerden (Somatisierung).
  - Angst
  - Suizidalität: wiederkehrende Gedanken an den Tod, Suizidideen oder -plan (S. 189)
  - tageszeitliche Schwankungen
  - Sozialverhalten: sozialer Rückzug, Umtriebigkeit, Verwahrlosungstendenz

Diagnose

- Empfehlenswerte Untersuchungen (ähnlich wie bei Demenz S. 157):
  1. Anamnese und klinische Untersuchung.
  2. Einfacher Neurostatus.
  3. Psychostatus inklusive Depressionsskala (S. 124), Feststellung welche depressiven Symptome vorliegen, wie schwer sie sind, wie oft sie auftreten.
  4. Fremdanamnese inklusive Frage nach erblicher Belastung.
  5. Basisuntersuchungen:
     - EKG
     - Thorax in zwei Ebenen
     - Labor: HB, MCV, DiffBB, Albumin, Elektrolyte, Transaminase, Gamma GT, Kreatinin, Glucose, Vitamin B_{12} und Folsäure, TSH, Urinstatus.
  6. Spezialuntersuchungen je nach Indikation: CT, MRI, EEG.
  7. Während der Untersuchungen darauf achten, welche Gefühle der Patient beim Arzt auslöst.
- Die klinische Beurteilung ist für die Diagnose entscheidend, daher sollte bei unsicherer Diagnose ein alterspsychiatrisches Konsilium durchgeführt werden.

Antidepressive Milieutherapie

Prinzip

- Vor der Behandlung sorgfältige Differentialdiagnose und Ausschluß, respektive Behandlung somatischer Erkrankungen (s. S. 177). Hierbei ist die Fremdanamnese oft entscheidend.
- Achtung: kein therapeutischer Nihilismus! Gefahr der Verwechslung mit Altersbeschwerden.
- Beachten der Belastung der Angehörigen (wie bei Demenz, s. S. 79–83).

Grundlegende Therapie-Prinzipien

- Adäquate Pharmakotherapie (s. 182)
- Milieutherapie:
  - Berücksichtigung und gegebenenfalls Versuch der Veränderung bei Vereinsamung: Kontakt organisieren (Nachbarschaftshilfe initiieren, Besuch von Tagesheim), evtl. Unterstützung durch ein Haustier (Hund, Katze, Wellensittich).
  - Psychosoziale Belastungen: Entlastung organisieren.
  - Soziale Isolation durch intensive Betreuung eines (z. B. dementen) Angehörigen: Entlastung organisieren.
  - Verlust der Tagesstruktur: regelmäßige Aktivitäten.
  - Physische Inaktivität: Turnen, Sport, evtl. Physiotherapie, speziell geeignet im Alter sind regelmäßige Spaziergänge.
  - Übermedikation oder Non-Compliance: Dosierhilfe, evtl. Gemeindeschwester.
  - Adäquate Psychotherapie: stützende hausärztliche Gespräche (Themen: siehe bei Suizid, S. 190).
  - Kognitive Verhaltenstherapie: evtl. alterspsychiatrische Tagesklinik, oft Familienkonferenz nötig.
- Mögliche Traktandenliste für Familienkonferenz bei Depression:
  1. Begrüßung mit Zielvorgabe: Wecken des latenten Selbsthilfepotentials der Familie als Gruppe
  2. Kurze Vorstellungsrunde inkl. individuelle Beziehungsanamnese zum Depressiven
  3. Allgemeine Information über Depression (evtl. Abgabe der Abb. 21 S. 178)
  4. Information über zehn antidepressive Verhaltensmuster (S. 181)
  5. Entwickeln passender Milieutherapie
     - Spaziertherapie-Plan
     - medikamentöse Behandlung
     - evtl. Haustier-Therapie
     - evtl. Tagesklinik resp. Tagesheim
     - evtl. Besuche organisieren.

Antidepressive Milieutherapie

Depressionsverstärkende Muster

- Entmündigende Schonhaltung durch Bagatellisieren der psychischen Beschwerden, Passivierung durch Verstärken der depressiven Interaktivität, Tabuisierung der depressiven Todeswünsche und Sexualstörungen. Dadurch werden noch weniger sinngebende Erlebnisse möglich, das verstärkt die Depression.
- Rückzugstendenz der Betreuer durch Zurückhaltung bei depressiver Hemmung des Patienten, unrealistisches Überangebot bei Interesselosigkeit, frustriertes Mitgefühl bei depressiver Hilflosigkeit. Dies führt zu zunehmender Isolation und verstärkt die depressive Rückzugstendenz.
- Ärgerliche Ungeduld durch Drängen bei depressiver Verlangsamung, Appelle an den Willen von klagsamen Depressiven, unrealistische Lösungsangebote bei depressiver Entscheidungsunfähigkeit. Depressive können auf gutgemeinte Ratschläge nicht eingehen, „Ratschläge sind Schläge", die die depressive Enttäuschung verstärken.

Zehn antidepressive Verhaltensmuster für Betreuer

- Klare, verläßliche Haltung der Ärzte und Betreuungspersonen.
- Akzeptieren einer Führungsrolle der Betreuer.
- Akzeptanz der Hilfe durch antidepressive Medikamente.
- Entlastung von Entscheidungen soweit nötig.
- Entlastung von überfordernden Aufgaben.
- Einfache Fragen stellen und Zeit für deren Beantwortung lassen.
- Depression erklären, inkl. Eingehen auf
  - Körperbeschwerden,
  - Hoffnungslosigkeit,
  - Suizidgedanken.
- Realistische Hoffnung geben durch Hinweise auf bereits erzielte objektive Fortschritte.
- Schrittweise Aktivierung mittels angepaßter konkreter Aufgaben.
- Geordnete Zielstrukturen mit realistischer Zielvorgabe.

Antidepressive Pharmakotherapie

Prinzipien beim Verschreiben von Antidepressiva

- Medikamentenanamnese, Vermeiden von Polypragmasie.
- Dosis meist kleiner als bei jüngeren Menschen.
- Längere Latenz bis Wirkungseintritt: Behandlungsdauer mindestens sechs Wochen.
- Antidepressiva bei chronischer Depression genügend lange verordnen.
- Bei rezidivierender Depression, evtl. Dauertherapie ohne Dosisreduktion erwägen.
- Beachten von Interaktionen mit anderen Pharmaka.
- Drug monitoring, vor allem bei Compliance-Problemen.
- Ruhe-EKG und Blutdruckmessung liegend und stehend zwingend nötig vor Indikationsstellung für trizyklische Antidepressiva und während der Therapie.

Differentialindikation nach Erscheinungsbild

- Inaktivität und Apathie im Vordergrund:
  - Wenn Tricyclica kontraindiziert: Serotonin-Wiederaufnahme-Hemmer, Mianserin oder Moclobemid.
  - Versuch mit Methylphenidat, zeitlich begrenzt.
- Ängste im Vordergrund:
  - Buspinone, evtl. zusätzlich Benzodiazepine (z.B. Oxazepam, Tenazepam).
- Schwere Schlafstörungen im Vordergrund:
  - Mianserin, Trazodone
  - evtl. zusätzlich, mittel bis kurz wirksame Benzodiazepine, zeitlich begrenzt.

Differentialindikation nach Anamnese

- Anamnese von saisonaler Komponente (Herbstdepression): Versuch mit Licht-Therapie (künstliches Licht oder regelmäßige Spaziergänge, eventuell verbunden mit Aufenthalt in Höhenkurort oder im Süden).
- Anamnese von Zyklothymie: Einleiten von Lithiumtherapie (dazu je nach Zustand geeignete antimanische oder antidepressive Medikation).
- Nach dem Scheitern von konsequenter Antidepressiva-Therapie (mit gesicherter Compliance!) mit depressivem Wahn und Lebensgefahr bei sekundärer Immobilität und Essensverweigerung ist eine Elektroschocktherapie indiziert.
- Bei Ablehnung von Psychopharmaka und engagierten Angehörigen im gleichen Haushalt: Schlafentzug, initial total, anschließend partiell. (Patient aufwecken um 02.00 Uhr, anschließend wachhalten bis zum nächsten Abend um ca. 22 Uhr.)

Differentialindikation nach Kontraindikation

- EKG-Kontraindikation für trizyklische Antidepressiva und Maprotilen im EKG vor Therapie, resp. vor Dosiserhöhung:
  - AV-Block
  - Reizleitungsstörung
  - QRS-Verbreiterung
  - QT-Verlängerung
  - Indikation für Mianserin oder Serotonin-Aufnahmehemmer

Antidepressive Pharmakotherapie

- ▶ Andere Kontraindikation für trizyklische Antidepressiva:
  - Glaukom
  - vorbestehendes Sicca-Syndrom (Mundtrockenheit, zuwenig Tränenflüssigkeit)
  - Tendenz zu orthostatischer Hypotonie (S. 279)
    Daraus ergibt sich die Indikation für Mianserin, Moclobemid oder Serotonin-Aufnahmehemmer.

Antidepressiva (s. auch S. 413)

- ▶ **Trizyklische Antidepressiva:**
  - Sekundäre Amine (Nortriptylin 10–30 mg/d) und Clomipramin 25–100 mg/d) sind geeigneter als tertiäre Amine wie z. B. Imipramin und Amitriptylin.
  - Wichtigste unerwünschte Wirkungen: Mundtrockenheit, Obstipation, Harnverhalt, Akkommodationsstörungen, Tachykardie, Tremor, Gewichtszunahme, orthostatische Hypotonie, anticholinergisches Delir, Unruhe, Verwirrtheit, Halluzinationen, Krampfanfälle (cave: Glaukom, Augeninnendruckerhöhung)
  - Beurteilung: wirkungsvoll, die Nebenwirkung sind jedoch oft prohibitiv.
- ▶ **Andere Antidepressiva:**
  - Moclobemid: 300–600 mg/d
    - Wichtigste unerwünschte Wirkungen: Nervosität, Schlafstörungen, Tremor, Ataxie, Schwindel, Unruhe, Angst. Keine Diätrestriktion wie bei klassischen MAO-Inhibitoren nötig. Vorsicht bei Kombination mit anderen Antidepressiva.
  - Mianserin: 30–60 mg/d
    - Unerwünschte Wirkungen: Mundtrockenheit, Obstipation, Sedation, selten Leukopenie und Thrombopenie
    - Beurteilung: relativ geringe Nebenwirkungen, aber weniger stark antidepressiv.
- ▶ **Serotonin-Reuptake-Hemmer:**
  - Wichtigste unerwünschte Wirkungen: Nausea, Schwindel, Kopfschmerzen, Asthenie, Schlaflosigkeit, Tremor, Agitation, Gewichtsabnahme
  - Citalopram: 10–20 mg/d; im Alter langsamer metabolisiert
  - Fluvoxamin (100–150 mg/d)
  - Fluoxetine: 5–20 mg/d; langsame Elimination, Insulinanpassung bei Diabetikern
  - Trazodone: 50–200 mg/d; sedative Eigenschaften. Unerwünschte Wirkungen: Müdigkeit, verschwommenes Sehen, Sedation, anticholinerge Effekte, Orthostase, Schwindel, selten Priapismus.

Alternativen zu Antidepressiva

- ▶ Methylphenidat: 10–40 mg/d über 2–3 Wochen, die Wirksamkeit ist fraglich, es existieren keine kontrollierten Studien.
  - Unerwünschte Wirkungen: Anorexie, Angst, Hypertension, Tachykardie, Psychosen.
- ▶ Alprazolam: 0,25–1 mg/d
  - Unerwünschte Wirkung: Abhängigkeit, Sedation, Einschränkung der motorischen Koordination.

Antidepressive Pharmakotherapie

- Helles künstliches Licht: Bei Herbstdepressionen (seasonal affective disorders) kann die Behandlung mit einer speziellen Lichtquelle indiziert sein. Einfacher: Regelmäßige Spaziergänge im Freien = physiologische Lichttherapie, außer bei bedecktem Himmel oder Nebel
- Schlafentzug: Einzelne Patienten sprechen gut auf totalen oder partiellen Schlafentzug an. Dieser kann – intaktes soziales Netz vorausgesetzt – ambulant durchgeführt werden.
- Elektroschock (in Narkose): kann lebensrettend sein bei schweren, therapieresistenten, besonders wahnhaften, lebensbedrohlichen Depressionen.

Manisch-depressive Erkrankungen im Alter

- **Dauertherapie mit Lithium:** wirksame Plasmaspiegel sind wesentlich niedriger als bei jüngeren Patienten (0,3 – 0,6 mval/l Serum).
- Unerwünschte Wirkungen: Hypothyreose, Polyurie, Gedächtnisprobleme, Tremor, Gewichtszunahme, Diarrhoe.
- Vor und während einer Lithiumtherapie sollten die Schilddrüsenfunktionswerte (TSH, fT4, fT3), die Nierenfunktionswerte (Kreatinin, Harnstoff) Elektrolyte (Na, K), Blutzucker, Blutbild, EKG und der neurologische Status überprüft werden (bei Verschlechterung des Allgemeinzustands, sonst mindestens 1× jährlich).
    - *Achtung:*
        - schmale therapeutische Breite
        - ausgeprägte interindividuelle Schwankungen in der Elimination
        - erniedrigt renale Clearance im Alter
        - erhöhte Empfindlichkeit auf unerwünschte Effekte im Alter
        - Lithiumintoxikation bei Störung des Wasser- und Elektrolythaushaltes
    - *Zeichen der Überdosierung im Alter* (Gefahr der Verwechslung mit Altersbeschwerden):
        - mild: Konzentrationsstörungen, Lethargie, Reizbarkeit, Muskelschwäche, Tremor, verwaschene Sprache, Nausea, Erbrechen
        - schwer: Grobschlägiger Tremor, schwere Ataxie, Dysarthrie, Desorientierung, Delir, Koma, Krämpfe mit tödlichem Ausgang

Schnittstelle Depression – Demenz

Gemeinsames Auftreten von Depression und Demenz

- ➤ Depressive Zustände – oft in atypischer Form – und Demenzen sind die häufigsten psychischen Störungen und Krankheiten im Alter. Vor allem häufen sie sich in Institutionen.
- ➤ Dabei bestehen folgende Zusammenhänge:
  - Bei beginnender Alzheimer Demenz treten bei 20–40% der Patienten ausgeprägte depressive Symptome auf. Auch bei fortschreitender Demenz kommen stark ausgebildete Depressionssymptome nicht selten vor.
  - Depressionen im Alter sind oft mit kognitiven Störungen verbunden, werden als Demenz verkannt und nicht behandelt (sogenannte „Pseudodemenz").

Gemeinsame Symptomatik von Depression und Demenz

- ➤ S. Abb. 22
- ➤ Mittelschwere und schwere Depressionen sind bei jüngeren Personen in der Regel von kognitiven Störungen begleitet: Konzentrationsunfähigkeit, Interesselosigkeit, Unaufmerksamkeit. Verschlechterung der Gedächtnisleistung, welche – depressionsbedingt – intensiv wahrgenommen werden.
- ➤ Bei älteren Personen kann sich diese Gedächtnisstörung der normalen Altersvergeßlichkeit superponieren. Zusätzlich können medikamentöse Nebenwirkungen, Fehl- und Mangelernährung, Schlafstörungen, Dehydration die intellektuelle Leistung beeinträchtigen. Dies führt zu Apathie, Verwirrung, Menschenscheu, Verwahrlosung, Klagen über Gedächtnisverlust und Abmagerung. Dadurch wird die Diagnose Demenz und damit oft ein therapeutischer Nihilismus begründet.

Demenz →
- Verlangsamung in Denken/Sprechen
- Unruhe
- Apathie
- Rückzug
- Antriebsmangel
- Unentschlossenheit
- Interessenverlust
- Konzentrationsstörungen
- Aufmerksamkeitsstörungen
- Gedächtnisstörungen
- Müdigkeit
- Schlafstörungen
- Abmagerung
- Versagen bei täglichen Aufgaben
- körperliche Vernachlässigung

← **Depression**

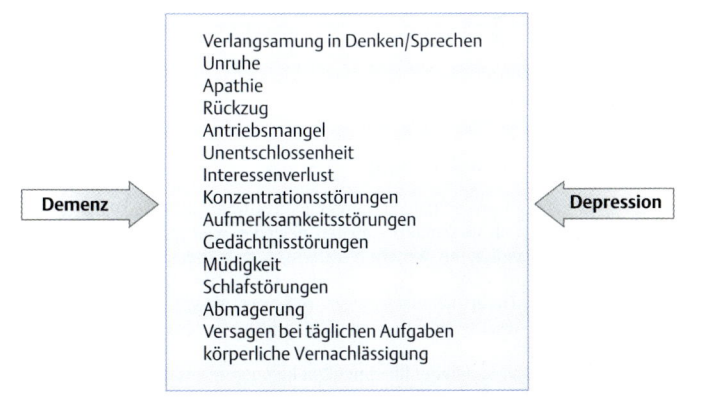

Abb. 22   Gemeinsame Symptome von Depression und Demenz

Schnittstelle Depression – Demenz

Differentialdiagnose Depression/Demenz

➤ S. Tabelle 40

Tabelle 40 Differentialdiagnose Depression/Demenz

	Hinweis auf Depression	Hinweis auf Demenz
Affekterkrankung in Vorgeschichte	+	(+)
Dauer < 6 Monate	+	(+)
Kognitive Störungen nachweisbar	(+)	+
Klagen über Gedächtnisstörung bei geringem Befund	+	−

➤ Eine Differentialdiagnose setzt eine vollständige Abklärung
  – auf Demenz (S. 116 – 123, 157 – 162) und
  – auf Depression (S. 124 – 125, 177 – 179)
  voraus. Depression und Demenz treten oft gemeinsam auf.
➤ Mit neuropsychologischen Methoden ist eine Differentialdiagnose möglich, sofern der Patient mitarbeitet.
➤ EEG und CT tragen wenig zur Differentialdiagnose bei (große Häufigkeit von Veränderungen bei gesunden älteren Personen).

Depressives Syndrom beim Vollbild der Alzheimer-Demenz

➤ Häufig sind depressive Symptome bei Morbus Alzheimer, verbunden mit
  – Wahn der Beeinträchtigung (bestohlen -, vergiftet werden)
  – Agitation
  – Angst, Dysphorie
  – Weinerlichkeit
  – Störung des Tag/Nachtrhythmus

Notwendigkeit der Behandlung

➤ Als Regel gilt: Ins Gewicht fallende depressive Syndrome im Alter sind in jedem Zusammenhang, ob sie Demenz einleiten, begleiten oder imitieren, zu behandeln. Die Komorbidität mit Demenz rechtfertigt keinen therapeutischen Nihilismus.
➤ Katamnestische Untersuchungen zeigen, daß nach einigen Jahren bei einem großen Teil der depressiven Patienten mit deutlicher Gedächtnisschwäche eine Demenz auftritt.
➤ Behandlung kann hier wieder für einige Zeit kompensieren, die Demenz schreitet schließlich doch fort.
➤ Das erstmalige Auftreten hysterischer Symptome ist im Alter atypisch und weist auf eine zerebrale Veränderung hin.

Schnittstelle Depression – Demenz

Antidepressiva bei Demenz und körperlicher Hinfälligkeit

- Trizyklische Antidepressiva bedeuten wegen der kardialen und anticholinergischen Nebenwirkungen (Verwirrungszustände) (S. 414) ein Risiko.
- Die neuen Serotonin-Aufnahmehemmer (S. 413) sollten in erster Linie eingesetzt werden.
    - Das Wichtigste ist der Beginn mit sehr kleinen Dosen, etwa einem Drittel der Erwachsenendosierung;
    - werden diese gut ertragen, steigert man allmählich auf die vorgeschriebene Dosis.
- Wenn Hemmung und Apathie im Vordergrund stehen, haben Stimulantien in geringen Dosen (z. B. Kindertabletten von Methylphenidat) guten Erfolg, wenn die Interaktionen dieser auch sympathomimetischen Pharmaka beachtet werden.
- Hauptgefahren der Behandlung einer Kombination von Depression und Demenz:
    - kein Erreichen therapeutischer Dosen,
    - Behandlung der Angstsymptome mit den nebenwirkungsreichen Benzodiazepinen statt mit modernen Antidepressiva.

Suizid

Epidemiologie

➤ Mit zunehmendem Alter nimmt die Zahl der Suizidversuche ab, die Zahl der vollzogenen Suizide steigt (Abb. 23).
➤ Im Vergleich zu den Sterbezahlen einer Population von über 65jährigen scheint die Anzahl der durch Suizid aus dem Leben geschiedenen Menschen relativ gering gegenüber den andern Todesursachen, es besteht aber gleichzeitig eine Dunkelziffer, da nicht jeder Suizid als solcher erkannt wird.

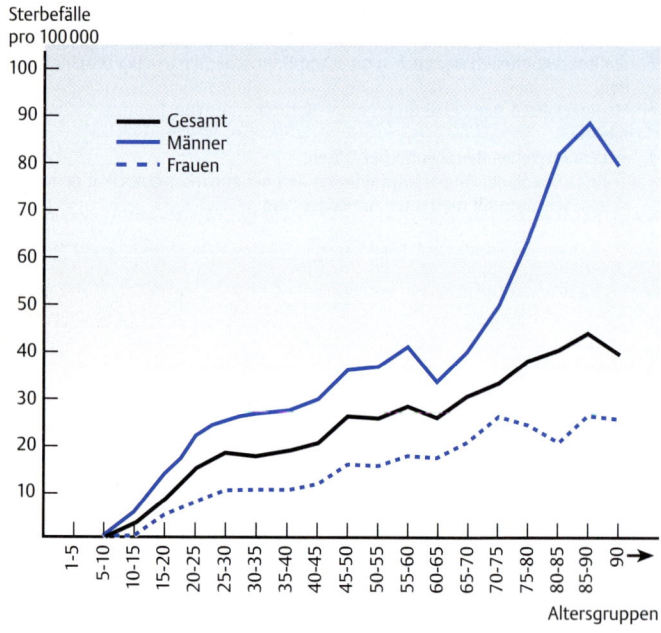

Abb. 23   Anstieg der Suizide im Alter

Beweggründe

➤ Der suizidale Akt wird bei älteren Menschen oft länger und konsequenter geplant. Dadurch entsteht der Eindruck eines Bilanzsuizids (Entscheidung zu Suizid als Abwägen und Entscheiden unbeeinflußt von Affekten).
➤ Der Alterssuizid ist jedoch meist eine Reaktion auf (alters-)spezifische Situationen mit mehrfachen Belastungen, die als wenig oder nicht beeinflußbar eingeschätzt werden.
➤ Zuweilen ist er auch als Akt der Befreiung der Umwelt von Last und ungern getragener Verantwortung geplant oder aus Unfähigkeit, Hilfe anzunehmen.

Risikofaktoren

- Männliches Geschlecht
- Suizidversuche in der Anamnese
- Suizide von Angehörigen
- Psychiatrische Erkrankungen, vor allem Depressionen, Phobien oder Panikattacken
- Vereinsamung, Isolation, anonyme Stadtumgebung
- Beziehungskrisen, familiäre Konflikte
- Verlusterlebnisse (Verwitwung, Todesfall, Pensionierung, Kommunikationsfähigkeit)
- Mangel an Zuwendung, fehlende emotionale Bindung
- Materielle Probleme
- Selbstentwertung
- Schuldgefühle
- Verlust der Autonomie
- Alkoholismus, Polytoxikomanie
- Äußere Einflüsse wie Publikationen von suizidfördernden Organisationen (z. B. „Exit" in der Schweiz oder „Gesellschaft für humanes Sterben" in Deutschland)
- Zunahme der sozialen Akzeptanz des Suizids bei zunehmendem Alter
- Existentielle Fragen (keine befriedigende Antwort auf die Frage nach dem Sinn des Weiterlebens)
- Somatische Erkrankungen (chronischer Verlauf, Beeinträchtigung, Behinderung, infauste Prognose)

Suizidprophylaxe

1. Aufbau einer vertrauensvollen und tragfähigen Beziehung (Ernstnehmen, Ansprechen der Suizidalität, Abkommen schließen, Verträge aushandeln, Krisenmanagement durch Einrichtung von Nottelefon, Erreichbarkeit des Therapeuten, Verfügbarkeit im Notfall und längerdauernd)
2. Behandlung somatischer und psychiatrischer Krankheiten
3. Konfliktlösung, klärende Gespräche mit Bezugspersonen
4. Maßnahmen gegen Vereinsamung und Isolation
5. Ressourcenaktivierung

Suizidalität erkennen

- Für die Abschätzung der Suizidalität ist weniger die objektive Einschätzung der Gesamtsituation maßgeblich als vielmehr das Ausmaß der negativen Bewertung durch den Betroffenen selber.
- Ältere Menschen kündigen den Suizid seltener an als jüngere.
- Hingegen suchen rund 70% der über 65jährigen Suizdenten in Monatsfrist vor dem Suizid ihren Hausarzt auf.
- Häufig treten bei diesen Patienten Depressionen mit Agitiertheit, Reizbarkeit, Unzufriedenheit, Leistungsinsuffizienz, Interesseverlust, Schlafstörungen, vegetativen und zuweilen sich bis zum Wahn steigernden hypochondrischen Beschwerden auf.
- Sie zeigen weniger tiefe, traurige Verstimmung.
- Suizidalität wird häufig nicht spontan genannt.

Suizid

- Besonders gefährdet scheinen sehr arbeitsame, leistungsorientierte und wenig flexible (rigide) Menschen.
- Hinweise für Suizidalität liegen oft
  - in allgemeinen Äußerungen über Tod und Sterben
  - im Ordnen eigener Angelegenheiten
  - Verschenken von Besitz, Verfassen von Testamenten
  - Aufsuchen des Arztes ohne klaren Grund
  - Veränderung von Gewohnheiten (Essen, Schlafen)
  - Vernachlässigung
  - plötzliches Ruhigwerden
  - vermehrte Aktivität nach einer apathischen Phase.
- Chronische Suizidalität im höheren Alter
  - Absichtliche Verwahrlosung (DD Diogenessyndrom S. 214).
  - Absichtliche qualitative und quantitative Unterernährung (DD s. S. 330).

Therapeutische Intervention

- Identifikation von Risikofaktoren im ärztlichen Gespräch
- Frage nach Suizidabsichten, -phantasien, -vorbereitungen
- Gespräch über Kränkungen
- Behandlung von psychiatrischen und somatischen Erkrankungen mit dem Ziel der Förderung der Lebensqualität
- Soziotherapeutische Maßnahmen, wie Integration in eine Gruppe, regelmäßige kurze Kontakte mit dem Arzt
- Vermitteln einer lebenswerten Aufgabe und Verantwortung
- Vorgehen bei akuter Suizidalität bei ungenügender sozialer Integration:
  - Hospitalisation in medizinischer oder psychiatrischer Klinik gegebenenfalls gegen den Willen des Patienten.
  - Begründung für Zwangshospitalisation: Suizidimpulse fluktuieren über die Zeit und sind häufig vorübergehend, das Risiko eines erneuten Suizids relativ gering.

Paranoid

Definitionen

- Es handelt sich um eine psychische Störung, bei der krankhaft verfälschte, unkorrigierbare (wahnhafte) Vorstellungen und Gedanken, Selbstbezogenheit und Mißtrauen mit Neigung zu bestimmten Formen von abnormen Verhalten, wie Erregungszustände, sozialer Rückzug, ausgeprägte psychomotorische Beeinträchtigung auftreten.
- Der paranoide Wahn zeigt folgende Eigenschaften:
  - unvergleichbare, unkorrigierbare, subjektive Gewißheit;
  - Unbeeinflußbarkeit durch Erfahrung und zwingende logische Schlüsse;
  - Unmöglichkeit des Inhalts.

Epidemiologie

- 10% aller psychiatrischen Erstaufnahmen bei den über 65jährigen sind Patienten, die unter spät einsetzenden wahnhaften Störungen leiden.
- Schizophrene Psychosen werden bei 8,7–14,5/100000 der über 65jährigen festgestellt.
- Frauen sind häufiger betroffen.

Pathogenese

- Abnorme Persönlichkeit (paranoide, schizoide)
- Organische Hirnschädigung mit kognitiven Defiziten (insbesondere Gedächtnisbeeinträchtigung)
- Körperliche Erkrankung
- Medikamente
- Soziale Isolation
- Genetische Faktoren spielen im Alter eine geringe Rolle
- Risiko-Faktoren
  - sensorische Verluste
  - schwierige soziale Situation (Vereinsamung).

Klinische Manifestation

Das Paranoid kann sich wie folgt äußern:
- Verfolgungswahn, Beziehungswahn, Bestehlungswahn, Abstammungswahn, Sendungswahn, Eifersuchtswahn.
- Stimmen, die den Betroffenen bedrohen oder ihm Befehle geben, aber auch nichtverbale akustische Halluzinationen, wie Brummen, Pfeifen oder Lachen.
- Geruchs- und/oder Geschmackshalluzinationen, sexuelle oder andere Körperhalluzinationen.
- Inadäquates Verhalten, wie Reizbarkeit, plötzliche Wutausbrüche, Furchtsamkeit und Mißtrauen.
- Negative Symptome wie Affektverflachung oder Antriebsstörung.

Klassifikation (ICD 10)

- **Paranoide Schizophrenie:** allgemeine diagnostische Kriterien für Schizophrenie müssen erfüllt sein, zusätzlich müssen Halluzinationen und/oder Wahn im Vordergrund stehen, Störungen des Affekts, des Antriebs und der Sprache sowie katatone Symptome bleiben eher im Hintergrund.

Paranoid

- **Wahnhafte Störung:** charakterisiert durch die Entwicklung einer einzelnen Wahnidee oder mehrerer aufeinander bezogener Wahninhalte von mindestens 3 Monaten Dauer, die im allgemeinen lange andauern und manchmal lebenslang bestehen können.
- **Anhaltende wahnhafte Störung:** Wahn- oder Wahnsysteme werden von anhaltenden Stimmen oder von schizophrenen Symptomen begleitet, die aber nicht als Schizophrenie zu diagnostizieren sind.
- **Vorübergehende akute psychotische Störung:** akuter Beginn innerhalb von zwei Wochen. Auftreten typischer Symptome (schnell wechselnde polymorphe Erscheinungsbilder und Auftreten schizophrener Symptome) bei vorliegender akuter Belastung als auslösendes Moment.

Diagnose

- Die Patienten kommen meist erst durch Intervention von Nachbarn, Angehörigen, Polizei oder anderen sozialen Institutionen in Kontakt mit medizinischen Angeboten.
- Die Evaluation soll wenn möglich am Wohnort stattfinden, da die Psychopathologie oft mit der unmittelbaren Umgebung des Patienten verbunden ist. Die Erlaubnis, die Wohnung des Patienten zu betreten, stellt oft den ersten therapeutischen Erfolg dar.
- In der Untersuchung müssen folgende Schwerpunkte berücksichtigt werden:
  - Somatostatus
  - Psychostatus, ergänzt durch psychologische Testuntersuchung
  - Erfassung der sozialen Situation
  - Aktivitäten des täglichen (daily) Lebens, wenn möglich
  - Anamnese inklusive Familienanamnese und Fremdanamnese
  - Laboruntersuchungen
  - Apparative Untersuchungen (für Indikation zu einem CT oder MRI s. S. 161)

Differentialdiagnose

- **Affektive Störungen:**
  - Diese Patienten können, ähnlich wie paranoide Betagte, unter Einsamkeit und Isolation leiden.
  - Wahnideen sind bei alten depressiven Menschen häufiger als bei jüngeren Depressiven.
  - Der Wahn schließt gewöhnlich Ideen der Versündigung, der Verarmung oder einer bevorstehenden Katastrophe ein, für die sich die betreffende Person verantwortlich fühlen kann.
  - Manchmal auftretende akustische Halluzinationen bestehen gewöhnlich aus diffamierenden oder anklagenden Stimmen, die Geruchshalluzinationen beziehen sich meist auf Fäulnis oder verwesendes Fleisch.
  - Eine schwere psychomotorische Störung kann sich bis zum Stupor steigern.

Paranoid

- **Organische Störungen:**
  - Nachweis einer zerebralen Erkrankung, Verletzung oder Funktionsstörung, bzw. einer systemischen körperlichen Erkrankung (vor allem Infektionen, metabolische, endokrine und neurologische Störungen).
  - Organische Halluzinose: infolge einer zerebralen Erkrankung kommt es zu einer Störung oder immer wieder auftretenden, meist optischen oder akustischen Halluzinationen bei klarer Bewußtseinslage. Eine wahnhafte Verarbeitung kann auftreten, Einsichtsfähigkeit kann erhalten bleiben.
  - Organische wahnhafte Störung: eine Störung, bei der anhaltende oder immer wieder auftretende Wahnideen das Bild bestimmen, gelegentlich treten auch Halluzinationen auf. Bewußtsein und Gedächtnis bleiben ungestört.
  - Demenz mit zusätzlichen, vorwiegend wahnhaften Symptomen.
  - Demenz mit zusätzlichen, vorwiegend halluzinatorischen Symptomen.
- **Schizoaffektive Störungen:**
  - Episodische Störungen, bei denen affektive und schizophrene Symptome gleichzeitig auftreten. Diese Form der Störung wird bei einer kleinen Gruppe alter Menschen festgestellt.

Therapie

- **Kausale Therapie:**
  - sensorische Verluste korrigieren, wenn immer möglich.
  - organische Ursachen soweit möglich behandeln.
- **Soziotherapie:**
  - Frühzeitig soziotherapeutische Maßnahmen einleiten, um die psychosozial belastende Situation modifizieren zu können.
  - Soziale Isolation beheben zum Beispiel durch ambulante Altenpflege oder Tagesheim.
  - Aktivierungstherapie in den Institutionen.
- **Psychotherapie:**
  - Stützende Psychotherapie, evtl. Gruppentherapie, Unterstützung der Angehörigen und anderer Betreuer.
  - Achtung: Information der Angehörigen und Betreuer über die Erkrankung ist sehr wichtig, um eine Überforderung zu vermeiden, um die Irrealität der Wahninhalte aufzeigen zu können und um den Rückzug zu verhindern oder rückgängig zu machen.
- **Pharmakotherapie:**
  - Wenn notwendig, Therapie mit Neuroleptika (s. S. 425) einleiten, falls Patienten die orale Medikation nicht akzeptieren, muß eine Depot-Medikation (nach Rücksprache mit Psychiater oder dem lokalen alterspsychiatrischen Dienst) diskutiert werden.
  - Achtung: Nebenwirkungen: neurologische (extrapyramidale NW, Delirium), hämatologische (Agranulozytose), kardiovaskuläre (Orthostase), metabolische (Leberschädigung).
  - Hochpotente, weniger sedierende Substanzen, wie Butyrophenon- oder Thioxanthen-Derivate sind Mittel der ersten Wahl bei alten Menschen (Haloperidol oder Flupentixol 2–5 mg/d).
  - Wenn Sedierung erwünscht, dann sollte Thioridazin (20–80 mg/d) oder Pipamperon (20–80 mg/d) eingesetzt werden.

Paranoid

- Bei vorbestehenden extrapyramidalen Symptomen oder trotz Dosisreduktion persistierenden extrapyramidalen NW mit Sturzgefahr oder bei Morbus Parkinson ist Clozapin 6 – 12,5 mg indiziert. Achtung: wegen reversibler Leukopeniegefahr sind regelmäßige Blutbildkontrollen nötig.

Prognose

- Im allgemeinen kann eine wesentliche Besserung erreicht werden, gelegentlich kommt es zu chronischen Entwicklungen.
- Extrapyramidale Nebenwirkungen, als Folge der Neuroleptika-Behandlung, treten häufig auf, ebenso tardive Dyskinesien.
- Neigung zu Rezidiven bei ungenügender Compliance, erneuter Überforderung der Betreuer, fehlender Nachbetreuung, ungünstigen Lebensbedingungen mit sozialer Isolation.
- Bei chronifizierten Verläufen häufig Residualsymptome mit Denk- und Antriebsstörungen.
- Im allgemeinen ist bei den paranoiden Störungen der Betagten die Prognose günstig. Die Pharmakotherapie spielt in der Behandlung eine wichtige Rolle; die stützende psychotherapeutische Haltung stellt den Schwerpunkt der Therapie dar.

Delir

Definition

- Delir = Delirium = akuter Verwirrtheitszustand = akuter exogener Reaktionstypus = psychiatrisches Syndrom. Charakterisiert ist es durch:
  - akute oder subakute Störung (Stunden bis Tage dauernd)
  - Bewußtseinsstörungen meist fluktuierend zwischen Agitation und Somnolenz
  - reduzierte, oft wechselnde Aufmerksamkeit und entsprechend reduzierte Wahrnehmung und Gedächtnisleistung (oft anterograde Amnesie)
  - oft mit gestörter Motorik wie Zitterigkeit bis anhaltender Tremor, Myoklonie, Asterixis und verwaschene Sprache
  - oft mit Denkstörung (inkohärentes Denken bis zu ausgeprägtem Wahn)
  - oft mit Halluzinationen (alle Modalitäten möglich, am häufigsten visuell)
  - meist assoziiert mit spezifischen Symptomen und Befunden von internistischen, chirurgischen oder neurologischen Störungen
  - Störungen des Schlaf-Wachrhythmus

Ätiologie und Pathogenese

- **Achtung:** Oft liegen gleichzeitig mehrere Störungen vor.
- Zu Delirien können alle akuten und subakuten Krankheiten oder Zustände führen, die direkt oder indirekt die normale Funktion des Gehirns beeinträchtigen können.
- Delir ist oft das präsentierende Symptom vieler geriatrischer Erkrankungen bei gleichzeitigem Fehlen der sonst typischen charakteristischen Krankheitssymptome (wie lokalisierte Schmerzen oder spezifische Funktionsstörungen).
- Demenz schließt ein zusätzliches Delir nie aus, ja, ist – neben hohem Alter – wichtigster Risikofaktor zur Entwicklung eines Delir (durch verminderte Organreserven). (DD Delir – Demenz s. S. 160.)
- Metabolische Störungen, geriatrisch besonders wichtig: Dehydration, Hyponatriämie und andere Elektrolytstörungen, diabetische Entgleisung und Schilddrüsenerkrankungen.
- Chronische Intoxikation mit Alkohol oder als Nebenwirkung vieler Medikamente (in Normaldosis möglich) sowie im Alkohol/Medikamentenentzug.
- Akute Infektion jedes Organs durch jeden Erreger.
- Akutes Trauma mit oder ohne Fraktur, mit oder ohne Fettembolie.
- Akute Kreislaufstörung (z. B. akuter, sonst asymptomatischer Myokardinfarkt).
- Hypoxie exogen oder bei Lungenkrankheit.
- Akute neurologische Störung (spezielle zerebrovaskuläre Syndrome s. S. 295).
- Akute chirurgische Leiden.
- Achtung: Delirien nach Narkose sind im Alter oft prolongiert, ohne oder mit zusätzlicher metabolischer Störung (bes. häufig sind Elektrolytstörungen s. S. 334–336).

Behandlung

- Immer kausale Therapie. Mehrere Ursachen bedingen mehrere Therapien, z. B.: Infektion → Dehydration → Orthostase → Fraktur. Behandelt wird mit Antibiotika + Hydration + Stop Diuretika + Fixation.
- Isolierte symptomatische Therapie ist sehr gefährlich, weil sie den Verlauf der Grundkrankheit maskieren kann. Deshalb erst Einsetzen nach angemessener kausaler Therapie.

Agitiertheit

Definitionen

- Agitiertheit = eine die Umgebung störende Aktivität, die mit Aufregung und psychomotorischer Unruhe einhergeht.
- Agitiertheit ist ein signifikantes Problem für Betagte und ihre Betreuer, das die Lebensqualität reduziert und häufig zum Eintritt in eine Institution führt, oder mit der nötigen Betreuung in der spezifischen Situation interferiert.
- Aggressivität = alle Verhaltensweisen, die mit Absicht durchgeführt werden, ein Individuum oder Objekt direkt oder indirekt zu schädigen.
- Zu unterscheiden sind aggressive und nicht-aggressive Verhaltensweisen, die verbal oder averbal ausgedrückt werden:
  - Motorische Unruhe: zielloses Herumlaufen, nächtliches Herumwandern.
  - Handgreiflich: horten oder werfen von Gegenständen, beißen, spucken, kratzen, treten, schlagen, kicken, Angriffe gegenüber Gegenständen, gegenüber anderen oder eigener Person.
  - Verbal: rufen, schreien, schimpfen, drohen, beschuldigen oder ungewöhnliche Geräusche produzieren, klagen, jammern.
  - Versteckte Aggressivität: Verzögerung, Vermeidung oder Ablehnung von Hilfe.

Epidemiologie

- In den Langzeitinstitutionen zeigen ca. $^2/_3$ der Bewohner Agitiertheit.
- Bei etwa der Hälfte der agitierten Betagten treten mehrere Symptome gleichzeitig auf.
- Agitiertheit wird bei 90 % der Patienten mit schwerer oder mittelschwerer Demenz beobachtet.
- Bei dementen Patienten mit psychotischen Symptomen werden stärkere Verhaltensstörungen zufolge Agitiertheit festgestellt.

Pathogenese

Die Ursachen können in vier Kategorien zusammengefaßt werden und sind oft miteinander vermischt:

1. **Gefühle:**
   - Einsamkeit,
   - Anregungsmangel (sensorische Deprivation), Langeweile,
   - narzißtische Kränkung wegen Kontrollverlust, resp. Verlust von Selbständigkeit, insbesondere in Aktivitäten des täglichen Lebens,
   - affektive Störung,
   - Angst.
2. **Ereignisse:**
   - unverständliches Verhalten anderer gegenüber dem Betroffenen;
   - für den Betroffenen unverständliche Aufforderung der Betreuer (z.B. Aufstehen, sich Waschen oder Baden, Essen);
   - Beeinträchtigung eigener Freiräume;
   - Mangel an Struktur in der jetzigen Lebenssituation;
   - Mondphasen;
   - plötzlicher Heimeintritt, Krankenhauseinweisung;
   - Tod in der Familie.

Agitiertheit

3. **Behinderungen:**
   - Organische Erkrankung
     - Häufig Begleiterscheinung des dementiellen Syndroms als Folge der abnehmenden Fähigkeit des Patienten sich zu orientieren, sich zu erinnern, logisch zu denken und sich verbal auszudrücken.
     - Raumfordernde Prozesse.
   - Delirium
   - wahnhafte Störungen, chronische Schizophrenie
   - Schwerhörigkeit
   - Visusverlust
   - Infektion
   - Schmerz
   - Nebenwirkungen der verordneten Medikamente
4. **Probleme der Vergangenheit:**
   - Persönlichkeitsstruktur;
   - unverarbeitete Konflikte der Vergangenheit, die in der jetzigen Situation neu belebt werden, insbesondere wenn die Konflikte die pflegenden Angehörigen betreffen.

▶ **Organische Krankheitsbilder mit Agitiertheit:**
   - Nachweis einer zerebralen Erkrankung, Verletzung oder Funktionsstörung, bzw. einer systemischen körperlichen Erkrankung (vor allem Infektionen, metabolische, endokrine und neurologische Störungen).
   - Dementielle Syndrome: Mit der Abnahme des Gedächtnisses, der Orientierung und des logischen Denkens treten paranoide Denkinhalte auf, häufig werden Reizbarkeit und Wutausbrüche beobachtet. Wenn die Symptome Angst, motorische Unruhe hauptsächlich am Abend oder in der Nacht auftreten, werden sie mit dem Begriff „sundown syndrome" zusammengefaßt.
   - Organisches amnestisches Syndrom mit Beeinträchtigung des Kurzzeitgedächtnisses, Störungen des Zeitgitters, Konfabulationen und emotionalen Veränderungen.
   - Delir: ein Syndrom, das charakterisiert wird durch plötzliches Auftreten von gleichzeitig bestehenden Störungen des Bewußtseins, der Aufmerksamkeit, der Wahrnehmung, des Denkens, der Psychomotorik, der Affekte, des Gedächtnisses und des Schlaf-Wach-Rhythmus (s. S. 195).

▶ **Affektive Krankheitsbilder mit Agitiertheit:**
   - Diese Patienten können unter Einsamkeit und Isolation leiden, was die Agitiertheit verstärkt.
   - Agitiertheit drückt sich in Hin- und Herlaufen, Hände ringen, an den Haaren und Kleidern ziehen, Klagen und Jammern aus.
   - Angststörungen treten bei alten Menschen in Form von Panikstörungen, Angst vor Erkrankung, Hilflosigkeit und Abhängigkeit auf. Angst kann im Rahmen einer wahnhaften oder affektiven Störung, aber auch bei dementiellen Syndromen beobachtet werden und agitiertes Verhalten auslösen.

▶ **Schizophrenie und wahnhafte Krankheitsbilder mit Agitiertheit:**
   - Patienten leiden unter formalen Denkstörungen, Wahnideen (meist paranoiden), manchmal Wahnsystem, Halluzinationen, haben häufig den Realitätsbezug verloren.
   - Psychotische Denkinhalte können zur Unterbrechung der sozialen Kontakte und zu Verwahrlosung führen, was die Agitiertheit verstärkt.
   Dabei kommt die chronische paranoide Schizophrenie und die wahnhafte Störung am häufigsten vor.

Agitiertheit

Diagnose

- Grundsatz: Der Nachweis eines pathogenetischen Faktors genügt nicht. Oft sind gleichzeitig mehrere Faktoren (z.B. Demenz und Delir, Infektion und Schmerz) vorhanden und verlangen Berücksichtigung bzw. Therapie.
- Nötig ist:
  - Internistische Untersuchung
  - Untersuchung des Bewegungsapparates
  - Neurologische Untersuchung
  - Psychiatrischer Status
  - Funktioneller Status
  - Anamnese, Fremdanamnese, insbesondere Medikationsanamnese
- Aufgrund dieser Befunde gezielte Zusatzuntersuchungen wie z.B. Blutbild, Elektrolyte, bei Frakturverdacht gezieltes Skelettröntgen und bei Verdacht auf fokale zerebrale Läsion CT oder MRI.

Therapie

- **Behandlungsstrategie:**
  - Ursachen behandeln (nach einer ausgedehnten Suche behandelbarer körperlicher, psychischer und psychosozialer Störungen).
  - Psychotherapie: stützende Psychotherapie, einzeln oder in Gruppen.
  - Unterstützung der Betreuer (Angehörige oder Personal) durch:
    - Weiterbildung,
    - Teamberatung, Supervision (S. 8),
    - Angehörigengruppen (S. 80),
  - Medikamentöse symptomatische Behandlung: sie muß sich an Zielsymptomatik orientieren. Durch Psychopharmaka werden andere psychiatrische Behandlungen nicht ersetzt, aber der Zugang zum Patienten und der Einsatz anderer Behandlungen wird erleichtert.
- **Neuroleptika:**
  - Niedrige Anfangsdosis, ca. $1/4$ bis $1/3$ der Erwachsenendosis;
  - Dosis-Steigerung erst nach Erreichen von Steady State (in der Regel nach fünf Halbwertzeiten);
  - Dosis rechtzeitig reduzieren, keine Dauerbehandlung mit Neuroleptika;
  - folgende Nebenwirkungen müssen berücksichtigt werden:
    - neurologisch: extrapyramidale Nebenwirkungen, Delir, Sedation (verstärkt die kognitiven Verluste und dadurch Agitiertheit), Senkung der Krampfschwelle,
    - kardiovaskulär: Orthostase,
    - hämatologisch: Agranulozytose,
    - metabolisch: Leberveränderungen.
  - Meist spricht Agitiertheit im Rahmen einer wahnhaften Störung besser auf Neuroleptika an als motorische Unruhe und verbale Agitiertheit bei Demenz;
  - Bei Zunahme der Agitiertheit muß an Delir oder Akathisie gedacht werden.
- **Andere psychopharmakologische Behandlung:**
  - Lithium (s. auch S. 184) (kann motorische Unruhe beeinflussen)
    - Nebenwirkungen: neurologisch (extrapyramidal, Ataxie) Desorientierung, Senkung der Krampfschwelle
    - speziell indiziert bei affektiven Störungen (Anamnese von Zyklothymie)

Agitiertheit

- Carbamazepine (reduziert Agitiertheit, Reizbarkeit, Aggressivität)
  - Nebenwirkungen: hämatologische: Leukopenie, neurologisch: Sedation, Schwindel, Ataxie
  - Speziell indiziert bei: Aggressivität
- Buspirone bei Agitiertheit, Unruhe
- Antidepressiva, z. B. Trazodone oder Serotonin-Wiederaufnahme-Hemmer (s. S. 413)
  - speziell indiziert bei gleichzeitig auftretenden Schlafstörungen, Interessen- und Appetitlosigkeit oder bei gedrückter Stimmung
- Benzodiazepine (s. S. 422) speziell indiziert bei Angst und Schlafstörungen
  - Achtung: Nebenwirkungen (starke Sedation, Ataxie, paradoxe Reaktionen, mnestische Beeinträchtigungen
  - Verwendung von Präparaten mit Halbwertzeiten von ca. 6 Stunden ohne aktive Metabolite
- Auch andere Pharmaka, wie Beta-Blocker, werden eingesetzt, wenn gleichzeitig eine somatische Indikation dafür besteht.

▶ **Achtung:** Den gerontopharmakotherapeutischen Grundsatz beachten, daß nicht jedes neue auftretende Symptom mit einem zusätzlichen Pharmakon zu behandeln ist. Zunächst sollte der Versuch zum Absetzen eines verordneten Medikaments erfolgen, welches das neue Symptom als NW verursachen könnte oder ein Medikament durch ein anderes ersetzt werden, welches möglicherweise als Nebenwirkung das neue Symptom behandelt.

Prognose

▶ Wenn es gelingt, die Ursachen der Agitiertheit zu finden und zu behandeln, kann die Prognose positiv beurteilt werden.
▶ Bei einer notwendigen medikamentösen, symptomatischen Behandlung können wir bei 50% der Patienten eine zufriedenstellende Wirkung erwarten.
▶ Die Erfolge einer Behandlung können durch strukturelle Veränderungen in den Institutionen der Langzeitpflege erhöht werden (z. B. Tagesstruktur, Wochenpläne für die Bewohner, Bezugspersonen-System, Orientierung am Normalitätsprinzip, Weiterbildung, Teamunterstützung für die Betreuer, bauliche Maßnahmen, die eine Betreuung in kleinen übersichtlichen Gruppen ermöglichen).

Schlafstörungen

Normale Altersveränderungen des Schlafes

- **Grundlagen:** der Schlaf wird anhand von polygraphischen Kriterien in den REM-Schlaf (rapid eye movement, „sogenannter Traumschlaf") und den NON-REM-Schlaf eingeteilt. Der NON-REM-Schlaf besteht aus 4 Stadien, Stadium 1 und 2: oberflächlicher und leichter Schlaf; Stadium 3 und 4: Tiefschlaf.
- Schlafpolygraphische Untersuchungen zeigen folgende altersbedingten Veränderungen des Schlafes:
  - Zunahme des Stadiums 1 (leichter Schlaf).
  - Stadium 2 bleibt unverändert.
  - Der Tiefschlaf (Stadium 3 und 4), geht zwischen dem 40. und 70. Lebensjahr stufenweise verloren
  - Der REM-Schlaf nimmt ab.
  - Reduzierter Schlaf-Effizienz-Index (Quotient aus Schlaf/Dauer der Bettruhe)
  - Zunahme der Zahl nächtlicher Wachperioden
  - *Beachte:* für alle diese Veränderungen bestehen große individuelle Unterschiede.

Epidemiologie

- Klagen über Schlafstörungen nehmen im Alter zu. 40–60% der über 65jährigen Patienten in Allgemeinpraxen klagen über Schlafstörungen.
- Frauen sind stärker betroffen als Männer.

Pathogenese

- **Physische Ursachen:** (ca. 80% der Schlafstörungen)
  - *Internistische Ursachen:* Schmerzen, Fieber, Pruritus, Neoplasmen, Infektionen, kardiovaskuläre Erkrankungen, Magen-Darm-Erkrankungen, endokrine oder metabolische Störungen, rheumatische Erkrankungen (Fibromyalgien), Erkrankungen mit Hypoxie (Asthma bronchiale, chronisch-obstruktive Bronchitis).
  - wichtige DD: *Schlafapnoe-Syndrom*, im Alter häufiger, typische Symptome:
    - explosionsartiges Schnarchen
    - unruhiger Schlaf
    - nächtliche Atemstillstände (Bettpartner befragen)
    - Beeinträchtigung der intellektuellen Leistungsfähigkeit
    - Wesensänderung
    - Tagesmüdigkeit
    - morgendlicher Kopfschmerz
    - häufig Übergewicht
      → Schlaflabor-Abklärung indiziert.
  - *Neurologische Ursachen:*
    Zerebrale Krampfanfälle, intrakranielle Raumforderung (mit primärer Somnolenz), M. Parkinson, Narkolepsie (Schlaf-Wachanfälle, Kataplexie, Einschlafstörungen, hypnagoge Halluzinationen). Dementielle Syndrome mit typischerweise Schlaf-Wach-Rhythmusstörung (extreme Form: Tag-Nacht-Umkehr), nächtliche Verwirrtheitszustände (Sun-down-Syndrom), Tagesschläfrigkeit.

Schlafstörungen

- wichtige DD: *Restless-legs-Syndrom:*
  in Ruhe auftretende Mißempfindungen der Extremitäten (beinbetont) mit quälendem, nicht unterdrückbarem Bewegungsdrang, einschlafbehindernd. Häufig kombiniert mit nächtlichem Myokolonus (periodische Beinbewegungen im Schlaf mit Muskelkontraktionen vorwiegend der Unterschenkel von 0,5–5 Sekunden im Intervall von 4–90 Sekunden).
  Ursache uneinheitlich, familiär, symptomatisch bei Diabetes mellitus, Niereninsuffizienz und Schlafapnoe-Syndrom, im Alter zunehmend.
- **Physiologische Ursachen:** alterstypische Lebensrhythmus-Veränderungen wie Hospitalisation, Altersheimeintritt.
- **Psychologische Ursachen:**
  - Lebensereignisse wie Todesfall in der Familie, Eheprobleme, Arbeitslosigkeit,
  - schwere Krankheit mit Todesfurcht
- **Psychiatrische Ursachen:**
  - Depressionen (Schlafstörungen sind ein Hauptsymptom)
  - Angsterkrankungen
  - Psychosen mit paranoiden Ängsten oder Agitation
- **Pharmakologische Ursachen:** Alkohol, Koffein, Nikotin, psychotrope Substanzen (Beachte: Polytoxikomanie). Antihypertensiva, Zytostatika, Steroide, Theophylline, Schilddrüsenpräparate; MAO-Hemmer, Betablocker, Diuretika, Antiparkinson-Medikamente.

Klinische Manifestation

- Einschlafstörungen
- Durchschlafstörungen
- Klagen über schlechten, unzureichenden Schlaf
- Schlafrhythmusstörungen mit Einschlafen am Tag
- Tagesbefindlichkeitsstörungen mit
  - morgendlicher Müdigkeit,
  - depressiv-ängstlichen Verstimmungszuständen,
  - Reizbarkeit,
  - kognitiv-psychomotorischen Störungen,
  - verminderter Leistungsfähigkeit und Somnolenz.

Klassifikation

- **Insomnien:** ungenügende Dauer oder Qualität des Schlafes, die über einen beträchtlichen Zeitraum bestehen bleiben.
- **Hypersomnien:** Exzessive Schläfrigkeit und Schlafanfälle während des Tages, die nicht durch ungenügende Schlafdauer erklärbar sind.
- **Schlaf-Wach-Rhythmusstörungen:** Mangel an Synchronisation zwischen dem individuellen und dem erwünschten Schlaf-Wach-Rhythmus. Dies führt zu Klagen über Schlaflosigkeit und Hypersomnie.
- **Parasomnie:** abnorme Episoden, die während des Schlafes auftreten, wie Schlafwandeln, Pavor nocturnus und Alpträume, sind im Alter selten.

Schlafstörungen

Diagnose

- **Obligate Untersuchungen:**
  - gründliche körperliche Untersuchung
  - Neurologische und kleine psychiatrische Exploration
  - Routineblutbild
- **Zusätzliche Untersuchungen:**
  - Partner- oder Betreuerbefragung
  - Endokrinologischer Status (bei Vorhofflimmern oder Tachy- oder Bradykardie, bei Verlangsamung oder endokrinopathischem Aspekt)
  - Rheumafaktorbestimmung (bei Hinweis auf diesbezügliche Erkrankung)
  - EKG, evtl. Langzeit-EKG (bei Herzrhythmusstörung oder Synkopenanamnese)
  - EEG (bei fraglichen epileptischen Anfällen)
  - Computertomographie des Schädels (bei Bewußtseinstrübung und klinischen Hinweisen auf Raumforderung)
- **Schlaflaborabklärung** bei:
  - Schlafapnoe-Syndrom
  - Restless-legs-Syndrom
  - nächtlichem Myoklonus
  - Narkolepsie
  - nächtlichen Anfällen
  - Parasomnien
  - ungeklärter krankheitswertiger Schlafstörung, die länger als ein Jahr besteht

Therapie

- Richtlinie: Erst nach Ausschöpfen aller anderen Möglichkeiten Pharmakotherapie. Soweit wie möglich kausal therapieren, z. B. antidepressive Therapie bei Altersdepression mit Schlafstörungen.
- Beseitigung von bekannten Störfaktoren, z. B.:
  - Medikamente
  - psychotrope Substanzen (Alkohol)
  - Lärmquellen
  - Isolation (Vorbeugen durch Einrichten von Alarmsystemen)
- Bearbeiten von sozialen Konflikten und sozialen Veränderungen (Altersheim)
- Aufklärung und Beratung über
  - Schlafphysiologie
  - Schlafstörung
  - Vor- und Nachteile einer Hypnotikabehandlung
- Schlafhygiene-Regeln, wie:
  - regelmäßiger Schlaf-Wach-Rhythmus
  - geeignete Räumlichkeit
  - Bett mit freiem Weg zur Toilette
  - keine schwere, aber ausreichende Mahlzeit abends
  - keine stimulierenden Getränke
  - entspannende Einschlafrituale
- Einsatz von entspannungs- und verhaltenstherapeutischen Verfahren
- Phytopharmaka.
- Hypnotikatherapie: im Alter eventuell indizierte Hypnotika:
  - Benzodiazepine z. B. Oxazepam, Temazepam

Schlafstörungen

- schlafanstoßende Antidepressiva (beachte: anticholinergische Nebenwirkungen) z. B. Trazodone 25 – 50 mg, Mianserin 30 – 60 mg oder evtl. Trimipramine (25 – 50 mg)
- niederpotente Neuroleptika (beachte: extrapyramidale Nebenwirkungen)
- Chloralhydrat S. 421

▶ Benzodiazepine S. 422
  - Kurz wirksame Präparate: indiziert bei Einschlafstörungen und kurzer Nachtschlafzeit
    • Beachte: Nebenwirkungen wie Rebound-Schlaflosigkeit, Rebound-Ängste, Amnesien.
  - Mittellang wirksame Präparate: für die meisten Schlafstörungen geeignet
  - Präparate mit langer Halbwertszeit: nur bei schweren Schlafstörungen mit gleichzeitig notwendiger Tagesanxiolyse.
    • Beachte unerwünschte Nebenwirkungen: Muskelrelaxation (Sturzgefahr), Übersedierung (Hang-over), Amnesien,
  - Beachte bei allen Benzodiazepinen: Toleranzentwicklung und Abhängigkeitsgefahr; deshalb: klare Indikation, kleinste Dosis, kürzeste Behandlungszeit, nie abrupt absetzen! Besonders bei hirnorganisch kranken Patienten können paradoxe Reaktionen mit schweren Unruhe- und Erregungszuständen auftreten.
  - Relative Kontraindikation für Benzodiazepine:
    a) Dementielle Syndrome mit nächtlicher Verwirrtheit. Alternative: Antidepressiva, Chloralhydrat s. S. 421, Neuroleptika wie z. B. Thioridazine, Pipamperon s. S. 426.
    b) Schlafapnoe-Syndrom. Alternative: Koffein, Antidepressiva ohne sedative Wirkung s. S. 413, nasale CPAP-Therapie (continuous positive airway pressure).
    c) Bronchopneumonale Insuffizienz unterschiedlicher Genese
    d) Alkohol- und Medikamentenmißbrauch.

Abhängigkeit im Alter, Grundlagen

Allgemeines

- **Definition:** s. Tabelle 41

Tabelle 41 Abhängigkeitssyndrom: Definition nach ICD 10 (gekürzt)

Eine Gruppe körperlicher, kognitiver und sich im Verhalten ausdrückender Phänomene, bei denen der Konsum einer Substanz gegenüber anderen und früher bevorzugten Verhaltensweisen Vorrang hat.
Ein entscheidendes Charakteristikum der Abhängigkeit bildet der starke Substanzhunger (craving).

Die Diagnose Abhängigkeit soll nur gestellt werden, wenn irgendwann während des letzten Jahres drei oder mehr der folgenden Kriterien vorhanden waren:
1. Starker Wunsch nach der Substanzeinnahme (craving)
2. Verminderte Kontrollfähigkeit bezüglich Beginn, Beendigung und Menge der Substanzeinnahme
3. Auftreten körperlicher Entzugssymptome
4. Substanzgebrauch zur Milderung von Entzugssymptomen
5. Auftreten einer Toleranz
6. Fortschreitende Vernachlässigung anderer Vergnügen oder Interessen
7. Anhaltender Konsum trotz eindeutig schädlicher Folgen

- **Bewertung der Abhängigkeit:**
  - Abhängigkeit impliziert ein unerwünschtes Verhalten; dessen Unerwünschtheit läßt allerdings einen breiten individuellen und kulturellen Spielraum offen.
  - Abhängigkeit hat Krankheitswert. Ihre Behandlung wird von den Krankenversicherungen übernommen. Eine Leistungspflicht der Invalidenversicherung hingegen begründen nur Krankheitszustände, die einer Sucht zugrunde liegen oder infolge einer Sucht aufgetreten sind.

Epidemiologie und geriatrische Bedeutung

- Auch im Alter ist Alkoholismus die wichtigste Abhängigkeit.
- Regelmäßiger Alkoholkonsum sinkt jenseits des 60. Altersjahres auf rund die Hälfte ab. Je nach Stichprobe gelten 2–10% der über 60jährigen und 2–5% der über 75jährigen als Alkoholiker.
- Rund zwei Drittel davon waren seit Jahrzehnten Alkoholiker, rund ein Drittel entwickelte einen Alkoholismus erst im Alter, meist unter Streßbedingungen (z. B. Partnerverlust).
- Bei institutionalisierten Patienten ist der Anteil an Alkoholikern deutlich höher.

Abhängigkeit im Alter, Grundlagen

Pathogenese

- Der Alkoholkonsum nimmt mit zunehmendem Alter ab, dies wird unterschiedlich erklärt:
  - Verstärkte Wirkung des aufgenommenen Alkohols
  - Krankheitsbedingte Unverträglichkeit
  - Reduzierte Lebenserwartung der chronischen Alkoholiker
  - Weniger soziale Trinkzwänge
- Umgekehrt nimmt der Konsum insbesondere an Hypnotika und Analgetika zu. Dies gilt sowohl für ärztlich verschriebene Medikation als auch für Selbstmedikation. Hauptgrund für die erhöhte Konsumneigung ist die zunehmende Morbidität und Multimorbidität in den späteren Lebensjahren.
- Das sogenannte ageing out oder maturing out aus einer Abhängigkeitsentwicklung betrifft eher das vierte und fünfte Lebensjahrzehnt. Aber auch in einer späteren Lebensphase kann eine innere Beruhigung, bessere soziale Anpassung oder eine anderswie entschärfte Lebenssituation auftreten, welche den Gebrauch von abhängigmachenden Substanzen entbehrlicher macht.

Risikofaktoren

- Für das Neuauftreten abhängigen Verhaltens in späteren Lebensjahren kommt folgendes in Betracht:
  - *Vorwiegend somatische Faktoren:*
    - Schmerzsyndrome
    - Andere das Wohlbefinden störende Krankheiten
    - Schlafstörungen verschiedenster Genese
  - *Vorwiegend psychosoziale Faktoren:*
    - Funktions-/Aktivitätsverlust
    - Kontaktverlust
    - Verlust an Autonomie
    - Verlust an Perspektive
    - Verlust an Lusterlebnissen
    - Erhöhte Verstimmbarkeit, Depression etc.
- Das Risiko einer Abhängigkeitsentwicklung ist um so größer, je mehr derartige Faktoren zusammentreffen und je einfacher die Beschaffbarkeit der abhängigmachenden Substanz ist. Abhängigkeit von Substanzkonsum in der Anamnese und im Umfeld erhöhen das Risiko ebenfalls.

Diagnose

- Häufig wird die Diagnose nicht oder nur zufällig gestellt. Angesichts der häufigen Komplikationen (s. u.) ist eine systematische Abklärung empfehlenswert (Abb. 24).
- Hinweise ergeben sich:
  - aus der Anamnese (Selbst- und Fremdanamnese)
  - aus typischen somatischen oder psychopathologischen Befunden
  - aus der direkten Befragung des Patienten und der Bezugspersonen über aktuelle Substanzeinnahme
- Jeder Hinweis aus einem der drei Bereiche ist durch gezieltes Suchen nach weiteren Hinweisen aus den anderen Bereichen zu ergänzen oder zu entkräften.

Abhängigkeit im Alter, Grundlagen

```
                    ┌──────────┐
                    │ Diagnose │
                    └──────────┘
┌─────────────────┐           ┌─────────────────────┐
│ Anamnese        │ ◄───────► │ typische Befunde    │
│ – Selbstanamnese│           │ – somatisch         │
│ – Fremdanamnese │           │ – psychopathologisch│
└─────────────────┘           └─────────────────────┘
         ▲                              ▲
         │                              │
         ▼                              ▼
   ┌──────────────────────────────────────────┐
   │ Angaben über aktuellen Substanzkonsum    │
   │ – Patient                                │
   │ – Bezugspersonen                         │
   └──────────────────────────────────────────┘
```

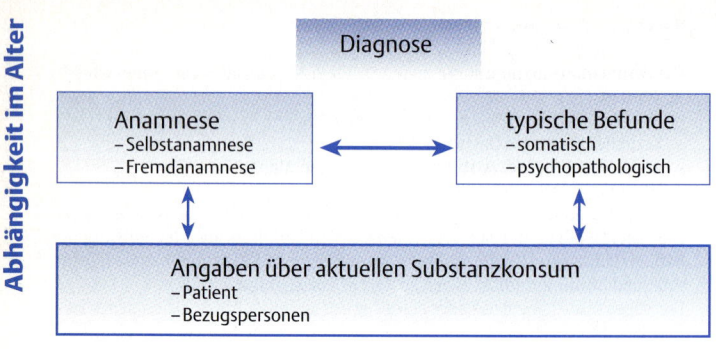

Abb. 24 Abklärung eines Suchtmittelmißbrauchs

> **Hilfreich zur Diagnose Alkoholabhängigkeit:**
> - gezielte Anamnese: sensitiv und spezifisch auch im Alter sind die 4 Fragen des CAGE (**c**ut down, **a**nnoyed, **g**uilty, **e**ye-opener):
>   - Hatten Sie schon das Gefühl, daß Sie Ihren Alkoholkonsum reduzieren sollten?
>   - Haben Sie sich schon geärgert, wenn andere Leute Ihren Alkoholkonsum kritisierten?
>   - Hatten Sie schon ein schlechtes Gewissen wegen Ihres Alkoholkonsums?
>   - Haben Sie schon am Morgen Alkohol getrunken um Ihre Nerven zu beruhigen oder um Ihren Kater loszuwerden?
> - Fremdanamnese. Wegen Verleugnungstendenz des Patienten oft entscheidend. Bei Alleinstehenden Hausbesuch mit Blick in Küche und Schränke.
> - Klinische Befunde:
>   - Foetor aetylicus
>   - häufige Bagatellunfälle
>   - morgendliche Übelkeit
>   - aufgedunsenes Gesicht, Palmarerythem
>   - Symptome einer Pankreatitis oder Leberzirrhose
>   - Hypertonie, die schlecht auf Antihypertonika anspricht
>   - periphere Polyneuropathie mit Gangunsicherheit.
> - Laboruntersuchungen insbesondere auf Macrocytose (MCV) und Leberschädigung, speziell GGT, evtl. ALT (SGPT) oder AST (SGDT). Labortest erster Wahl ist vormittägliche Alkoholbestimmung im Plasma oder in der Atemluft.

Komplikationen

> **Vorbemerkung:** Mögliche negative Auswirkungen vor allem chronischer Substanzeinnahme sind im letzten Lebensdrittel vielfältiger Natur. Gründe dafür sind verlangsamter Abbau in der Leber, erhöhte Sensitivität vor allem des Zentralnervensystems, das Auftreten paradoxer Wirkungen sowie Interaktionen mit Medikamenten. Abnahme der extrazellulären Körperflüssigkeit, reduzierte Leberdurchblutung bei gleichzeitig höherer Beanspruchung, reduzierte Alkoholdehydrogenase im Magen spielen ebenfalls eine Rolle.

Abhängigkeit im Alter, Grundlagen

- **Somatische Komplikationen:**
  - Substanzspezifische Organschäden
  - Malnutrition
  - Resistenzverminderung
  - Unfallgefährdung (Sturz!)
  - Krampfanfälle
- **Psychische Komplikationen:**
  - Delirien
  - Affektlabilität
  - Enthemmung
  - Suizidalität
  - Paranoide Entwicklung
  - Demenz
- **Soziale Komplikationen:**
  - Riskantes Fahrverhalten
  - Verwahrlosung
  - Belastung der Angehörigen/Betreuungspersonen
  - Nachbarschaftskonflikte

Medikamenteninteraktionen

- Der Alkohol spielt hier die wichtigste Rolle:
  - Chronischer Alkoholismus vermindert den Metabolismus einiger Medikamente und erhöht gleichzeitig deren Toxizität.
  - Von den am häufigsten verschriebenen Medikamenten interagieren die meisten mit Alkohol.
  - Bei gleicher Konsummenge steigt im Alter der Blutalkoholspiegel aufgrund der verminderten Alkoholdehydrogenaseaktivität, was die Interaktionen noch verstärkt.
    - Salizylsäure und Alkohol können die Blutungszeit deutlich verlängern.
    - Sedationseffekt und atemdepressorische Wirkung von Alkohol und Sedativa, insbesondere Narkotika, potenzieren sich.
    - Nitrate und Alkohol können Hypotension bewirken.
    - Trizyklische Antidepressiva und Alkohol können hypothermale Reaktionen hervorrufen.

Therapie der Suchterkrankungen

Therapieindikation

➤ **Vorbemerkungen:**
- Suchtmittelkonsum ist, vor allem im fortgeschrittenen Lebensalter, kein Selbstzweck. Er dient häufig dem Ziel, Schmerz, Krankheit, mißliche Lebenslage, Verlusterlebnisse etc. erträglicher zu machen. Oft verhelfen Suchtmittel zu (seltener gewordenen) Lusterlebnissen.
- Nutzen und Schaden einer festgestellten Suchtentwicklung sind deshalb ebenso sorgfältig abzuwägen wie möglicher Nutzen und Schaden einer therapeutischen Maßnahme. Schadensminderung ist die oberste therapeutische Parole.
- Insbesondere ist die Verhältnismäßigkeit einer therapeutischen Intervention zu prüfen. Bei jahrzehntelangem Suchtverlauf ist die Chance einer grundlegenden Änderung anders einzuschätzen als bei einer erlebnisbedingten, erst im Alter entstandenen Sucht. Persönlichkeitsbedingte Suchtgewohnheiten sind schwieriger zu beeinflussen als situationsbedingte.

➤ **Leitfragen:**
- Liegt überhaupt eine therapiebedürftige Sucht vor? Wichtige soziale Folgen einer Suchtentwicklung entfallen im Alter (z.B. Erwerbseinbuße, Vernachlässigung beruflicher und privater Aufgaben etc.). Die Diagnose ist deshalb schwieriger zu stellen als bei Erwachsenen im aktiven Alter.
- Wird die Lebensqualität beim Betroffenen durch die Suchtgewohnheiten beeinträchtigt oder gesteigert? Die subjektive Lebensqualität des Betroffenen entscheidet in der Regel über Therapiebedürftigkeit (s. S. 68). Therapeutische Interventionen dürfen nicht zu einer Verminderung der Lebensqualität führen. Dabei ist die Rolle gravierender Auswirkungen auf das Umfeld sowie das Vorhandensein anderer schwerwiegender Risiken (z.B. Unfallgefahr) angemessen zu berücksichtigen.
- Welche Risikofaktoren unterhalten die Sucht? Sind sie beeinflußbar?
Vor allem bei symptomatischer Suchtentwicklung ist nach alternativen Möglichkeiten der Symptombekämpfung zu forschen. Beispiele sind Schlafförderung, Schmerzlinderung, Depressionsbehandlung, Aktivierung, Kontaktförderung mit anderen als suchtgefährdenden Mitteln und Maßnahmen.

Entzug

➤ Ein unfreiwilliger Entzug ist indiziert bei:
- Dauerintoxikation
- Reduzierter Urteilsfähigkeit
- Deutlicher Beeinträchtigung/Gefährdung

➤ Im Laufe des Entzuges bessern sich oder verschwinden:
- Suchtbedingte Bewußtseinsstörungen
- Motilitätsstörungen
- Ausnahmezustände
- Wesensveränderungen etc.

➤ Entzug allein bedeutet allerdings noch keine Heilung vom Suchtverhalten.

Therapie der Suchterkrankungen

Länger dauernde Abstinenzbehandlung

▶ Mögliche Indikationen sind:
  – Die Unterstützung eines beim Betroffenen vorhandenen Abstinenzwillens
  – Eine Abhängigkeit kürzerer Dauer
  – Eine drohende massive Verschlechterung der Lebensqualität
▶ Eine Abstinenzbehandlung ist immer gemeinsam mit Betroffenem, Angehörigen und anderen Schlüsselpersonen vorzubereiten und durchzuführen. Dies gilt sowohl für eine stationäre Behandlung wie für eine ambulante Therapie.
▶ Pharmakologische Unterstützung der Abstinenz bei Alkoholismus:
  – Zwingend bei Ataxie, Polyneuropathie oder Amnesie: Thiamine 100 mg/d für 1 Jahr
  – Acamprosate (Campral), 1200–1800 mg/Tag, erhöht die Abstinenzrate erheblich. Am Anfang der Behandlung gelegentlich als Nebenwirkungen Diarrhoe oder Übelkeit.
  – Bei depressiver Grundstimmung: Serotonin-aufnahmehemmende Antidepressiva (s. S. 413)

Schadensbegrenzung

▶ Vielfache Erleichterungen sind möglich, wenn keine Abstinenz erreicht werden kann, auch wenn die Sucht weiter besteht:
  – Verbesserte Ernährungsgewohnheiten
  – Ersatz besonders schädlicher durch weniger schädliche Mittel oder Konsumformen
  – Vermeidung zusätzlicher schädigender Interaktionen
  – Unfallprophylaxe
  – Verhindern von Verwahrlosung

Psychotherapie und Betreuung

▶ Eine Psychotherapie kann indiziert sein:
  – Gegen Zustände, welche die Suchtgewohnheiten unterstützen (z. B. Ressentiments, unbewältigte Verlusterlebnisse etc.)
  – Zur Bekämpfung automatisierter Suchtbehandlungen (z. B. mit verhaltenstherapeutischen Methoden)
  – Zur Verbesserung der Gesamtsituation und Verringerung von sekundärem Streß (z. B. durch Ehepaar- oder familientherapeutische Interventionen)
▶ Begleitende Betreuung: Suchtkrankungen verlangen in der Regel eine länger dauernde Betreuung. Ziel ist:
  – Die dauernde Unterstützung des Selbsthilfewillens
  – Das Auffangen von Rückfällen
  – Das Verarbeiten von Alltagsärger und belastendem Streß
  – Die Herstellung eines vertrauensvollen Kontakts zur Besprechung auch intimer, scham- und schuldbesetzter Gefühle
▶ Bei der Wahl des Betreuers/der Betreuerin spielen persönliche Sympathie, länger dauernde Verfügbarkeit, persönliche Eignung die Hauptrolle.
▶ Laienhelfer ohne systematische Unterstützung durch einen engagierten Arzt, Sozialarbeiter oder eine Institution der Suchtbehandlung sind meist schnell überfordert. Dies führt oft zum Betreuungsabbruch mit möglicher sekundärer Suchtverstärkung.

Neurosen

Definition

- Verwandte Begriffe sind psychische Reaktion, psychoreaktive Störung, ICD10 verwendet „Neurotische Belastungs- und somatoforme Störungen".
- Der Begriff Psychosomatische Erkrankungen überschneidet sich manchmal mit dem Begriff Neurose.

Epidemiologie

- Über 10% der über 65jährigen leiden unter klinisch relevanten neurotischen Störungen.
- Ein Teil der Neurosen manifestiert sich ununterbrochen seit der Jugend bis ins hohe Alter mit oder ohne Schwankungen der Symptome.
- Ein zweiter Teil manifestiert sich einige Male im Leben abwechselnd mit störungsfreien Perioden.
- Ein dritter Teil manifestiert sich zum ersten Mal nach dem 60. Lebensjahr.

Hypochondrie

- Zusammen mit der Depression die häufigste Erscheinungsform unter den Belastungsstörungen des Alterns.
- Der/die Betroffene beschäftigt sich übermäßig mit der Angst bzw. Überzeugung, eine schwere Krankheit zu haben.
- Dies wird durch die Fehlinterpretation körperlicher Zeichen oder Empfindung als Beweis für körperliche Krankheit begründet.
- Eine körperliche Untersuchung stützt die Diagnose einer körperlichen Störung nicht. Am häufigsten betrifft dies:
  - Herzklopfen
  - Schwitzen
  - Darmperistaltik und Stuhlgang
  - Husten
  - oder Kombination von verschiedenen Symptomen

Depression (siehe auch S. 177 bis 184)

- Ist ein Syndrom, das durch verschiedene Faktoren bedingt ist.
  - Die sogenannte „neurotische Depression" wird durch neurotische Konflikte verursacht, kann sich aber als Resultat der Zusammenwirkung mit anderen Faktoren klinisch manifestieren.
  - Der Begriff der „neurotischen Depression" sowie der „endogenen Depression" ist zu vermeiden, da diese Begriffe empirisch nicht begründet sind.

Neurosen

Ängste und Phobien

- **Frei flottierende Angst:** Unbestimmte, schwer definierbare Befürchtungen und Erwartungen unangenehmer Ereignisse, oft verbunden mit unangenehmen körperlichen Empfindungen (Schwitzen, kalte Hände, Übelkeit, unangenehme Empfindungen im Abdomen, schnelle Atmung, Gefahr der Hyperventilation, erhöhte muskuläre Spannung, Unruhe).
  Manchmal Auftreten von Panikattacken.
- **Panikattacken:** Plötzliches Auftreten von intensiver Angst mit mehreren der folgenden Begleitsymptome:
  - Tachykardie mit Herzklopfen und evtl. Brustschmerz
  - Tachypnoe mit Atemnot und Erstickungsgefühl
  - Schwindel, evtl. mit Depersonalisation oder Derealisation
  - Hitze- oder Kältewallung mit Schweißausbrüchen
  - Übelkeit, evtl. mit Unterleibsschmerzen
  - Angst vor Herzinfarkt, Tod oder Verrücktwerden

  Maximale Symptomausprägung innert innert weniger Minuten mit Abklingen innert 15–30 Minuten, aber mit länger anhaltenden Angstgefühlen.
- Achtung: Erstmaliges Auftreten von Panikattacken bei Betagten ist selten, eine cardiopulmonale oder pulmonale Ursache muß zwingend ausgeschlossen werden, s. S. 257–263.
- **Phobien:** Können periodisch auftreten oder ständig präsent sein. Es handelt sich um eine anhaltende Angst vor einem umschriebenen Stimulus (Objekt oder Situation). Die häufigsten sind:
  - Angst vor der Nacht (besonders bei Herzkranken)
  - Agoraphobie: Angst, sich an Orten (Straßen, große Plätze, Brücken) oder in Situationen zu befinden, aus denen eine Flucht schwer möglich ist
  - Klaustrophobie (Angst vor geschlossenen Räumen)
  - Agrophobie (Angst vor der Höhe)
  - Angst vor Tieren (v. a. Hunde)
  - Angst vor gewissen Verkehrsmitteln

Zwangssyndrom

- **Zwangsgedanken:** Wiederholte, länger andauernde Ideen, Gedanken, Impulse oder Vorstellungen, die als irrational und lästig empfunden werden, die der Betroffene aber nicht loswerden kann. Z. B.:
  - ein religiöser Mensch hat blasphemische Gedanken
  - ein gutmütiger Mensch hat Impulse, seine Familienmitglieder oder Freunde zusammenzuschlagen etc.
- **Zwangshandlungen** sind wiederholte, zweckmäßige und beabsichtigte Verhaltensweisen. Sie werden nach bestimmten Regeln oder in einer stereotypen Form ausgeführt. Die Person sieht ein, daß ihr Verhalten übertrieben oder unvernünftig ist:
  - Häufiges Händewaschen
  - Zählen
  - Kontrollieren (z. B. Gas, Kochherd, Türe).

Konversions-Neurose

- Bedeutet Symptombildung im körperlichen Bereich (ein psychischer Konflikt wird konvertiert = in die körperliche Sprache umgesetzt).
- Es beinhaltet einen Verlust oder eine Veränderung einer körperlichen Funktion, die eine körperliche Erkrankung nahelegt.
- Eine somatische Grundlage der Symptome kann nicht nachgewiesen werden.
- Die Symptome werden nicht mit Absicht hervorgerufen (wie bei der Simulation).
- Der Ausdruck „hysterisch" ist nicht abwertend zu verstehen.
- Konversiv-hysterische Symptome können praktisch bei jeder Funktion bzw. bei jedem Organ zutage treten.
- Sie können periodisch auftreten, langanhaltend sein, sich kombinieren oder ihre Lokalitäten wechseln.
- Häufig sind Kopfweh, Herzstechen, Druck in der Brustgegend, Schmerzen in den Gliedern, Potenzstörungen, Magen-Darmkrämpfe, Lähmungen, Gangstörungen usw.

Therapie

- Psychopharmaka (Antidepressiva, Tranquilizer, milde Neuroleptika, Hypnotika) können sinnvollerweise mit Psychotherapie kombiniert werden.
- Hilfestellungen sind oft indiziert, eine Regression soll jedoch nicht ermutigt werden. Selbständigkeit soll soweit wie möglich aufrechterhalten werden.
- Psychotherapie im Alter (s. S. 218 – 219) ist nicht weniger erfolgreich als bei Jüngeren. Sie ist besonders dann wichtig, wenn die psychischen Störungen erst im Alter aufgetreten sind oder noch nie psychotherapeutisch behandelt wurden.

Persönlichkeitsstörungen „Originale" oder „Schwierige"

Allgemeines

- **Definition:** Betagte mit Persönlichkeitsstörungen zeigen charakteristische Verhaltensweisen oder Charakterzüge, die sich durch Unflexibilität und Unangepaßtheit auszeichnen. Dies macht sie in den Augen vieler zu „Originalen" oder „Schwierigen".
- **Symptomatik:** Die Kontakte zur Umwelt sind beeinträchtigt, subjektive Beschwerden können ausgeprägt sein. Von der Umgebung werden die Personen oft als originell, exzentrisch, schwierig oder kompliziert bezeichnet.
- **Epidemiologie:** die Anzahl der Patienten ist erheblich höher als die Zahl der von Psychiatern untersuchten Fälle (welche selten sind).
- **Verlauf:** Persönlichkeitsstörungen zeigen sich oft schon in der Kindheit oder Adoleszenz. Verhaltensmuster sind individuell spezifisch und bleiben oft lebenslang unverändert. Bei einzelnen Menschen bessern sich diese Störungen im Alter, bei anderen werden sie mit der Zeit noch ausgeprägter. Die Lebensumstände spielen bei Manifestation im Alter eine wesentliche Rolle.
- **Therapie:** Die Behandlung der Persönlichkeitsstörungen ist nicht sehr vielversprechend. Eine Kombination von Psychotherapie, Psychopharmaka, Milieutherapie und Hilfestellungen können zeitweise zu einer Besserung führen. Die Prognose beim senilen Rückzug ist meistens schlecht.

Paranoide Persönlichkeitsstörung

- Der Betroffene fühlt sich von anderen ausgenützt oder benachteiligt (ohne triftigen Grund).
- Er zweifelt an der Loyalität von Freunden und Angehörigen.
- Harmlose Vorkommnisse werden als gegen ihn gerichtet interpretiert.
- Er ist nachtragend.
- Er fühlt sich schnell mißachtet, reagiert zornig.
- Er bezweifelt ohne Grund die Treue des Partners.

Schizoide Persönlichkeitsstörung

- Der Betroffene vermeidet enge Beziehungen zur Umwelt, er hat kaum Freunde.
- Er bevorzugt es, allein zu sein.
- Er empfindet keine starken Emotionen, weder Zorn noch Freude.
- Er ist gleichmütig gegenüber Lob und Kritik.
- Er macht einen unnahbaren Eindruck.

Zwanghafte Persönlichkeitsstörungen

- Sind ziemlich häufig und zeigen sich durch
    - Rigidität
    - Hemmungen
    - Perfektionismus
    - Grübeln
    - Sturheit
    - Hohe Ansprüche an sich.

Persönlichkeitsstörungen „Originale" oder „Schwierige"

Antisoziale Persönlichkeitsstörungen

- Synonyme: Psychopathie, Soziopathie.
- Der Betroffene kann sich nicht an rechtliche Normen anpassen.
- Er begeht antisoziale Handlungen.
- Er ist verbal und tätlich reizbar und aggressiv.
- Erfüllt seine persönlichen Verpflichtungen nicht.
- Ist impulsiv und rücksichtslos.
- Nützt andere Menschen aus, lügt und betrügt.

Borderline-Persönlichkeitsstörungen

- Haben meist instabile, aber intensive zwischenmenschliche Beziehungen (Schwankungen zwischen Idealisierung und Abwertung).
- Zeichnen sich häufig durch Impulsivität (Geld ausgeben, sexuelles Verhalten, Alkohol- und Medikamentenmißbrauch, rücksichtsloses Fahren) aus.
- Die Patienten haben häufig ausgeprägte Stimmungsänderungen zwischen maniformen bis zu depressiven Zuständen, Reizbarkeit und Angst.
- Oft liegt eine Unfähigkeit, Wut zu kontrollieren vor.
- Es kommt zu wiederholten Suiziddrohungen oder -versuchen.
- Es liegt eine ausgeprägte Identitätsstörung betreffend Selbstbild und langfristiger Ziele vor.
- Chronisches Gefühl der Leere oder Langeweile.

Narzißtische Persönlichkeitsstörungen

- Die Personen sind überempfindlich gegenüber Kritik, reagieren mit Wut, Scham oder Demütigung.
- Sie sind anderen gegenüber egoistisch.
- Zeigen ein übertriebenes Selbstwertgefühl, und erwarten, als „etwas Besonderes" behandelt zu werden.
- Verlangen Aufmerksamkeit und Bewunderung.
- Haben Phantasien von großem Erfolg, Macht, Glanz, Attraktivität.
- Zeigen oft einen Mangel an Einfühlungsvermögen für andere.

Selbstunsichere Persönlichkeiten

- Der Betroffene ist leicht verletzbar.
- Der Freundeskreis ist klein, meist aus Verwandten bestehend.
- Die Personen vermeiden soziale Aktivitäten, sind in Gesellschaft zurückhaltend.
- Haben Angst, etwas Unpassendes oder Dummes zu sagen oder eine Frage nicht beantworten zu können.
- Übertreiben potentielle Probleme, körperliche Gefahren oder Risiken.
- Neigen dazu, gesellschaftliche Verpflichtungen abzusagen, weil sie glauben, ihnen nicht gewachsen zu sein.

Persönlichkeitsstörungen „Originale" oder „Schwierige"

Seniler Rückzug (senile Verwahrlosung, Diogenes-Syndrom)

- Diese Störung tritt – im Gegensatz zu anderen Persönlichkeitsstörungen – nur im Alter auf.
- Die Störung ist durch eine massive Verwahrlosung der Person und der häuslichen Umgebung gekennzeichnet:
  - Die Wohnung ist voller Schmutz, es liegen zum Beispiel verdorbene Lebensmittel herum, alte Zeitungen stapeln sich. Beim Eintritt in die Wohnung kommt den Besuchern starker Gestank entgegen.
  - Es riecht nach Urin, manchmal sind die Wände mit Fäzes verschmiert.
  - Die Person ist selber hygienisch stark verwahrlost, die Kleider sind schmutzig.
  - Evtl. steht das Sammeln von – meist nicht sinnvoll zu gebrauchenden – Gegenständen, Zeitschriften, Lebensmitteln oder Verpackungen ganz im Vordergrund mit Stapeln bis zur Decke und Verstellen aller Ablageflächen sowie Einengung der Bewegungsfreiheit in der Wohnung, ohne eigentliche Verschmutzung.
- Eine psychiatrische Untersuchung ergibt kein psychopathologisches Syndrom, welches den Zustand erklären könnte (obwohl eine leichte Hirnleistungsstörung oder leichte depressive Symptome vorhanden sein können).
- Typisch ist ein Ablehnen aller Hilfsangebote (deshalb Diogenes-Syndrom). → Der Zutritt zur Wohnung wird allen verboten. Das Ausmaß der Störung wird meist erst durch Zufall oder bei unzumutbarer Belästigung der Nachbarn durch Geruch bekannt.
- Hilfe ist meist nur durch amtliche Intervention wegen Fremdgefährdung (Brandgefahr) oder unzumutbarer Belästigung Dritter möglich.
- Als Interpretationshypothese kommen in Frage:
  - Persönliche Reaktion auf Streß und Vereinsamung im Alter
  - Endstadium von Persönlichkeitsstörungen.

Geriatrische Psychotherapie

Definition

- Psychotherapie ist ein Verfahren, welches versucht, mit psychologischen Mitteln (vorwiegend) psychisch bedingte Störungen therapeutisch zu beeinflussen (Beseitigung bzw. Verbesserung der Symptome oder Veränderung der Persönlichkeit).
- Das Verfahren wird von einer dafür ausgebildeten Person durchgeführt.

Psychotherapie und Altern

- Die Einstellung zur Psychotherapie alternder Menschen war im deutschsprachigen Raum bis vor 10/15 Jahren weitgehend negativ.
- Unter den Ärzten verschiedener Richtungen, Psychiatern und nichtärztlichen Psychotherapeuten, war das Bild eines älteren Menschen durch das „Defizitmodell" geprägt.
- **Heute ist unbestritten, daß auch Ältere von Psychotherapien profitieren können.**

Ziele einer Psychotherapie im Alter

- **Bescheidene Ziele** sind Milderung oder Beseitigung der Beschwerden und die Wiederherstellung des prämorbiden Gleichgewichts. Die Veränderung der Persönlichkeit ist dann nicht das Ziel der Behandlung, obwohl neben verschwindenden Beschwerden gewisse Veränderungen stattfinden können, v. a. auf der Verhaltensebene. Angestrebt wird eine erneute psychische Stabilisierung auf dem früheren Niveau mit Symptomverringerung bzw. Symptomfreiheit.
- **Mittlere Ziele** setzen ein Zustandekommen der Einsicht in das eigene Verhalten, die eigenen Handlungen und Einstellungen voraus. Wir erwarten, daß sich die durch die Therapie angestrebten Änderungen nicht nur auf der Verhaltensebene auswirken, sondern die Persönlichkeit sollte reifer, ihre Beziehung zur Umwelt sollte besser werden. Dadurch sollen auch die subjektiven Beschwerden des Patienten verschwinden oder sich vermindern. Der Patient sollte mit den Beschwerden und Problemen besser umgehen können. Diese Veränderungen können relativ bescheiden bis zu ziemlich ausgeprägt sein.
- **Anspruchsvolles Ziel** ist die Rekonstruktion der Persönlichkeit, eine Veränderung der Persönlichkeitsstruktur und eine weitere persönliche Entwicklung. Dabei handelt es sich um ideale Ziele, die selten erreicht werden können.

Indikationen

- Indikationen für Psychotherapie im Alter sind v. a. neurotische, psychoreaktive und psychosomatische Störungen, aber auch wahnhaft-halluzinatorische und leichtere kognitive Störungen mit der sekundären Psychopathologie.
- Eine Kombination mit Psychopharmaka ist oft sinnvoll.

Klassifizierung psychotherapeutischer Verfahren

- Es bieten sich zwei entgegengesetzte Möglichkeiten:
  - *Deskriptive Darstellung:* sie beinhaltet eine Beschreibung des Verfahrens, wobei üblicherweise auch die Störungen dargestellt werden, bei denen diese Technik indiziert ist. Dabei wird die Frage, ob es sich hier nur um eine palliative oder kausale Therapie handelt, nicht beantwortet.

Geriatrische Psychotherapie

- *Zielorientierte Klassifizierung:* sie geht davon aus, daß gewisse Verfahren für das Erreichen bescheidener Ziele durchaus geeignet sind, beim Anstreben anspruchsvollerer Ziele jedoch keine optimalen Mittel sind. Dies darf aber nicht so verstanden werden, daß die sogenannten bescheidenen Techniken weniger wert sind, als die anspruchsvollen, sondern nur, daß einzelne Techniken für das Erreichen der gestellten Ziele gut oder weniger gut geeignet sind. So kann man aus tiefenpsychologischer Sicht psychotherapeutische Verfahren wie in den Tabellen 42 bis 44 einteilen.

Tabelle 42 Gruppe der stützenden Therapien

Technik	Häufigkeit der Anwendung
Ärztliches Gespräch	+++
Beratung	++(+)
Gruppen-Therapie (nicht aufdeckend)	++
Autogenes Training	++
Hypnose	+

+++ sehr häufig
++ eher häufig
+ eher selten
− kaum

Geriatrische Psychotherapie

Tabelle 43 Gruppe der aufdeckenden Therapien

Technik	Häufigkeit der Anwendung
Expressive Therapie (psychoanalytisch orientierte)	++
Fokaltherapie	++
Paartherapie	+
Psychoanalyse	+
	-
Gruppentherapie (analytisch)	++

Anwendung dieser Therapieverfahren, wenn mittlere oder anspruchsvolle Ziele angestrebt werden.

Tabelle 44 Therapien basierend auf anderen psychologischen Schulen

Technik	Häufigkeit Anwendung
Verhaltenstherapie (Einzel- und Gruppe)	+
Systemische Therapie (Paar- und Familie)	+
Sogenannte Humanistische Verfahren (zahlreich)	+
Diverse Techniken (viele)	+

Geriatrische Psychotherapie

Das ärztliche Gespräch

- ➤ Das ärztliche Gespräch ist in erster Linie ein verstehendes Gespräch.
- ➤ Der Patient soll erfahren, daß er vom Arzt ernstgenommen und verstanden wird.
- ➤ Das ärztliche Gespräch führt der Allgemeinarzt, der keine systematische psychotherapeutische Fachausbildung hat.
- ➤ Nicht-Fachärzte, die sich auf systematische Psychotherapie einlassen wollen, sollen sich vor allem auf die Rolle des „stillen Zuhörers" beschränken. Es handelt sich jedoch nicht um bloßes Zuhören, weil immer wichtig ist:
  - was gesagt wird,
  - wie es gesagt wird und
  - wann es gesagt wird.
  - Dabei ist das Nichtmitgeteilte genauso wichtig wie das Mitgeteilte.
- ➤ Der Arzt sollte bestrebt sein, auf folgende Fragen eine Antwort zu erhalten:
  - Welches Anliegen bringt mir der Kranke?
  - Wie bringt er es?
  - Warum bringt er es so?
  - Was bringt er, ohne es zu wissen?
  - Warum bringt er es gerade zu mir?
  - Ist es möglich, das Vorgebrachte in körperlicher Beziehung zu diagnostizieren oder in psychologischer Beziehung zu deuten?
  - Wenn dies nicht möglich ist, warum ist es nicht möglich?
  - Fällt es mir leicht, dem Kranken meine Diagnose oder meine Deutung mitzuteilen?
  - Wenn nein, warum nicht?
  - Hat der Kranke meine Diagnose oder meine Deutung angenommen?
  - Wenn nein, warum nicht?
  - Nimmt der Kranke meine Behandlungsvorschläge an?
  - Wenn nein, warum nicht?
  - Was wird der Kranke nach Beendigung des Gespräches tun?
  - Wann werde ich ihn wieder sehen?
  - Sind meine und seine diesbezüglichen Erwartungen identisch?
  - Wenn nein, warum nicht?

Schmerz und Leiden

Schmerz als Somatisierung von Leid

- Fast alle Betagten haben Veränderungen, die nozizeptive Reize auslösen.
- Subjektive Schmerzempfindung entsteht erst, wenn periphere Schmerzreize nicht durch zentrale Mechanismen gehemmt werden.
- Die zentrale Schmerzhemmung ist stark stimmungsabhängig.
- Verstimmung als Folge von seelischem Leid verschiedener Art, zum Beispiel Depression, Angst, Panik, Verzweiflung, Einsamkeit, Langeweile, blockiert Schmerzhemm-Mechanismen, dadurch wird aus leichter Mißempfindung Schmerz.

Psychische Pathogenese

- Seelisches Leiden wird oft verdrängt, da:
  - Es gesellschaftlich, besonders unter Betagten, nicht akzeptiert ist
  - Es im Verdacht steht, ärztlich wenig erfolgreich behandelt werden zu können
  - Ärzte sich vermutlich bei Klagen über seelisches Leiden unbehaglich fühlen
  - Die Meinung besteht, daß es vielschichtig und komplex sei und nur durch komplizierte Verfahren mit ungewissem Ausgang behandelt werden kann.
  - Nur mit Psychopharmaka behandelt werden könne. Diese lösen Mißtrauen aus, weil sie oft kritisiert werden und im Rufe stehen, den Willen der Behandelten stark einzuschränken.
- Im Gegensatz hierzu steht die Schmerzbehandlung. Sie ist:
  - Eine klassische ärztliche Aufgabe
  - Gesellschaftlich akzeptiert
  - Oft erfolgreich
  - Eine von Ärzten geschätzte Aufgabe.
  - Meist einfach (s. S. 225), es sei denn, Zusammenhänge Körper-Seele werden mißachtet.
  - Meist ohne Autonomieverlust möglich (Patient entscheidet, ob und wie oft er die verordneten Medikamente einnehmen möchte).

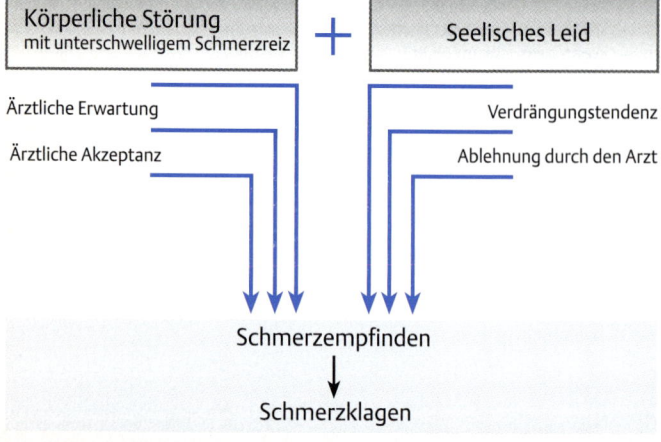

Abb. 25 Somatisierung von Leid

Schmerz und Leiden

Behandlungsstrategie

- ➤ Wer Leiden behandeln will, muß die oben dargestellten Mechanismen erkennen, ernstnehmen und in die Therapie einbeziehen.
- ➤ Daraus leiten sich folgende Regeln ab:
  - Empathie des Arztes auch seelischem Leiden gegenüber.
  - Ansprechen des seelischen Leidens, das sich hinter der Klage „Schmerzen" verbergen kann.
  - Behandlungsstrategien sollten nicht rein somatisch sein, ebenso wichtig ist oft die Behandlung des zugrundeliegenden seelischen Leidens.
  - Primär sollte durch psychosoziale Intervention behandelt werden, sekundär durch Medikamente wie Antidepressiva.

Schmerz, Grundlagen

Definition

- **Schmerz:** Unangenehme Sinnes- und Gefühlserfahrung nach aktueller oder potentieller Gewebsschädigung (IASP-Definition).
- **Akutschmerz:** Neu entstanden, intensiv, biologisches Warnsignal.
- **Chronischer Schmerz:** Über die initiale Schädigung hinaus andauernde Schmerzwahrnehmung (Schmerzkrankheit!)
  - Keine Warnfunktion mehr, biologische Dysfunktion.
  - Verselbständigt, oft mit affektiven Störungen (Depression, Angst).

Prävalenz

- Täglich leiden 25–50% der > 60jährigen unter mäßigen bis starken Schmerzen.
- Häufigste Ursachen: Erkrankungen des Bewegungsapparates > der Wirbelsäule > des Nervensystems > Tumorerkrankungen.

Klassifikation

- **Nozizeptor-Schmerzen:**
  - *Somatogen:* Helle, manchmal pulsierende, stechende, meistens gut lokalisierbare Schmerzen (Haut, Muskeln, Gelenke, Knochen, Bindegewebe).
  - *Viszeral:* Dumpfe, diffuse, auch kolikartige, schlecht lokalisierbare Schmerzen (Magen-Darm-Trakt, Urogenitaltrakt).
- **Neurogene Schmerzen:**
  - *Neuropathisch:* Brennende, stechende, elektrisierende Schmerzen als Folge erhöhter Erregbarkeit geschädigter Nervenfasern (mechanisch oder toxischmetabolisch), auch mit Ausstrahlung in das Versorgungsgebiet (projizierter Schmerz, Neuralgie, Kausalgie) z. B. bei:
    - Engpaß-Syndromen (Karpaltunnel-Syndrom, Bandscheibenvorfall, Tumorkompression)
    - Neurinomschmerzen während der Regeneration der verletzten Nerven
    - Schmerzhaften Polyneuropathien
    - Post-Zoster-Neuralgie
  - *Deafferenzierungs-Schmerzen:* Spontane Impulsentstehung in zentralen Neuronen nach Ausfall peripherer Afferenzen und ungenügender zentraler Kontrolle, z. B. bei:
    - Schmerzen nach Wurzelausriß (Plexus brachialis)
    - Phantomschmerzen
    - Zentralem Schmerzsyndrom
    - Post-Zoster-Neuralgie
- **Reaktive Schmerzen:** Vorwiegend brennende, auch stechende, bohrende Schmerzen und Dysästhesien bei gestörter Durchblutung als Folge überhöhter Erregung der sympathischen Nervenfasern in der betroffenen Körperregion, z. B.: Sympathische Reflexdystrophie (SRD) nach:
  - Frakturen
  - Peripherer Nervenläsion
  - Thalamusläsion
  - *Achtung:* Alle Schmerzarten können ein SRD auslösen!

Schmerz, Grundlagen

- **Psychosomatische Schmerzen:**
  - Schmerzen werden durch emotionelle Belastungen verstärkt (erhöhter Bradykinin-, Serotonin-Plasmaspiegel!).
  - Oft führen psychische Faktoren zu schmerzhaften organischen Störungen (z. B. durch Muskelspasmen).

Anamnese

- Erfordert viel Sorgfalt und Geduld. Es besteht die Gefahr der Bagatellisierung oder Überbewertung der Schmerzen; Vergeßlichkeit und schwierige zeitliche Einordnung erschweren die Erhebung. Angaben der Familienmitglieder sind häufig notwendig.
- Vorgehen nach Schema:
  - Wo? (Lokalisation und Ausstrahlung der Schmerzen?)
  - Wann? (wie viele Std. pro Tag, Nachtschmerzen, bei Belastungen?)
  - Wie? Qualitative (z. B. brennende Schmerzen) und quantitative (z. B. mäßige Schmerzen), Schmerzerfassung.

Diagnostik

- Bewegungsapparat und Muskulatur: funktionelle Beurteilung, Suche nach Verhärtungen und Triggerpunkten.
- Neurologische Untersuchung (Beachte radikuläre Schädigungen, trophische Störungen, Engpaß-Syndrome.)
- Psychologische Beurteilung: Angstzustände? Depression?
- Sozialer Status: Lebensverhältnisse, Versorgungsmöglichkeiten.
- Weitere diagnostische Hilfsmittel: Röntgen, CT, MRI, Angiologie, evtl. Szintigraphie, Laboruntersuchungen, diagnostische Nervenblockaden.
- Wichtige Entscheidungen:
  - Schmerzmodalität: Akut oder chronisch
  - Schmerzqualität: Brennend, einschießend, elektrisierend
  - Schmerzeinteilung: Nozizeptorisch, neurogen, reaktiv, psychosomatisch
  - Schmerzätiologie: Degenerativ (Nachtschmerz selten, Anlaufschmerzen morgens) oder entzündlich (Nacht- und Ruheschmerzen)

Messung

- **Subjektive Schmerzmessung:**
  - *Visuelle Analog-Skala* (VAS): Von 0–10 (0 = kein Schmerz, 10 = max. vorstellbarer Schmerz).
    - Intensität: Leicht = VAS 1–3, mäßig = VAS 3–7, stark = VAS 7–10.
    - Realistisches Ziel bei Behandlung: 50 % Reduktion der VAS-Punkte (und soziale Reintegration!)
  - *Schmerztagebuch!* (tägl.: 1–5× VAS-Bestimmung mit Kommentar)
- **Objektive Schmerzmessung:**
  - Bisher keine praxisgängige Meßmethode bekannt.
  - In spezialisierten Laboratorien: Reflexmessung, evozierte Hirnpotentiale, Mikroneurographie u. ä.

Schmerztherapie

Behandlungsverfahren

- Systemische Pharmakotherapie (Analgetika, Co-Analgetika).
- Nervenblockaden mit Lokalanästhetika (diagnostische und therapeutische). Infiltration artikulärer, ligamentärer und Muskeltriggerpunkte bei myofaszialen Schmerzen, z. B. bei Kopfschmerzen Okzipitalisblockaden.
- Physiotherapie z. B. Wärme-/Kälteanwendungen, Krankengymnastik, isometrisches Muskeltraining, Haltungskorrekturtraining bei Skelettinstabilität, Arthrose
- Transkutane elektrische Nervenstimulation (TENS): bei umschriebenen neuropathischen Schmerzen.
- Neurochirurgische Verfahren
- Radiotherapie z. B. bei Tumorschmerzen
- Psychotherapie: Z. B. Gesprächstherapie, Verhaltenstherapie, Gruppen-, Familientherapie bei begleitendem psychopathologischem Verhalten mit sekundärer Schmerzverstärkung. Autogenes Training, Entspannungstherapie nach Jacobson, Biofeedbackmethode bei Angst, Depression, Muskelspasmen und vorhersehbaren Schmerzen, z. B. reaktive psychosomatische Beschwerden.
- Patientenaussage „Schmerz": In der Geriatrie oft sehr vieldeutig; kann für körperliche, psychische, soziale, ökonomische und emotionelle Mißempfindungen und Probleme stehen (S. 220 bis 221). Für Abklärung und Behandlung gilt dann: spezialisierte geriatrische Arbeit (multidimensionales Assessment, Rehabilitation!) → Schmerzbehandlung.

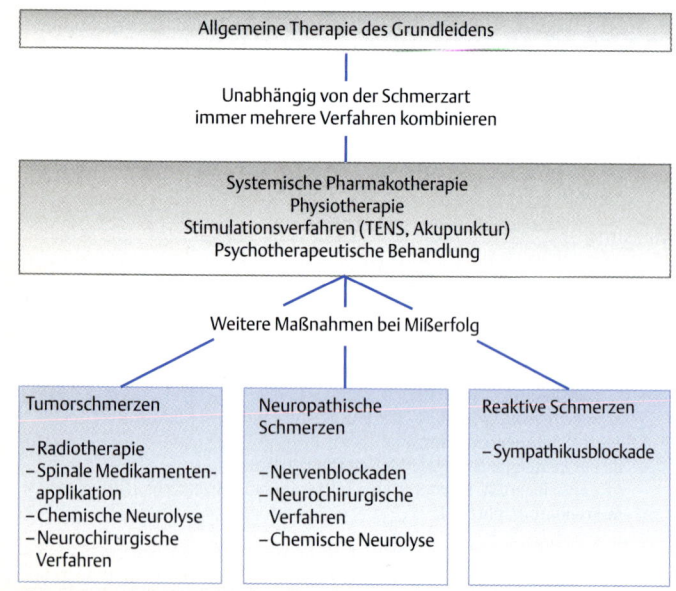

Abb. 26 Algorithmus: Behandlung von chronischen Schmerzen

Schmerztherapie

Prinzipien der Analgetikatherapie

- ➤ Die Prinzipien in der Geriatrie sind weitgehend identisch mit der allgemeingültigen Schmerztherapie. Medikamentöse Nebenwirkungen und Interaktionen sind generell häufiger! (siehe auch S. 53)
- ➤ Achtung: Verstärkte Kumulationsgefahr: Höhere Blutspiegel eingenommener Analgetika als Folgen des veränderten Verteilungsvolumens sowie erniedrigter hepatischer und renaler Elimination.
- ➤ Bei chronischen Schmerzen: Auch in der Geriatrie WHO-Stufenplan empfohlen!

Tabelle 45 Medikamentöser Stufenplan bei chronischen Schmerzen.

– *1. Stufe*
- Nichtsteroidale Antiphlogistika, z. B. Diclofenac (Voltaren) 50 mg alle 6 h, Ibuprofen (Brufen), 400 mg alle 8 h; Acetylsalicylsäure (z. B. Aspirin), 500 mg alle 8 h
- Oder spasmolytisch wirksames Analgetikum
z. B. Scopolamin-butylbromid (Buscopan), 10 mg alle 4 – 6 h;
- Evtl. zusätzlich Antidepressivum
z. B. Citulopram (Seropram) 10 – 20 mg alle 24 h; Mianserin (Tolvon/Tolvin) 30 – 60 mg abends.

– *2. Stufe*
- Nichtsteroidale Antiphlogistika
- Plus zentral wirksames Analgetikum (Hemmung der Schmerzwahrnehmung) –nicht Btm-pflichtig -, schwach wirksam
z. B. Tramadol (Tramal), 50 mg alle 4 – 6 h; Tilidin (Valoron), 50 mg alle 6 h
- Plus Antidepressivum
- Plus H_2-Blocker
z. B. Ranitidin (Sostril, Zantic), 300 mg alle 24 h;
- Evtl. zusätzlich Carbamazepin (Tegretal, Timonil), 200 mg alle 4 – 8 h

– *3. Stufe*
- Nichtsteroidales Antiphlogistikum plus Opioid (stark wirksam, Betäubungsmittel – rezeptpflichtig)
z. B. Morphinsulfat (MST), 10 (– 100) mg alle 8 h; Levomethadon HCl (Polamidon), 5 mg alle 6 h
- Plus Neuroleptikum
z. B. Haloperidol (Haldol), 1 mg alle 8 h
- Plus Antidepressivum
- Plus H_2-Blocker
- Plus Lactulose (Bifiteral), 15 (– 40) ml alle 24 h
- Evtl. zusätzlich Carbamazepin (Tegretal, Timonil), 200 mg alle 4 – 8 h
- Evtl. zusätzlich Calcitonin (Karil), 100 (– 200) IE s. c. alle 24 h
- Evtl. zusätzlich Cortison, 2 – 6 mg Dexamethason 6 – 8 stdl.

Schmerztherapie

Nichtsteroidale Antiphlogistika (siehe auch S. 412)

- **Wirkung:** Hemmung der Prostaglandinsynthese im entzündeten Gewebe und im ZNS, aber auch in allen Organsystemen (unerwünschte Wirkungen!).
- **Indikationen:** Schwach bis mäßige akute und chronische nozizeptive Schmerzen. Auch zusammen mit Opioiden z.B. bei Tumorschmerzen. Weder Toleranzentwicklung noch Abhängigkeitsgefahr bekannt.
- **Dosierung:** Stark individuelles Ansprechen. Weder minimal wirksame, noch Maximal-Dosen sind genau definiert. Achtung: Im Alter z.T. verzögerte Elimination (Kreatinin-Clearance!).
  - Beginn der Behandlung mit niedriger Initialdosis, danach graduelle Dosissteigerung bis zum erwünschten Effekt.
  - Falls nach 1 Woche kein therapeutisches Ansprechen: Anderes Medikament der gleichen Gruppe versuchen.
- **Dosierungsvorschläge:**
  - Paracetamol 500–1000 mg 8 stdl. oder Aspirin 500 mg 4–6 stdl.
  - Diclofenac 50 mg 4–6 stdl.
  - Diflunisal initial 1000 mg, danach 500 mg 4–6 stdl.
  - Ibuprofen 200–400 mg 4–6 stdl.
  - Naproxen 500 mg initial, danach 250 mg 6–8 stdl.
  - Sulindac 150 mg 12 stdl.
- **Unerwünschte Wirkungen:**
  - *Häufig:*
    - Tc-Aggregationshemmung (Inzidenz 100%, außer bei Paracetamol) → erhöhte Blutungsneigung
    - Gastrointestinale Störungen 10% (Schleimhautläsionen, Ösophagitis)
  - *Selten:*
    - Pseudo allergische Reaktionen 5% (Asthma, Hautausschläge)
    - Nierenschädigung (interstitielle Nephritis, Azotämie)
  - *Sehr selten:*
    - Leber- und Knochenmarkschädigung
- **Achtung:** Intoxikationszeichen häufig nicht oder zu spät erkannt (Polypathie!, z.B. Salizylatintoxikation ohne Tinnitus bei Innenohrschwerhörigkeit).

Co-Analgetika

- **Calcitonin:**
  - *Wirkung:* Identische Bindungsstellen wie für Substanz-P, spezifische Bindungsstellen im Knochensystem und im ZNS.
  - *Indikationen:* Knochenschmerzen bei Osteoporose oder Tumorinfiltrationen, neurogene Schmerzen vom Deafferenzierungstyp, reaktive Schmerzen.
  - *Unerwünschte Wirkungen:* Übelkeit, Erbrechen, häufig Antiemetika nötig.
  - *Dosierungsvorschläge:* Intranasal bis 400 IU/d, intravenös 200 IU/d, i.m. und s.c. 100–200 IU/d. Bei Osteoporose 3 ×/Wo 50–100 IU während 3 Mt., danach 1 ×/Wo, max. Behandlungsdauer 12 Mt.
  - *Wichtig:* Langzeittherapie nur nach pos. i.v.-Calcitonin-Test.
- **Corticosteroide:**
  - *Wirkung:* Starke antiinflammatorische Wirkung.
  - *Indikationen:* Ödembedingte Kompression von Nerven und Weichteilen, Knochenschmerzen.

Schmerztherapie

- *Unerwünschte Wirkungen:*
  - Bei einer Langzeittherapie mit Dosierungen oberhalb der Cushing-Schwelle (1,5 mg Dexamethason oder 7,5 mg Prednisolon) kann ein Cushing-Syndrom auftreten (Stammfettsucht, Vollmondgesicht, Akne, Striae, Ödeme, Hypertonie).
  - diabetogene Stoffwechsellage
  - Katarakt, Glaukom
  - Osteoporose
  - GI-Ulkus
  - Thromboembolische Komplikationen
- *Dosierungsvorschläge:* 2–6 mg Dexamethason 6–8 stdl. i.m./oral

▶ **Antidepressiva: (siehe auch S. 413)**
  - *Wirkung:* Analgetische Wirkung, im Gegensatz zum antidepressiven Effekt, bereits nach 4–5 Tagen und bei niedrigeren Tagesdosen.
  - *Indikation:* Neuropathische Schmerzen, Depression, Angst und Spannungszustände.
  - *Unerwünschte Wirkungen:* s. S. 182
  - *Dosierungsvorschläge:* s. S. 183, vorsichtige Dosierung bei Kombination mit Opioiden.

▶ **Antikonvulsiva:**
  - *Wirkung:* Stabilisierung von Nervenmembranen.
  - *Indikationen:* Neurogene Schmerzen vom Deafferenzierungstyp (paroxysmale, einschießende und elektrisierende Schmerzattacken).
  - *Unerwünschte Wirkungen:* Müdigkeitserscheinungen, Mundtrockenheit, Schwindel.
  - *Dosierungsvorschläge:* Clonazepam (Tropfenlösung, 1 Tropfen = 0,1 mg), anfänglich 0,5–0,8 mg/d, langsame Dosissteigerung max. 3 mg/d.
  Carbamazepin initial 3×100 mg, einschleichend bis max. 1200 mg/d.

Opioide (siehe auch S. 412)

▶ **Wirkung:** Bindung an die spezifischen, zentralen (spinalen und supraspinalen) und peripheren Opioidrezeptoren. Hemmung der nozizeptiven Afferenzen und Aktivierung der absteigenden inhibitorischen Bahnen.

▶ **Indikationen:** Mittelstarke bis starke, akute und chronische, somatogene und viszerale Nozizeptorschmerzen. Selten indiziert bei neurogenen und reaktiven Schmerzen.

▶ **Dosierung:** Stark individuelles Ansprechen!
  - Nach Medikamentenwahl langsame Dosissteigerung bis zur effektiven Schmerzlinderung (VAS-Reduktion 50 %).
  - Bei Medikamentenwechsel Reduktion der aequipotenten Dosis um 30–50 %, danach erneute Titration bis Schmerzlinderung.

▶ **Dosierungsvorschläge:**
  - Codein 30–60 mg 4–8 stdl. (Tropfen/Tabl.)
  - Tramadol 50–75 mg 4 stdl. (20 Tropfen = 50 mg)
  - Tilidin 50–75 mg 6 stdl.
  - Morphin 20–30 mg 4–6 stdl. (10 Tropfen 2 % = 10 mg)
  - MST cont. ret. Tabl. 30 mg 8–12 stdl.
  - Buprenorphin 0,2 mg 6–8 stdl. sublingual

Schmerztherapie

- **Unerwünschte Wirkungen:** Sedation, Atemdepression, Obstipation, Harnretention, Histaminfreisetzung.
  Bei zerebral vorgeschädigten Patienten können sie evtl. die Demenz verstärken, zum Delir führen.
- **Applikationsmöglichkeiten:**
  - Oral: Sicherste, einfachste und kostengünstigste Form.
  - rektal: einfach, kostengünstig, auch agonal möglich.
  - Intravenös oder kontinuierlich subkutan: Bei sehr starken Schmerzen (auch als patientenkontrollierte Analgesie = PCA).
  - Rückenmarksnahe Applikation mit intrathekalem/epiduralem Katheter: Zur Katheterimplantation und Dosisbestimmung Spitaleinweisung nötig.

Schmerzsyndrome

Tumorschmerzen

- **Definition:** Akute und chronische Schmerzen, verursacht durch Tumor und/oder Tumor-Metastasen, mit Entzündung, Infiltration oder Kompression der benachbarten Strukturen.
  - Häufig begleitet und verstärkt durch Angst oder Depression.
- **Schmerz:**
  - *In Abhängigkeit von betroffenen Körperstrukturen:*
    - Knochen, Periost, Wirbelsäule: Konstanter, dumpfer Ruhe- und Nachtschmerz. Wenn plötzlich: Pathologische Fraktur?
    - Nervenstrukturen: Konstanter, brennender Schmerz mit Dysästhesien, aber auch neuralgiformen Attacken.
    - Infiltration der Hohlorgane: Schlecht lokalisierbare, dumpfe Schmerzen. Bei Obstruktion kolikartig.
  - *Therapiebedingte Schmerzen:* Nach Chemotherapie (periphere Neuropathie, septische Knochennekrosen, Post-Zoster-Neuralgie), nach Strahlentherapie (Fibrose!)
- **Therapie:**
  - Tumorreduktion durch Operation, Bestrahlung oder Chemotherapie.
  - Pharmakotherapie:
    - WHO-Stufenplan (s. Schmerztherapie S. 225).
    - Einsatz von Co-Analgetika (Corticosteroide, Antikonvulsiva, Antidepressiva) in jeder Therapiestufe möglich.
    - festes Zeitschema.
  - Symptomatische Therapie bei therapiebedingten Nebenwirkungen (Obstipation [S. 432], Übelkeit [S. 416], gastrointestinale Mukosaläsionen).
  - Besondere Therapieformen nach Ausschöpfen der oralen Therapie:
    - Rückenmarksnahe Medikamentenapplikation (epidurale od. intrathekale Katheter).
    - Chemische Neurolysen (Rückenmark, Plexus coeliacus, periphere Nerven)
    - Sympathikusblockaden, neurochirurgische Behandlungsverfahren.
    - Terminal: Dehydration soll analgetisch wirken = Teil der Palliation bei multiplen Metastasen.

Post-Zoster-Neuralgie (PZN)

- **Definition:** Chronische, radikuläre Schmerzen durch Reaktivierung des Varizella-Zoster-Virus in den Spinalganglien. Nach bis zu 70% aller Herpes zoster in der Geriatrie!
- **Schmerz:** Konstante, brennende, einschießende Schmerzen, begleitet von unangenehmen Dysästhesien.
  - Häufig Allodynie (normale Reize werden als schmerzhaft empfunden) als Zeichen einer sympathischen Reflexdystrophie.

Schmerzsyndrome

▶ **Therapie:**
- *Akutphase (mit Zoster, Exanthem):* Antivirale Therapie (z. B. Acyclovir hochdosiert), Schmerzbekämpfung. Frühe Sympathikusblockade mit Lokalanästhesie und Opiatzusatz innert 6 Wochen nach Exanthem zur Vorbeugung einer PZN (umstritten).
- *Post-Zoster-Neuralgie:* Sympathikusblockaden so früh wie möglich mit LA und Opioidzusatz (innerhalb den ersten 6 Wochen), TENS, Akupunktur, Antidepressiva (z. B. Seropram 10–20 mg/d), Antikonvulsiva (z. B. Clonazepam in einschleichender Dosierung 0,5 mg – 1,5–2 mg/d), insbesondere bei einschießenden Schmerzattacken.
- *Bei Mißerfolg:* Versuch mit Anti-Varizella-Zoster-Hyperimmunglobulin.

Postamputationsschmerzen

▶ **Chronischer Stumpfschmerz:** Scharfe, stechende aber auch brennende und elektrisierende Schmerzen vom nozizeptiven und neuropathischen Typ im Stumpfbereich als Folge von Wundheilungsstörung und Nervenschädigung.
- *Therapie:* Stumpf-Prothesenkorrektur, Umspritzen der schmerzhaften Stelle mit Lokalanästhetika, TENS, Sympathikusblockaden.

▶ **Phantomschmerz:** Neurogene Schmerzen vom Deafferenzierungstyp, nach Amputation. Fast immer von Phantombildern begleitet:
- *Schmerz:* Brennend, stechend, elektrisierend, häufig ähnlich wie vor der Amputation.
  - Schmerzauslösung durch einfache physische oder emotionelle Reize (Wasserlassen, Husten, Wetterabhängigkeit).
  - Beginn wenige Tage bis einige Monate nach Amputation. Schmerzabnahme in den ersten 3 Jahren, dann häufig unveränderter Dauerschmerz. Bei Wiederzunahme nach schmerzverstärkenden Zusatzfaktoren suchen, z. B. Wurzelkompression, Metastasen, Herpes zoster.
- *Prophylaxe:* Kontinuierliche Leitungsanästhesien (z. B. Epidural- oder Plexusanästhesien bereits präop.!).
- *Therapie:*
  - Calcitonin (in der Frühphase i. v.-Injektionen) Dosierung s. S. 424.
  - Medikamentös: Antikonvulsiva (z. B. Carbamezapin 400–600 mg/d).
  - Antidepressiva (s. S. 413).
  - Sympathikusblockaden (bei brennendem Schmerzcharakter und Allodynie).
  - TENS (initial gute Erfolge), Akupunktur, Physiotherapie.
  - Neurochirurgie: OP nach Neshold.

Schmerzsyndrome

Zentrale Schmerzen nach zerebrovaskulärem Insult

- **Definition:** Therapeutisch schwer zugängliches Schmerzsyndrom nach Perfusionsausfall oder Blutung in Thalamus, Medulla, Pons oder Cortexbereich (kontralaterales senso-motorisches Hemisyndrom!).
- **Schmerz:** Wenige Wochen bis 2 Jahre nach Läsion beginnende, brennende, klopfende, stechende, bohrende, einschießende, häufig als vernichtend beschriebene, unilaterale, weitgehend konstante Schmerzen, häufig von einer schweren Depression begleitet.
  - Schmerzprovokation durch leichte Berührung, Bewegung der Extremität sowie emotionelle Anstrengungen, Rehabilitation dadurch zusätzlich erschwert.
  - Sensorische Ausfälle immer vorhanden, keine Korrelation zwischen vorhandenen Schmerzen und neurologischer Symptomatik.
- **Therapie:**
  - *Medikamentös:* Antikonvulsiva (Carbamazepin, Clonazepam), Antidepressiva s. S. 413. Bei schwersten Fällen Krankenhauseinweisung und i. v.-Therapie.
  - *Sympathikusblockaden:* (bei Zeichen einer Sympathikusüberaktivität)
  - *Physiotherapie*
  - *Bei Therapieresistenz:* Neurochirurgische (Intrazerebrale) Stimulationsverfahren!

Schwindel, Grundlagen

Definition

- **Vestibulärer Schwindel:** Illusion einer Bewegung, meist Drehbewegung, seltener Liftgefühl oder Lateropulsion.
  - *Synonyme:* Vertigo, Schwindel im engeren Sinne, Drehschwindel
- **Schwankschwindel:** Empfinden von Standunsicherheit, die nach dem Hinsetzen oder -legen verschwindet.
  - *Synonyme:* Unspezifische Gleichgewichtsstörung, Dysequilibrium.
- **Präsynkopale Leere im Kopf:** Gefühl einer bevorstehenden Ohnmacht mit Schwarzwerden vor den Augen, Schwächegefühl und/oder Gleichgewichtsstörungen im Gehen oder Stehen.
  - *Synonyme:* Schwächeanfall, Präsynkope (s. S. 233)
- **Okulärer Schwindel:** Empfinden von „Schwimmen", „Fließen" oder Verschwommen- oder Doppeltsehen.
  - *Synonyme:* Schwindel bei sensorischen Defiziten, Unsicherheit bei sich widersprechenden Sinnesempfindungen.

Epidemiologie

- Schwindel ist die häufigste Hauptbeschwerde Betagter bei ambulanten Arztkonsultationen. Vorkommen bei:
  - 9–25% aller zu Hause lebenden über 65jährigen
  - bis 70% der hochbetagten Heimpatienten
- 60% episodischer Schwindel, 40% Dauerschwindel meist von langer Dauer, bzw. immer wieder rezidivierend: 16% bis 2 Monate, 42% 2–12 Monate, 40% 1–5 Jahre, 12% mehr als 5 Jahre.
- Patienten mit chronischem Schwindel zeigen zu 40% Schwindel mehrerer Kategorien: 40% vestibulärer Schwindel, 55% Schwankschwindel, 14% Präsynkope, 30% okulärer Schwindel.

Ätiologie (Tab. 46)

Tabelle 46

Ursachen	Entscheidende Diagnostik
Vestibulärer Schwindel	
– *Ursache Labyrinth*	
• gutartiger paroxysmaler Lageänderungsschwindel (ca. 20%)	Hall-Pike-Manöver
• Morbus Menière	Audiometrie
• Innenohrentzündung	Kalorimetrie
• posttraumatische Schädigung	Anamnese
• ototoxische Medikamente	Anamnese (Aminoglykoside, Salizylate)
– *Ursache Vestibularisnerv oder -kerne*	
• Tumor	
• zerebrovaskulär	Anamnese
• posttraumatisch	
• Herpes zoster oticus	Lumbalpunktion, Serumtiter

Schwindel, Grundlagen

Tabelle 46 Fortsetzung

Ursachen	Entscheidende Diagnostik
▶ **Schwankschwindel**	
– *Ursache ZNS-Störung*	
• zerebrovaskulär 23%)	neurologische Ausfälle, Doppler
• zerebellär 3%)	zerebellare Ataxie, Alkohol-anamnese
• partieller epileptischer Anfall	EEG
• Parkinsonsyndrom	typisch Rigor, Akinese und Haltungsstörung
• Hirndruck	Computertomographie
– *Ursache medikamentöse Intoxikation*	Anamnese, Absetzversuch
• Sedativa	
• Antidepressiva	
• Entzündungshemmer	
– *psychogene Ursache*	
• Phobien, Angst	
• Post-fall-Syndrom	spezifische Anamnese
• Depression	Psychostatus
▶ **Präsynkopaler Schwindel**	
– *Endokrine Ursache*	
• Hypoglykämie	Blut-Glukose
• Hypothyreose	TSH
• respiratorische Alkalose 2° Hypoventilation	Anamnese
– *Ursache Blutdruckdysregulation*	
• arterielle Hypertonie (unbehandelt)	Blutdruck-Messung
• antihypertensive Medikation	Medikamentenanamnese
• arterielle Hypotonie	Blutdruck-Messung
• orthostatische Dysregulation	Bd vor und nach Aufstehen
• vasovagal	Anamnese
– *hämatologische Ursache*	
• Anämie	Hb-Bestimmung
• Polyglobulie	Ec-Zahl
• Hyperviskositätssyndrom	Blutviskosität
– *kardiale Ursache*	
• Arrhythmie	(Langzeit-)EKG
• Vitien	Auskultation, Herzkatheter
• Herzinsuffizienz	klinisches Bild
▶ **Okulärer Schwindel** = sich widersprechende Sinneseindrücke	
– *Verschiedene Ursachen*	
• Sehstörungen	Visusprüfung
• Augenmotilitätsstörungen	Untersuchung der Augenbewegung
• periphere Polyneuropathie	Reflex- und Sensibilitätsprüfung

Schwindel, Grundlagen

Klinische Untersuchung

- Unfähigkeit zum Strichgang (60%)
- Positiver Romberg (Standunsicherheit beim Augenschließen) (20%)
- Gangataxie (12%)
- Andere fokale neurologische Symptome (13%)
- Angst oder Depression (8%)
- Positives Hall-Pike-Manöver (16%) (schnelle Positionsänderung in allen drei Ebenen provoziert einen typisch transienten, sich schnell erschöpfenden Nystagmus mit Drehschwindelgefühl, dieser ist beweisend für gutartigen Lageänderungs-Schwindel [Durchführung siehe auch S. 235]).
- Vestibuläre Parese, kalorisch getestet (26% einseitig, 10% beidseitig)
- Bei 35% der Patienten findet sich kein pathologischer Befund (inkl. Elektro-Nystagmogramm)

Vestibulärer Schwindel

Gutartiger Lageänderungsschwindel

- **Typische Anamnese:**
  - Episodischer Drehschwindel, Dauer kürzer als eine Minute.
  - Provoziert durch schnelle Lageänderung (z. B. Drehen im Bett, Bücken).
  - Durch wiederholtes Provozieren kommt es schnell zur Adaptation.
  - Vermeidehaltung kontraindiziert, verlängert symptomprovozierende Zeitperiode.
- **Diagnosestellung:** Hall-Pike-Manöver ergibt schnell erschöpfenden Nystagmus mit Drehschwindel: der Untersuchende hält den Kopf des Patienten in beiden Händen, nach Vorankündigung brüske Lageänderung mit maximaler Flexierung des Kopfes nach hinten und mit gleichzeitiger maximaler Rotation s. Abb. 27

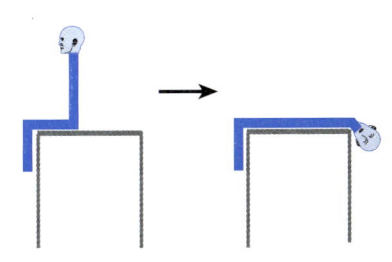

Abb. 27 Hall-Pike-Manöver

Andere vestibuläre Schwindel

- **Morbus Menière:** Plötzlich schwerer Schwindel gleichzeitig mit Gehörsturz → fachärztliche otologische Behandlung.
- **Neurolabyrinthitis** (8 % aller Schwindel): Plötzlicher anhaltender Schwindel post- oder parainfektiös mit Nystagmus. Verminderte oder fehlende kalorische Reizbarkeit bei der Kalorimetrie.
- **Aminoglykosid-Toxizität:** Beginn plötzlich möglich → unbedingt sofort andere Antibiotika einsetzen!
- **Unklare Vestibulopathie** (6 % aller Schwindel).

Symptomatische Therapie

- 1. Wahl sind im Alter nichtmedikamentöse Therapien:
  - Bewegungstraining zur Förderung der zerebralen Kompensation: Übungsprogramme mit:
    - willkürlichen Augenbewegungen und Fixationen,
    - aktiven Kopfbewegungen,
    - Balance, Zielbewegungs- und Gehübungen.
- 2. Wahl: antivertiginöse Medikamente: (siehe auch S. 416)
  - Die medikamentöse Behandlung ist bei Betagten besonders häufig mit Nebenwirkungen (NW) verbunden: deshalb: Einsatz von Antivertiginosa: nur sehr zurückhaltend, nur kurzfristig, nur bei starker Übelkeit.
  - Antihistaminika: (z. B. Dimenhydrinat 20–50 mg, Betahistin 8–16 mg) schwach wirksam mit seltenen, zentralen anticholinergen NW (Delir) (siehe auch S. 414).

Vestibulärer Schwindel

- Zentrale Anticholinergika z. B. Meclozin 6–12 mg, Buclozin 12–25 mg, Scopolamin TTS.
- Neuroleptika: z. B. Sulpirid 25–50 mg, Thiethylperazine 3–6 mg mit Gefahr extrapyramidaler NW und akuten + tardiven Dyskinesien → kontraindiziert bei Morbus Parkinson.
- Calciumantagonisten Typ IV, z. B. Cinnarizine 37–75 mg, Flunarizine 2,5–5 mg mit Gefahr extrapyramidaler NW und selten tardiven Dyskinesien. Kontraindiziert bei Morbus Parkinson und Anamnese von extrapyramidalen Störungen.

Nichtvestibulärer Schwindel

ZNS-bedingte Schwindelformen

- **Hirnstamm- oder Kleinhirninfarkt** (= 13%): Plötzlicher Beginn von persistierenden Gleichgewichtsstörungen und evtl. anderen neurologischen Störungen. Kombiniert oder allein auftretend.
- **Vertebrobasiläre Insuffizienz** = vertebrobasiläre transiente ischämische Attakken = episodische Drehschwindel von Minuten bis Stunden dauernd. Oft assoziiert mit anderen Kleinhirn-, Hirnstamm-, mnestischen oder zerebrovisuellen Symptomen.
    - *Behandlung:*
        - akut: antivertiginöse Medikamente
        - chronisch: Bewegungstraining wie bei vestibulären Störungen.
        - Prophylaxe: Thrombozyten-Aggregationshemmer (Salizylat)
- **Zerebellare Atrophie** (oft nach langjährigem Alkoholabusus und Malnutrition, zusammen mit peripherer Neuropathie).
- **Medikamentöse Toxizität:** hohe Dosen Antiepileptika, Nebenwirkung von Benzodiazepin mit langer Halbwertzeit.

Post-Fall-Syndrom

- Siehe S. 242.

Schwindel bei Präsynkope

- Siehe S. 244–245 Synkope.

Okulärer Schwindel

- Siehe S. 308–313 Augenerkrankungen.

Gangstörungen

Pathogenese

- Bei Gangstörungen Betagter sind folgende Diagnosen ohne Schwierigkeiten zu stellen:
  - Z. n. Hirninfarkt(-en) mit Halbseitenlähmung(en).
  - Schwerer Morbus Parkinson mit typischem Rigor, Tremor, Akinese und Haltungsstörung.
  - Orthopädische Behinderungen: Cox-, Gonarthrosen, Z. n. chronischer Arthritis, Z. n. Fraktur.
  - Amputationen mit Bewegungseinschränkung, Versteifung oder Kontraktur.
  - Kachexie mit allgemeiner unspezifischer Schwäche.
  - orthostatische Hypotension (siehe auch S. 280).
- Bei nicht offensichtlicher Diagnose ergeben detaillierte neurogeriatrische Anamnese und Befunde: sechs gleich häufige Diagnosegruppen der geriatrischen Gangstörungen:
  - $1/6$ zervikale Myelopathie
  - $1/6$ multiple zerebrale Infarkte
  - $1/6$ multiple sensorische Defizite
  - $1/6$ extrapyramidale Störungen
  - $1/6$ seltene Gangstörungen
  - $1/6$ Post-fall-Syndrom

Generelle Symptome (> 70 Jahre)

- Dauer der Gangstörungen: Monate bis Jahre.
- 50% klagen über Angst vor Stürzen, sind ängstlich beim Gehen.
- 33% klagen über Schwindel.
- 80% sind kognitiv intakt, nur 20% dement.
- 50% mit Zeichen peripherer Neuropathie (fehlende ASR, reduzierte Sensibilität in den Füßen), was auch ohne Gangstörung häufig ist (s. S. 13).

Zervikale Myelopathie

- **Befund:**
  - spastisch erhöhter Tonus der Beine
  - Babinski und lebhafte PSR beidseits
  - gestörte Tiefensensibilität in beiden Füßen
  - häufiger Harndrang (evtl. Urge-Inkontinenz)
  - positiver Romberg
- **Diagnostik:** Myelokompression im MRI zervikal; selten im kranio-zervikalen Übergang oder hoch-thorakal.
- **Therapie:**
  - Zuerst konservativer Behandlungsversuch mit Schanzschem Kragen.
  - Evtl. dekomprimierende Laminektomie.

Multiple zerebrale Infarkte (s. auch S. 286)

- **Befund:** typische Anamnese mit plötzlicher Verschlechterung:
  - Oft nur sehr diskrete Halbseitenspastik
  - Oft Paresen nur angedeutet (Pronation und leichtes Absinken beim Armvorhalteversuch oder verlangsamte Fingerfeinbewegungen)
  - Oft Begleitdepression oder emotionale Labilität

Gangstörungen

- ▶ **Diagnostik:** Multiple Infarkte im Cortex und/oder Stammganglien und/oder Hirnstamm im CT oder MRI.
  - *Achtung:* Reine Leukoaraiose (Dichteminderung im CT oder Hyperintensität im MRI) periventrikulär und in Corona radiata ist meist nicht infarktbedingt und wahrscheinlich ohne wesentliche klinische Bedeutung.
- ▶ **Therapie:**
  - Thrombozyten-Aggregationshemmer zur Rezidivprophylaxe.
  - Intensive PT (Gangschulung) ist meist sehr erfolgreich, wenn sie nicht erfolgreich ist, besteht der Verdacht auf erneute Insulte oder andere Ursachen.
  - Intensive Behandlung der Begleitdepression (Serotonin-Aufnahmehemmer plus Milieutherapie).
  - Optimale Behandlung der begleitenden kardiovaskulären Störung. *Achtung:* Überbehandlung der Herzinsuffizienz, Hypertonie, Angina pectoris oder auch Depression führt oft zu sekundärer orthostatischer Hypotonie (siehe S. 282).

Multiple sensorische Defizite

- ▶ **Befunde:**
  - Zeichen der peripheren Polyneuropathie (herabgesetzte Reflexe, fehlende ASR, handschuh-, sockenförmige Oberflächen-Sensibilitätsstörung, reduzierte Tiefensensibilität) sowie eines der folgenden Symptome:
    - starke Visuseinschränkung oder
    - starke Gesichtsfeldeinschränkung oder
    - vestibuläre Störung (Nystagmus und/oder fehlende kalorische Stimulierbarkeit einseitig oder beidseits).
- ▶ **Diagnostik:**
  - Ophthalmologische oder otologische Untersuchung (s. S. 135–139).
  - Labor zur Differentialdiagnose der Polyneuropathie (nüchtern Glukose, Vit B_{12}, Senkung, Leberenzyme, Kreatinin und Harnstoff, etc.)
- ▶ **Therapie:**
  - kausale Behandlung wenn möglich (Vitaminsubstitution, Kataraktoperation, Insulintherapie).
  - Tertiärprophylaxe (Glaukom).
  - Intensive Übungstherapie (s. Schwindel-Behandlung).

Extrapyramidale Störungen (s. auch S. 302)

- ▶ **Formen:**
  - *Parkinson-Syndrom und Hydrocephalus malresorptivus:* Befunde, die für Parkinson-Syndrom sprechen:
    - (z.T. diskreter) Rigor und (z.T. diskrete) Akinese,
    - (z.T. diskrete) Haltungsstörung mit Tendenz zur Nacken-, Hüft- und Knieflexion sowie thorakaler Hyperkyphose,
    - kleinschrittiger zögernder Gang mit Anlaufschwierigkeiten, am Boden Kleben der Füße,
    - verminderter, oft fehlender Armschwung beim Gehen.
  - *Normaldruck-Hydrozephalus:* hierfür spricht die Trias: Gangstörung + Inkontinenz + Demenz, sich gleichzeitig entwickelnd.

Mobilitätsstörungen

Gangstörungen

Tabelle 47 Pathogenese der Gangstörungen von zentral bis peripher

Normale Altersfolgen	Anatomische Struktur	Leitsymptom chronischer Defizite über physiologische Altersfolgen hinaus	Leitsymptom akute Störung	wichtigste geriatrische Krankheitsbilder mit Gangstörung
langsames Lernen	Limbischer Kortex	Angst Gedächtnisstörung	Panik	Postfall-Syndrom
Primitivreflexe	präfrontale Großhirnrinde	Gangapraxie Wesensänderung	Akinetischer Mutismus	Endstadium Morbus Alzheimer Frontallappen-Demenz
Atrophie Neuronenverlust	zentrale und parietale Großhirnrinde	Hemisyndrom Hemineglect, Demenz	TIA epileptischer Anfall, Bewußtlosigkeit	(multiple) Gehirninfarkt(e) Hirntumor (Metastasen) Subduralhämatom
Periventrikuläre Demyelinisierung (Leukoaraiose)	weiße Substanz	unspezifische Gangunsicherheit	unspezifischer Schwindel	Normaldruck-Hydrozephalus Morbus Binswanger
bis 50% Neuronenverlust	Basalganglien	Parkinson-Syndrom Hyperkinesien	off-Phänomen akute Dyskinesie	Morbus Parkinson progressive supranukleäre Paralyse (= PSP)
Atrophie, Neuronenverlust	Zerebellum	Ataxie Rumpf, Extremitäten	„Trunkenheit"	olivo-ponto-zerebellare Atrophie, alkoholische zerebellare Atrophie
Peripherie oft weitgehend degeneriert	Vestibularis-Kerne	Lageänderungsschwindel	Drehschwindel, Nausea u. Erbrechen Kataplexie	vertebro-basiläre Insuffizienz Hirnstamminfarkt(e) (z. B. Wallenberg-Syndrom)

Tabelle 47 Fortsetzung

Träge Stell- und Positionsreflexe	Hirnstamm	Dysarthrie Doppelbilder Dysphagie	Hoch: bewußtlos Tief: „Drop"-Attacke evtl. mit Schwindel und Doppelbildern	idem
Pyramiden-Zellverlust	Rückenmark	Paraspastik mit Niveau	„Drop"-Attacke	zervikale Myelopathie bei engem Spinalkanal, Amyotrophe Lateralsklerose (ALS)
Nervenfaserverlust fehlender ASR	Nerven	Mal perforans sockenförmige Sensibilitätsstörung Areflexie	Lähmung mit typischem Muster	diabetische, alkoholische, malnutritive Neuropathie Peronäus-Drucklähmung(en)
Alteratrophie Altersschwäche	Muskeln	Schwäche der Muskulatur Atrophie	„weiche Knie" „schwabbelig"	Myositis Myasthenia gravis Benzodiazepinwirkung, Hypothyreose
Altersosteoporose	Knochen und Gelenke	Gibbus Arthrose Zustand nach Gelenkprothes.-Op	Fraktur Arthritis	Schenkelhalsfrakturen, Beckenfrakturen, Wirbelkompressionsfrakturen, Fußdeformität Hallux valgus
Altersatrophie der Haut	Haut	Fußschmerz	Dekubitus	Clavus (Hühnerauge) Onychogryposis (Klauennägel)

- *PSP* (progressive supranukleäre Paralyse): Leitsymptome sind verminderte Augenmotilität, vor allem vertikal, mit kompletter Blickheberlähmung, sekundärer Tendenz zur Retropulsion, dazu typische Parkinson-Symptome und evtl. pyramidale und zerebellare Ausfälle.

▶ **Diagnostik:**
- Anamnese und klinischer Befund
- *Computertomographie:* normal bei Morbus Parkinson und progressiver supranukleärer Paralyse (evtl. unspez. Atrophie); Basalganglieninfarkte bei arteriosklerotischem Parkinsonismus; massiver Hydrozephalus ohne Dilatation der Sulci bei Normaldruck-Hydrozephalus.
- *Zur Bestätigung eines Normaldruck-Hydrozephalus:* wiederholte Liquorpunktionen (markante klinische Besserung) oder Liquorzirkulationsstudie.

▶ **Therapie:**
- Absetzen von Neuroleptika, Flunarizin, Cinnarizin.
- Behandlungsversuch mit L-Dopa-Präp. (Abbrechen, wenn bis 3 × 125 mg keine Besserung).
- Bei ungenügendem Ansprechen auf L-Dopa und bei Nebenwirkungen (on-off, Delirium, Paranoid) auf andere Anti-Parkinsonmittel wechseln.
- Physiotherapie mit Gangschulung.
- *Achtung:* Nebenwirkungen der Anti-Parkinsonmittel durch Dosisreduktion, eventuell auch durch ein zweites Anti-Parkinsonmittel behandeln, nicht jedoch durch die Gabe von Neuroleptika (Circulus vitiosus).

Seltene Gangstörungen

▶ Zerebellare Atrophie vor allem des zerebellaren Vermis. Befund: trunkale Ataxie, auch im Sitzen, meist sekundär bei langjährigem Alkoholabusus mit Malnutrition.
▶ Muskelschwäche: sekundär bei Einnahme von Benzodiazepinen vor allem mit langer Halbwertszeit, bei Myasthenia gravis, bei Myositis, bei schwerer Herzinsuffizienz (NYHA 3 – 4), bei schwerer Anämie.
▶ Enzephalopathie: hypoxisch, metabolisch oder toxisch-medikamentös.
▶ Gehunfähigkeit bei Depression ist Folge der depressionsbedingten Adynamie und verschwindet gleichzeitig mit der Depression unter adäquater Behandlung.

Idiopathische senile Gangstörung = Post-fall-Syndrom = psychogener Schwindel

▶ **Ursache:** Durch vermeintliche oder tatsächlich bestehende Sturzgefahr kommt es zu zunehmender Angst, d. h. es handelt sich um eine psychosomatische Störung.
▶ **Symptome:** Die Patienten klagen häufig über Schwankschwindel und unspezifische Gleichgewichtsstörung beim Gehversuch oder Stehen.
▶ **Befund:**
- Kurzschrittiger breitbeiniger Gang.
- Die Patienten haben die Tendenz, sich festzuhalten (am Untersucher, Wand oder 4-Punkt-Gehhilfe).
- Ausgeprägte Sturzangst und Ängstlichkeit bei freiem Gang.
- Keine Spastik, normaler Tonus, keine Ataxie.
- Romberg negativ (wenn durchführbar).

Gangstörungen

- Als Folge langer Benützung von 3- oder 4-Punkt-Gehhilfen kommt es zu fixierter Anteroflexion des Rumpfes beim Gehen und Stehen, bei normalem Sitzen und Liegen.
- Zusatzuntersuchungen negativ, im CT/MRI höchstens Leukoaraiose (Dichteminderung der weißen Substanz).

▶ **Therapie:**
- Aktive Gangschulung zusammen mit anxiolytisch-antidepressiver Therapie (Serotoninaufnahme hemmendes Antidepressivum). Dies ist oft auch bei Hochbetagten erfolgreich.

Synkope

Definition

- Synkope = kurz dauernder Bewußtseinsverlust (Sekunden bis Minuten).
- Schwächeanfall = Präsynkope = Kraftlosigkeit und Gefühl einer bevorstehenden Bewußtlosigkeit.

Klinik

- Ablauf der Synkope: Unwohlsein → Schwindelgefühl, Leere im Kopf, mit dem Gefühl, daß sich der Boden bewege oder schwanke → Verwirrtheit (Orientierungsverlust) → Gähnen, vermindertes Sehen bis Schwärze vor den Augen und Klingeln in den Ohren („Ohrensausen") → evtl. Übelkeit, selten Erbrechen → Blässe und kalter Schweiß → Bewußtlosigkeit.
- Verlauf langsam (was Hinlegen ermöglicht und Sturz vermeidet) oder plötzlich mit Sturz.
- Dauer variabel, Sekunden bis zu 30 Minuten.
- Tiefe variabel: von noch erhaltener teilweiser Wahrnehmungsfähigkeit bis zu tiefem Koma mit vollständigem Verlust der Wahrnehmungs- und Reaktionsfähigkeit.
- Motorik: Patienten sind meist bewegungslos und schlaff, nicht selten beobachtet man kurz nach dem Beginn der Bewußtlosigkeit Zuckungen im Gesicht und an Gliedern, evtl. kurzer tonisch-klonischer Krampfanfall (meist ohne Miktion oder Defäkation).

Ursachen und Diagnostik (s. Tab. 48)

Therapie

- Die Behandlung ist nur erfolgreich, wenn sie gezielt erfolgt. Dies geschieht durch Beheben der auslösenden Ursache oder durch Minderung der pathogenen Faktoren.
- Es gibt keine unspezifische palliative Therapie der Synkope
- Bei unklarer Ursache sollte man abwägen, ob eine Therapie ex juvantibus oder Abwarten ohne Therapie das größere Risiko darstellt.
- Absetzen von Medikamenten z.B. von Antihypertensiva, Anticholinergika, nicht-steroidalen Antiphlogistika bei GI Blutung, von Digoxin bei Bradykardie und Antidiabetika behebt bei älteren Patienten häufig die Ursache.
- Spezifisch geriatrische Möglichkeit der Prophylaxe: zur Vermeidung von allgemeiner mukulärer Hypotonie mit Sturz und Synkope Gabe von kurzwirksamen Benzodiazepinen bis unmittelbar vor dem Zubettgehen verschieben.

Synkope

Tabelle 48 Synkope: Ursachen und deren Diagnostik

Ursachen	Entscheidende Diagnostik
➤ **Kreislaufdysregulation (Mangeldurchblutung des Gehirns)**	
– *Versagen der Vasokonstruktion*	
• vasovagale (vasodepressive) Form	Anamnese, (Streß, Angst)
• orthostatische Hypotonie	BD-Messen im Liegen und Stehen
• autonome Insuffizienz	fehlende RR-Variation im EKG
• Sympathikus-Blockade (z. B. Methyldopa, Hydralazin)	Anamnese
– *Hypovolämie*	
• Blutverlust (GI-Blutung!)	Anamnese und Stuhluntersuchung
• Dehydration	Hämatokrit, Serum-Na
– *Mechanische Verminderung des venösen Rückflusses*	
• Valsalva-Versuch	Anamnese, evtl. Provokation
• Husten	Anamnese, evtl. Provokation
• Blasenentleerung im Stehen	Anamnese, evtl. Provokation
• Vorhofmyxom	Herzultraschall (US)
– *Reduktion des Herzminutenvolumens*	
• Aortenstenose	Auskultation, Echokardiographie
• Obstruktion der Pulmonalarterie durch	Verdacht: P pulmonale R-Herzhypertrophie im EKG
• Klappenstenose	Echokardiographie
• pulmonale Hypertension	Herzkatheter
• Lungenembolien	Anamnese, Lungenszintigramm
• Herzschwäche bei akutem Herzinfarkt	EKG, Serum-CK
• Herztamponade	Thorax-Röntgen
– *Arrhythmie*	
• Bradyarrhythmie	EKG
• Tachyarrhythmie	EKG
➤ **Zerebrale Ursachen**	
– *gestörte Versorgung des Gehirns*	
• externe Hypoxie	Zyanose (akut), Anamnese
• Anämie	Hämoglobinmessung
• Hyperventilation mit Hypokapnie	Anamnese, Provokation
• Hypoglykämie	Blut-Glukose-Messung
• zerebrovaskuläre Störung	Neurostatus, Doppler
– *Epileptischer Anfall*	Anamnese, EEG
– Intoxikation (z. B. Alkohol, Benzodiazepin)	Anamnese, Serumspiegel

Sturz

Epidemiologie und geriatrische Bedeutung

- Jährlich stürzen 30% der > 65jährigen, resp. 40% der > 80jährigen.
- Ca. 15% der notfallmäßigen Hospitalisationen bei Betagten erfolgen wegen Sturz.
- 10% der Stürze gehen mit Verletzungen einher, 5% mit einer Fraktur.
- Patienten mit Stürzen weisen eine höhere Mortalität, mehr Rehospitalisationen und mehr Pflegeheimeinweisungen auf, als Patienten ohne Stürze.

Ursachen

- **Allgemeines:** Meist sind Stürze bei Betagten multifaktoriell bedingt und nicht einem einzigen Organsystem zuzuordnen. Die Angaben vom Patienten bezüglich Bewußtseinsverlust sind häufig unzuverlässig.
- **Intrinsische Sturzursachen:** altersphysiologische, meist irreversible, jedoch teilweise korrigierbare Veränderungen:
  - Visusabnahme
  - verminderte Propriozeption
  - Abnahme des Gehörs/Vestibularorgan
  - eingeschränkte Muskelkraft
  - verminderte Reaktionszeit
  - Krankheitsbedingte, teilweise reversible Veränderungen:
    - Herzkreislauf: Herzinsuffizienz, Herzrhythmusstörungen, Aortenstenose, Synkopen, orthostatische Dysregulation, vasovagale Reaktion, neuro-kardiogene Synkope, Anämie
    - neurologisch: Parkinsonismus, zerebrovaskulärer Insult, transiente ischämische Attacke, Demenz, Neuropathien, zerebrale Krampfanfälle
    - Muskel-Skelettsystem: Arthrosen der unteren Extremitäten, Myopathien
    - Fußprobleme: Hammerzehen, lange Zehennägel, Hallux valgus
    - medikamentös: Diuretika, Sedativa (speziell Benzodiazepine mit Halbwertzeit > 12 Std.), Neuroleptika, Antihypertensiva
- **Extrinsische Sturzursachen:**
  - Ungenügende Beleuchtung
  - Fehlende Handgriffe (Badezimmer, Toilette)
  - Lose Teppiche, elektrische Kabel und andere Hindernisse, rutschiger Boden
  - Zu niedriger Toilettensitz, zu hohes Bett
  - Ungeeignetes Schuhwerk
  - Fehlende Brillen
  - Falscher Gebrauch von Gehhilfen

Anamnese

- Aktivitäten und Funktion (Aktivitäten des täglichen [daily] Lebens, instrumentelle Aktivitäten des täglichen Lebens) vor dem Sturz.
- Prodromalsymptome: Gleichgewichtsstörungen, Schwindel, Drehschwindel, Schwächegefühl in den Beinen, Palpitationen?
- Aktueller Sturz: bei welcher Gelegenheit, Tageszeit, Zusammenhang mit Miktion oder Husten?
- Bewußtseinsverlust? Meist nur durch Fremdanamnese eruierbar, Angaben der Patienten sind häufig ungenau (häufig Amnesie bei Commotio cerebri).
- Liegedauer nach Sturz? Fähigkeit, selber aufzustehen?
- Medikamentenanamnese

Sturz

Untersuchung

- **Intrinsische Faktoren:**
  - *Allgemein:*
    - Initiale Untersuchung bezüglich der direkten Folgen des Sturztraumas respektive Liegetraumas (Frakturen, Kontusionen, Hämatome, Dekubitalulzera).
    - Verschiedenfarbige Hämatome geben Hinweise für rezidivierende Stürze.
    - Klinischer Status mit folgenden Schwerpunkten: Neurologischer Status, Herzkreislaufsystem, orthopädische Probleme, Sinnesorgane
    - Orthostase-Test
    - EKG, Thoraxröntgenbild (Rippenfrakturen, pulmonaler Infekt?)
    - Labor: rotes und weißes Blutbild, C-reaktives Protein, Elektrolyte, BZ, Kreatinin, CPK (Rhabdomyolyse?)
    - Medikamentenserumspiegel (Antiepileptika, ect.)
  - *speziell:*
    - Computertomogramm Schädel bei Verdacht auf Subduralhämatom, Insult, Tumor oder Hydrocephalus malresorptivus.
    - 24-Stunden EKG bei Verdacht auf Rhythmusstörungen.
    - Doppler-Echokardiographie bei Verdacht auf Aortenstenose oder linksventrikuläre Funktionsstörung.
- **Extrinsische Faktoren:**
  - Bei wiederholten Stürzen zu Hause: Hausbesuch, ergänzt durch professionelle Dienste (Ergotherapie, Physiotherapie).

Funktionelle Untersuchung zur Rezidivabschätzung

- Die multifaktorielle Genese von Sturzereignissen in Kombination von mehreren intrinsischen Faktoren und zusätzlichen extrinsischen Faktoren hat zur Folge, daß die genannten Untersuchungsmethoden häufig diagnostisch nicht eindeutig sind. Funktionelle Tests helfen, sich eine grobe Übersicht über Gang- und Gleichgewichtsstörungen zu verschaffen und das Sturzrisiko abzuschätzen.
- Folgende Teste haben sich etabliert:
  1. Zeitmessung zum Aufstehen vom Stuhl und 3 m gehen, Drehen und wieder zum Stuhl zurück (Get up & go-Test) (s. S. 252)
  2. Tinetti Gang- und Balance-Test (vgl. Gang-Assessment S. 126)

Therapie der Sturzfolgen

- Die unmittelbare Therapie richtet sich nach den bestehenden Verletzungen.
- Bei Liegetrauma (CPK-Erhöhung, evtl. Rhabdomyolyse) muß zur Verhinderung einer akuten Niereninsuffizienz durch Crush-Niere eine intravenöse, ausreichend alkalisierende Flüssigkeitszufuhr verabreicht werden.
- Therapie der behandelbaren zugrundeliegenden Krankheiten.
- Anpassung der häuslichen, sturzprovozierenden Verhältnisse.
- Einrichten eines Notrufsystems (Tele-Alarm, oder Ericare) bei sozialer Isolation und hoher Sturzrezidivgefahr.
- Physiotherapeutische Maßnahmen, mit dem Lernziel, besser stehen, gehen und selbst aufstehen zu können.

Sturz

- Stürze haben neben den direkten sturzbedingten Verletzungen häufig psychische (Angstzustände) und soziale Folgen (Vereinsamung, infolge Angst, außer Haus zu gehen = Post-fall-Syndrom) und erfordern entsprechende psychosoziale Intervention (Siehe auch S. 242).
- Stürze sind häufig Alarm-Symptom einer zugrundeliegenden Krankheit und daher sorgfältig abzuklären.
- Pflegeheimplazierungen sind kaum je allein wegen rezidivierender Stürze indiziert. Davor sollte eine Therapie der zugrundeliegenden Störungen, die Behandlung des Post-fall-Syndroms, eine präventive Gang- und Stabilitätsverbesserung durch Physiotherapie und Training sowie eventuell die Prävention von proximalen Femurfrakturen durch Tragen von Polstern über den Trochanteren versucht werden.

Immobilität

Definition und Klassifizierung

- **Definition:** Kurzformel: Eingeschränkte, eigenständige Fortbewegung.
- **Klassifikation:**
  - *Im ambulanten Bereich:*
    1. Schwer: Unfähig zum selbständigen Gehen in der Wohnung
    2. Mittel: Unfähig zum selbständigen Verlassen des Hauses
    3. Leicht: Unfähig, eine längere Strecke zu gehen
  - *In der Institution:*
    1. Schwer: Unfähig zum selbständigen Lagewechsel von Liegen/Sitzen zum Stehen
    2. Mittel: Unfähig zum selbständigen Gehen im Zimmer/Station
    3. Leicht: Unfähig, Treppen zu steigen

Geriatrische Bedeutung

- **Mobilität:**
  - Ist eine basale Funktion für ein unabhängiges, funktionell kompetentes, psychisch ausgeglichenes und sozial vollwertiges Leben.
  - Setzt Gesundheit in allen fünf WHO-Dimensionen voraus, verlangt insbesondere nicht oder nur wenig eingeschränkte Funktionstüchtigkeit folgender Systeme:
    - Bewegungsapparat
    - Nervensystem
    - Kardiopulmonales und vaskuläres System
    - Kognitives und affektives System
- **Immobilität:**
  - Gehört zusammen mit Inkontinenz, Intellektuellem Abbau und Instabilität zu den „Vier Riesen-Erkrankungen" (Four Giants nach Isaacs, 4 I-Erkrankungen), für welche in der Geriatrie besondere Abklärungs-, Behandlungs- und Management-Kompetenzen bestehen müssen.
  - Gehört zu den Indikatoren multidimensionaler Krankheit.
  - Beeinträchtigt die Lebensqualität, bedroht die eigenständige Lebensführung und erhöht den Bedarf an formaler und informaler Hilfe.
  - Ist der Ursprung vieler Nachfolgeerkrankungen, deren Aufkommen oft erst die Bewegungsstörung aufdeckt.

Prävalenz

- Sehr hoch, mit jedem Lebensjahrzehnt zunehmend.
- 15 % bei der Population > 65 J., 65 % bei allen > 70j. in Akutkrankenhaus und Geriatriekliniken. In der Langzeitpflege mehr als $^2/_3$ aller in Institutionen betreuten Betagten.

Ursachen

- **Vorbemerkungen:**
  - Der Bewegungsapparat unterliegt einem Alterungsprozeß durch Minderung der Muskelmasse, Einschränkung der Gelenkbeweglichkeit, herabgesetzte Stell- und Gleichgewichtsreaktionen, Nachlassen der Sinnesmodalitäten und Minderung der Feinmotorik. Dieser Prozeß hat negative Effekte auf Kraft, Flexibilität, Reaktionszeit, funktionelle Leistung und Blutdruckstabilität.

Immobilität

- Erst Krankheiten und Risikofaktoren führen zur klinisch manifesten Immobilität (N. B.: Je älter der Mensch, um so kleiner ist seine funktionelle Reservekapazität und um so stärker die Auswirkungen von Krankheit und Risikofaktoren).
▶ **Risikofaktoren**, die signifikant mit Immobilität assoziiert sind:
  - Kontrakturen
  - Schwere Demenz
  - Schwere Sehstörung
  - Status nach Fraktur der unteren Extremität
▶ **Krankheiten** schränken die Mobilität ein durch:
  - Anstrengungsintoleranz, z. B. akuter Myokardinfarkt, Herzinsuffizienz
  - Einbruch in der funktionellen Kapazität, z. B. Schenkelhalsfraktur, Myopathie
  - Restriktion, z. B. ärztliche Anordnung, pflegerische Maßnahmen
  - Medikamenteneinwirkung, z. B. Narkotika, Hypnotika, Sedativa
  - Sensorische Störung, z. B. Innenohrerkrankung, Blindheit
  - Störung der Motorik, z. B. ZNS-Krankheiten, Kraftmangel bei Malnutrition, bei endokrin-metabolischer und bei terminaler Krankheit
  - Störung der Psychomotorik, z. B. Schmerzen im Bewegungsapparat, schwere Depression oder Demenz, psychotrope Medikamente
  - Soziale Störung, z. B. Caregiver Neglect, Isolation
▶ **Wechselwirkung zwischen Krankheit und Mobilität** (wichtige Krankheiten oder medizinische Störungen, welche ggf. Folgekrankheiten der Immobilität sind und ihrerseits die Immobilität wieder verstärken):
  - Dekubitus
  - Kontrakturen
  - Stuhl- und Blasendysfunktion
  - Atrophie der Muskulatur
  - Negative Bilanz von Natrium, Kalium, Kalzium und Phosphor
  - Thrombose und Embolie
  - Reduktion des Blutvolumens
  - Kardiovaskulärer Trainingsverlust
  - Ungenügende Atmung
  - Psychische Veränderungen durch sensorische Deprivation

Präsentation der Krankheitsbilder

▶ **Vorbemerkung:** Immobilität kann Symptom einer einzelnen definierten Krankheit oder aber Funktionsstörung bei Polymorbidität sein. Entsprechend sind die Konstellationen, in welchen sich Immobilität präsentiert, sehr vielfältig.
▶ **Unsystematisch zusammengesetzte und multifaktoriell bedingte Funktionsstörungen mit Immobilität** sind:
  - *„Failure to thrive"-Syndrom:* Leitsymptom: Progredienter mangelhafter Antrieb ohne hinreichenden Einzelgrund, insbesondere Hinfälligkeit von Hochbetagten. Vom Patienten beklagte „Schwäche" kann bedeuten: Schmerzen, Schwindel oder Ohnmachtsgefühl, echte neuromuskuläre Schwäche, Antriebsmangel oder unspezifische metabolische Störung.
  - *Syndrom der „Excess-Disability":* Leitsymptom: Verlust von Kompetenzen in den Aktivitäten des täglichen Lebens ohne hinreichenden Einzelgrund (z. B. haben Patienten mit Kniearthrosen und kardiopulmonaler Krankheit mehr Behinderung als die Addition der Effekte der Einzelkrankheiten erwarten ließe)

Immobilität

- *Syndrom des habituellen Sturzes:* Leitsymptom: Progredient häufiger werdende Stürze ohne hinreichenden Einzelgrund, insbesondere intrinsischer Sturz (s. S. 246).
- *„Postfall"-Syndrom:* Leitsymptom: Gehunsicherheit bis zur Mobilitätsverweigerung ohne hinreichenden Einzelgrund nach stattgehabtem Sturz (s. S. 242).
▶ **Abklärung und Rehabilitationsplanung** dieser Syndrome erfolgt durch multidimensionales geriatrisches Assessment (s. S. 101).
▶ **Definierte Krankheiten mit Immobilität:**
   - *Orthopädisch-rheumatologische Krankheiten* (s. S. 374): Frakturen, metabolische Osteopathien (Osteomalazie), Osteoporose mit Fraktur, entzündliche Gelenkerkrankungen (Chondrokalzinose, Gicht, chronische Polyarthritis), Wirbelsäulenerkrankungen (Syndrom des engen Spinalkanals, Diskopathie).
   - *Neurologische Krankheiten* (s. S. 286 – 307): Zerebrovaskuläre Krankheit, extrapyramidale Störungen, Delir.
   - *Kardiopulmonale Krankheiten* (s. S. 257 – 285): Herzinsuffizienz bei koronarer und hypertoner Herzkrankheit NYHA Stad. III und IV, Aortenstenose, pulmonale Insuffizienz bei COPD.
   - *Peripher arterielle Verschlußkrankheit:* PAVK Stad. III und IV.

Anamnese

▶ **Semistrukturierte Anamnese:**
   - *Wie schwer?* Der eigenständig behauptete Lebensraum ist: Nicht eingeschränkt/beschränkt auf Kurzstrecke um Station oder eigene Wohnung/auf Zimmer/auf Transfer vom Bett auf das Bett
   - *Wie kompensiert?* Die eigenständige Fortbewegung erfolgt: ohne Hilfsmittel, mit Stock oder Rollator/mit Gehbock/mit Rollstuhl/mit Hilfspersonen
   - *Wie bedeutend?* Seelische Belastung ja/nein? Ursache von Rückzug aus Aktiviäten ja/nein?
▶ **Strukturierte Anamnese:** s. Tab. 49 und 50.

Tabelle 49 Mobility Interview nach Avlund und Schultz Jensen

Anamnese	4	3	2	1
Aufstehen aus dem Bett				
Gehen im Hause				
Treppensteigen				
Gehen außer Haus bei schönem Wetter				
Gehen außer Haus bei schlechtem Wetter				
Total-Score:			……… /20 Pkte	

- *Durchführung:* Durchschnittliche Leistung in den letzten 4 Wochen vor der Hospitalisation erfragen.
Scoring: 4 = Fähig ohne Schwierigkeiten, 3 = Fähig mit Schwierigkeiten (Starke Ermüdung nach der Leistung und/oder verminderte Geschwindigkeit), 2 = Braucht Hilfe, 1 = Unfähig.

Immobilität

Tabelle 50 Nursing Home Live Space Diameter nach Tinetti und Ginter

	Selbständige Fortbewegung (Beobachtung)	Multiplikator	5	4	3	2	1	0	Score
Stufe 1	Innerhalb des Krankenzimmers	1 ×							
Stufe 2	Außerhalb des Krankenzimmers in Station	2 ×							
Stufe 3	Außerhalb der Station, in der Institution	3 ×							
Stufe 4	Außerhalb der Institution	4 ×							
NH-LSD-Score									.... /50 Pkte

- *Durchführung:* Jede Stufe einzeln beantworten. Scoring: 5 = > 3 × pro Tag, 4 = 1–3 × pro Tag, 3 = > 2 × pro Woche, 2 = Mindestens 1 × pro Woche, 1 = Weniger als 1 × pro Woche, 0 = Nie

Untersuchung

- **Vorbemerkung:** Die Resultate statischer neuromuskulärer Untersuchung korrelieren nur ungenügend mit der funktionellen Mobilität. Es müssen deshalb Performance-Untersuchungen der Mobilität durchgeführt werden: nur so bekommt man Hinweise auf die Einschränkung der Beweglichkeit, auf Tonus-Verhältnisse, Kraftminderung, Gelenkfehlstellungen, Längendifferenzen, pathologische Haltungs- und Bewegungsmuster. Deshalb sollte ein ausführliches Assessment erfolgen.
- **Assessment der Gehfähigkeit:**
  - Messung der Gehgeschwindigkeit (2 m Gehstrecke, Zeitmessung mit Stoppuhr: Norm: ≤ 1,4 sec/2 m) oder
  - Mobilitätsteil des Tinetti-Testes (s. S. 126) oder
  - Get-up and Go-Test (Aufstehen vom Stuhl, 3 m Gehen, Drehen, Zurückgehen, Absitzen. Zeitmessung mit Stoppuhr, Norm ≤ 20 sec.)
- **Assessment der Kraft:**
  - Handgrip-Test mit Dynamometer (Kraft in der dominanten Hand. Norm: Frauen ≥ 15 kg, Männer ≥ 25 kg (N. B. bei allgemeinem Kraftmangel korreliert die Handkraft mit der Kraft der Beine). oder:
  - Timed Sit-to-Stand-Test (10 × Aufstehen vom Stuhl und Absitzen. Zeitmessung mit Stoppuhr).
- **Assessment der Koordination:** Im Ganglabor Balance-Tests mit elektronischer Stehplattform, klinisch Krankenbeobachtung oder normierte Tests für statische und dynamische Balance.
  - Statische Balance: Getimter Einbeinstand (Unipedal-Balance-Test) (Einbeinstand auf dem dominanten Bein, Zeitmessung mit Stoppuhr. Norm ≥ 20 sec.) oder

Immobilität

- Functional Reach (max. Vorlehndistanz, die bis zum Balanceverlust horizontal mit gestreckten Armen erreicht werden kann. Norm ≥ 30 cm) oder
- modifizierter Rhomberg-Test (Stehen mit hintereinander in Linie gestellten Füßen. Zeitmessung [Stoppuhr] der Positionseinhaltung mit offenen und geschlossenen Augen).
- Dynamische Balance: Balanceteil des Tinetti-Testes (s. S. 126) oder
- Achterschleifen-Gehen (Durchmesser der Schleifen 1,5 m, 15 cm breiter Gehstreifen. Anzahl Abweichungen bei drei Durchläufen).

Diagnostisches Vorgehen

▸ **1. Schritt:** Erkennen und gesonderte Abklärung und krankheitsspezifische Therapie der akuten Immobilität (Mnemotechnisch: MARS-Erkrankungen!)
M Medikamente (neue)
A Akutkrankheit (medizinisch/chirurgisch)
R Restriktion (ärztliche Anordnung, pflegerisch)
S Sinnesorganerkrankung (akut)

▸ **2. Schritt:** Erkennen, gesonderte Abklärung und krankheits- bzw. faktorenspezifische Therapie der funktionellen Immobilität (Mnemotechnisch: GEFAHREN VOM BETT-Erkrankungen)
G Gefäßerkrankung (PAVK)
E Einschränkung von Sehen und Hören
F Fettsucht
A Affektive Krankheit
H Herzkrankheit mit Anstrengungsintoleranz
R Respiratorische Krankheit mit Anstrengungsintoleranz
E Ernährungsstörung (Malnutrition)
N Neurologie-Krankheit (ZNS, PNS)
V Vereinsamung/Restriktion
O Onkologische Krankheit
M Medikamente
B Bewegungsapparate-Krankheit (Schmerz/Funktionsstörung)
E Endokrine/metabolische Krankheit
T Trainingsmangel
T Terminalkrankheit

▸ **3. Schritt:** Abklärung der intrinsischen Immobilität
- *Teilschritt 1:* Stratefizierung in Untergruppen durch klinische Beurteilung oder Assessment-Tests. Beurteilt werden sollten durch Krankheitsbeobachtung oder Testing:
  1. Größe des Lebensraumes (Test: NH – Life Space Diameter)
  2. Anstrengungstoleranz (Test: Ergometrie auf Laufband/Fahrrad)
  3. Stand- und Gehfähigkeit (Tests: Get up- and Go-Test oder Tinetti Geh- und Balance-Test s. S. 126)
  4. Kognitiver und affektiver Status (Tests: Mini Mental-Status nach Folstein s. S. 116, Geriatric Depression Scale nach Yesavage s. S. 124)
  5. Funktionelle Kompetenz (Tests: Barthel Index s. S. 108)
  6. Soziale Kompetenz (s. Soziales Assessment S. 111).

Immobilität

- *Teilschritt 2:* Ätiopathogenetische Diagnose durch Weiterabklärung in den Untergruppen:
  - Motorische Störungen: Internistenstatus inkl. Neuro- und Ernährungsstatus
  - Psychomotorische Störung: Neuropsychologische Abklärung
  - Anstrengungsintoleranz: Kardiopulmonale Abklärung, Orthostasetestung
  - Inkompetenz in den Aktivitäten des täglichen Lebens – Performance-Tests, Assessment der Seh- und Hörfähigkeit
  - Soziale Störung: Erweiterte Sozialabklärung

Therapiegrundsätze

➤ Die Therapie der Immobilität richtet sich nach den identifizierten Krankheiten und Risikofaktoren (auch hier gilt: Die ursächliche Behandlung identifizierter Krankheiten ist die beste Therapie der Störung!). Durch die systematische Abklärung in algorithmischen Schritten gelingt es in der Mehrzahl der Fälle, einen oder mehrere Faktoren, welche therapeutisch angehbar sind, zu identifizieren.

➤ Alle Schulungs- und Kräftigungsprogramme der Grundfunktionen, welche für den normalen Bewegungsablauf von Bedeutung sind, sind indiziert.
Z. B. Kraftschulung, Beweglichkeitsübungen, Geh- und Lauftraining, Balanceübungen, Transferübungen.

➤ Für die Erzielung bester Resultate können auch Trainingsgeräte eingesetzt werden: Medizinisches Gehband, Fahrradergometer, elektronische Stehplattform oder Work-Simulatoren.

➤ Bei Betagten müssen zur Erzielung optimaler Resultate die angesprochenen Therapien der Immobilität im Rahmen einer umfassenden geriatrischen Rehabilitation erfolgen, welche interdisziplinäre Teamarbeit und koordinierende Konferenzen verlangt.

Spezielle Therapien

➤ Bei Schmerzen im Bewegungsapparat: Schmerztherapie (s. S. 225), Physikalische Therapie (s. S. 395)
➤ Bei Malnutrition: Anabole Ernährungstherapie (s. S. 332)
➤ Bei zerebrovaskulärem Insult: Tonusnormalisierung/Korrektur der Haltungsstörung (Bobath-Konzept), u. ä. (s. S. 290–292)
➤ Bei Isolation: Soziotherapie (Angehörigen- und Helferberatung, s. S. 282)
➤ Bei Orthostase-Intoleranz: Behandlung der orthostatischen Hypotonie
➤ Bei Zustand nach Operation: Angeleitete, schrittweise Mobilisation
➤ Zur speziellen Therapie der Immobilität gehört auch die professionelle Hilfsmittelversorgung: Mobilitäts- und Gehhilfen sollen die verlorengegangene Funktion möglichst gut kompensieren. Ggf. können sie auch Trainingsgeräte sein.

Schritte der Hilfsmittelabklärung

➤ **Medizinische Beratung** durch Arzt und Geriatrie-Team: Wichtige Fragen: Welcher Funktionsausfall soll kompensiert werden? Ist dazu ein Hilfsmittel notwendig? Ist eine temporäre Rehabilitationshilfe oder eine definitive Hilfsmittelversorgung angezeigt? Soll durch das Hilfsmittel nur eine Ausfallskompensation oder auch ein Trainingseffekt erzielt werden?

Immobilität

- **Funktionelle Beratung** durch die therapeutischen Dienste, v. a. Physiotherapie und Ergotherapie: Wichtige Fragen: Welche Mobilitätsnotwendigkeiten bestehen im normalen Tagesablauf? Welche baulichen Hindernisse und Bodenverhältnisse müssen bewältigt werden? Welche Detailfunktion braucht Unterstützung durch Hilfsmittel? Welche Abmessungen soll das Hilfsgerät haben? Welche Sicherheitsauflagen müssen beachtet werden?
- **Soziale Beratung** durch Sozialdienst, evtl. Verwaltungsdienste: Wichtige Fragen: Wie groß sind die finanziellen Ressourcen für Hilfsmittel? Welche Versicherungsleistungen sind abrufbar? Wie fügen sich technische Mobilitätshilfen in den Gesamtplan der Hilfsangebote ein?
- **Technische Beratung** durch therapeutische Dienste oder Fachgeschäft: Wichtige Fragen: Wie können die medizinischen, funktionellen und ökonomischen Vorgaben am besten eingelöst werden? Welche individuellen technischen Anpassungen sind notwendig? Welches sind die Ansprüche an Gewicht, Transportfähigkeit, Dauerhaftigkeit und modischen Geschmack?

Spezielle Hilfsmittel

- **Gehstöcke** (Standardmodell, Unterarmgehstütze, Mehrfußgehstütze) zur Bein- und Gelenkentlastung und als Support bei instabilem Gang.
  - Beurteilung: Gehstöcke vermitteln keine optimale Stabilität, erlauben aber das Treppensteigen und Instrumentierungen mit der freien Hand!
- **Gehböcke** (Standardmodell, faltbarer Gehbock mit Sitz) für bessere Stabilität und breite Abstützung.
  - Beurteilung: Gehböcke blockieren die Hände, erlauben kein Treppensteigen, verunmöglichen den reziproken Gang. In engen Räumen nicht praktikabel, bei Hindernissen Sturzgefahr nach hinten.
- **Rollatoren** (Gehbock mit Rollen, Hemi-Gehbock mit Rollen, Gehwagen), vorwiegend zum Rehabilitationseinsatz.
  - Beurteilung: Rollatoren mindern die Sturzgefahr nach hinten und erlauben den reziproken Gang, sind aber tückisch bezüglich Sicherheit und schlecht praktikabel auf rauhem Boden oder Teppich.
- **Gehräder** (Standardmodell mit vier Rädern, Delta-Gehrad mit drei Rädern) für den ambulanten Bereich bei höherer Gehkapazität.
  - Beurteilung: Gehräder verlangen Instrumentierungskompetenzen (Bremsen, Zusatzkörbe, etc.) und intaktes kognitives Leistungsvermögen.
- **Rollstühle** (Standardmodell, Einhandrollstuhl, elektrischer Rollstuhl, Sportrollstuhl) für den Rehabilitationseinsatz und als definitive Versorgung für Patienten mit signifikanter Immobilität und/oder schwerer Instabilität.
  - Beurteilung: Rollstühle verlangen Wartung und Sicherheitskontrollen; sie sollten nur durch Fachpersonal individuell angepaßt abgegeben werden.
- s. Abb. 42 S. 393

Immobilität

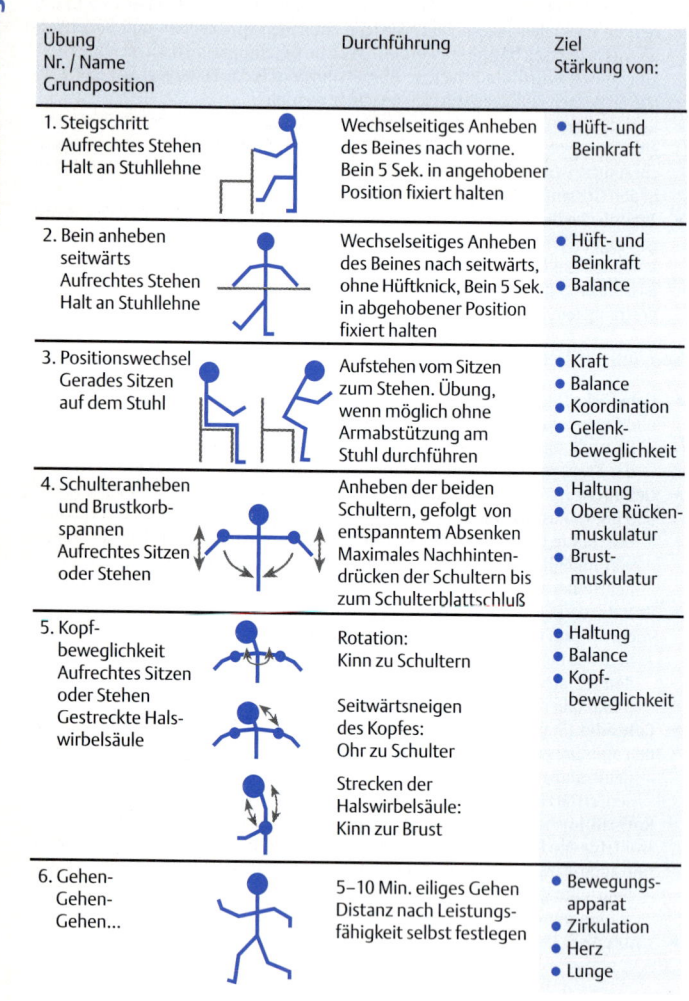

Übung Nr. / Name Grundposition	Durchführung	Ziel Stärkung von:
1. Steigschritt Aufrechtes Stehen Halt an Stuhllehne	Wechselseitiges Anheben des Beines nach vorne. Bein 5 Sek. in angehobener Position fixiert halten	• Hüft- und Beinkraft
2. Bein anheben seitwärts Aufrechtes Stehen Halt an Stuhllehne	Wechselseitiges Anheben des Beines nach seitwärts, ohne Hüftknick, Bein 5 Sek. in abgehobener Position fixiert halten	• Hüft- und Beinkraft • Balance
3. Positionswechsel Gerades Sitzen auf dem Stuhl	Aufstehen vom Sitzen zum Stehen. Übung, wenn möglich ohne Armabstützung am Stuhl durchführen	• Kraft • Balance • Koordination • Gelenk- beweglichkeit
4. Schulteranheben und Brustkorb- spannen Aufrechtes Sitzen oder Stehen	Anheben der beiden Schultern, gefolgt von entspanntem Absenken Maximales Nachhinten- drücken der Schultern bis zum Schulterblattschluß	• Haltung • Obere Rücken- muskulatur • Brust- muskulatur
5. Kopf- beweglichkeit Aufrechtes Sitzen oder Stehen Gestreckte Hals- wirbelsäule	Rotation: Kinn zu Schultern Seitwärtsneigen des Kopfes: Ohr zu Schulter Strecken der Halswirbelsäule: Kinn zur Brust	• Haltung • Balance • Kopf- beweglichkeit
6. Gehen- Gehen- Gehen- Gehen...	5–10 Min. eiliges Gehen Distanz nach Leistungs- fähigkeit selbst festlegen	• Bewegungs- apparat • Zirkulation • Herz • Lunge

Abb. 28   Prävention: Einfaches Übungsprogramm für Betagte

Dyspnoe

Definition und geriatrische Bedeutung

- Dyspnoe = subjektives Mißempfinden einer gesteigerten oder erschwerten Atmung.
- Ein der Dyspnoe ähnlicher Schmerz kann auch ein Warnsymptom für die Überlastungssituation eines Organsystems sein.
- Von betagten Patientes wird Dyspnoe oft schlecht von viszeralem Thoraxschmerz unterschieden. Die Dyspnoeempfindung ist interindividuell sehr unterschiedlich; gerade bei älteren Patienten sind relevante kardiopulmonale Funktionsstörungen oft ohne Dyspnoe, die umgekehrte Situation ist seltener.
- Intraindividuelle Unterschiede sind häufig durch Begleiterkrankungen bedingt (z. B. mehr Dyspnoe durch Depression).

Pathophysiologie

- Die Dyspnoeempfindung und konsekutive Adaptation der Ventilation resultiert durch multiple Afferenzen. Bei den meisten Krankheitsbildern sind mehrere Afferenzen für die Dyspnoe verantwortlich. Diese sind im klinischen Alltag im Einzelfall nicht erfaßbar.
- Regelkreis der Atmung mit Afferenzen.

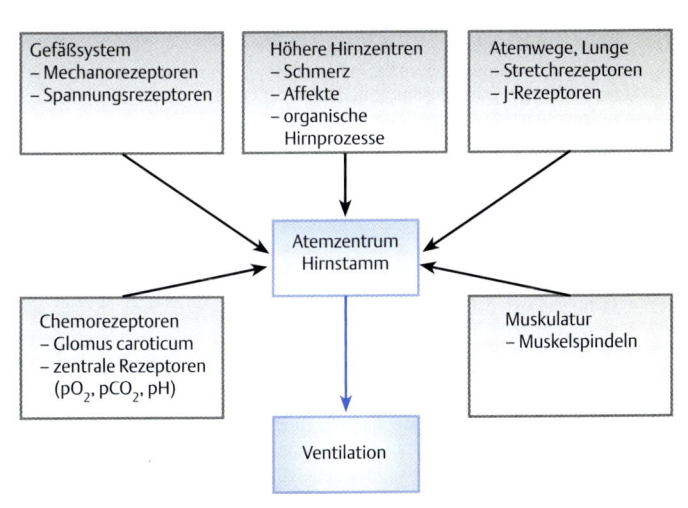

Gefäßsystem – Mechanorezeptoren – Spannungsrezeptoren	Höhere Hirnzentren – Schmerz – Affekte – organische Hirnprozesse	Atemwege, Lunge – Stretchrezeptoren – J-Rezeptoren
Chemorezeptoren – Glomus caroticum – zentrale Rezeptoren (pO_2, pCO_2, pH)	Atemzentrum Hirnstamm → Ventilation	Muskulatur – Muskelspindeln

Abb. 29 Regelkreis der Atmung mit Afferenzen

Pathogenese

- Vier Mechanismen (s. Tab 51) sind, meist kombiniert, für Dyspnoe bei verschiedenen Krankheitsbildern verantwortlich. Die Kenntnisse dieser Mechanismen ist für ein differenziertes Verständnis der Krankheitsbilder und, falls möglich, gezielte therapeutische Intervention notwendig.

Dyspnoe

Tabelle 51   Pathogenese der Dyspnoe

Mechanismus	Beispiele
Ventilation ↑	– physiologisch – Lungenembolie – Fibrose
Atemwegswiderstand ↑	– Asthma bronchiale – Emphysem – Trachealstenose
Dehnbarkeit (Compliance) ↓	– Pneumokoniosen – Fibrosen – Herzinsuffizienz – Pleuraschwarten
Skeletomuskuläre Dysfunktion	– Thoraxmißbildung, z. B. Kyphoskoliose – Myopathien – Phrenikusparese

Spezielle Dyspnoeformen

- Orthopnoe: Zunahme der Dyspnoe in flach liegender Position. Pathogenese: erhöhte Füllungsdrucke beidseits, Zunahme einer Lungenstauung. Typisch, aber nicht spezifisch für Linksinsuffizienz.
- Platypnoe: Zunahme der Atemnot in aufrechter Körperstellung (selten). Vorkommen bei schwerem Emphysem infolge Verteilungsstörung und bei zyanotischen Vitien.
- Trepopnoe: Zunahme der Dyspnoe in Seitenlage. Bei einseitigen Lungenerkrankungen, z. T. auch bei Herzkrankheiten.
- Nächtliche Dyspnoe, DD:
    - Klassische paroxysmal nächtliche Dyspnoe bei Linksinsuffizienz
    - Nächtliche asthmatische Atemwegsreaktion: Abfall der endogenen Katecholamine, Zunahme des Vagotonus, „Beta-Stimulatoren-Lücke" bei kurzwirksamen Beta-Stimulatoren, häusliches Allergen, gastroösophagealer Reflux.
    - Postnasal-drip: Sekretfluß von Nase den Pharynx hinunter bis zum Larynx mit Reizung, evtl. Husten.
    - Schlafapnoesyndrom: Apnoephasen während des Tiefschlafs, die zum wiederholten Aufwachen und zu Tagesmüdigkeit führen, meist assoziiert mit Adipositas und Schnarchen. Die Hyperventilation nach den Apnoephasen kann als Dyspnoe interpretiert werden.
- Dyspnoe mit begleitendem Husten: Nicht spezifisch für asthmatische Atemwegsreaktion, häufig auch bei Linksinsuffizienz.
- „Asthma cardiale": Dyspnoe infolge Erhöhung der linksventrikulären Füllungsdrucke, welche sich klinisch als Asthma manifestiert. Pathogenese: Schwellung der Bronchialschleimhaut, Aktivierung von Entzündungsmediatoren. Lungenfunktionell Obstruktion und leichte bis mäßige Erhöhung der bronchialen Hyperreagibilität. Vorkommen häufig bei Patienten mit vorbestehendem Asthma bronchiale, dann schon bei geringgradiger Linksinsuffizienz.

Dyspnoe

Ursachen

➤ Eine Unterteilung in akute (Tab. 52) sowie in chronische respektive chronisch-rezidivierende Dyspnoe (Tab. 53) ist sinnvoll.
➤ Bei akuter Dyspnoe sind die Begleitumstände und klinischen Befunde meist eindeutig, so daß rasch eine präzise Diagnose möglich ist.

Tabelle 52 Ursachen der akuten Dyspnoe

Diagnose/Beispiele	Wegweisende/begleitende Befunde
Obere Atemwegsstenose – Glottisödem – Bolus	Inspiratorischer Stridor
Bronchiale Obstruktion – chron. obstr. Lungenkrankheit – Asthma bronchiale – Fremdkörper – Aspiration Mageninhalt/Speisen	verlängertes Exspirium vermindertes Atemgeräusch bis „silent lung" evtl. einseitiger Befund „trockene" Nebengeräusche
Lungenödem – Rhythmusstörung – Herzinsuffizienz – Niereninsuffizienz – toxisches Lungenödem	„feuchte" Rasselgeräusche, basal vermehrt schaumige Expektorationen III. und IV. Herzton, HJR positiv, evtl. in Begleitung eines pektanginösen Schmerzes, evtl. „Asthma cardiale"
Lungenembolie	evtl. Thoraxschmerz, BGA: $pO_2 < 75$ mmHg, $pCO_2 > 45$ mmHg Zyanose, Hyperventilation, Phlebothrombose, vorherige Immobilisation, lauter P_2-Ton, Rechts-insuffizienz, oft fehlende Befunde
Pneumonie	Beginn subakut, meist Status febrilis, feucht klingende Rasselgeräusche, Bronchialatmen
Spontanpneumothorax – symptomatisch – idiopathisch	häufig bei jüngeren Patienten und Lungenkranken evtl. Thoraxschmerz einseitige Verminderung des Atemgeräuschs hypersonorer Klopfschall Einflußstauung, Schock bei Spannungspneumothorax
Thoraxtrauma	Gesamtsituation Pneumothorax, Hämatothorax
Hyperventilation – bei Lungenembolie (s. o.) – bei Azidose – psychogen	Immobilisation, venöse Insuffizienz Risikofaktoren/Hinweise für Ketoazidose (Diabetes) Lactatazidose (Schock, Biguanide) auslösende psychische Stressoren

Dyspnoe

➤ Die Diagnose einer erstmaligen psychogenen Hyperventilation im Alter ist eine Rarität; viel häufiger ist sie sekundär, z. B. bei Lungenembolie, akuter Herzinsuffizienz usw.

Tabelle 53 Ursachen chronischer und chronisch rezidivierender Dyspnoe

Erkrankungsgruppe	Beispiele
Pulmonale Erkrankungen	*Obstruktive Lungenerkrankung* – Asthma bronchiale – chronisch obstruktive Lungenkrankheit *Parenchymatöse Lungenerkrankung* – Pneumonie – Pneumokoniosen – Alveolitis/Fibrose – Metastasen/Lymphangitis carcinomatosa – Aspiration
Pleurale Erkrankungen	*Pleuraerguß* – Herzinsuffizienz – entzündlich infektiös inkl. Tuberkulose – maligne – rheumatisch/Kollagenosen *Pleuraschwarten, Pleuratumoren*
Kardiale Erkrankungen	*Linksherzinsuffizienz* – koronare, hypertensive oder valvuläre Herzkrankheit, Kardiomyopathie – Shunt-vitium – Rhythmusstörungen – kompressiver Perikarderguß *Mitralstenose*
Pulmonal-vaskuläre Erkrankungen	*Lungenembolien* *Vaskulitiden* – Sekundär nach Appetitzügler – primär pulmonal-arterielle Hypertonie
Neuromuskuläre Erkrankungen	*Myopathie inkl. Myasthenia gravis* *s. p. Poliomyelitis* *Phrenikusparese*
Rheumatologisch/orthopädische Erkrankungen	*Kyphoskoliose* *Morbus Bechterew*
Stoffwechselstörungen	*Azidose* *Hyperthyreose*
Anämie	*Fe-Mangel, z. B. bei chronischer Blutung, Vitamin B_{12}-Mangel*
Zentrale Atemregulationsstörung	*Zerebrovaskulärer Insult* *Enzephalitis*
Dekonditionierung	*Nach längerer Immobilisation, Bewegungsmangel*

Dyspnoe

- ➤ Hospitalisation bei akuter Dyspnoe ist oft unumgänglich. In der Klinik ist mit arterieller Blutgasanalyse, Thoraxbild oft eine klare Beurteilung möglich.
- ● Wichtige ätiologische Differentialdiagnose: Asthma bronchiale oder Linksinsuffizienz mit asthmatischer Atemwegsreaktion (Asthma cardiale).

Diagnostik

- ➤ **Erfassen der Dyspnoe**
  - Dyspnoe wird vom Patienten oft als „natürliche Alterserscheinung" interpretiert; sie muß deshalb aktiv erfragt werden. Obwohl die Abnahme der Leistungsfähigkeit im Alter ergometrisch meßbar und physiologisch ist, soll das Symptom der Dyspnoe primär als pathologisch und damit in den meisten Fällen als abklärungsbedürftig angesehen werden.
  - Erfassung der Dyspnoe: Am besten geeignet ist die Angabe der Tätigkeit, bei welcher Dyspnoe auftritt (z. B. Treppensteigen nach einer Etage). Damit ist eine differenziertere Erfassung als mit der häufig gebrauchten NYHA-Klassifizierung möglich. Für wissenschaftliche Zwecke wurden mehrere Grading-Systeme validiert.
- ➤ **Klinische Untersuchung**
  - Anamnese:
    • Vorerkrankungen, Begleitsymptome, Dynamik der Dyspnoe, Orthopnoe/nächtliche Dyspnoe, situative und zeitliche Abhängigkeit (Allergien!).
  - *Klinische Befunde:*
    • Auskultation oft nicht spezifisch, „feuchte Rasselgeräusche" (evtl. Unterscheidung klingend/nicht klingend), DD: Linksinsuffizienz, Sekret v. a. bei postnasalem drip oder Bronchiektasie, Pneumonie (Fibrose), „trockene Rasselgeräusche", DD: Asthma bronchiale, Asthma cardiale bei Linksinsuffizienz, Pseudoasthma bei endobronchial lokalisierten Prozessen.
    • Hepatojugulärer Reflux: Relativ spezifisches, aber mäßig sensitives Zeichen für Linksinsuffizienz; cave isolierte Rechtsinsuffizienz, z. B. bei Cor pulmonale.
    • III. und IV. Herzton, Pulsus alternans: spezifische Zeichen für Linksinsuffizienz.
    • Paradoxie des Blutdrucks: Hinweis für hämodynamisch relevanten Perikarderguß, DD: auch bei schwerer Atemwegsobstruktion.
    • Valsalva-Test: Nichtinvasiv gemessenes Blutdruckverhalten während und nach Preßmanöver; recht gute Erfassung einer Linksinsuffizienz.
- ➤ **Radiologische Untersuchung**
  - Hinweis für interstitielle Prozesse, pulmonale Überblähung/Emphysem, Infiltrate.
  - Herzgröße (Vergrößerung einzelner Herzhöhlen nur bedingt beurteilbar).
  - Pulmonal-venöse Kongestion als Hinweis für Linksinsuffizienz: Umverteilung, Kerley-Linien, peribronchiales Cuffing, Hilusunschärfe.
  - Großes Kaliber der Arteria pulmonalis bei pulmonal-arterieller Hypertonie.
  - Pleurale Prozesse.
- ➤ **Lungenfunktion**
  - Spirometrie, evtl. Plethysmographie: Obwohl für geriatrische Patienten die Normwerte häufig extrapoliert sind, ist die Untersuchung sehr aussagekräftig, sofern eine gewisse Kooperation vorhanden ist. Durchführung für Untersucher häufig zeitaufwendig und anspruchsvoll.

Dyspnoe

- Arterielle Blutgasanalyse, Diffusionsmessung DCO: Methode zur Erfassung des Gasaustausches, Evaluation und Steuerung der O_2-Therapie. Grenzwerte?
- Unspezifische Bronchoprovokation: Semiquantitative Messung der bronchialen Hyperreagibilität, v. a. bei Verdacht auf Asthma bronchiale und aktuell fehlender Obstruktion.
- Ergometrie: je nach Fragestellung zusätzlich zu EKG unter Belastung Oxymetrie, Blutgase und im Idealfall Messung der Ventilationsparameter. Sofern aus orthopädischer Sicht durchführbar, ideale Untersuchung zur Objektivierung einer Dyspnoe und zur Differenzierung kardial-pulmonal.

▶ **Weitere Untersuchungsmethoden:** Zur Erfassung der Herzfunktion: Echokardiographie, Myokard- und Herzbinnenraum-Szintigraphie, Rechtsherzkatheterisierung zur Erfassung der Funktion beider Herzkammern in Ruhe und unter Belastung, Magnetresonanz. Für Nachweis/Ausschluß von Lungenembolien: Lungenszintigraphie, Pulmonalis-Angiographie.

▶ **Diagnostisches Vorgehen zur Abklärung chronischer und chronisch rezidivierender Dyspnoe:** s. Abb. 30

```
Anamnese, Status, Hb, Thorax, evtl. Spirometrie, evtl. EKG
        ↓                              ↓
sichere Funktionsdiagnose         Unsicherheit
                                       ↓
                        - arterielle Blutgasanalyse
                        - evtl. Ergometrie
                        - evtl. Provokationsteste
                        - evtl. Therapieversuch
                ↓         ↓         ↓              ↓
           kardial   pulmonal  pulmonal und kardial?  pulmonal, vaskulär
                                                      ↓
                                          evtl. Echo mit Doppler
                                          evtl. Lungenszintigraphie
                                          evtl. Rechtsherzkatheter
                                          evtll. Radionuklidventrikulographie
                ↓         ↓         ↓              ↓
        Ätiologische Diagnostik, sofern therapeutische Konsequenz absehbar
```

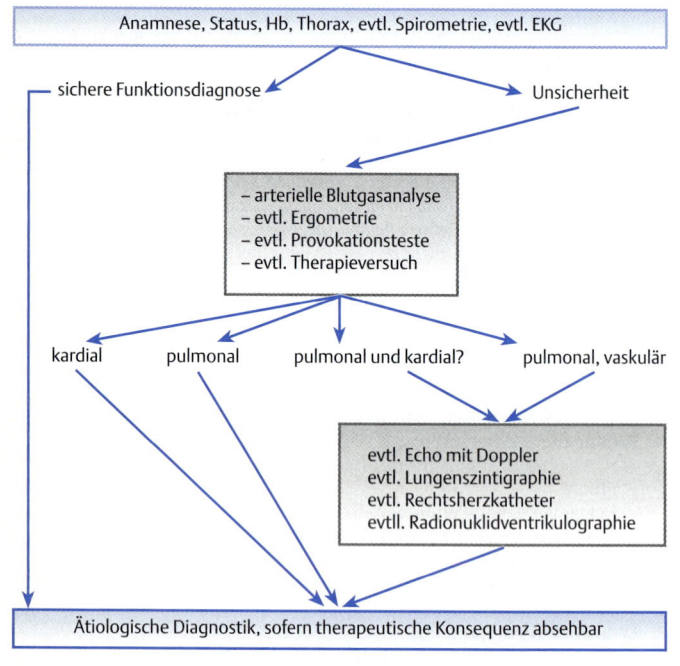

Abb. 30   Abklärung chronischer und chronisch rezidivierender Dyspnoe

Dyspnoe

> **Therapieversuch als diagnostische Möglichkeit:** Sofern keine Diagnostik durchführbar oder erwünscht ist, ist oft ein probatorischer Pharmakotherapieversuch hilfreich. Bei Verdacht auf Linksherzinsuffizienz Diuretika und Vorlastsenker s. S. 267, bei Verdacht auf obstruktive Lungenkrankheit hochdosierte Steroide oral und Beta-Stimulatoren inhalativ.

Therapie

> **Spezifische Therapie:** Wenn immer möglich, soll die Dyspnoe aufgrund einer präzisen Diagnostik gemäß üblichen Therapierichtlinien gezielt behandelt werden.
> - Bei inhalativer Behandlung (mit Steroiden oder β-Mimetika) optimale Instruktion und Überprüfung der korrekten Technik → Motorvernebler mit Mischaerosol oft günstiger als Dosieraerosole oder Pulver-Inhalatoren.
> - Achtung: Bei geriatrischen Patienten besteht häufig die Neigung zu orthostatischer Dysregulation unter Diuretika und Vasodilatantien.

> **Symptomatische Therapie:** Bei desolater Gesamtsituation, Therapieresistenz sowie bei sterbenden Patienten.
> - Opiate (s. S. 412), vorzugsweise Langzeitpräparate oral, allenfalls rektal oder parenteral. Frühzeitige Prophylaxe der Obstipation notwendig.
> - In gewissen Fällen auch Neuroleptika (s. S. 425) und Benzodiazepine (s. S. 422).

Herzinsuffizienz, Grundlagen

Definition

➤ Unfähigkeit des Herzens, den Organismus mit einem ausreichenden Herzzeitvolumen zu versorgen bei normalem venösen Blutangebot.

Symptomatik

➤ **Leitsymptome der Linksherzinsuffizienz:**
  – Dyspnoe zunächst bei Anstrengung, in weiter fortgeschrittenen Stadien auch in Ruhe
  – Orthopnoe
  – Nächtliche paroxysmale Dyspnoe (Asthma cardiale)
  – Lungenödem
  – Zyanose
  – Leistungsschwäche und zerebrale Dysfunktion
➤ **Leitsymptome der Rechtsherzinsuffizienz:**
  – Ödeme und Gewichtszunahme in den körperabhängigen Partien
  – Pleuraerguß (rechts häufiger als links)
  – Aszites
  – Halsvenenstauung
  – Stauungsleber
➤ **Symptome der globalen Insuffizienz:**
  – Herzdilatation
  – 3. Herzton, Pulsus alternans
  – Tachykardie, Rhythmusstörungen
  – Nykturie

Ätiologie

➤ Im Alter fast immer multifaktorielle Entstehung der Herzinsuffizienz.
➤ In abnehmender Häufigkeit:
  – Durch Kontraktionsschwäche der Ventrikelmuskulatur bei koronarer Herzkrankheit und nach Myokardinfarkt.
  – Durch erhöhte Druckbelastung bei Klappenstenosen, arterieller oder pulmonaler Hypertonie, die zu konzentrischer Herzhypertrophie führen.
  – Durch erhöhte Volumenbelastung bei Klappeninsuffizienz, die zu exzentrischer Herzhypertrophie führt.
  – Durch Herzrhythmusstörungen wie Bradykardien, Tachykardien (frustrane Kontraktionen) und ventrikuläre Rhythmusstörungen.
  – Durch Kontraktionsschwäche bei Kardiomyopathie, Myokarditis.

Diagnostik

➤ **Leitbefunde bei der körperlichen Untersuchung:**
  – Halsvenenstauung: Falls keine zusätzliche Lungenerkrankung mit aktiver pulmonalarterieller Hypertonie vorliegt, korreliert dieses Zeichen der biventrikulären Herzinsuffizienz gut mit erhöhtem linksventrikulärem Füllungsdruck.
  – Positiver hepatojugulärer Reflux
  – 3. Herzton, evtl. Pulsus alternans
  – Kardiomegalie
  – Lungenstauung (Auskultation, feinblasige RG's rechts > links basal)

Herzinsuffizienz, Grundlagen

- In fortgeschrittenen Fällen: Mitralinsuffizienz
- Achtung: Periphere Ödeme nur bei Halsvenenstauung kardial bedingt
- Pleuraerguß, aufgehobenes Atemgeräusch basal
- *Beachte:* Gewicht- und Blutdruckkontrollen

▶ **EKG:** Hypertrophiezeichen:
- Positiver Sokolow-Index (RV1 + SV5 > 3,5 mV) spricht für konzentrische Linksherzhypertrophie.
- Große konkordante T-Welle und betonte Q-Zacke sprechen für exzentrische Hypertrophie.
- Deszendierende ST-Senkung und präterminal negative T-Welle bei koronarer Herzerkrankung, Infarktzeichen je nach Stadium, alter Infarkt: tiefes Q (< 25% R) und negative T-Welle, R-Verlust.

▶ **Röntgenthorax:**
- Herzdilatation, der Durchmesser des Herzens ist größer als die Hälfte des Thoraxdurchmessers; bei Linksherzdilatation ist der retrokardiale basale Raum im Seitenbild eingeengt, bei Rechtsherzinsuffizienz ist der retrosternale Raum im Seitenbild eingeengt.
- Lungenstauung, betonte Hilusgefäße, Kerley-B-Linien (waagrechte, gestaute Lymphspalten im Lungenparenchym).
- Pleuraerguß, Verschattung basal rechts häufiger als links.

▶ **Echokardiographie:** Beurteilung der Myokarddicke, Ventrikelfüllung und -auswurffraktion, Größe der Herzhöhlen, Störungen der Kontraktionsfähigkeit der Myokardmuskulatur (z.B. nach Infarkt), valvuläre Erkrankungen.

▶ **Invasive Diagnostik:** sorgfältige Indikationsstellung in der Geriatrie!

▶ **Labor:** bei Stauungsnieren Proteinurie, vor und während der Therapie Kontrolle der Nierenfunktionswerte Kreatinin und Harnstoff und der Elektrolyte.

Differentialdiagnose

▶ Thyreogene Herzerkrankung (TSH-Bestimmung)
▶ Degenerative Aortenstenose
▶ Dominante diastolische Funktionsstörung
▶ Dyspnoe anderer Genese (s. S. 257–263)
▶ Zyanose anderer Genese (Lungenerkrankungen, Hämoglobinzyanose, Polyglobulie)
▶ Ödeme anderer Genese (Lymphödem, venöse Insuffizienz, Thrombose)
▶ Nykturie anderer Genese (Prostatahypertrophie, Blasenkarzinom)
▶ Pleuraergüsse anderer Genese (Pleuritis, Tumoren)
▶ Halsvenenstauung anderer Genese (Tumor mit oberer Einflußstauung)
▶ Lungenödem anderer Genese (Niereninsuffizienz, allergisch oder toxisch bedingtes Ödem)

Herzinsuffizienz, Grundlagen

Nichtpharmakologische Maßnahmen

- ▶ Behandlung im Prinzip wie bei jüngeren Patienten!
- ▶ Regelmäßiges, angepaßtes körperliches Training (erhöht die Leistungsfähigkeit selbst bei schwer eingeschränkter systolischer Funktion).
- ▶ Salzeinschränkung: Salzbelastungen vermeiden, insbesondere:
  - Hartkäse
  - gesalzene Konserven
  - Salzgebäck
  - Nachsalzen!
- ▶ Gleichmäßige Flüssigkeitszufuhr:
  - Beachte: Gestörtes Durstgefühl im Alter
  - Diuretikadosierung wechselndem Bedarf anpassen
- ▶ Tägliche Gewichtsregistrierung
  - Zielgewicht vorgeben
- ▶ Therapiecompliance sichern (ungenügende Compliance ist die häufigste Ursache für Dekompensation):
  - Schriftlicher „Tablettenfahrplan"
  - Dosierhilfen („Medibox")
  - Engmaschige ärztliche Kontrollen
  - Ausreichende Rezepte ausstellen.

Pharmakotherapie der Herzinsuffizienz

Vor- und Nachlastsenkung

- **Diuretika:**
  - Bei leichter Herzinsuffizienz (geringer Diuretikabedarf): z. B. Thiazid, Chlortalidon (25 mg) s. S. 430.
  - Bei mittlerem Schweregrad: Furosemid (40–120 mg; wirksamer, wenn entsprechend Halbwertszeit in 3 Tagesdosen verteilt!) oder Torasemid 10–20 mg.
  - Bei schwerer Herzinsuffizienz: Kombination Furosemid mit Metolazon (5 mg).
  - *Kontrollen:* Symptome, Körpergewicht, Kalium, Kreatinin; unbedingt Hypokaliämie vermeiden (kaliumsparendes Diuretikum, Kombination mit ACE-Hemmer).
- **ACE-Hemmer:**
  - Frühe Kombination mit Diuretika sinnvoll. Stets einschleichend dosieren, s. S. 417
  - *Dosisanpassung:* Bei Dosissteigerung Ruhe- und Orthostaseblutdruckwerte sowie subjektive Symptome beachten. Bei Hypotension oder Orthostasesymptomen ist oft die Reduktion der Diuretika sinnvoller als die der ACE-Hemmer.
  - *Kontrollen:* Kalium, Kreatinin, besonders initial.
  - *Cave:* Kombination mit kaliumsparenden Diuretika (Hyperkaliämie) und nicht-steroidalen Antirheumatika (Niereninsuffizienz, Wasserretention). Falls Intoleranz (Husten, Niereninsuffizienz trotz Gabe eines kurzwirksamen ACE-Hemmers), Kombination Hydralazin/Nitrat als Alternative erwägen.
- **Nitrate und Ca-Antagonisten:** Sie sind in der Geriatrie, vor allem wegen des hohen Risikos für orthostatische Hypotension, zur Behandlung der Herzinsuffizienz mit Vorsicht zu verordnen. Empfehlenswert sind Dihydropyridine der 2. Generation bei gleichzeitiger ischämischer Herzkrankheit mit Angina pectoris.

Positiv inotrope Substanzen

- **Vorbemerkung:** Für die meisten positiv inotropen Medikamente ist bisher eine negative Beeinflussung der Patientenprognose nachgewiesen! Ausnahmen sind Herzglykoside. Nur sie werden vorerst für die Langzeittherapie empfohlen.
- **Digitalis, s. S. 423:**
  - Ein bestimmtes Glykosid genau kennen und benützen!
  - Wenn immer möglich, mit Erhaltungsdosis sättigen (rasche Sättigung ist eine häufige Ursache für Intoxikation!). Erhaltungsdosis auf Grund von Verteilungsvolumen (Körpergewicht, Muskelmasse) und Nierenfunktion berechnen. Gelegentliche Kontrolle des Serumspiegels. Bei Kombination mit Amiodarone, Chinidin oder Verapamil Dosis halbieren.
  - *Kontrollen:* Kalium, Kreatinin, bei Verdacht auf Überdosierung Serumspiegel bestimmen.
  - Langzeitwirksamkeit nur bei 30–50% der Patienten im Sinusrhythmus.
  - Besonders günstige Indikation bei Kardiomegalie, 3. Herzton, schwerer Herzinsuffizienz. Indiziert v. a. bei Herzinsuffizienz mit absoluter Arrhythmie bei tachykardem Vorhofflimmern.

Pharmakotherapie der Herzinsuffizienz

Andere Medikamente

- **Betablocker:**
  - Kontraindiziert bei akuter oder dekompensierter Herzinsuffizienz.
  - In der Geriatrie Mittel 2. Wahl bei koronarer Herzkrankheit als Ursache einer linksventrikulären systolischen Funktionsstörung sowie bei dilatativer Kardiomyopathie.
  - Therapie langsam einschleichen, vor allem bei Kardiomyopathie.
  - Oft Begleittherapie mit Vor- und Nachlastreduktion notwendig.
  - Bei Absetzen langsam ausschleichen.
- **Antikoagulantien:**
  - Indikation: bei Hochbetagten nur sehr zurückhaltend stellen! D. h. bei nachgewiesener thromboembolischer Komplikation (kardiogen oder Vorhofflimmern).
  - Relative Kontraindikation: Sturzanamnese, Bedarf für nichtsteroidale Antiphlogistika, Gangunsicherheit, schwere Demenz.
  - Bei fehlender Kontraindikation ist Antikoagulation bei allen Zuständen, die zu Immobilität, speziell Bettruhe führen, vor allem auch postoperativ sinnvoll.
  - Bei arterio-arteriellem thromboembolischem Geschehen primär Thrombozytenaggregationshemmer einsetzen. Antikoagulation nur kurze Zeit postoperativ nach intraarteriellen Eingriffen.

Behandlungsschema

- Siehe Abb. 31

Prognostische Gesichtspunkte

- **Betablocker** (s. auch S. 417)
  - Bei koronarer Herzkrankheit und Zustand nach Herzinfarkt sind Betablocker, falls toleriert, günstig für die Prognose (Sekundärprophylaxe).
  - Bei dilatativer Kardiomyopathie ist eine prognostische Besserung durch Betablocker nachgewiesen.
- **ACE-Hemmer** (s. auch S. 417):
  - ACE-Hemmer senken die Mortalität bei fortgeschrittener Herzinsuffizienz um ein Drittel.
  - Bei Patienten mit milden Formen (z. B. bei koronarer Herzkrankheit) wird die Morbidität, die Reinfarktquote und die Progression der Herzinsuffizienz deutlich reduziert.
  - Die prognostisch günstige und gleichzeitig symptomatisch ausgezeichnete Wirkung der ACE-Hemmer ist der Grund, daß jede Herzinsuffizienz bei fehlender Kontraindikation früh mit ACE-Hemmer behandelt werden sollte.

Rhythmusstörungen bei Herzinsuffizienz

- **Tachykardes Vorhofflimmern:**
  - Digitalisierung, Konversion in Sinusrhythmus anstreben.
  - Unbedingt Rezidivprophylaxe nach erfolgter medikamentöser oder Elektrokonversion (unter Antikoagulation): bei schwerer Herzinsuffizienz Amiodarone 200 mg täglich, nach Sättigung mit 5 g (verteilt auf 1 Woche). Bei leichter Herzinsuffizienz, speziell koronarer Herzkrankheit, Sotalol 160–320 mg.

Pharmakotherapie der Herzinsuffizienz

	keine	geringe	bei Anstrengung	starke	in Ruhe
angepaßtes Training	████████████████████████████		
Salzeinschränkung		████████████████████████	
körperliche Schonung			███
Digoxin			████████
Diuretika		██████████████████████
ACE-Hemmer	░░** ████████████████████████

** prognostischer Effekt belegt

Symptome

syst. linksventrikuläre Funktion

LVEF 40% Auswurffraktion LVEF < 20%

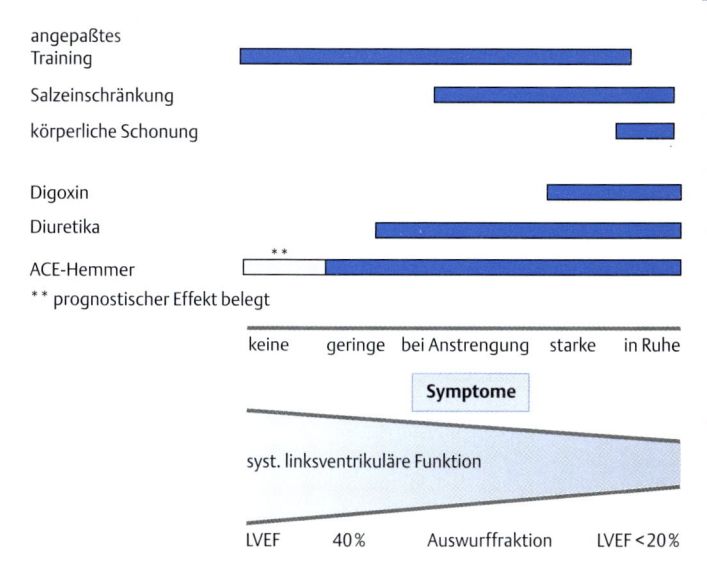

Abb. 31 Behandlungsschema der chronischen Herzinsuffizienz. Darstellung in Abhängigkeit von Symptomen und linksventrikulärer Funktion (individuell erheblich unterschiedliche Korrelation zwischen Symptomen und Auswurffraktion

> **Ventrikuläre Rhythmusstörungen:** Nur bei Symptomen behandeln! Kalium im hochnormalen Bereich halten, Digoxinüberdosierung ausschließen. Gezielte antiarrhythmische Therapie durch Spezialisten.

Spezielle Probleme bei Hochbetagten

> **Gestörte Herzfrequenzregulation** (häufig): Ursache ist ein frequenzinkompetenter Sinusknoten. Bei ausgeprägter, inadäquat tiefer Herzfrequenz in Ruhe oder unter Belastung und bei Herzinsuffizienz Schrittmachertherapie erwägen!
> **In Ruhe normokardes, unter Belastung stark tachykardes Vorhofflimmern:** Typischer Befund bei ungenügender Frequenzkontrolle durch Digoxin! Bei leichter Herzinsuffizienz Betablocker, bei schwerer Herzinsuffizienz Kombination mit Amiodarone erwägen.
> **Dominant diastolische Funktionsstörung:** Sichere Diagnose durch Echokardiographie. *Cave:* Überdosierung von Diuretika (Anstrengungsdyspnoe spricht hier schlecht auf Therapie an). Etwas „Stauung" = erhöhte Füllungsdruckwerte (z. B. positiver hepatojugulärer Reflux) tolerieren!
> **Gestörte Blutdruckregulation** (Barorezeptorreflex gestört, verminderte Betarezeptorantwort etc.): Häufig orthostatischer Blutdruckabfall (bei Kontrollen immer prüfen!). Falls wenig ausgeprägt: tolerieren. Falls ausgeprägt: Diuretika reduzieren (Akutbehandlung: 1 Tasse gesalzene Bouillon!).

Pharmakotherapie der Herzinsuffizienz

- **Verminderte Nierenfunktion:** Cave: Digoxinintoxikation. Hyperkaliämie (ACE-Hemmer, kaliumsparende Diuretika), Nierenversagen (nichtsteroidale Entzündungshemmer, ACE-Hemmer). Auf genügende, gleichmäßige Flüssigkeitsbilanz achten (prärenale Komponente vermeiden)!
- **Vermindertes Ansprechen** auf Betablocker, Digoxin, Katecholamine. Gleichzeitig geringere therapeutische Breite dieser Medikamente im Alter beachten.
- **Therapieversagen:** am häufigsten durch Behandlungsfehler von Patient und/oder Arzt!

Hypertonie, Grundlagen

Definition

- Gleiche Definitionskriterien wie bei jungen Patienten
- WHO-Definition der Hypertonie (Tab. 54)
- Die Diagnose einer Hypertonie beinhaltet nicht unbedingt eine pharmakologische Therapie. Therapieindikationen s. S. 275.

Tabelle 54 WHO-Definition der Hypertonie

	Blutdruck (mmHg)	
Normal	$\leq 140/90$	
Hypertonie	$> 140/90 - 160/95$	
Einteilung		
Bluthochdruckform	**systolisch (mmHg)**	**diastolisch (mmHg)**
Diastolische	normal ≤ 140	erhöht > 90
Gemischte	erhöht > 140	erhöht > 90
Isoliert systolische	erhöht > 140	normal ≤ 90

Epidemiologie

- Zunahme mit dem Alter.
- Ca. 40% der über 60jährigen Patienten haben einen Bluthochdruck.
- Ab dem 50. Lebensjahr steigt hauptsächlich der systolische Blutdruck an, der diastolische Blutdruck nur wenig, d. h. es kommt zu einer Zunahme der isolierten systolischen Hypertonie mit dem Alter.

Risikoabschätzung

- Diastolischer *und* systolischer Blutdruck müssen in die Risikoabschätzung einbezogen, beide müssen therapeutisch angegangen werden.
- Ohne Therapie resultiert eine erhöhte Morbidität/Mortalität infolge zerebrovaskulärer und/oder kardiovaskulärer Komplikationen.
- Bis zum Alter von 80 Jahren ist durch Blutdrucksenkung eine Risikoverminderung erreichbar.
- Bei ≥ 80 Jahre: Individuelle Risikoabschätzung.

Diagnostik

- **Blutdruckmessung:**
  Bei jeder Konsultation muß der Blutdruck kontrolliert werden.
  - Blutdruck-Meßtechnik wie bei jungen Menschen.
  - Anpassung der Manschettenbreite an den Oberarm-Umfang (breite Manschette ab Umfang > 32 cm).
  - Blutdruckmessung zusätzlich nach 2 Minuten Stehen (Orthostase?).

Hypertonie, Grundlagen

- Ausschluß einer „Pseudo-Hypertonie" (eine Atherosklerose der Brachialarterien führt zu falsch hohen Blutdruck-Meßwerten) durch das Osler-Manöver: A. radialis trotz genügend hoch aufgepumpter Manschette palpabel → Osler-Zeichen → Pseudo-Hypertonie. Verstärkter Verdacht ohne Endorganschäden oder aber bei klinischen Zeichen der Hypotonie (z. B. Schwindel).

- **Anamnese:**
  - Wie bei jungen Patienten.
  - Besonderheiten in der Anamnese: Orthostase? Postprandialer Blutdruckabfall? Blutdrucksteigernde Medikamente (s. u.)? Hoher Alkoholkonsum (> 30 g/d)?

▶ **Spezielles zur Untersuchung:**
  - Ausgeprägte Blutdruck-Variabilität im Alter, deshalb ist die häufigere diagnostische Messung und Beobachtung des Patienten von großer Bedeutung.
  - Abklärung sekundärer Formen der Hypertonie nur bei therapeutischer Relevanz. Verdachtsmomente für sekundäre Hypertonieformen:
    • Schnell aufgetretene Hypertonie (Nieren-Arterienstenose).
    • Schnelle Progression der Hypertonie und deren Komplikationen.
    • Resistenz/Intoleranz gegenüber Standardtherapie.
  - Medikamenten-Anamnese: Werden Medikamente eingenommen, welche zu einem Blutdruckanstieg führen können? Indikationen überprüfen! Nichtsteroidale Antirheumatika, Antihistaminika, trizyklische Antidepressiva, Kortikosteroide, Sympathikomimetika (Beachte: Nasentropfen!), Laxanzien (→ sekundärer Hyperaldosteronismus!).
  - Genaue klinische und laborchemische Suche nach möglichen hypertoniebedingten Endorganschäden (s. Tab. 55).

Hypertonieassoziierte Endorganschäden (Tab. 55)

Sonderform: Isolierte systolische Hypertonie (ISH)

▶ **Definition:** Blutdruck systolisch > 140 mmHg, diastolisch < 90 mmHg.
▶ **Differentialdiagnose:** Aorteninsuffizienz, arteriovenöse Fisteln, renovaskuläre Hypertonie, Hyperthyreose, schwere Anämie, Pseudohypertonie (s. o.).
▶ **Pathogenese:** Verminderte Compliance der großen Gefäße.
▶ **Epidemiologie:**
  - Anstieg des Blutdrucks mit dem Alter: Diastolischer Blutdruck bis ca. 5. Dekade, systolischer Blutdruck bis in die 8. Dekade → Prävalenz der systolischen Hypertonie mit dem Alter erhöht.
  - Assoziiert mit mehrfach erhöhtem Mortalitätsrisiko von Herzinfarkt, Apoplexie und Herzversagen.
  - Signifikante und entsprechend klinisch relevantere Relation zu obigen Risiken als für die diastolische Hypertonie!
  - Morbiditäts-/Mortalitätsrisiko durch adäquate Therapie deutlich gesenkt (SHEP-Studie).

▶ **Diagnostische Probleme:**
  - Ausgeprägte Blutdruck-Variabilität im Alter: Entsprechend häufigere Beobachtung des Patienten nötig! (DD Streßbedingte isolierte Erhöhung des Blutdrucks).
  - Beachte: Überschießende systolische Blutdruckantwort auf verschiedene Pressor-Stimuli!

Hypertonie, Grundlagen

Tabelle 55 Hypertoniebedingte Endorganschäden

Hypertoniebedingte Endorganschäden	Klinik/Diagnostik
1. Kardiovaskuläre	
– KHK	EKG, Ergometrie: deszendierende ST-Strecke, präterminal negatives T
– Angina pectoris	infarkttypische EKG-Veränderungen,
– Myokardinfarkt	Labor: CK, LDH, GOT erhöht
– Herzinsuffizienz	s. S. 264
– Linksventrikuläre Hypertrophie	
2. Zerebrale	
– Hirninfarkte	TIA, Apoplex (s. S. 286) Paresen, Hemi-/Tetraplegie, Aphasie
– hypertensive Enzephalopathie	starke Kopfschmerzen, Erbrechen, Verwirrtheit, Sehstörungen, Krämpfe
3. Niere	
– chronische Niereninsuffizienz	Polyurie, Ödeme, terminale Urämie Kreatinin und Harnstoff erhöht, Hypokalzämie, Anämie, metabolische Azidose Hyperkaliämie, Hyponatriämie sonographisch kleine Nieren
4. Große Gefäße	
– Karotisstenosierung	TIA (s. S. 287)
– Arterielle Verschlußkrankheit	Claudicatio intermittens, Schmerzen, Blässe, Pulslosigkeit
– Aortendissektion	pulsierender Abdominalschmerz, Dissektion sonographisch darstellbar,
5. Auge	
– Retinopathie	zunehmende Sehverschlechterung bis zur Erblindung, Augenhintergrund: Mikroaneurysmen Gefäßproliferationen, Exsudationen, Blutungen

▶ **Therapie:**
- Nichtpharmakologische Maßnahmen
- Trial-Evidenz für Diuretika (1. Wahl; halbe Standarddosis) S. 276
- Bei ungenügender Einstellung evtl. β-Blocker zugeben S. 276
- Ohne Berücksichtigung der Trial-Evidenz: Alle Antihypertensiva als 1. Wahl einsetzbar S. 417.

Therapie der Hypertonie

Allgemeine Therapierichtlinien

- Therapieindikationen (wie bei jungen Patienten):
  - Bei Endorgan-Schäden.
  - Bei Assoziation mit einem Aneurysma der Aorta.
  - Vorsicht bei Orthostase (Stehversuch: Blutdruckabfall ≥ 20 mmHg)
- Grundsatz: Start low and go slow.
- Beachte die extreme Heterogenität der alten Patienten: Individualisierung der Therapie!
- Behutsame BD-Senkung:
  - Halbe Standarddosis.
  - Langsame Dosissteigerung.
  - Minimale Dosis.
  - Bevorzugter Einsatz von Slow Release-Präparationen. Ziel: 10 mmHg Senkung pro Monat → Adaptationszeit für autoregulative Mechanismen erhöhen. Zielblutdruck erst nach 2–6 Monaten erreicht.
- Einfaches Therapieschema (Monotherapie, Einmaldosis):
  - Bei Stufe 1 Hypertonie: Versuch mit nichtpharmakologischen Maßnahmen (siehe unten).
  - Beginn mit Monosubstanzen.
- Kontrollen:
  - Initial engmaschig.
  - Ansprechen auf die Therapie?
  - Nach 6 Wochen Laborkontrolle (Elektrolyte, Glukose, Kreatinin, Lipide).
  - Evaluation der Lebensqualität vor/während Therapie.
  - Bei guter Einstellung Labor bei Bedarf respektive 1–2 Mal pro Jahr.
  - Selbstmessung des Blutdrucks durch den Patienten empfehlenswert: Verbesserung der Medikamentencompliance.

Nichtpharmakologische Maßnahmen

- Wie beim jungen Hypertoniker:
  - Sistierung/Reduktion des Nikotinkonsums.
  - Reduktion eines exzessiven Alkoholkonsums (> 30 g/d).
  - Streß-Reduktion.
  - Vermeidung einer Gewichtszunahme, Gewichtsstabilisierung.
  - Vermehrter Konsum von Früchten und Gemüse.
  - Vernünftige Gewichtsreduktion.
  - Vermehrte körperliche Aktivität (aerobe körperliche Aktivität [z.B. 3–4 × pro Woche 4 km schnelles Gehen → Förderung der metabolischen Fitness).
  - Verminderung der Salzzufuhr. Kein Nachsalzen.

Risiken der Therapie

- Das Risiko wird beeinflußt durch:
  - Verminderte Barorezeptor-Aktivität → Orthostase.
  - Vermindertes intravasales Volumen → Orthostase und Dehydratation.
  - Sensitivität gegenüber Hypokaliämie → Arrhythmie und Muskelschwäche.
  - Nierenfunktionseinschränkung → Medikamententoxizität.
  - Leberfunktionseinschränkung → Medikamententoxizität.
  - Polymedikation → Medikamenteninteraktion.
  - ZNS-Veränderungen → Depression und Konfusion.

Therapie der Hypertonie

Pharmakotherapie, Grundlagen

- Alle Antihypertensiva bewirken beim alten Menschen praktisch immer eine Blutdrucksenkung.
- Therapiewahl richtet sich nach Begleiterkrankungen und Endorganschäden (siehe oben) sowie dem Nebenwirkungsprofil.
- Unter Berücksichtigung von kontrollierten Hypertonie-Studien (sogenannte Trial-Evidenz) im Alter:
  1. Wahl: Diuretika S. 276
  2. Wahl: β-Blocker S. 276
  3. Wahl: ACE-Hemmer und Calcium-Antagonisten S. 277
- Ohne Berücksichtigung der Trial-Evidenz: Diuretika, β-Blocker, ACE-H oder CaA können als 1. Wahl Medikation eingesetzt werden.
- Alter per se moduliert die Effekte der verschiedenen Antihypertensiva kaum.
- Im Alter unter Umständen Veränderungen der Bioverfügbarkeit bestimmter Antihypertensiva, dies erfordert eine Dosisanpassung.
- Alte und junge Menschen zeigen eine ähnliche Reaktion auf die Einnahme von Antihypertensiva.
- Alte Menschen zeigen infolge der vermehrten Labilität der physiologischen Regelkreise eine vermehrte Neigung zu Nebenwirkungen (z. B. Neigung zu Volumen-Depletion/vermehrte Sensitivität auf Sympathikushemmung → Neigung zu Hypotonie).

Differentialindikation

- Bei Neigung zu Hypotonie vorsichtiger Einsatz von Guanethidin, $α_1$-Blockern, Labetolol; vorsichtiger Pharmakawechsel von Diuretikum zu ACE-Hemmer.
- Wichtige Differentialdiagnose bei Hypertonikern mit Zeichen der Herzinsuffizienz → liegt eine hypertrophe Kardiomyopathie vor?
  Wenn ja: Indikation für β-Blocker und/oder Calcium-Antagonisten (KI: Vasodilatatoren).

Tabelle 56 Differentialindikation der Antihypertensiva im Alter

Assoziierte Erkrankung	Empfohlen	Nur mit Vorsicht einzusetzen	Nicht anzuwenden
Angina pectoris	β-Blocker, CaA	ACE-H	keine
Nach einem Myokardinfarkt	β-Blocker, ACE-H	Diltiazem	keine
Herzinsuffizienz	ACE-H, Diuretika, Vasodilatatoren	Dihydropyridin CaA	β-Blocker, Verapamil, Diltiazem
LVH	ACE-H, α-Blocker, β-Blocker, CaA	Diuretika, Vasodilatatoren	keine
PAVK	ACE-H, CaA, α-Blocker	keine	β-Blocker

ACE-H = ACE-Hemmer; CaA = Calcium-Antagonisten, LVH = linksventrikuläre Hypertrophie, PAVK = periphere arterielle Verschlußkrankheit.

Therapie der Hypertonie

Antihypertensiva und Blutlipide

- Bei Abwesenheit anderer Risikofaktoren ist eine leichte Erhöhung des Gesamt- und Low-Density-Lipoprotein (LDL)-Cholesterins akzeptabel.
- Begleitende Diät (fettarme Kost, evtl. Gewichtsreduktion).
- Falls ausgeprägte Dyslipidämie vorhanden → Wahl eines eher lipidneutralen Antihypertensivums (ACE-Hemmer, Ca-Antagonisten).
- Kritisches und klinisch sinnvolles Abwägen von Nutzen und Risiken.

Thiazid-Diuretika (siehe auch S. 417)

- 1. Wahl gemäß Trial-Evidenz.
- **Indikation:**
  - Unkomplizierte Hypertonie.
  - Negative Anamnese bezüglich Thiazid-Intoleranz.
- **Dosierung:**
  - 12,5 mg Hydrochlorothiazid täglich.
  - 12,5 mg Chlortalidon.
  - Dosierung von 12,5–25 mg genügend.
  - Erhöhter Effekt durch gleichzeitige Salz-Reduktion in der Nahrung.
  - Bei Niereninsuffizienz: Einsatz von Schleifendiuretika.
- **Vorsicht bei:**
  - Glukoseintoleranz/Diabetes mellitus Typ II, nicht insulinpflichtig.
  - Positiver Gichtanamnese.
  - Vorhandenen EKG-Abnormitäten (→ Elektrolyte).
- **Kontraindikationen:**
  - Ausgeprägte Dyslipidämie.
  - Hyponatriämie.
  - Hypokaliämie.
  - Hyperkalzämie.
  - Insulinpflichtiger Diabetes.
- **Kombinationen:**
  - Mit kaliumsparenden Diuretika (Kalium-Supplemente nach Möglichkeit vermeiden) (s. S. 274).
  - Mit Schleifendiuretika (s. S. 267) nur bei Herzinsuffizienz und/oder Niereninsuffizienz, da Thiazide nur bei glomerulärer Filtrarte von >50% der Norm wirken.

β-Blocker (siehe auch S. 417)

- 2. Wahl gemäß Trial-Evidenz.
- **Indikation:** Falls Diuretika ungenügend wirken oder kontraindiziert sind. Evtl. günstige Begleiteffekte bei Koronarsklerose und Rhythmusstörungen.
- **Dosierung:** Möglichst tief.
- **Cave:** ZNS-Nebenwirkungen (depressive bis psychoorganische Symptomatik).
- **Kontraindikationen:** Herzinsuffizienz, chronisch obstruktive Lungenerkrankung, Asthma bronchiale, schwere PAVK, Niereninsuffizienz
  Cave: negative Inotropie, AV-Überleitungsstörungen, Verschlechterung des Lipidstoffwechsels.
- **Kombinationen:** Mit Diuretika.

Therapie der Hypertonie

Calcium-Antagonisten (CaA) (siehe auch S. 418)

- Keine prospektive Trial-Evidenz vorhanden.
- **Indikation:** 3. Wahl, trotzdem können die CaA auch als Medikation 1. Wahl eingesetzt werden, insbesondere auch bei Patienten mit koronarer Herzkrankheit.
- **Dosierung:** Beginn mit halber Standarddosis.
- **Kontraindikation:** AV-Überleitungsstörungen (Verapamil).
- **Kombinationen:** Tachykardieneigung wird durch Kombination von Nifedipin/Nitrendipin mit β-Blockern kontrolliert.
- **Interaktionen:** Vorsicht bei Kombination von Verapamil und Diltiazem mit β-Blocker (SA- und AV-Knoten-Suppression), Digoxin (Erhöhung der Digoxinspiegel → Toxizitätsrisiko). Erhöhte Blutspiegel von Nifedipin unter H_2-Blocker-Therapie.

ACE-Hemmer (ACE-H) (siehe auch S. 418)

- Keine prospektive Trial-Evidenz vorhanden.
- **Indikation:** Die ACE-H können als Medikation 1. Wahl eingesetzt werden (trotz tieferer Plasma-Renin-Spiegel sind die ACE-H im Alter wirksam).
- **Dosierung:** Beginn mit halber Standarddosis. *Cave:* „First-Dose"-Effekt mit Hypotonie abhängig von der $t_{1/2}$ (Captopril: Bis 8 Stunden nach Einnahme möglich; Enalapril 3–24 Stunden nach Einnahme). Minimalisierung des „First-Dose"-Effektes: Beobachtung und Vermeidung einer Hypovolämie (Sistieren von Diuretika).
- **Kontraindikationen:** Volumenmangel, schwere Niereninsuffizienz, renovaskuläre Hypertonie (Auskultationsbefunde abdominal?).
- **Cave:** Akutes Nierenversagen, Hyperkaliämie. Messung der Kaliumwerte vor/während Therapie.

Andere Antihypertensiva

- **Zentrale α_2-Agonisten**
  - α-Methyldopa, Clonidin, Guanethidin.
  - Keine prospektive Trial-Evidenz vorhanden.
  - Indikation: Wegen Nebenwirkungsmuster (ZNS-Symptome, trockener Mund, ausgeprägte Orthostase) im Alter eher nicht einzusetzen. Nur bei schwerer, mit anderen Pharmaka nichtkontrollierbarer Hypertonie indiziert.
- **α_1-Blocker**
  - Keine prospektive Trial-Evidenz vorhanden.
  - Effiziente Pharmaka (Prazosin, Terazosin), gute Blutdrucksenkung bei minimalen metabolischen Nebenwirkungen.
  - Indikation: Nur bei fehlendem Erfolg mit einer Pharmaka-Kombination der 1.–2. Wahl einzusetzen. Glukoseintoleranz (→ evtl. Verbesserung der Insulinsensitivität durch α_1-Blocker).
  - Dosierung: Beginn mit „Minidosis" (Initialdosis auf keinen Fall größer als 1 mg abends vor dem Schlafen). Diuretika sollten wegen der Verstärkung der Orthostaseneigung 2–4 Tage vorher abgesetzt werden.
  - Kontraindikationen: Volumenmangel (besondere Vorsicht bei gleichzeitiger Diuretikatherapie).

Therapie der Hypertonie

> **Direkte Vasodilatatoren**
> - Keine prospektive Trial-Evidenz vorhanden.
> - Effiziente Pharmaka (Hydralazin), auch im Alter gut toleriert.
> - Als Monotherapeutikum limitierte Einsatzmöglichkeiten (→ Reflextachykardie). Erst im Rahmen einer Triple-Therapiekombination in Betracht zu ziehen.
> - Indikation: Nur bei fehlendem Erfolg mit einer Pharmaka-Kombination der 1.–2. Wahl einzusetzen. Cave: Bei Niereninsuffizienz erhöhtes Risiko für Nebenwirkungen (→ arzneiinduzierter Lupus).
> - Im Alter zurückhaltend einzusetzen, zumal keine Rückbildung der linksventrikulären Hypertrophie erfolgt.
> - Dosierung: halbe Standarddosis.

Therapiekombinationen

> **Allgemeines Procedere:**
> - Monotherapie, bis zur Maximaldosis ausschöpfen.
> - Zugabe eines 2. Antihypertensivums einer anderen Gruppe.
> - Initiales Pharmakon durch eines einer anderen Gruppe ersetzen.

Tabelle 57 Therapiekombinationen von Antihypertensiva

Initiale Therapie		Alternative		Kombination mit
Diuretikum	oder	Ca-A	und	ACE-H
β-Blocker	oder	ACE-H	und	Diuretikum
Ca-A	oder	Diuretikum	und	ACE-H
Ca-A	oder	ACE-H	und	β-Blocker
ACE-H	oder	β-Blocker	und	Diuretikum
α-Blocker	oder	ACE-H	und	Diuretikum

Hypotonie, Grundlagen

Grundwerthypotonie (GWH)

- **Definition:** Andauernder arterieller Blutdruckwert von weniger als 110/60 mmHg in Ruhe.
- **Klassifikation:** Primäre und sekundäre Hypotonien.
- **Prävalenz:** Je nach Population und Land zwischen 1,2 bis 51 %. In der mitteleuropäischen Gesamtbevölkerung 2 bis 4 %, im Patientengut ambulanter Praxen 10 bis 20 %.
- **Ursachen:**
  - Ungenügende Herzleistung (Herzinsuffizienz).
  - Hypovolämie.
  - Ungenügender peripherer Gefäßwiderstand.
  - Der ältere Mensch kann die Verkleinerung des Extrazellulärvolumens durch Wasser-, Salz- und Eiweißverluste nur schlecht ausgleichen; deshalb führen Medikamente, Immobilität, Malnutrition und Infektionen oft zu absoluter oder relativer Hypotonie.
- **Folgen:** Schon geringe Blutdruckminderungen können zu gefährlichen Ischämien in kritisch versorgten Gefäßgebieten (arteriosklerotische Stenosen!) führen.
- **Diagnostik:** s. S. 271 und S. 280.
- **Therapie:** Entsprechend der Ursachen kausale Therapie anstreben!

Orthostatische Hypotonie (OH)

- **Definition:** Systolischer Blutdruckabfall beim Lagewechsel vom Liegen zum Stehen von 20 mmHg oder mehr.
- **Klassifikation:** Primäre und sekundäre Formen (angelsächsische Klassifikation) oder sympathikotone und asympathikotone Formen (europäische Thulesius-Klassifikation s. Tab. 58).
- **Prävalenz:** 15 % im Pflegeheim, 30 % in geriatrischen Abteilungen. Mit zunehmendem Alter und zunehmender Hilfsbedürftigkeit erhöht. Nicht der Alterungsprozeß, sondern Krankheiten sind für die Prävalenzsteigerung im Alter verantwortlich.
- **Risikofaktoren:**
  - Arterielle Hypertonie (!)
  - Kombinationen folgender Einzelfaktoren:
    - Aktive medizinische Krankheit
    - Psychotrope Medikamente
    - Antihypertensive Medikamente
    - Polyneuropathie
    - Harnwegsinfekt
    - Anämie
    - Hyponatriämie
- **Klinik:** Vielfältige, oft wenig definierte Symptome beim Lagewechsel vom Liegen zum Stehen oder bei langem Verweilen in aufrechter Körperhaltung:
  - Schwindel, Sehstörungen, Dysbalancen, Verwirrtheiten
  - Kollaps, Synkope
  - Schwäche, Malaise, Apathie

Hypotonie, Grundlagen

Pathophysiologie der Blutdruckregulation in Orthostase

Der drohende Blutdruckabfall durch das unter der Schwerkraft in Orthostase in die unteren Extremitäten versackende Blutvolumen wird durch drei zeitlich gestaffelt in Aktion tretende Regelmechanismen kompensiert:

- Regelkreis I: Baroreflex-Mechanismus. Reflektorische Herzfrequenz- und Herzminutenvolumen-Steigerung zur Kompensation des initialen BD-Abfalls. Frühregulation 1.–20. Sek. Vagus-mediierte Aktion. Test: Autonome Kreislaufreflexe.
- Regelkreis II: Sympathikoadrenerge Regulation. Arterioläre Vasokonstriktion zur Kompensation des Venenpooling. Spätregulation ab 12 Sek. bis 5 Minuten. Vasokonstriktorische Wirkung durch Noradrenalin-Freisetzung an den Nervenendigungen. Test: Orthostasetest. Einteilung nach der Thulesius-Klassifikation (s. u.).
- Regelkreis III: Hormonelle Regulation (Renin-Angiotensin II-Aldosteron-Achse/ Antidiuretisches Hormon): ab 3.–5. Minute. Stabilisierung der Vasokonstriktion/Extrazellulärvolumen-Expansion. Test: Hormonbestimmungen.
- Bei OH ist meistens der Regelkreis II gestört. Die Ursache ist dann entweder ein zu großes Venenpooling oder eine Störung der sympathikoadrenergen Regelmechanismen. Mittels der einfachen Kreislaufparameter Blutdruck und Puls in Ruhe und Orthostase kann die Hauptstörgröße meist hinreichend sicher bestimmt werden.

Tabelle 58 Thulesius-Klassifikation bei Störung des Regelkreis II:

	Sympathikotone OH	Asympathikotone OH
Blutdruckabfall	$\geq$ 20 mmHg	$\geq$ 20 mmHg
Herzfrequenzanstieg	> 10 S/Min	$\leq$ 10 S/Min
Venenpooling	Pathologisch	Normal
Vasokonstriktion	Normal	Pathologisch
Aussage	Übergroßes versackendes Blutvolumen	Autonome Neuropathie

Orthostasetests

- Im klinischen Alltag genügt in den meisten Fällen die Abklärung des Regelkreises II durch Schellongtest oder eine seiner Modifikationen (s. Abb. 32).
- Weitergehende Untersuchungen, welche auch die Regelkreise I und III umfassen, sind nur bei invalidisierenden OH, bei primären OH (autonome Insuffizienz!) und bei Therapieresistenz der orthostatischen Störung angezeigt und sind dann Sache von spezialisierten Kreislauflabors.
- Ein systolischer Blutdruckabfall > 20 mmHg in Orthostase ist immer pathologisch.
- Treten während der Testung klare zerebrale Hypoperfusionssymptome (Schwindel, Sehstörungen, Dysbalancen) auf, so ist der Orthostasetest, unabhängig von den gemessenen Kreislaufwerten, als positiv zu werten.

Hypotonie, Grundlagen

Tabelle 59 Screening und Abklärung einer Orthostase

	Screening	Abklärung
Test	1-Min-Stehtest	Orthostasetest
Autoren:	Caird	Jarmatz-de Marèes
Vorphase	5 Min Flachliegen	5 Min Flachliegen 3 Min Hochlagerung der Beine
Messungen		
Was?	BD	BD + Puls
Wann?	– Ende Vorphase – Nach 1 Min Stehen	– Ende Vorphase – Nach 1, 2 und 5 Min Stehen
Zweck	Feststellung der OH	Einordnung der OH

Abb. 32 Orthostasetest
a) Schellongtest modifiziert nach Jarmatz-de Marèes

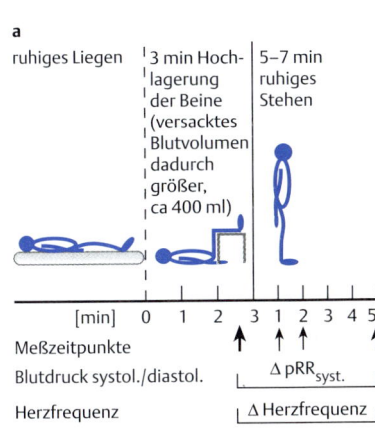

b) Klassifikationsschema

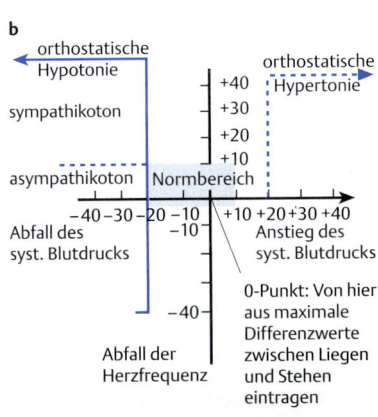

Orthostatische Hypotonie, Therapie

Nichtpharmakologische Maßnahmen

- Grundsatz: Eine Mehrzahl der OH kann ohne spezielle Pharmakotherapie erfolgreich behandelt werden.
- Eine Kochsalzzulage, am bekömmlichsten in Form von Bouillon, expandiert das Extrazellulärvolumen und verbessert die Orthostasetoleranz.
- Schlafen mit erhöhtem Oberkörper aktiviert die Renin-Angiotensin-Aldosteron-Achse, expandiert das Extrazellulärvolumen und reduziert sowohl die nächtliche Polyurie als auch die frühmorgendliche Hypotonie.
- Mit Kompressionsstrümpfen (Kompressionsklasse II – III, wenn toleriert: Kompressionsstrumpfhose oder Oberschenkelstrumpf) kann das orthostatische Venenpooling der Beine verkleinert werden. Für leichte Formen der OH oft einzig nötige Maßnahme. Strümpfe morgens vor dem Aufstehen anziehen.
- Maßvolle sportliche Aktivität ist eine günstige Rahmenmaßnahme (Leistungssport erhöht häufig die Orthostaseintoleranz!). Nur bei sehr leichter OH als einzige Maßnahme indiziert. Die therapeutische Wirkung wird meist stark überschätzt!
- Hypotonisierende Medikamente sind häufig Ursache für eine OH. Die laufende Medikation ist deshalb stets sehr genau zu überprüfen. Die hypotonisierende Nebenwirkung dieser Medikamente begründet sich in Hypovolämie, Vasodilatation oder Interferenz in die autonome Blutdruckregulation. Bei OH sind diese Medikamente, wenn möglich, auszusetzen oder in der Dosierung zu reduzieren. Geriatrisch gebräuchliche und potentiell hypotonisierende Medikamente sind:
  - Diuretika
  - Antihypertensiva
  - Nitrate
  - Psychopharmaka
  - Antiparkinsonmittel
  - Insulin
  - Beta-Sympathikomimetika
  - Zytostatika
  - Alkohol

Pharmakotherapie

Die Pharmakotherapie richtet sich am besten nach der im Orthostasetest ermittelten Grundstörung aus:
- Bei OH durch übergroßes Venenpooling:
  - Orthostasetest: Sympathikotone OH
  - Therapieprinzip: Venentonussteigerung und/oder Volumen-Expansion
  1. Option: Direkte Alpha-2-Antagonisten
     - Yohimbin $1-3 \times 5$ mg/d
  2. Option: Alpha-Sympathikomimetika
     - DHE/Etilefrin-Kombination $1-3 \times 1$ Tbl./d
     - Midodrin $1-2 \times 2,5$ mg/d
  3. Option: Mineralokortikoide (tiefe Dosierung)
     - Fludrokortison $1-3 \times 0,05$ mg/d
  4. Option: Prostaglandinsynthetasehemmer (bei Doppelindikationen!)
     - Indomethacin 3×25 mg/d
     - Flurbiprofen $1-2 \times 100$ mg/d
     - Diclofenac $1-2 \times 50$ mg/d

Orthostatische Hypotonie, Therapie

- Pharmokotherapie bei autonomer Neuropathie
  - Orthostasetest: Asympathikotone OH
  - Therapieprinzip: Verbesserung der Noradrenalinverfügbarkeit und/oder direkte Vasokonstriktion
  1. Option: Direkte Alpha-2-Antagonisten
     - Yohimbin $1-3 \times 5$ mg/d
     - Yohimbin plus Methylphenidat ($1-3 \times 5$ mg/d)
  2. Option: Periphere Dopaminantagonisten
     - Metoclopramid 3×10 mg/d
  3. Option: Mineralokortikoide (hohe Dosierung)
     - Fludrokortison $3 \times 0{,}05-0{,}1$ mg/d
  4. Option: Peripher vasokonstriktorische Betablocker
     - Propranolol 3×40 mg/d
- Bei den primären OH im Rahmen autonomer Insuffizienz (Shy-Drager-Syndrom, Idiopathische Orthostatische Hypotonie) muß man sich oft mit stundenweiser Verbesserung der invalidisierenden Orthostaseintoleranz begnügen. Es müssen dann höhere Dosierungen sowie Kombinationen der Medikamente zum Einsatz kommen.
- Bei besonderen Fällen kommt als ein anderer Therapieansatz in Betracht: Therapie der OH nach klinischer Konstellation.
  Ziel: Ökonomischer Medikamenteneinsatz (Medikamente s. Tab. 60)

zusätzlich zu OH:	Doppelindikation für:	Substanz:
Inkontinenz	→ Alpha-Sympathikomimetikum	→ Midodrin
Depression	→ Serotonin-Aufnahmeblocker	→ Citalopram, Fluoxetin
Arterielle Hypertonie	→ Betablocker	→ Timolol, Propanolol
Rheuma	→ Indirekte α-2-Rezeptorenblocker	→ NSAID
Darmmotilitätsstörung	→ Peripherer Dopaminantagonist	→ Metoclopramid
Postprandiale OH	→ Adenosin-Rezeptoren-Blocker	→ Coffein
Apathie/Dysphorie	→ α-2-Rezeptorenblocker	→ Yohimbin/Methylphenidat

Orthostatische Hypotonie, Therapie

Tabelle 60 Pharmakotherapie der Orthostatischen Hypotonie: Synopsis gebräuchlicher Medikamente

Therapieansatz Stoffgruppe/Medikamente	Wirkungsmodus	Probleme
Blutvolumenexpansion		
Mineralokortikoide		
– Fludrokortison (s. S. 414)	ECV-Expansion	Wasserretention, Hypokaliämie
EC-Volumen-Vergrößerung		
– Erythropoetin	ECV-Expansion	Wenig Erfahrungen
Vasopressin-Analoge		
– Desmopressin	Antidiurese	Hyponatriämie
Vasokonstriktion		
Alpha-1-Sympathikomimetika		
– Dihydroergotamin (s. S. 419)	Venöse Vasokonstriktion	Bioverfügbarkeit
– Etilefrin (s. S. 419)	Arterioläre Vasokonstriktion	Bioverfügbarkeit
– Norfenefrin	Arterioläre Vasokonstriktion	Bioverfügbarkeit
– Midodrin	Arterioläre Vasokonstriktion	Hypertonie (s. S. 271)
Beta-Rezeptoren-Blocker		
– Propanol	Arterioläre Vasokonstriktion	Widersprüchliche Erfahrungen Kardiale Nebenwirkungen
Serotonin-Aufnahme-Blocker		
– Fluoxetin (s. S. 413)	Arterioläre Vasokonstriktion (?)	Wenig Erfahrungen
– Citalopram (s. S. 413)		

Tabelle 60 Fortsetzung

Therapieansatz Stoffgruppe/Medikamente	Wirkungsmodus	Probleme
Noradrenalin-Promotion		
Alpha-2-Rezeptoren-Blocker		
– Yohimbin (s. S. 414)	Verstärkte synaptale Noradrenalin-Freisetzung	Hypertonie (s. S. 271)
Noradrenalin-Präcursor		
– Dihydroxyphenylserine (DOPS)	Synaptale Noradrenalinsynthese	Bei Dopamin B-Hydroxylase-Mangel
Anti-Vasodilatation		
NS-Antirheumatika		
– Indometacin (s. S. 412)	Inhibition vasodilatatorischer Prostaglandine	Gastrointestinale/Renale Nebenwirkungen
– Flurbiprofen (s. S. 412)		
– Diclofenac (s. S. 412)		
Periphere Dopaminrezeptoren-Blocker		
– Metoclopramid	Inhibition vasodilatatorischer Dopaminwirkung	Extrapyramidale Nebenwirkungen
Somatostatin-Analoge		
– SMS 201–995	Inhibition vasodilatatorischer Peptide	Nur für postprandiale Hypotonie
Adenosin-Rezeptoren-Blocker		
– Coffein	Inhibition vasodilatatorischer Peptide	Nur für postprandiale Hypotonie

Apoplexie

Definitionen

- **Apoplexie** = Hirnschlag = akutes zerebrovaskuläres Ereignis mit Beeinträchtigung der Hirnleistung (motorisch, sensibel oder kognitiv).
- **TIA** = **t**ransiente **i**schämische **A**ttacke = Streifung
  = akutes zerebrovaskuläres Ereignis mit vorübergehender Hirnleistungsstörung (Dauer Sekunden bis max. 24 Stunden).
- **PRIND** = **p**rolongiertes **r**eversibles **i**schämisches **n**eurologisches **D**efizit
  = akutes zerebrovaskuläres Ereignis, dessen Beeinträchtigung sich innerhalb von maximal zwei Wochen vollständig zurückbildet (ohne residuelle diskrete Befunde, weder neurologisch noch neuropsychologisch).
- **Lakunarer Infarkt** = kleiner Infarkt in der Tiefe des Gehirns von max. 15 mm³ Durchmesser, mit kleiner Nekrose im Versorgungsgebiet der tief penetrierenden Arterien in Basalganglien, Thalamus, Capsula interna, Centrum semiovale oder Pons.
- **Morbus Binswanger** = langsam progressive Demenz, assoziiert mit
  – rezidivierenden Apoplexien mit teils vollständig, teils unvollständig reversiblen neurologischen Defiziten oder:
  – durch gehäufte lakunare Infarkte der weißen Substanz (oft konfluierend) und der Basalganglien, schleichende progressive Defizite, wie Gangapraxie, Ungeschicklichkeit der Hände, Dysphagie, Dysarthrie, emotionale Labilität.
- **Leukoaraiosis** = Aufhellung der weißen Substanz periventrikulär und im Centrum semiovale, bedingt durch leichte Demyelinisierung oder Wassereinlagerung (ohne Nekrose!), meist ohne klinische Bedeutung. Sichtbar im MRI, CT (und auch in Myelinfärbung). Häufig bei gesunden Hochbetagten, etwas häufiger bei Morbus Alzheimer und noch häufiger als Begleiterscheinung anderer zerebrovaskulärer Erkrankungen.
  – *Achtung:* Leukoaraiosis in CT oder MRI darf nicht generell als Hinweis auf lakunare Infarkte oder Morbus Binswanger interpretiert werden!

Epidemiologie und geriatrische Bedeutung

- Mit zunehmendem Alter treten zunehmend häufiger zerebrovaskuläre Erkrankungen auf: Prävalenz 35/1000 65–75 J, 60/1000 > 75 J. Inzidenz und Mortalität s. Tab. 61.
- Ca. 20% der Betten in geriatrischen Langzeitpflegeeinrichtungen sind belegt durch Patienten mit Langzeitfolgen einer Apoplexie.
- Dank immer besserer Kontrolle der Hypertonie auch bei Betagten sind die altersspezifische Inzidenz und Prävalenz der Apoplexie in den letzten Jahrzehnten rückläufig.

Tabelle 61 Inzidenz und Mortalität zerebrovaskulärer Erkrankungen

jährliche Inzidenz		jährliche Todesrate	
8/1000	65–74jährige	2/1000	60–69jährige
20/1000	75–84jährige	5/1000	70–79jährige
40/1000	85jährige	20/1000	80–89jährige
		50/1000	>90jährige

Apoplexie

- 5-Jahres-Überlebensrate nach embolischer oder thromboembolischer Apoplexie 35%, nach intrazerebraler Blutung 6%.

Ätiologie und Pathogenese

- **Pathogenese der Apoplexie:**
  - ca. 30%: Thrombose einer zerebralen Arterie
  - ca. 20%: lakunärer Infarkt
  - ca. 20%: Embolie
  - ca. 10%: intrazerebrales Hämatom
  - ca. 20%: unklare Genese
  - Wichtigster Risikofaktor ist eine Hypertonie. Sie liegt vor
    - bei ca. 90% der lakunären Infarkte
    - bei ca. 70% der Hämatome
    - bei ca. 50% der zerebrovaskulären Thrombosen
- **Pathogenese embolischer Apoplexien:**
  - 57% als Folge von Vorhofflimmern ohne Klappenerkrankung mit hoher Rekurrenzrate (10% 1. Jahr, 35% 5 Jahre). Das Apoplexierisiko ist 5mal so hoch wie bei Patienten ohne Vorhofflimmern.
  - Bei Vorhofflimmern mit Klappenerkrankung ist das Apoplexierisiko 17mal so hoch.
  - Wichtige andere Emboliequellen:
    - Ulzerierte arteriosklerotische Plaque der extrakraniellen Karotisarterie
    - Wandthrombosen nach Myokardinfarkt
    - Herzwandaneurysma
    - Septischer Embolus bei Endokarditis

Klinik

- Pathognomonisches Symptom ist das plötzliche Einsetzen eines neurologischen oder neuropsychologischen Defizits.
- Selten ist ein stotternder Beginn, d. h. nach initialem Defizit tritt plötzlich ein zusätzliches Defizit auf; dies kann sich mehrfach wiederholen (= Apoplexie in Evolution). Auftreten bei multiplen Embolien, bei Progression einer Thrombose eines zerebralen Arterienastes in andere Äste oder bei Blutung in einen Infarkt.
- Je größer das strukturelle Defizit, desto wahrscheinlicher sind Symptome, die unabhängig sind von der Lokalisation, insbesondere:
  - initiale Bewußtseinstrübung
  - initiale Schluckstörung
  - initiale Inkontinenz
- Die Art der neurologischen und neuropsychologischen Defizite hängt ab von der Größe und Lokalisation der Läsion.
  - Isolierte motorische und sensorische Defizite → Verdacht auf lakunären Infarkt (s. S. 293).
  - Neuropsychologische Defizite belegen eine Läsion der zerebralen Hemisphären.
- Häufigstes Apoplexiesyndrom ist das Hemisyndrom (Halbseitenlähmung), das motorisch, sensorisch oder beides sein kann. Es ist unspezifisch für die Lokalisation der Läsion (kortikal, basal, in der Capsula interna, Mittelhirn, Pons, Hirnstamm). Für die Lokalisation entscheidend sind die Begleitsymptome (kognitive Ausfälle, Hemianopsie, Hirnnervenausfälle).

Apoplexie

> **Achtung:** Blutdruckerhöhung in der Akutphase der Apoplexie ist eine Reflexhypertonie und somit normal. Bei Hämatom Erhöhung um ca. 50 mmHg systolisch und 20 mmHg diastolisch und bei den übrigen Apoplexien ca. 40 mmHg systolisch und 10 mmHg diastolisch. Die Hypertonie sollte nur behandelt werden bei Werten > 220/130!

> **Achtung:** 12% der Apoplexien werden von einem klinisch stummen Myokardinfarkt begleitet, 2% der akuten Myokardinfarkte zeigen als Komplikation eine Apoplexie (bei großem Infarkt: 20%!).

Diagnostik

- **Klinisch-neurologische Untersuchung:** Sie ist entscheidend!
  1. Liegt ein motorisches Hemisyndrom vor?
     - Bei Bewußtseinstrübung: Hypotonie und fehlende Spontanbewegung der betroffenen Körperhälfte?
     - Bei wachen Patienten: verminderte Kraft und/oder Feinmotorik der betroffenen Körperhälfte?
     - In späteren Stadien: Ein residuelles Hemisyndrom liegt vor
       - bei leichtem Absinken und Innenrotation der Hand im Arm-Vorhebe-Versuch,
       - bei vermindertem Armschwung und Zirkulation des Beins beim Gehen.
  2. Ist die Sensorik mitbetroffen?
     - Bei Bewußtseinstrübung: verminderte Reaktion auf Schmerzreiz auf der plegischen Seite?
     - Bei erhaltener Sensibilität: Liegt ein sensibler Neglect bei beidseitiger simultaner Stimulation vor?
     - Liegt eine Hemianopsie oder ein visueller Hemineglect vor?
  3. Liegen kognitive Ausfälle vor? (siehe Aphasie S. 297, Apraxie S. 300 und andere als Verhaltensstörungen imponierende kognitive Ausfälle S. 295).
- **Bildgebende Verfahren** (CT oder MRI):
  - Bei Zweifel an der Diagnose einer Apoplexie.
  - Zum Ausschluß einer Blutung bei akuter Läsion, wenn eine Thrombolyse erwogen wird (nur innerhalb von drei Stunden nach Einsetzen der Symptome möglich, sonst zu hohe Blutungsgefahr) oder wenn eine Behandlung mit niedrigmolekularem Heparin erwogen wird (CT genügt, obwohl damit eine ischämische Läsion nicht früh belegt werden kann, was jedoch zum Ausschluß einer Blutung nicht notwendig ist).
- **Doppler-Untersuchung der Karotiden:** Sie ist indiziert bei TIA, PRIND und wenn das Ausmaß der Ausfälle nach Apoplexie eine kleine Läsion anzeigt und die Prävention eines Rezidivs wichtig ist (s. S. 292, Rezidivprophylaxe).
- **EKG:** Bei jeder Apoplexie zum Ausschluß eines begleitenden Myokardinfarktes notwendig.

Prognose

- Spontanerholung zur vollen Selbständigkeit: ist in den ersten vier Wochen am wahrscheinlichsten, ab 8 Wochen wird sie unwahrscheinlicher.
- Vollständige Späterholung nach 6 Monaten noch bei 5–10% (aber 40% der Gehunfähigen erlernen noch das Gehen). Nach 24 Monaten ist eine weitere Erholung eine Ausnahme.
- Große interindividuelle Schwankungen, im Bereich der Aktivitäten des täglichen Lebens ist jedoch folgende Reihenfolge der Erholung typisch:

Apoplexie

1. Kontrolle über den Stuhlgang
2. Selber kleingeschnittene Nahrung essen
3. Kontrolle über Blase
4. Transfer Bett–Stuhl mit Hilfe
5. Gesichtspflege (Rasieren, Kämmen, sich waschen)
6. Ankleiden und Gehen mit Hilfe
7. Selbständig essen
8. Selbständig aufstehen und gehen
9. Treppensteigen mit Hilfe
10. Selbständig ankleiden (inkl. Knöpfe und Schuhbänder)
11. Selbständig Treppen steigen und baden

▶ Das Defizit ein Jahr nach dem Insult ist abhängig von der Größe des primären Ausfalls (erklärt 2/3 der Erholungsvarianz).

Tabelle 62 Ergebnisse des Barthel-Index (S. 108) nach Apoplexie

Initiales Defizit (Barthel-Index)		Zustand nach 30 Wochen
sehr schwer	0/100	60/100
schwer	35/100	70/100
mäßig	60/100	90/100
gering	85/100	90/100
(Durchschnitt von je ca. 60 Personen)		

▶ **Indikator für schlechte Prognose:**
  - *Inkontinenz* länger als 2 Tage ist ein Hinweis für hohe Wahrscheinlichkeit des Todes oder schlechte Erholung zu Selbständigkeit. Bei Inkontinenz sterben 53% der Patienten innerhalb von 6 Monaten versus 19% bei Kontinenz; nur 43% der Überlebenden mit Inkontinenz erholen sich, bei Kontinenz sind es ca. 80%.
    • *Achtung:* Ein Dauerkatheter verunmöglicht die Beurteilung dieses wichtigsten prognostischen Indikators und sollte deshalb möglichst vermieden werden.
  - *Andere ungünstige Indikatoren* (falls Kontinenz nicht beurteilbar oder vorbestehend):
    • Fehlende Rumpfkontrolle im Sitzen
    • Schwere Armparese
    • Präsenz einer Hemianopsie oder Neglectes
    • Präsenz von Aphasie, Agnosie oder Apraxie

Akutbehandlung

▶ **Akute Thrombolyse:** Sie ist potentiell sehr gefährlich (Blutungsgefahr) und sollte nur durchgeführt werden, wenn die Symptome noch nicht länger als drei Stunden bestehen *und* bei computertomographisch ausgeschlossener Blutung. Verwendet wird rekombinant hergestellter Gewebe-Plasminogen-Aktivator 0,9 mg/kg Körpergewicht (max. 90 mg i.v.), 10% als initialer Bolus, der Rest als Infusion über 60 Minuten. Damit läßt sich trotz erhöhter Blutungsgefahr das Risiko für ein schweres Defizit oder den Tod um 30% reduzieren. Nach der Throm-

Apoplexie

bolyse sind Antikoagulation oder Thrombozytenaggregationshemmer für 24 Stunden kontraindiziert.

- **Subkutan niedrig-molekulares Heparin:**
  - **Analog:** 2 × täglich 3000–5000 I.E. subkutan reduziert Todesfälle und schwere Behinderung um 20%. Ist indiziert, wenn eine Blutung computertomographisch ausgeschlossen ist, und verhindert das Entstehen von Beckenvenenthrombosen (und später Lungenembolie) bei Immobilität sowie das Entstehen weiterer Emboli bei kardialer Läsion und verbessert die Prognose, wenn die Behandlung innerhalb von 48 Stunden nach Auftreten der Ausfälle erfolgt.
- **Konservativ-supportive Behandlung:**
  - Frühe Behandlung von hohem Blutdruck ist kontraindiziert.
  - Behandlung von Hirndruck als Folge von Ödemen bei großer Apoplexie ist weder mit Diuretika oder hyperosmolarer Lösung, noch mit Barbituraten oder Steroiden erfolgreich!
  - Sorgfältige Flüssigkeitsbilanz, initial leicht negativ.
- **Pflegerische Maßnahmen:** stehen im Zentrum.
  - Seitenlage zur Verhinderung von Aspiration (bei Bewußtlosigkeit und Erbrechen obligatorisch).
  - Schutz der Kornea bei fehlendem Lidschluß.
  - Eventuell intermittierende Blasenkatheterisierung (kein DK! siehe oben).
  - Mundpflege (inkl. häufiges Absaugen bei pharyngealer Speichelansammlung).
  - Dekubitusprophylaxe:
    - Superweiche Lagerung
    - Umlagerung alle zwei Stunden
    - 30% Halbschräglage bei Rötung über Druckstellen
  - Schonung der Bänder und Gelenke gelähmter Glieder (verhindert schmerzhafte Zerrungen und Subluxationen).
  - Täglich regelmäßig passive volle Bewegung der gelähmten Gelenke zur Vermeidung arthrogener Kontrakturen.
- **Lagerung bei Hemiplegie (s. Bobathkonzept S. 291):**
  - *Rückenlage* ist am ungünstigsten, da große Aspirationsgefahr und Tonuserhöhung durch tonische Nacken- und Labyrinthreflexe besteht. Bei normalem Bewußtsein zur Abwechslung jedoch möglich.
  - *Seitenlagerung auf plegische Seite* ist am besten: Plegischer Arm gestreckt nach vorn (90° zum Rumpf), Unterarm supponierend, Handgelenk passiv dorsiflektiert, plegisches Bein in Hüfte gestreckt, im Knie leicht gebeugt, gesundes Bein mit Kissen vor gelähmtem Bein, dadurch ist der gesunde Arm frei beweglich. Kranke Schulter nach vorn bringen.
  - *Seitenlage auf gesunder Seite* ist zur Abwechslung möglich: Beine gebeugt oder unteres gestreckt, oberes Bein mit Kissen unterlagert, nicht in Außenrotation; Fuß rechtwinklig angebeugt; kranker Arm im Ellenbogengelenk gestreckt in Supination, Außenrotation und Abduktion; Hand in Dorsalflexion, gestreckte Finger, abduzierter Daumen.

Rehabilitation

- Resultate bezüglich ADL, IADL und Hospitalisationsdauer sind mit rehabilitativ eintrainierten Equipen besser als bei Betreuung auf Standard-Abteilungen Innere Medizin.

Apoplexie

- Im Zentrum der therapeutischen Bemühungen stehen Überlegungen zur Unterstützung und zum Training im Grenzbereich der funktionellen Defizite/Ressourcen in der Reihenfolge gemäß ADL-Erholung (siehe Prognose).
- Entscheidend zum vollen Ausschöpfen des Rehabilitationspotentials:
  - Korrekte initiale Apoplexie-Diagnostik (inkl. Evaluation der neuropsychologischen Defizite)
  - Therapeutische rehabilitative pflegerische Maßnahmen von hoher Qualität
  - Mobilisierung so bald wie möglich
  - Identifikation und Bearbeitung aller Probleme (inklusive psychologische und neuropsychologische) beim Einsatz von Physio- und Ergotherapie
  - Angemessene Betreuung und Pflege rund um die Uhr
  - Frühzeitiges Erkennen von Rückschlägen
  - Hoher Standard von psychologischer Unterstützung
  - Gute langfristige Nachbetreuung
- Generelle kognitive Stimulation ist möglicherweise hilfreich.
- Sprachtherapeutisches Assessment bei Aphasie ist initial sowie nach 1, 3 und 6 Monaten zum Feststellen der genauen Defizite und Fähigkeiten indiziert.
- Entscheidend ist es, alle Befunde den Patienten, den Angehörigen und dem Pflegepersonal zur Optimierung der Kommunikation und Adaptation an die Defizite mitzuteilen.

Bobath-Konzept

- **Definition:** Konzeptives Verfahren zur Verbesserung von Tonus, Koordination und Haltungen in Bewegungsabläufen bei zerebrovaskulärem Insult und Zerebralparese.
- **Voraussetzungen:** Zur erfolgreichen Umsetzung des Konzeptes müssen alle Dienste, welche mit der Pflege und Therapie von Patienten betraut sind (v. a. Pflegedienst!), in der Methodik theoretisch/praktisch geschult sein. Institutionsleitungen müssen die Aus- und Fortbildungsmöglichkeiten (Bobath-Kurse!) sicherstellen. Für alle Mitarbeiter muß die Anwendung des Konzeptes verbindlich sein. Gleiches gilt für methodische Alternativen!
- **Ziele und Therapieansätze:**
  - Hemmung abnormer Haltungsreflexe, Tonus-Normalisierung der Muskulatur.
  - Bei schlaffen Lähmungen: Erhöhung der Haltungsaktivität durch taktile und propriozeptive Stimulation.
  - Bei erhöhtem Tonus: Hemmung abnormer Haltungs- und Bewegungsmuster.
  - Übung der Gleichgewichtsreaktionen.
  - Bahnung normaler Haltungsreaktionen und Bewegungsabläufe.
  - Automatisierung der erlernten Funktionen.
- **Indikation:** Hemiplegie, Zerebralparese.
- **Physiotherapie:**
  - *Akute Phase:*
    - Lagerung schon im schlaffen Stadium zur Vermeidung des spastischen Haltungsmusters und von Dekubitus
    - Kreislauf- und Atemtherapie
    - Rumpfstabilisierung und -rotation
    - Aktivitäten für selektive Bewegungen der Extremität
    - Gleichgewichtsreaktionen aus verschiedenen Ausgangsstellungen

Apoplexie

- *Nach Abklingen der akuten Phase:*
  - Verbesserung der Sensorik, Bahnung eines neuen Gleichgewichtssinns im Dienste der Spastizitätsverminderung
  - Erarbeiten normaler Bewegungsmuster
  - Umsetzen in Alltagsaktivität
- **Beurteilung:** Ein wirkungsvolles Konzept.

Rezidivprävention

- Entscheidend sind zwei Maßnahmen:
  - Optimale Blutdruckkontrolle, auch bei Höchstbetagten (siehe Kapitel Hypertonie, S. 274).
  - Thrombozyten-Aggregationshemmer; es genügen 300 mg ASA alle 3 Tage oder 100 mg/d (bessere Compliance).
- Antikoagulation ist nur bei nachgewiesener Embolisation indiziert, dann:
  - Beginn 48 Std. nach Auftreten der zerebralen Embolisation
  - Nur wenn im CT keine Blutung nachweisbar ist
  - Bei sehr großem Infarkt erst nach 7 Tagen
  - Verhindert 2/3 der spontanen Rezidive
- Karotis-Endarteriektomie im Bereich der Bifurkation:
  - Bei bisher asymptomatischer Läsion, falls Stenose > 60 %
  - Bei Status nach kontralateraler transienter ischämischer Attacke, prolongiertem ischämischen neurologischen Defizit oder Apoplexie mit minimalen residualen Defiziten, falls Stenose > 60 %; sonst Thrombozytenaggregationshemmer.
  - Bei residualen Defiziten oder struktureller Läsion in CT oder MRI bis zur Operation einige Wochen warten, während der Wartezeit Thrombozytenaggregationshemmer.

Apoplexie: Lakunäre Syndrome

Grundlagen

- **Definition:** Im CT oder MRI nachweisbare strukturelle Defizite in verschiedenen Hirnarealen von max. 15 mm Durchmesser pro Läsion.
- **Symptomatik:** Häufig klinisch als transiente ischämische Attake (1/3 aller Fälle) oder prolongiertes ischämisches neurologisches Defizit imponierend (trotz morphologisch fixiertem Infarkt). In $^1/_4$ der Fälle transiente ischämische Attacke vor der eigentlichen Apoplexie.
- **Vorkommen:** Durchschnittlich 3 Lacunae pro Patient, viele davon asymptomatisch. 45 % in den Basalganglien, 18 % im Thalamus, 15 % im Pons, 12 % im Centrum ovale, 10 % in der Capsula interna.
- **Mortalität:** Niedrigste Mortalität aller Apoplexien (3–5 % innerhalb von 30 Tagen).
- **Prognose:** Erholung ohne Defizite: 70 % innerhalb von 1 Monat bei rein motorischer Hemiparese, 83 % innerhalb von 1 Monat bei rein sensibler Hemiparese, 56 % innerhalb von 1 Monat bei sensomotorischer Hemiparese.

Klinik je nach Lokalisation

- **Lokalisation Pons oder Capsula interna** (ca. 50 % der Lacunae).
  - *Symptome:* Rein motorische Hemiparese: typischerweise proximal ausgeprägter als distal.
  - *Variante:* Monoparese bei kleiner Lakuna in der Capsula interna.
- **Lokalisation Lentikulokapsuläre große Lakuna in dominanter Hemisphäre**
  - *Symptome:* Motorische Hemiparese mit neuropsychologischer Dysfunktion, Aphasie (atypische Form) inkl. Akalkulie oder Apraxie sind nicht selten.
  - *Variante:* Bei thalamischer Lakuna akute Konfusion oder Gedächtnisstörung.
- **Lokalisation Kontralateraler Nucleus subthalamicus**
  - *Symptome:* Hemichorea, Hemiballismus
  - *Prognose:* gut
- **Lokalisation obere Basis pontis, lateraler Thalamus oder posteriore Capsula interna**
  - *Symptome* Ataktische Hemiparese: Parese der distalen unteren Extremität mit Ataxie (ausgeprägte Dysmetrie ohne Parese) der oberen Extremität.
  - *Prognose:* Gut; in über 90 % vollständige Erholung innerhalb einer Woche.
- **Lokalisation paramediane Basis pontis oder Capsula interna** (ca. 10 % der Lacunae).
  - *Symptome:* Dysarthrie-clumsy-hand-Syndrom: Gesichtsparese mit ausgeprägter Dysarthrie und Dysphagie gemeinsam mit leichter Schwäche und Ungeschicklichkeit der Hände (inklusive Schreibunfähigkeit bei dominanter Läsion).
  - *Prognose:* sehr gut.
- **Lokalisation Thalamus, Capsula interna oder Centrum semiovale,** selten kortikaler Infarkt des Gyrus postcentralis (ca. 6 % der Lacunae).
  - *Symptome:* Rein sensible Hemiparese: Taubheitsgefühl und mildes sensorisches Defizit einer ganzen Körperhälfte mit Gefühlen der „Taubheit", „von eingeschlafen sein", „heiß", „gefroren", „kribbeln", „prickeln", „steif", „gespannt", „drücken", „eingebunden", „kalt", „hart" oder „zuckend", gelegentlich „brennend-schmerzhaft".
  - *Prognose:* meist gut.

Apoplexie: Lakunäre Syndrome

- **Lokalisation Capsula interna,** eventuell mit Einbeziehung benachbarter Basalganglien oder des Thalamus (5–30% der Lacunae).
  - *Symptomatik*: Sensomotorische Hemiparese. Evtl. mit Hemianopsie oder visuellem Neglect oder Dysphasie.

Verhaltensstörungen nach Apoplexie

Apathie

- ▶ **Ursache:** Infarkte der frontalen Konvexität.
- ▶ **Symptomatik:** Mentalstatus mit Apathie, Indifferenz, Verlust von Initiative, Akinese (ohne depressive Verstimmung), unterbrochen von gelegentlichen Durchbrüchen von Wut und Aggression. Nachweis von:
  - Fehlender Fähigkeit, Stimulus zu unterdrücken
  - Perseverationstendenz
  - Fehlendem Abstraktionsvermögen
  - Fehlender Planungsfähigkeit
  - Fehlender Sequenzierfähigkeit
  - Bei dominanter Läsion: verminderte Wortflüssigkeit oder transkortikale motorische Aphasie.
- ▶ **Therapie:** Bei persistierender Apathie ist ein Therapieversuch mit einem antriebsteigernden Antidepressivum angezeigt.

Akinetischer Mutismus

- ▶ **Ursache:** Akute bilaterale Läsion der medialen und basalen Frontallappen.
  - *Symptom:* Stummheit, Akinese und fehlende Reaktion. Der Patient folgt visuellen Stimuli mit den Augen. Intermittierende Ausbrüche von Worten und Agitation.
- ▶ **Ursache:** Paramediane Läsion im Thalamus oder Mittelhirn (typisch nach Embolie in Basilarisarterie).
  - *Symptome:* Persistierendes Koma, das zum Coma vigile wird (offene Augen, Schlafrhythmus), oft assoziiert mit Augenmotilitätsstörungen.

Agitierte Konfusion (Delirium)

- ▶ **Ursache:** Toxische, metabolische oder entzugsbedingte diffuse Funktionsstörung des Gehirns, auch auslösbar durch fokalen akuten Infarkt in folgenden Bereichen:
  - Nichtdominanter Parietallappen mit Anosognosie, Hemineglect, evtl. Hemianopsie.
  - Bilaterale Arteria cerebri posterior mit medial temporal-okzipitalen Infarkten, evtl. mit kortikaler Blindheit und Amnesie, evtl. mit Anosognosie.
  - Bilateraler medialer und orbito-frontaler Kortex mit Agitiertheit, wenig geplantem, impulsivem Verhalten, ohne andere neurologische Defizite.

Amnesie

- ▶ **Ursache:** Bilaterale Läsion
  - der medialen Temporallappen oder
  - anteriorer Thalamus oder
  - Hirnbasis (incl. Corp. mamillare oder Fornix)
- ▶ **Symptomatik:** Gedächtnisstörung mit
  - Unfähigkeit, Neues zu lernen.
  - Unfähigkeit, während einer (zunehmend kürzeren) Zeit vor dem akuten Ereignis Gelerntes zu erinnern.
  - Konfabulation, d. h. Tendenz, die Gedankenlücke mit Erfundenem auszufüllen.

Verhaltensstörungen nach Apoplexie

- **Therapie:** Zur Rehabilitation ist die Instruktion und Anwendungsübung mit Gedächtnishilfen (Agenda, Pin-board) besonders wichtig. Bei partieller Amnesie kann Gedächtnistraining in Gruppen hilfreich sein, wobei darauf zu achten ist, daß nur ähnlich stark Gestörte in einer Gruppe behandelt werden.
- **Sonderform:** Transiente globale Amnesie (Transiente ischämische Attacke mit Symptom Amnesie) Typisch sind die immer wieder gestellten gleichen Fragen mit Unruhe und Befremden. Plötzliches Ende der Episode nach Stunden mit dauernder Gedächtnislücke für die Zeit der Episode. Wahrscheinlich bedingt durch transiente ischämische Attacke der beiden Art. cerebri post. Gute Prognose (gelegentlich Rekurrenz, sehr selten Apoplexie).

Affektinkontinenz

- **Definition:** Unangemessene, unkontrollierbare Ausbrüche von Lachen und/oder Weinen, ausgelöst ganz ohne oder nicht angemessene Umweltstimuli, teilweise ohne emotional entsprechend gestimmt zu sein. Oft assoziiert mit Pseudobulbärsymptomen (Dysarthrie, Dysphagie, Inkontinenz, bilaterale sensomotorische Ausfälle) und deshalb auch „pseudobulbäre Affektinkontinenz" genannt.
- **Lokalisation:** Ein Überwiegen der Läsion
  - der dominanten Seite erbringt vermehrt Wein-Attacken,
  - der nichtdominanten Seite vermehrt Lach-Attacken.
- **Therapie:** Antidepressive Pharmakotherapie, indiziert bei depressiver Grundstimmung.

Aprosodie: Störung des Erkennens und Ausdrückens von Affekt

- **Ursache:** Läsionen der nichtdominanten Hemisphäre
- **Symptome:** Es ergeben sich Schwierigkeiten mit
  - Erkennen (temporale Läsion): Schwierigkeiten, den emotionalen Gehalt einer verbalen Mitteilung korrekt zu erkennen = Prosodieagnosie
  - Ausdrücken (frontale Läsion) von Emotionen. Im Sprachbereich beeinträchtigt dies die emotionale Färbung der Sprache mit Schwierigkeiten, die Sprachmelodie (Tonhöhe, Tempo und Rhythmus) dem emotionalen Gehalt entsprechend zu gestalten = Aprosodie.
- **Therapie:** Für eine erfolgreiche Reintegration in das soziale Umfeld und die Familie ist die Instruktion der Kontaktperson über das Defizit und die beim Patienten dafür vorhandene Anosognosie sehr wichtig! Oft sind dazu anläßlich einer Familienkonferenz Demonstrationen der Defizite nötig, da die Aprosodie schwer zu verstehen ist.

Depressive Verstimmung

- **Vorkommen:** Gehäuft bei Läsionen der dominanten Hemisphäre.
- **Symptome:** Bei links-frontaler Läsion zeigen bis zu 70% der Patienten eine Depression; rechtsseitige Läsionen zeigen weniger häufig Depression, auch wegen der Tendenz zu Anosognosie und weil Aprosodie depressive Verstimmung schwer erkennbar macht.
- **Therapie:** Gutes Ansprechen auf antidepressive Medikamente.

Aphasie nach Apoplexie

Definitionen

- **Aphasie** = erworbene Sprachstörung durch Schädigung der sprachspezifischen Hirnareale. Sie erstreckt sich auf
  - Sprechen (spontan und Nachsprechen)
  - Verstehen
  - Lesen
  - Schreiben
- **Dysarthrie** = Sprechstörung, Artikulationsstörung mit verschiedenen Beeinträchtigungen. Kann isoliert auftreten bei Läsion im dominanten insulären Kortex oder assoziiert mit anderen motorischen Störungen. Folgende Arten:
  - Dysphonie = Störung der Stimmgebung
  - Dysprosodie = Störung der Sprechmelodie
  - Dysrhythmie = Störung des Sprechrhythmus
- **Prosodie** = Flüssigkeit des spontanen Sprachmelodierhythmus
  - *Flüssig:* Sätze mit mehr als fünf Wörtern, wenig Unterbrechungen, normale Geschwindigkeit, mühelose, gut verwobene Satzmelodie.
  - *Nicht flüssig:* Sätze mit weniger als fünf Wörtern, mit vielen Unterbrechungen, verlangsamt, forcierte, flache, wenig modulierte Satzmelodie mit Agrammatismus (Störung der Satzbildung, Telegrammstil).
- **Paraphasien:**
  - *Phonematisch* = lautliche Veränderung eines Wortes durch Substitution, Auslassen, Umstellen, Hinzufügen einzelner Laute.
  - *Semantisch* = fehlerhafte Anwendung eines Wortes der Spontansprache mit oder ohne bedeutungsmäßige Ähnlichkeit.
- **Neologismus:** Wortneuschöpfungen, die in der Standardsprache nicht vorkommen.
- **Wortfindungsstörungen:** Vergebliche Suche nach Wörtern für Objekte, Ereignisse, Eigenschaften oder Tätigkeiten. Ist unspezifisch, bei allen Aphasieformen auftretend, bei flüssiger Aphasie mit Paraphrasien, Neologismen oder Redefloskeln kompensiert.
- **Perseveration:** Wiederholtes Verwenden des gleichen Wortes oder Satzteils; Vorkommen unspezifisch, bei allen Aphasien.
- **Wasserscheidenläsion:** Kortikale Läsion im Grenzgebiet zwischen A. cerebri media und A. cerebri anterior oder posterior (meist Folge von diffuser Hypoxie oder Schock).

Aphasieformen

- **Globale Aphasie.** Schwerste Aphasieform:
  - Sprachproduktion und -verständnis beeinträchtigt bis fehlend.
  - Mit erheblicher Anstrengung nur sehr schlechte Artikulation, stark gestörte Prosodie.
  - Nur Sprachautomatismen (rechtshemisphärische Leistungen), z. B. Flüche.
  - Sprachliche Kommunikation (alle Modalitäten) nahezu unmöglich.
  - Meist bedingt durch Thrombose der ganzen Art. cerebri media.
- **Broca-Aphasie:**
  - Nichtflüssige Sprache: trotz Anstrengung schlechte Artikulation und Dysprosodie, Agrammatismus.
  - Viele phonematische Paraphrasien.
  - Sprachverständnis nur wenig bis leicht gestört.

Aphasie nach Apoplexie

- Stark gestörte Kommunikation wegen Sprech- und Schreibunfähigkeit.
- Nur transiente Störung, wenn die Läsion nur den Broca-Cortex betrifft. Die meisten vaskulären Läsionen (anteriorer Ast der A. cerebri media) führen auch zur Läsion der unterliegenden weißen Substanz und am Kopf des Nucleus caudatus, d. h. zu langanhaltender motorischer Aphasie.

▶ **Wernicke-Aphasie:**
- Flüssige Sprache mit viel phonematischen und semantischen Paraphrasien und Neologismen bei intaktem Sprachfluß, Satzmelodie und Grammatik.
- Oft Perseveration, evtl. überschießende Sprachproduktion.
- Oft Wortfindungs- und Benennungsstörungen, die flüssig kompensiert werden, oft mit Floskelwörtern.
- Sprachverständnisstörungen (alle Modalitäten) schränken die Kommunikation stark ein.
- Meist bedingt durch Verschluß eines temporalen Asts der Art. cerebri media.

▶ **Zusammenfassung** der Aphasieformen siehe Abb. 33

Behandlung

▶ Ein wesentlicher Teil der Erholung nach Aphasie erfolgt spontan.
▶ Optimales und vollständiges Ausschöpfen der möglichen Erholung setzt häufiges Üben im Grenzbereich zwischen sprachlichen Defiziten und residuellen Fähigkeiten voraus.
▶ Dazu ist eine logopädische Evaluation initial sowie nach einem, drei und sechs Monaten notwendig, um den Patienten und die Bezugspersonen (Personal *und* Familie) genau zu instruieren und zu Übungen im Grenzbereich zu ermutigen.
▶ Spezifische Übungsprogramme sind nur sinnvoll, wenn sie einem Bedürfnis des Patienten oder der Bezugspersonen entsprechen und spezifisch auf das Ressourcen-Defizit-Muster des Aphasiepatienten zugeschnitten sind.
▶ Die Erholung von Sprachstörungen erfolgt langsamer als die Erholung von Lähmungen. Sie ist erst nach drei Jahren abgeschlossen.

Aphasie nach Apoplexie

Zerebrovaskuläre Erkrankungen

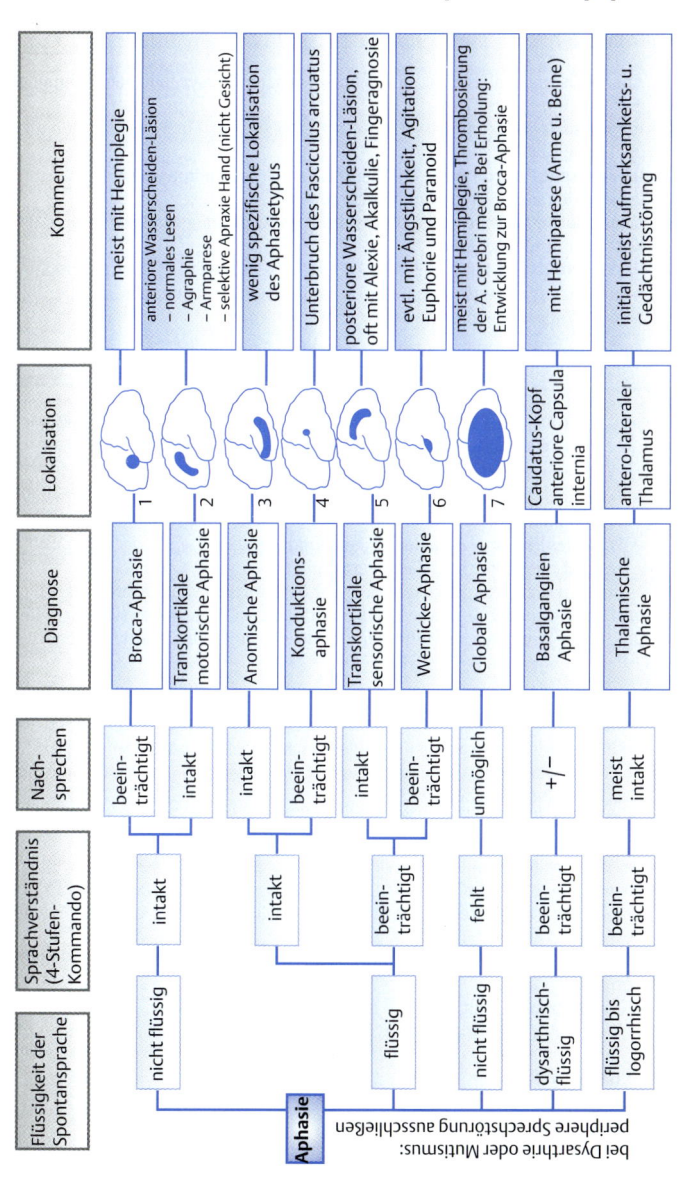

Flüssigkeit der Spontansprache	Sprachverständnis (4-Stufen-Kommando)	Nachsprechen	Diagnose	Lokalisation	Kommentar
nicht flüssig	intakt	beeinträchtigt	Broca-Aphasie	1	meist mit Hemiplegie
flüssig	intakt	intakt	Transkortikale motorische Aphasie	2	anteriore Wasserscheiden-Läsion – normales Lesen – Agraphie – Armparese – selektive Apraxie Hand (nicht Gesicht)
flüssig	intakt	intakt	Anomische Aphasie	3	wenig spezifische Lokalisation des Aphasietypus
flüssig	intakt	beeinträchtigt	Konduktionsaphasie	4	Unterbruch des Fasciculus arcuatus
flüssig	beeinträchtigt	intakt	Transkortikale sensorische Aphasie	5	posteriore Wasserscheiden-Läsion, oft mit Alexie, Akalkulie, Fingeragnosie
flüssig	beeinträchtigt	beeinträchtigt	Wernicke-Aphasie	6	evtl. mit Ängstlichkeit, Agitation Euphorie und Paranoid
nicht flüssig	fehlt	unmöglich	Globale Aphasie	7	meist mit Hemiplegie. Thrombosierung der A. cerebri media. Bei Erholung: Entwicklung zur Broca-Aphasie
dysarthrisch-flüssig	beeinträchtigt	+/–	Basalganglien Aphasie	Caudatus-Kopf anteriore Capsula interna	mit Hemiparese (Arme u. Beine)
flüssig bis logorrhisch	beeinträchtigt	meist intakt	Thalamische Aphasie	antero-lateraler Thalamus	initial meist Aufmerksamkeits- u. Gedächtnisstörung

Aphasie
bei Dysarthrie oder Mutismus: periphere Sprechstörung ausschließen

Abb. 33 Die verschiedenen Aphasieformen

Apraxie nach Apoplexie

Definitionen

- **Apraxie** ist die Unfähigkeit, bewegliche Körperteile trotz fehlender Lähmung zweckmäßig einzusetzen.
- **Ideomotorische Apraxie** ist die Beeinträchtigung von Einzelbewegungen mit oder ohne Objekt.
- **Ideatorische Apraxie** ist die Unfähigkeit, komplexe Handlungsabläufe (evtl. mit verschiedenen Objekten) durchzuführen.
- **Konstruktive Apraxie** ist die Unfähigkeit zur Darstellung von Figuren aus dem Kopf oder durch Kopieren.
- **Praxie-Dominanz** heißt, der motorische Assoziationskortex der sprachdominanten Hemisphäre ist dominant für die Bewegungsplanung und -initiierung beider Hände, der Beine und des Gesichts.

Pathogenese

- Entscheidend für Praxie ist der motorische Assoziationskortex der dominanten Hemisphäre und die zugehörigen Afferenzen (fasciculus arcuatus) und Efferenzen (s. Abb. 34). Apraxie entsteht bei Läsion in einem der drei Bereiche.
- Läsion des motorischen Assoziationskortex:
  - Nahe der sylvischen Fissur (frontales Operculum) → bukko-linguo-faziale Apraxie.
  - Nahe des Vertex → Apraxie der Beine und Füße.
  - Im zentralen Bereich → Händeapraxie.
- Läsionen des anterioren Balkens oder der balkennahen weißen Substanz: können isoliert Apraxie der nichtdominanten Hand zur Folge haben (vor allem für das Befolgen sprachlicher Aufforderung, visuelle Imitation ist leichter möglich).

Untersuchung

- Immer zuerst verbale Aufforderung ohne jede visuelle Unterstützung. Wenn die verbal geforderte Bewegung nicht oder falsch ausgeführt wird oder die Apraxie mit Sprachverständnisstörung einhergeht: Vorzeigen der Bewegung und mit Gesten zur Imitation auffordern.
- Immer alle drei Bereiche (Hände/Füße/Lippen-Zunge-Gesicht) nacheinander prüfen. Bei Lähmung vor allem die gesunde Seite.
- Bei der Interpretation auf alle Details achten, z. B. „lange Nase machen" (wie Struwwelpeter). Beide Hände? 1. Daumen auf Nasenspitze? 2. Daumen auf kleinem Finger? Finger gespreizt? Abwechselnde Bewegung der gestreckten Finger?
- Wenn folgende Aufforderungen korrekt ausgeführt werden, liegt keine Apraxie vor:
  1. Lange Nase machen.
  2. So tun, als ob man mit dem Fuß (jede Seite einmal) einen Ball wegkicken würde.
  3. Backen aufblasen.
  4. Schnalzen wie Pferdegalopp.
  5. Nase rümpfen.

Apraxie nach Apoplexie

- Leichtere Aufgaben, die bei partieller Apraxie teilweise zu lösen sein sollten:
  1. Winken/Grüßen wie Soldat/Zähne putzen nachahmen.
  2. Wütend auf den Boden stampfen/ein Bein über das andere legen/Fuß wie auf einer Fußmatte abstreifen.
  3. Mund öffnen/Zähne zeigen/Mund spitzen.
  4. Sich räuspern/schmatzen/zischen.
  5. Lächeln/Augen schließen/Stirn runzeln.

Behandlung

- Die Behandlung der Apraxie ist Teil der ergotherapeutischen Rehabilitation.
- Ein wesentlicher Teil der Erholung von apraktischen Störungen erfolgt spontan. Um das Rehabilitationspotential voll auszuschöpfen, sind Übungen im Grenzbereich der apraktischen Defizite und der Ressourcen unter Berücksichtigung der prämorbiden Fähigkeiten und Interessen des Patienten von Bedeutung.
- Die Bezugspersonen des Patienten (Personal *und* Familienangehörige) – sowie bei erhaltenem Sprachverständnis der Patient selber – sind darüber aufzuklären, daß die Unfähigkeit, einfache Handfertigkeiten auszuüben, ein spezifisches Krankheitsbild und kein Hinweis für eine allgemeine Hirnleistungsschwäche darstellt und daß sich der Zustand in der Regel mit der Zeit bessert.
- Die Erholung von einer Apraxie dauert länger als die von einer Parese; sie ist erst nach drei Jahren abgeschlossen.

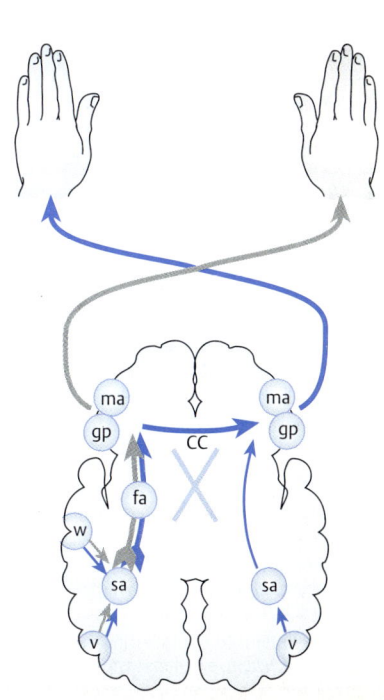

Abb. 34 Wichtige Strukturen für die Pathogenese der Apraxie

ma = motorischer Assoziationskortex
gp = gyrus praecentralis
fa = fasciculus arcuatus
w = Wernicke Areal
sa = sensorischer Assoziationskortex
v = visueller Cortex
cc = anteriorer Balken (Comissura centralis)

Parkinson-Syndrom

Geriatrische Bedeutung

- **Definition:** Extrapyramidales Syndrom mit den Kernsymptomen Hypokinese, Rigor, Tremor und Haltungsinstabilität.
- **Prävalenz:** Häufigste neurologische Erkrankung des fortgeschrittenen Lebensalters: 1% der über 65jährigen, Maximum im Alter zwischen 70 und 80 Jahren.
- **Inzidenz:** 1/1000 65jährige pro Jahr bis 2/1000 75jährige pro Jahr.
- **Ätiologie** (bei hospitalisierten Patienten):
  - 50% medikamentös induziert
  - 45% idiopathisches Parkinson-Syndrom = Parkinsonsche Krankheit = Morbus Parkinson
  - 5% Parkinson-Plus-Syndrom bei degenerativer Multisystemerkrankung

Ursachen

- Medikamentös:
  - Neuroleptika (außer Clozapin)
  - Reserpin
  - Flunarizin
  - Cinnarizin
- Morbus Parkinson: über 80%ige Reduktion des dopaminergen Inputs von der Substantia nigra ins Striatum durch eine Reduktion der melaninhaltigen Neurone der Substantia nigra von mehr als 50%.
- Parkinson-Plus-Syndrom: siehe Tabelle 63.

Tabelle 63 Verschiedene Parkinson-Plus-Syndrome

Pathognomonisches Plus-Syndrom	Krankheit
– Vertikale Blicklähmung (s. u.) bis vollständige Ophthalmoplegie mit axial betontem Rigor	– Progressive supranukleäre Paralyse (mit 4% am häufigsten) = Steele-Richardson-Olszewski-Syndrom
– Spastik evtl. mit Amyotrophie evtl. mit autonomen Ausfällen evtl. mit Neuropathie evtl. mit zerebellären Ausfällen	– Multiple System-Atrophie
– frühe Inkontinenz und Demenz	– Normaldruck-Hydrozephalus
– schubweise Progression und andere Störungen	– multiple lakunäre Infarkte
– schwere autonome Ausfälle (Orthostase)	– Shy-Drager-Syndrom
– zerebelläre Symptome (ataktischer breitspuriger Gang) und Blickrichtungsnystagmus	– Olivo-ponto-zerebelläre Atrophie
– Demenz und visuelle Halluzinationen und evtl. Wahn, evtl. fluktuierend	– generalisierte Lewy Body Erkrankung

Parkinson-Syndrom

Diagnostik

- Neurologische Untersuchungsbefunde: siehe Tabelle 64 Untersuchungsbefunde
- Genaue Anamnese, evtl. Fremdanamnese, bezüglich der Medikamenteneinnahme.

Tabelle 64 Neurologische Untersuchungsbefunde bei Parkinson-Syndrom

Kern-Symptome	Untersuchungstechnik
Hypokinese	Verlangsamung bei – repetitivem Öffnen und Schließen der Hand – repetitivem Klopfen mit Zeigefinger auf Daumengelenk – repetitivem mit den Fersen auf den Boden Klopfen
Rigor	konstant oder intermittierend erhöhter Tonus beim Bewegen des Armes (Im Ellbogen, Flexion und Extension, Pronation und Supination unter gleichzeitigem aktivem Bewegen des kontralateralen Arms)
Ruhetremor	Kopfrechnen lassen typisch ist Pillenroll- oder Geldzählbewegung, die bei Intentionsbewegung oder beim Halten (2 cm vor der Nasenspitze) verschwindet
Haltungs-instabilität	– Im Stehen den Patienten an der Schulter fassen und mit Ruck zu sich ziehen → ungenügende Kompensation – spontane Antero- oder Retropulsion
Plus-Symptome	
Vertikale Blickparese	kann auf Aufforderung nicht nach unten oder oben blicken, jedoch intakte vertikale Augenbewegung bei passiver Kopfbewegung (Puppenkopfphänomen)
Spastik	– Hyperreflexie – Babinsky-Zeichen
Ataxie	Dysmetrie – im Finger-Nasen-Versuch – im Finger-Finger-Versuch – bei latenten Blicksakkaden – im Knie-Fersen-Versuch – im Stehen breitspurig – Gang mit seitlichem Schwanken
Autonome Dysregulation	– Hypotonie bei Orthostase ohne kompensatorische Tachykardie – Fehlende atemsynchrone Variation des R-R-Abstandes im EKG

Parkinson-Syndrom

Klinische Symptome

- Typische Gangstörungen: fehlender Armschwung, Kleinschrittigkeit, Schlurfen (Magnetgang), Startschwierigkeiten, Vielschrittigkeit beim Drehen, Blockierung auch bei nur visuellen Hindernissen.
- Typische Haltungsstörungen: Maskengesicht, Nackenflexion (auch im Liegen = virtuelles Kopfkissen), Rundrücken, leichte Flexion in Hüfte und Knie, Propulsions- und Retropulsionstendenz.
- Typische Schrift: zunehmend kleiner werdend bis hin zur Mikrographie.
- Typische Sprachstörungen: leise (decrescendo) bis flüsternd (aphon), undeutlich (nuschelnd) und hastig (accelerando).
- Typische Schluck- und Kaustörungen: Der Patient kaut langsam und hat Schwierigkeiten, die Bissen mit der Zunge in den Pharynx zu befördern. Das Schlucken von zäher und flüssiger Nahrung bereitet Schwierigkeiten; es kommt zu Aspiration, die sich durch Husten bemerkbar macht.
- Vegetative Begleitsymptome:
  - Seborrhoe (Salbengesicht)
  - Hypersalivation (mit Hypokinese des Schluckens → Sialorrhoe)
  - Orthostatische Hypotonie
  - Miktions- und Potenzstörungen
  - Atemstörung (verstärkt durch Thoraxrigor und Kyphose)
- Schlafstörung verstärkt durch:
  - Depression
  - Akathisie der Beine (restless legs)
  - Akinesie mit Unfähigkeit, sich im Bett zu drehen
  - Schmerzen (s. u.)
- Temperaturdysregulation bis hin zu maligner Hyperthermie bei akinetisch-rigider Krise
- Schmerzen
  - Als primär präsentiertes Symptom, z. B. bei beginnendem Hemirigor
  - Als Folge wiederauftretenden Rigors bei nachlassender Therapiewirkung (dauernd oder als Off-Effekt). Oft morgens, vor der nächsten Therapiedosis, bei beginnender Therapiewirkung (ungleichgewichtiger Rigor) oder als Folge schmerzhafter Dystonie (vor allem der Füße).
  - Meist als Folge von Überdosierung bzw. als peak-dose-effect aber auch bei Morgendystonie (vor 1. Tagesdosis), während Off-Perioden-Dystonie sowie Dystonie bei beginnender und endigender Therapiewirkung.
  - *Achtung:* Schmerzen sind eine zwingende Indikation zur Modifikation der Antiparkinson-Therapie und keine Indikation für Analgetika.
- Die Diagnose Morbus Parkinson läßt sich stellen, wenn keine entsprechende Medikamentenanamnese und keine ausgeprägte Plus-Symptomatik vorliegt. Die sichere Diagnose erfordert die Befunde Hypokinesie (erstes Kernsymptom), Rigor, Ruhetremor oder Haltungsinstabilität (zweites Kernsymptom), und das Fehlen von Blickparesen, Ataxie, Spastik und Muskelatrophie.

Pharmakotherapie

- Bei Parkinson-Plus-Erkrankungen ist die spezifische Pharmakotherapie ohne nachgewiesene Wirkung.
- Bei medikamentösem Parkinsonismus das verursachende Medikament absetzen oder durch ein anderes ersetzen, bei zwingender Indikation für ein Neuroleptikum auf Clozepin umstellen.

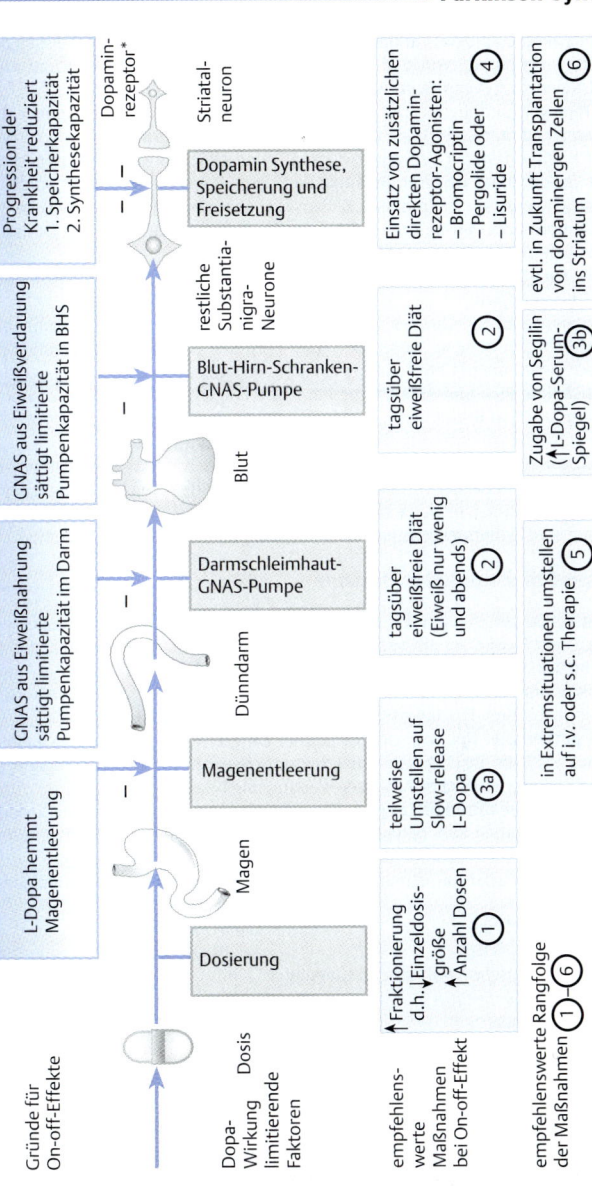

Parkinson-Syndrom

Gründe für On-off-Effekte:
- L-Dopa hemmt Magenentleerung
- GNAS aus Eiweißnahrung sättigt limitierte Pumpenkapazität im Darm
- GNAS aus Eiweißverdauung sättigt limitierte Pumpenkapazität in BHS
- Progression der Krankheit reduziert
  1. Speicherkapazität
  2. Synthesekapazität

Dopa-Wirkung limitierende Faktoren:
Dosis – Dosierung – Magenentleerung – Dünndarm – Darmschleimhaut-GNAS-Pumpe – Blut – Blut-Hirn-Schranken-GNAS-Pumpe – restliche Substantia-nigra-Neurone – Dopamin Synthese, Speicherung und Freisetzung – Striatalneuron – Dopaminrezeptor*

Empfehlenswerte Maßnahmen bei On-off-Effekt:
- ↑ Fraktionierung d.h. ↓Einzeldosisgröße ↑Anzahl Dosen ①
- teilweise Umstellen auf Slow-release L-Dopa ③a
- tagsüber eiweißfreie Diät (Eiweiß nur wenig und abends) ②
- tagsüber eiweißfreie Diät ②
- Zugabe von Segilin (↑L-Dopa-Serum-Spiegel) ③b
- Einsatz von zusätzlichen direkten Dopaminrezeptor-Agonisten:
  – Bromocriptin
  – Pergolide oder
  – Lisuride ④
- in Extremsituationen umstellen auf i.v. oder s.c. Therapie ⑤
- evtl. in Zukunft Transplantation von dopaminergen Zellen ins Striatum ⑥

empfehlenswerte Rangfolge der Maßnahmen: ①–⑥

GNAS = Große Neutrale Amino Säuren
* = Veränderungen der Rezeptorsensibilität
BHS = Blut-Hirn-Schranke

Abb. 35 Ursache und Maßnahmen bei On-off-Effekten

Extrapyramidale Störungen

Parkinson-Syndrom

- Pharmakotherapie des Parkinson-Syndroms bei Betagten ist ausschließlich bei Morbus Parkinson zwingend indiziert, bei medikamentösem Parkinsonismus kontraindiziert (verantwortliches Medikament ersetzen!).
- **L-Dopa** mit peripherem Decarboxylase-Hemmer ist bei Betagten immer die Pharmakotherapie der Wahl. L-Dopa hat die beste Wirksamkeit, die geringste Nebenwirkungsrate (weniger Psychosen, keine anticholinergen Delirien), und der On-off-Effekt ist *nicht* abhängig von der L-Dopa-Therapiedauer, sondern vom Schweregrad der Krankheit. Zudem hat es eine kurze Halbwertszeit, die bei unkomplizierten geriatrischen Fällen erwünscht ist, da sie kurzfristig Dosisanpassungen erlaubt.
    - L-Dopa-Dosis initial 2–3 × täglich 50–100 mg, bei Hochbetagten nicht über 300 mg täglich.
- Dopaminagonisten (Bromocryptin, Pergolide, Lisuride) und Amantadin bei Hochbetagten meiden, wegen der stark erhöhten Gefahr von psychomotorischen Symptomen (Halluzinationen, Paranoid, Delir).
- Anticholinergika und Amantadine bei Hochbetagten meiden wegen erhöhter Delirgefahr und Beeinträchtigung der Gedächtnisleistungen.
- Bei Auftreten von Wirkungsfluktuation (on-off-Effekte) s. Abb. 35.
- Segilin in Kombination mit L-Dopa verlängert dessen Wirkung ähnlich wie L-Dopa slow release, der vermutete neuroprotektive Effekt von Segilin ist in kontrollierten Studien nicht nachgewiesen.
- Depressive Symptome konsequent mit Antidepressiva behandeln (s. S. 413).

Nichtpharmakologische Therapie

- **Diät** bei On-off Effekten: Tagsüber kein Eiweiß, alles Eiweiß zum Abendessen, insgesamt Eiweiß auf ein Minimum (1 g/kg Körpergewicht) beschränken, d. h. Frühstück ohne Milchprodukte, ohne Ei, ohne Fleischwaren, Mittagessen ohne Fleisch, ohne Milchprodukte, ohne eiweißreiches Gemüse, ohne Ei. Als Zwischenmahlzeiten Früchte oder Süßigkeit ohne Milchprodukt.
- **Physiotherapie:** Nur von nachgewiesener Langzeitwirkung, wenn sie von einem 2 × 15 Min. pro Tag dauernden Heimprogramm begleitet wird. (Programmbeschreibung bei lokaler Parkinson-Vereinigung bestellen!)
- **Psychosoziale Unterstützung** der Patienten und ihrer Angehörigen durch optimale Information und Teilnahme an Veranstaltungen der lokalen Parkinson-Vereinigung. Information erhältlich bei:
    - Deutsche Parkinson-Vereinigung
      Moselstr. 31
      D-41 464 Neuss,
      Tel. 02131/41 016–7
    - Schweizer Parkinson-Vereinigung
      Forchstr. 182
      CH-8132 Hinteregg,
      Tel. 01/9 840 169
    - Österreichische Parkinson-Vereinigung
      Märzstr. 49
      A-1150 Wien,
      Tel. 01/9 825 405

Prognose

- Parkinsonismus verdoppelt das altersspezifische Demenzrisiko. Bei Parkinsonismus mit ausgeprägten motorischen Symptomen und bei Parkinsonismus mit Depression ist das Risiko viermal so hoch.

Parkinson-Syndrom

➤ Bei medikamentösem Parkinsonismus persistiert die Symptomatik nach Absetzen des auslösenden Medikaments im Durchschnitt 7 Wochen (1–36). Das Auftreten eines medikamentösen Parkinsonismus ist Hinweis auf einen subklinischen Morbus Parkinson. Bei 20% der Patienten entwickelt sich ein Morbus Parkinson innerhalb der nächsten drei Jahre.

Parkinsondemenz

➤ **Definition:** Die Parkinsondemenz ist eine eigene nosologische Entität, die sich oft im Endstadium des Morbus Parkinson entwickelt.
➤ **Symptome:** Wie bei Morbus Alzheimer (S. 153–156), jedoch mit weniger ausgeprägter Gedächtnisstörung, besonders häufig assoziiert mit Depression.
➤ **Differentialdiagnose:** Der Unterschied zum Morbus Alzheimer liegt in der zeitlichen Entwicklung. Der Patient mit Alzheimer zeigt erst im Spätstadium einen Parkinsonismus, der Patient mit Morbus Parkinson erst in einem späten Stadium Demenz. Das gleichzeitige Auftreten von Demenz und Parkinsonismus spricht für eine andere Genese:
  – Hydrozephales Syndrom
  – Morbus Creutzfeldt-Jacob
  – Progressive supranukleäre Paralyse
  – Multiinfarktdemenz
  – Morbus Binswanger
  – Lewy Body Krankheit
  – Hypothyreose
  – Hirnmetastasen
  – Chronische Intoxikationen
  – Kortikobasale Degeneration
  – Zustand nach Hypoxie oder nach CO-Vergiftung
➤ **Therapie:** Kognitive Defizite sprechen auf keine Anti-Parkinson-Therapie an.

Lewy Body Krankheit

➤ **Definition:** Parkinsonsyndrom mit frühzeitig sich entwickelnder Demenz, bedingt durch generalisiert auftretende Lewy Bodies (eosinophile neuronale Einschlußkörper).
➤ **Diagnose:** Eine Lewy Body Krankheit ist wahrscheinlich, wenn eine Demenz von zwei der drei folgenden Symptome begleitet ist:
  – Parkinsonsyndrom
  – visuelle Halluzinationen
  – fluktuierender Verlauf
    Folgende Symptome passen zur Lewy Body Krankheit:
    • schwere Komplikationen bei Neuroleptikatherapie (außer Clozapin)
    • paranoider Wahn
    • Synkope oder Bewußtlosigkeit, evtl. mit Stürzen
    • Halluzinationen anderer Sinne (akustisch, taktil, geruchlich)
    • Ansprechen des Parkinsonsyndroms auf L-Dopa-Therapie.
➤ **Therapie:**
  – Bei Verhaltensstörungen durch Halluzinationen (und evtl. Paranoid) ist Clozapin 12,5–25 mg 1–2 × täglich indiziert, klassische Neuroleptika sind kontraindiziert. Regelmäßige Leukozytenkontrolle notwendig.
  – Behandlungsversuch des Parkinsonsyndroms mit L-Dopa angezeigt.
  – Behandlungsversuch der Demenz mit Tacrine (Cognex) mit gleichem Dosisschema und Kontrollen wie bei Morbus Alzheimer angezeigt.
➤ *Achtung:* Polypharmakotherapie vermeiden!

Sehstörungen

Grundlagen

- **Definition:** Eingeschränkte Sehfähigkeit einseitig oder beidseits trotz Korrektur mit Brille.
- **Epidemiologie:** Häufige Erkrankung des Hochbetagten, Prävalenz bis zu 30%.
- **Geriatrische Bedeutung:** Sehstörungen sind eine wichtige Teilursache für Gangstörungen (durch Deafferenzierung), Stürze (durch fehlende Wahrnehmung von Hindernissen), Depression (durch fehlende Wahrnehmung von Licht).

Diagnostisches Vorgehen

- **Anamnese:**
  - Einseitige plötzliche Einschränkung der Sehfähigkeit?
    - Zunächst immer Ausschluß einer Arteriitis temporalis (hohe BSG, Leukozytose, Kopfschmerzen), da hier sofort eine hochdosierte Therapie mit systemisch wirksamen Kortikosteroiden notwendig ist.
    - Verdacht auf Zentralarterien- oder -venenverschluß, wenn ein vollständiger Sehverlust eines Auges besteht (Funduskopie).
  - Beidseitige plötzliche Einschränkung der Sehfähigkeit?
    - Verdacht auf zerebrovaskuläres Ereignis
  - Totale oder partielle Einschränkung der Sehfähigkeit mit „Blitzen", mouches volantes, Vorhang oder Wolke, die langsam zur Gesichtsfeldmitte fortschreitet?
    - Verdacht auf Netzhautablösung oder Glaskörperblutung. Vorstellung beim Ophthalmologen dringend.
  - Allmähliche Einschränkung der Sehfähigkeit? Untersuchung mittels Fundoskopie.
    - Linse trüb: Verdacht auf Katarakt (Vorsicht: Die Diagnose Katarakt schließt die Diagnose Retinopathie nicht aus).
    - Papille eingedellt, vertieft: Verdacht auf Glaukom (s. S. 313).
    - Veränderungen der Retina: Retinopathie, z.B. bei Diabetes mellitus, Hypertonie.
    - Unauffälliger Befund: Verdacht auf degenerative Retinopathie.
    - Unauffälliger Befund in der Fundoskopie, jedoch zusätzlich Gedächtnisstörungen und andere Demenzsymptome: Verdacht auf visuelle Agnosie, also zentrale Sehstörung.
- **Gesichtsfeldprüfung:** Beidseitige simultane kleine Fingerbewegungen des Untersuchers in der Peripherie des Gesichtsfelds unten und oben separat geprüft. Der Patient muß die Frage beantworten, auf welcher Seite der Finger bewegt wurde.
  - Bei Hemianopsie oder visuellem Neglect: Verdacht auf Zustand nach Apoplex der kontralateralen Seite oder auf eine andere zerebrale Läsion.
  - Zentralvisus normal, peripher unregelmäßig eingeschränktes Gesichtsfeld: Verdacht auf Glaukom oder Zustand nach Netzhautablösung oder Retinopathie, dann Fundoskopie.
  - Zentralvisus reduziert bei intaktem peripheren Sehen: Verdacht auf Makuladegeneration, dann Fundoskopie.

Akut rotes Auge

Hyposphagma = Bindehautblutung

- **Ursache:** Spontane, schmerzlose Blutung der Bindehaut bei Gefäßfragilität.
- **Bedeutung:** Harmlos.
- **Therapie:** Nicht notwendig.

Akute Konjunktivitis

- **Befund:** Hellrötlich injizierte Bindehaut mit Fremdkörpergefühl (Jucken, Brennen), Sekretion (serös, schleimig oder eitrig).
- **Ursachen:**
  - Allergie: Seröse Sekretion, meist positive Anamnese bezüglich Heuschnupfen oder anderem allergischen Schnupfen, typische Exposition.
  - Bakterielle Infektion: Eitrige Sekretion, viele Erreger möglich, Diagnostik mittels Abstrich und Gramfärbung und Kultur.
  - Virale Infektion: Seröse oder schleimige Sekretion, oft assoziiert mit anderen Symptomen viraler Erkrankungen.
- **Therapie:** Spezifisch je nach Ursache, ausschließlich lokale Behandlung nur, wenn sicher keine Allgemeinerkrankung vorliegt.

Akute Keratitis

- **Befund:** Gemischt injizierte Bindehaut mit Blendungsgefühl, Tränen, stechenden oberflächlichen Schmerzen.
- **Ursachen:**
  - Akute bakterielle Infektion (meist Kokken) mit Hornhautinfiltrat (Trübung) und später Leukozytenansammlung in Vorderkammer (Hypopyon). Abstrich und Kultur wichtig, besonders bei Kontaktlinsenträgern (Achtung: evtl. Pseudomonas aeruginosa mit Polyresistenzen!).
  - Virale Infektion: besonders häufig Herpes zoster ophthalmicus (typische dendritische Figur, nur in Spaltlampe nachweisbar).
- **Therapie:** Spezifisch je nach Ursache. Achtung: Applikation von lokalen Kortisonpräparaten ist hoch gefährlich, besonders bei Herpes! Nur nach fachärztlicher Indikationsstellung.

Akute Iritis

- **Befund:** Ziliäre oder gemischt injizierte Bindehaut mit Reizmiose (enge Pupille), evtl. mit palpatorisch leicht erhöhtem Augendruck. Subjektiv mit Lichtscheu, Tränen, Schmerzen.
- **Ursache:** Oft Begleitsymptom vieler Infektionen, oft diagnostisch nicht zu erklären.
- **Therapie:** Mit lokalen Steroiden; nur nach diagnostischer Abklärung durch Ophthalmologen.

Akutes Glaukom

- **Befund:** Gemischt injizierte Bindehaut mit palpatorisch steinhartem Bulbus, mit Verflachung der Vorderkammer (Iris berührt Hornhaut), mit Hornhauttrübung (durch Epithelödem oder gar ödematöse Hornhautverdickung), mit eher weiter entrundeter und lichtstarrer Pupille.

Akut rotes Auge

- *Achtung:* bei Hochbetagten fehlen häufig die typischen starken Schmerzen (in der Tiefe der Augenhöhle lokalisiert, in den Kopf ausstrahlend) und das begleitende Unwohlsein (bis Erbrechen).
▶ **Ursache:** Erhöhung des Augeninnendrucks infolge eines verschlossenen Kammerwinkels (Synonym: Winkelblockglaukom).
  - Im Vordergrund kann allgemeine Unruhe und ein delirianter Zustand stehen.
▶ **Therapie:** Bei nicht sofort möglicher fachärztlicher Untersuchung und Behandlung sofortiger Therapiebeginn mit:
  - Acetazolamid (Diamox) 250 mg i.v. oder p.o.
  - Pilocarpin-Tropfen 1–2 % in beide Augen (verhindert akutes Engwinkelglaukom kontralateral).
  - Fachophthalmologische Kontrolle und Therapie so bald wie möglich.

Augenliderkrankungen

Altersptose

- **Definition:** Durch Dehiszenz oder Desinsertion der Fasziesaponeurose und des Lidhebermuskels bedingtes Hängen des Oberlids.
- **Befund:** Sehr dünnes Lid.
  - Oft gegen Abend ausgeprägtere Ptose
  - Lidheben nur vermindert möglich
- **Differentialdiagnose:** Auszuschließen ist eine Ptose bei Myopathien, insbesondere Myasthenia gravis (evtl. Tensilon-Test, evtl. zusätzlich Doppelbilder oder andere myopathische Symptome, besonders nach Anstrengung).
- **Therapie:** Überweisung an Ophthalmologen bei beeinträchtigtem Sehen mit der Frage nach Operation.

Altersektropion

- **Definition:** Umstülpung des Lids nach außen.
- **Ursache:** Atonie und Dehnung der Muskelfasern des M. orbicularis oculi und der Bindegewebe des Unterlides mit sekundärer Verlängerung des Lidrands.
- **Befund:** Durch das Nach-außen-Kehren des Unterlides kommt es zu konjunktivaler Reizung, evtl. bis zur Entzündung.
- **Therapie:** Überweisung an Ophthalmologen mit der Frage nach chirurgischer Korrektur (meist in Lokalanästhesie möglich, selbst bei Hochbetagten).

Altersentropion

- **Definition:** Einwärtskehrung eines Lids, meist des Unterlids.
- **Ursache:** Ungleichgewichtiges Erschlaffen der verschiedenen Lidmuskeln.
- **Befund:** Das Unterlid ist nach innen gekehrt, sekundär Reizung und Verletzungsgefahr der Hornhaut durch die Wimpernhaare.
- **Therapie:** Überweisung an Ophthalmologen mit der Frage nach chirurgischer Korrektur (meist in Lokalanästhesie möglich, selbst bei Hochbetagten).

Katarakt, Glaukom

Katarakt

- **Synonym:** Grauer Star.
- **Definition:** Trübung der Augenlinse durch verschiedene Ursachen.
- **Epidemiologie:** Häufigste (therapeutisch reversible) Form der Sehstörung im Alter.
- **Anamnese:** Schmerzlose, langsame Minderung der Sehleistung, besonders ausgeprägt bei hellem Licht.
- **Vorgehen:** Da im späteren Stadium die Sicht auf den Fundus getrübt ist und eine gleichzeitige vorliegende Retinopathie oder ein Glaukom im späteren Stadium nicht mehr sichtbar ist, sind **frühzeitige** und **regelmäßige** ophthalmologische Kontrollen zum Staging und zur rechtzeitigen Feststellung einer Operationsindikation notwendig.
- **Therapie:**
  - Prävention oder wirksame konservative Behandlung ist nicht möglich, eine optimale Brillenversorgung im Alter kann die Behinderung im Alltag jedoch vermindern oder beheben.
  - 90% der Betagten mit nachweisbarem Katarakt sind subjektiv oligo- oder asymptomatisch und benötigen keine Operation.
  - Operationsindikation ist bei Beeinträchtigung im Alltag gegeben.
  - Das Alter ist per se keine Kontraindikation zur Operation.
  - Operatives Vorgehen: Linsenextraktion und Implantation einer intraokulären Linse, heute ambulant und in Lokalanästhesie ausführbare Operation.
- **Prognose:** Nach Operation in 90 bis 95% deutliche Besserung.

Weitwinkelglaukom

- **Synonym:** Grüner Star.
- **Geriatrische Bedeutung:** Im Alter ist das akute Glaukom (S. 309) selten, am häufigsten sind chronische oligosymptomatische Weitwinkelglaukome.
- **Pathogenese:** Verminderte Kammerwasserresorption führt zu gesteigertem Augeninnendruck. Der Augeninnendruck übersteigt normalerweise nicht 22 mmHg, bei Werten über 28 mmHg ist eine Schädigung der Nervenzellen durch Druck und eine Papillenexkavation mit sekundären Durchblutungsstörungen zu erwarten.
- **Prävalenz:** 0,1 – 0,5% der 50 – 60jährigen, ansteigend bis 7 – 14% der über 90jährigen.
- **Risikofaktoren:** Familiäre Belastung (bei Verwandten 1. Grades ist das Risiko 10mal höher), Diabetes mellitus, Hypotonie.
- **Symptome:** Zwei der drei folgenden Symptome müssen nachgewiesen werden:
  - Druckatrophische Papillenexkavation in der Fundoskopie (wichtigster Hinweis)
  - Augeninnendruck größer als 22 mmHg, Nachweis mittels Tonographie.
  - Peripheres Skotom mit erhaltener fovealer Sehkraft, Nachweis mittels systematischer Perimetrie (die Patienten bemerken das Skotom meist nicht).
- **Vorgehen:** Regelmäßige Kontrollen des Augeninnendrucks, damit die Schädigung der Retina vermieden werden kann.
- **Fundoskopie** (Abb. 36) bei pathologischer Exkavation der Pupille:
  - Exkavation > 0,7 des vertikalen Papillendurchmessers
  - Exkavation vertikal oval (normale Exkavation = rund oder horizontal oval)
  - Verschwinden der Blutgefäße unter der eingedellten Kante

Katarakt, Glaukom

- Nasale Verschiebung der Gefäße
- Evtl. kleine Blutung am Papillenrand
- Neuroretinaler Rand < 10% des vertikalen Papillendurchmessers

▶ **Therapie:**
  - Die Behandlung erfolgt primär mit lokaler Therapie auf Empfehlung und unter regelmäßiger Kontrolle eines Ophthalmologen mit Pilocarpin und Timalol (β-Blocker).
  - Bei ungenügendem Ansprechen auf medikamentöse Therapie (Compliance?!) chirurgische Therapie erwägen, insbesondere
    - Trepanation Iridenkleisis
    - Laserbehandlung (Löcher ins Abflußsieb brennen)

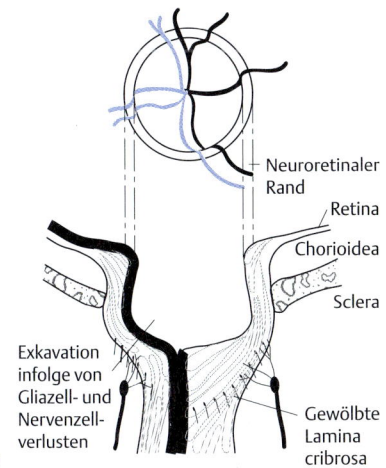

Abb. 36 Druckatrophische pathologische Papillenexkavation

Hörstörungen

Grundlagen

- **Definition:** Eine klinisch relevante Hörstörung, d. h. eine Schwerhörigkeit, liegt vor bei Nichthören des 40-dB-Tones von 1000 *oder* 2000 Hz mit beiden Ohren oder eines 40-dB-Tones von 1000 *und* 2000 Hz mit einem Ohr.
- **Epidemiologie:** Schwerhörigkeit steht bei den über 65jährigen bei den chronischen Leiden hinter Arthritis, Hypertonie und Herzkrankheiten an vierter Stelle. Prävalenz per 1000 über 65 Jahre: 295; über 75 Jahre: 347.
- **Folgen** von Hörstörungen: Permanente Schwierigkeiten zu verstehen, was in der Umgebung gesprochen wird, führen zu Frustration, Mutlosigkeit, Mißtrauen, Passivität, sozialem Rückzug, verlangsamtem Denkvermögen, depressiver Verstimmung.
- **Ätiologie:**
  - *Schalleitungsschwerhörigkeit:* Mechanisch bedingte Störung der Schallübertragung im äußeren Ohr (Gehörgang) bzw. im Mittelohr (Mittelohrschwerhörigkeit).
  - *Schallempfindungsschwerhörigkeit:* Im Innenohr (Innenohrschwerhörigkeit = sensorische Schwerhörigkeit) oder im Hörnerv (Nervenschwerhörigkeit = neurale Schwerhörigkeit). Synonyme: Sensorineurale Hörstörung, kochleäre oder retrokochleäre Perzeptionsstörung. Am weitaus häufigsten findet man im Alter eine Schallempfindungsschwerhörigkeit.
- **Ursachen:** Neben mechanischem Verschluß des Gehörganges durch Cerumen obturans oder Fremdkörper sind physiologische Involution und exogen bedingte Degeneration (Lärm, Genußgifte, Krankheiten, Ernährung, Umwelteinflüsse) Hauptursachen der im Alter gefundenen Hörstörungen.
- **Untersuchungen:** S. auch S. 136, Assessment der Hörfähigkeit.
  - Otoskopie, Ohrmikroskopie
  - Stimmgabelprüfungen nach Weber und Rinne
  - Prüfung des Umgangssprachverstehens
  - Reinton-/Sprachaudiogramm
  - Recruitmentbestimmung

Presbyakusis

- **Definition:** Presbyakusis oder Altersschwerhörigkeit ist ein deskriptiver Begriff für die im Alter ab ca. 50 Jahren langsam progrediente, symmetrische Verschlechterung der Hörfähigkeit.
- **Ätiologie:** Physiologische Involution und exogen bedingte Degeneration der peripheren und/oder zentralen Hörbahn.
- **Pathogenese:** Degeneration von Haarzellen, kochleären Neuronen, der Stria vascularis und/oder des Hörnervs bzw. Nucleus cochlearis.
- **Symptome:** Zunehmende, vorwiegend symmetrische Schwerhörigkeit mit Einschränkung der Wortverständlichkeit vor allem bei Nebengeräuschen, Unbehaglichkeit in geräuschvoller Umgebung, gelegentlich Hochtontinnitus.
- **Untersuchungen:**
  - Otoskopie, Ohrmikroskopie: Normalbefund.
  - Stimmgabelprüfung: Nach Weber keine Lateralisation, nach Rinne über Luft besser als über Mastoid gehört.
  - Reinton-/Sprachaudiogramm: Symmetrische Innenohrschwerhörigkeit, entweder auf den hohen Frequenzbereich beschränkt, in allen Frequenzen, oder über 1000 Hz flach abfallend. Schlechte Sprachdiskrimination.

Hörstörungen

- Recruitmentbestimmung: Meist positiv, bei ausgeprägter pankochleärer Perzeptionsschwerhörigkeit auch negativ.
- **Therapie:**
  - Hörgeräteversorgung möglichst frühzeitig, monaural meist besser als binaural; Hörtraining (verlangt vom Patienten Geduld!) und bei hochgradiger Schwerhörigkeit Lippenablesetraining.
  - Ausschaltung möglicher exogener Noxen (Lärm, Genußgifte, Chemikalien, Medikamente, Krankheiten), bei rascher Progredienz oder störendem Tinnitus evtl. Versuch mit vasoaktiven Substanzen und/oder Vitamin A.

Hörmittelversorgung

- **Indikation:**
  - Eine Hörmittelversorgung ist nötig, wenn die verbale Kommunikation infolge einer Schwerhörigkeit erheblich eingeschränkt ist und gleichzeitig (bei Innenohrschwerhörigkeit) operative und medikamentöse Maßnahmen nicht in Frage kommen. Eine genügende Motivation sowie ein genügend guter mentaler Status sind wichtige Voraussetzungen für eine erfolgreiche Hörgeräteanpassung.
  - Akustische Isolation führt zu einer Abnahme der intellektuellen Leistungsfähigkeit und zur psychosozialen Desintegration.
  - Vorurteile gegenüber einer Hörgeräteversorgung und eine mangelnde Motivation seitens des Patienten können mit einer einfachen Hörgeräteprobe sehr oft positiv beeinflußt werden.
- **Zeitpunkt der Versorgung:**
  - Nach Möglichkeit sollte mit der Hörgeräteversorgung nicht zu lange gewartet werden.

Tabelle 65 Hörgerätetypen

Typ	Bedienbarkeit	Leistungsfähigkeit	Akzeptanz	Hauptindikation
Taschengerät (TG)	sehr gut	sehr gut	schlecht	• höchstgradige Hörstörung, Restgehör • manuell ungeschickter Patient
Hinter-dem-Ohr-Gerät (HdO)	gut	gut	mittel	• mittel- bis hochgradige Hörstörung
Im-Ohr-Gerät (IO)	beschränkt (gut mit Fernbedienung)	beschränkt	gut	• leicht- bis mittelgradige Hörstörung

Hörstörungen

> **Technischer Ablauf:**
> - *1. Schritt:* Abklärung der Schwerhörigkeit mit genauer otologischer Diagnose (Art, Schweregrad und Ursache der Schwerhörigkeit).
> - *2. Schritt:* Falls klinische und audiographische Indikationskriterien erfüllt sind, Wahl der geeigneten Hörhilfe (Tab. 65) durch den Facharzt in Zusammenarbeit mit einem Hörgeräteakustiker.
> - *3. Schritt:* Hörgeräteanpassung durch Akustiker.
> - *4. Schritt:* Überprüfung der Anpassung durch HNO-Facharzt, insbesondere, ob:
>   - das Hörgerät vom Patienten akzeptiert wird und zweckdienlich ist.
>   - das Hörgerät gut sitzt und keine Druckstellen verursacht.
>   - der Patient in der Lage ist, das Gerät zu bedienen.

Orale Probleme

Geriatrische Bedeutung

- Die Zahl der Betagten mit noch eigener Dentition hat durch die demographische Entwicklung und Erfolge der Präventivzahnmedizin erheblich zugenommen.
- Die orale Gesundheit der Betagten ist durch Veränderungen im physischen, psychischen und sozialen Zustand gefährdet:
  - Chronische Erkrankungen (verminderte Speichelsekretion!).
  - Depressive Verstimmungen.
  - Veränderte Eßgewohnheiten.
  - Erschwerter logistischer Zugang (Transport, Bauliches) zu Prävention/Therapie: Risikoerhöhung für Karies, Parodontalerkrankungen und Mundschleimhautveränderungen!
- Die Erhaltung der oralen Gesundheit Betagter ist eine große Herausforderung, welche besondere Maßnahmen auf allen Stufen erfordert (Ausbildung und Praxis der Zahnmedizin, Pflegepersonal, Patient, Umfeld!). Insbesondere wird verlangt:
  - Fundiertes Wissen und Können in der Durchführung der Mund- und Prothesenhygiene.
  - Integration von Familie und Pflegepersonal bei der gesamten Oralprophylaxe.

Lokale Symptomatik

- Wurzel- und Sekundärkaries (Plaque)
- Parodontitis
- Prothesenstomatitis
- Candidiasis
- Prothesendruckstellen
- Mundschleimhautveränderungen durch Traumen, Entzündungen, Verätzungen, systemische Erkrankungen, Tumoren

Allgemeine Symptomatik

- Speicheldrüsendysfunktion (Xerostomie/Oligosialie) durch:
  - Medikamente (Sedativa, Hypnotika, Antidepressiva, Antipsychotika, Antihypertensiva usw.)
  - Radio- und Chemotherapie
  - Systemerkrankungen (Sjögren-Syndrom)
  - Hormonelle Störungen, vor allem mit Dehydratation
- Als Folge davon:
  - Erschwerte Clearance, d. h. es wird zu wenig Speichel sekretiert
  - Verminderte Pufferkapazität, d. h. die Karies produzierende Säure wird nicht genügend neutralisiert
  - Gestörte Remineralisation des Dentins, d. h. erhöhte Anfälligkeit auf Karies
  - Schlechter Halt der Prothesen
  - Schwierigkeiten mit Kauen, Schlucken, Sprechen

Orale Therapie und Prophylaxe

Mundhygiene

- **Mundhygieneproblematik:** Im Alter wird die Durchführung der Mundhygiene erschwert durch Verminderung der manuellen Geschicklichkeit (Motorik), reduzierte Sehkraft und verminderte kognitive Fähigkeiten.
- **Durchführung:**
  - *Mechanische Mundhygiene:* Zahn- und Prothesenreinigung 3 × täglich, besonders nach den Hauptmahlzeiten, durch den Patienten selbst oder Drittperson. Chemische Hilfsmittel nur unterstützend anwenden!
  - *Bei erschwerter Mundhygiene:* Durch Pflegepersonal oder Familienangehörige: 1 ×/Wo Zähne oder Prothesen mit Chlorhexidin-Gelee gründlich reinigen!
- **Mechanische Hilfsmittel:**
  - Zahnbürste:
    - Evtl. elektrisch
    - Evtl. mit individuellem Handgriff (Tennisball, Moosgummi, Abformmaterial!)
    - Für die Interdentalräume: Interdentalbürste
  - Keine Zahnseide oder Zahnstocher (Verletzungsgefahr bei ungeschickten Patienten!)
  - *Achtung:* Nur Fluorzahnpasten benutzen!
- **Chemische Hilfsmittel:**
  - Bei starker Entzündung: Spülen mit Chlorhexidin 2 × /d 30 sec
    - Kurzzeitapplikation (2 Wo): Chlorhexidin 0,2%!
    - Langfristige Applikation: Chlorhexidin 0,1%!
  - Bei Spülschwierigkeiten und/oder Gefahr des Schluckens des Medikamentes:
    - Sprayapplikation von Chlorhexidin 0,2%
    - oder: Betupfen von Zähnen und Zahnfleisch mit in Chlorhexidin 0,2% getränkten Tupfern!
  - Bei Xerostomie/Oligosialie: Spülen mit Chlorhexidin 0,01%
  - Achtung: Bei Anwendung von Chlorhexidin sind möglich:
    - Reversible Geschmacksstörungen
    - Braune Verfärbung von Zunge, Zähne und Prothesen

Ernährungsberatung

- Nahrung mit wenig vergärbarem Zucker
- Vermeidung von „süßen" Zwischenmahlzeiten
- Ungezuckerte, wenig kohlensäurehaltige Getränke
- Keine zu trockene, zu saure oder zu klebrige Nahrung
- Verwendung von fluoridiertem Salz (wenn keine Wasserfluoridierung!)

Therapie von Oligosialie/Xerostomie

- Sehr schwierig, da oft irreversible Formen
- Medikamente (S. 414) wechseln oder, wenn möglich, absetzen
- Anwendung von Speichelersatzprodukten (Oralbalance)
- Viel trinken
- Kaufunktion anregen: Zuckerfreier Kaugummi (nicht bei Prothesenträgern!)
- Lutschen von zuckerfreien, sauren Bonbons und Mukolytikum Lutschtabletten

Orale Therapie und Prophylaxe

Prothesenhygiene

- **Prothesenreinigung:**
  - Reinigung extraoral über mit Wasser gefülltem Waschbecken, zur Vermeidung von Prothesenbrüchen beim Fallenlassen!
  - Benutzung spezieller Prothesenzahnbürsten mit alkalifreier Seife oder Fluorzahnpasta.
  - Schwer zugängliche Stellen besonders beachten.
  - Nach Reinigung Prothesen leicht trocknen lassen, damit die Plaque sichtbar wird.
  - Brillenträger müssen Brillen benützen.
  - Haftpulver täglich entfernen (Retention von Plaque).
    Wegen Aspirationsgefahr von Haftpulver: Anwendung überwachen:
    - Richtige Dosierung und immer naß applizieren
    - Im Zweifelsfall Haftcrème oder Haftkissen
  - *Achtung:* Reinigungstabletten sind kontraindiziert, weil:
    - Geringe bis fehlende Reinigung
    - Bleichung des Prothesenkunststoffes
- **Prävention bei Prothesenträgern:**
  - Nutzung des Zahnersatzes als Medikamententräger:
    Applikation von Fluorid- oder Chlorhexidingeleés an Innenflächen von Klammern, Druckknopfmatrizen und Teleskopkronen.
- **Behandlung von Prothesenstomatitis:**
  - Genaue Prothesenreinigung
  - Einlegen der Prothesen in Chlorhexidin 0,2 % für 10 Minuten
  - Nachts Prothese herausnehmen und in Wasser oder 0,1 % Chlorhexidin einlegen
  - Bürsten des Gaumens und der Zunge mit einer weichen Zahnbürste
  - Spülungen mit Chlorhexidin (wie für Mundhygiene)
  - Bei Candidiasis-Nachweis (Kultur!): Antimykotika

Obstipation

Grundlagen

> **Diagnosestellung:**
> - Anhand der subjektiven und häufig schwankenden Kriterien eines zu harten, zu seltenen, zu geringen, zu anstrengenden Stuhlganges. Häufig besteht das Gefühl einer unvollständigen Entleerung.
> - Anhand objektiver Kriterien: Gewicht unter 35 g pro abgesetzte Portion (Norm 35–225 Gramm), Frequenz: weniger als 3 Stühle pro Woche.
>
> **Epidemiologie:**
> - Obstipation ist ein chronisches und ubiquitäres medizinisches Problem, das die Menschheit schon seit langem begleitet.
> - Kein Hinweis für eine Zunahme in neuerer Zeit (Widerspruch zur Fasertheorie!).
> - Frauen : Männer = 2 : 1
> - Exponentieller Anstieg nach dem 65. Lebensjahr.
>
> **Risikofaktoren:**
> - Niedriges Familieneinkommen
> - Kurze Schulbildung
> - Untere Sozialklasse
> - Ländliche Umgebung
>
> **Ätiologie:**
> - *Medikamente:*
>   - Analgetika (Opiate), Anticholinergika, Antikonvulsiva, Antidepressiva, Antiparkinson-Präparate, Diuretika, Eisen, Antihypertensiva (besonders beim Calcium-Antagonisten Verapamil), Laxanzien (anthrachinonhaltige Präparate bei Gebrauch über Jahre), MAO-Hemmer, Schwermetallvergiftungen (z. B. Arsen, Blei, Wismut).
> - *Gastrointestinal:*
>   - Organobstruktion extraluminal, Tumoren, Volvulus, Hernien, Briden, Rektumprolaps, intraluminale Tumoren, Divertikulitis, ischämische Kolitis.
>   - Verletzungen nach Manipulationen, Fremdkörper.
> - *Systemisch:*
>   Amyloidose, Diabetes mellitus, Hypokaliämie, Porphyrie, Urämie, Hypothyreose, Bewegungsarmut, Immobilität, Depression.

Anamnese

> - Defäkations- und Kontinenzanamnese: Dauer der Beschwerden, Stuhlfrequenz, Stuhlkonsistenz (flüssig/weich/hart) und -menge, inkomplette Stuhlentleerung, vermehrtes Pressen zur Entleerung, Obstruktion beim Pressen, Prolaps, manuelle Unterstützung, digitale Ausräumung, Fremdkörpergefühl im Rektum, Stuhlform (geformt/ungeformt/bleistiftförmig).
> - Allgemeine Erkrankungen: bei systemischen Ursachen.
> - Symptome beim Stuhlgang: Schmerzen, Blut, Meteorismus, Pruritus.
> - Vorbehandlung oder Behandlungsversuche: Faserreiche Kost, orale Laxanzien (welche), Suppositorien/Einläufe, Laktulose.
> - Voruntersuchungen: Koloskopie, Proktoskopie/Rektoskopie, Defäkographie, Transitmessung.
> - Voroperationen an Anus, Rektum, Kolon, gynäkologische Eingriffe. Nach Rektopexien und Hämorrhoidenoperationen Entleerungsstörungen häufig.

Obstipation

- ▶ Hinweise auf funktionelle anorektale Obstruktion:
  - Fremdkörpergefühl in Ruhe
  - Inkomplette Entleerung
  - Verschlechterung beim Pressen
  - Gefühl eines tiefsitzenden Hindernisses
  - Manuelle Unterstützung der Perineums
  - Digitale Ausräumung
  - Aufgetriebenes, schmerzhaftes Abdomen
  - Schmerzhafte Defäkation
  - Blutauflagerungen
  - Fissuren als Folge harten Stuhls
  - Solitäres Rektum-Ulkus

Diagnostisches Vorgehen

- ▶ Bei allen Patienten sollte eine Anamnese erhoben werden und eine digitale Untersuchung erfolgen. Eine Proktoskopie ist ebenfalls ein schnell erhältliches und sinnvolles Diagnoseverfahren.
- ▶ Bei stationären, falls möglich auch bei ambulanten, Patienten sollte eine Stuhlinspektion erfolgen.
- ▶ Weiterführende Untersuchungen siehe unter den diagnostischen Verfahren.
- ▶ Verstopfung, die bei einem sonst gesunden Patienten seit Jahren besteht, sollte nicht zu intensiver Abklärung führen. Die Ursache findet sich oft in der Vorgeschichte. Bei starkem Leidensdruck des Patienten sollte eine einmalige Koloskopie zum Ausschluß einer organischen Ursache erwogen werden.
- ▶ Bei einer Obstipation, die erst seit kurzem besteht und wenn eine Impaktierung ausgeschlossen wurde, sollten weitere Untersuchungen, unter anderem eine Koloskopie, erfolgen.

Diagnostik

- ▶ **Stuhlinspektion:**
  - Stuhlgewicht: Normal: 35–225 g/Tag, Durchschnitt 200 g/Tag
  - Beachte: Farbe, Menge, Konsistenz, Blut- und Schleimbeimengungen
- ▶ **Labor**
  - Obligat:
    - Schilddrüsenfunktion (TSH)
    - Kalium, Kalzium, Glukose im Serum
    - Hämoccult 3mal
  - Fakultativ:
    - Toxikologische Urinuntersuchung: Blei, Quecksilber, Arsen, Codein, Magnesium
- ▶ **Digitale Untersuchung:**
  - Erfolgt zum Beweis oder Ausschluß von rektaler Impaktierung, analer oder perianaler Erkrankung sowie Läsionen im Rektum. Unter aktiver Mitarbeit des Patienten (Zwicken, Kneifen/Klemmen und Pressen) werden geprüft: Die Funktionen des Beckenbodens, das Vorhandensein von Rektozele und innerem Prolaps, Rektal- und Analprolaps.
  - *Normalbefunde:*
    - In Ruhe: Analkanal für 1–2 Finger eingängig, zirkulärer Schluß um den Finger auch bei Zug, Puborektaliswulst vorspringend, Rektum praktisch leer.

Obstipation

- Bei Zwicken: Zug des Puborektalis nach ventral, Tonuserhöhung des Analkanals.
- Bei Pressen: Verstreichen des Puborektaliswulsts, Tonusminderung im Analkanal, kein Prolaps.
  - *Pathologische Befunde:*
    - Analkanal für mehr oder weniger als 1–2 Finger eingängig
    - Klaffen des Analkanals unter Zug: Sphincter-ext.-Defekt
    - Fehlender Puborektaliswulst
    - Rektum: Mit Stuhl gefüllt, Fäkalom, Wanddefekt, Rektozele.
    - Verkürzter Analkanal: Tonuserhöhung im Analkanal, persistierender Puborektaliswulst, innerer Rektumprolaps, Rektozele, Klaffen des Analkanals unter Pressen, Prolaps.
  - Das Fehlen von Stuhl im Rektum bei Obstipation weist eher auf eine rektale Füllungsstörung hin, nicht auf eine Entleerungsstörung.
- ▶ **Transitzeit:**
  - *Normale Zeiten:*
    - Ösophagus 10–30 Sek.
    - Magen 10 Min. – einige Std., je nach Art und Konsistenz (Partikelgröße)
    - Dünndarm 30 Min. – 3 Std.
    - Kolon 4–140 Std.
  - *Meßmethoden:*
    - Nichtresorbierbare Farbstoffe (erlauben nur Gesamttransit, wenn im Stuhl bestimmt)
    - Nuklearmedizinische Transitmessung
    - Röntgendichte Marker unterschiedlicher Form
  - *Beurteilung:* Durch Transitzeitmessung kann eine mangelhafte Propulsion im Kolon als Ursache einer Obstipation objektiviert werden. Klinischer Stellenwert noch nicht genau bestimmt, wahrscheinlich gering.
- ▶ **Defäkographie:** Röntgenkontrastmitteluntersuchung des Rektums während des Versuches zur Defäkation. Ist indiziert, wenn die digitale Untersuchung oder Proktoskopie unauffällig war und der Verdacht auf funktionelle Obstruktion des Anorektums (z. B. Rectocele mit Abklemmen des Rektums beim Pressen) besteht und wenn die konservative Therapie ohne erkennbaren Grund versagt hat.
- ▶ **Anorektale Manometrie:** Mißt Drücke im Rektum und Analkanal (anhaltsmäßig erfaßt man das schon mit der simplen digitalen Untersuchung), erlaubt Rückschlüsse auf Funktionen des Kontinenzorgans. Störungen, die hauptsächlich funktioneller Natur sind, lassen sich quantifizieren. Aufwendige Untersuchung; nur an Orten sinnvoll, an denen sie häufig durchgeführt wird.
- ▶ **Koloskopie:** Indikation bei kurzer Anamnese und positivem Hämoccult sowie bei jedem Verdacht auf Tumoren im Kolon und Rektum.
- ▶ **Röntgenkontrastmitteluntersuchung (Magen-Darm-Passage):** Indikation bei nicht möglicher Koloskopie und Verdacht auf Tumoren im Rektum und Kolon.

Therapie

- ▶ **Faserdiät:**
  - *Ballaststoffe:* Höhermolekulare Nahrungsbestandteile, die durch körpereigene Enzyme nicht spaltbar sind. Sie erhöhen das Stuhlvolumen durch Wasserbindung und/oder durch Vermehrung der Bakterienmasse.
  - *Faserstoffe:* Ballaststoffe pflanzlichen Ursprungs (Zellwandbestandteile)

Obstipation

- *Quellstoffe:* Ballaststoffe, die das Stuhlvolumen vorwiegend durch Wasserbindung erhöhen. Sie können pflanzlichen (Kleie, Agar-) oder synthetischen Ursprungs (Calciumpolycarbophil) sein.
- *Wertung der Faser-Diät:*
  - In hochentwickelten westlichen Ländern niedrige Ballaststoffaufnahme von 25 g/Tag und hohe Inzidenz von Kolonerkrankungen.
  In unterentwickelten Ländern hohe Ballaststoffaufnahme von 50–150 g/Tag und niedrige Inzidenz von Kolonerkrankungen.
  - Fasertheorie von Burkitt und Painter: Kausaler Zusammenhang zwischen niedrigem Faserkonsum und Kolonkrankheit. Aber: Keine Bestätigung der Hypothese in prospektiven Untersuchungen!
  - Aufgrund der vorhandenen Daten ist anzunehmen, daß Fasermangel in der Entstehung der Obstipation höchstens eine Teilkomponente ist!

▶ **Flüssigkeitszufuhr:** Fast immer wird reichliche Flüssigkeitszufuhr empfohlen. Aber es gibt keine Daten kontrollierter Studien für diese Behauptung.
Theoretisch ist die Wirkung fraglich, da oral aufgenommene Flüssigkeit, die nicht durch gelöste Stoffe im Darmlumen gebunden wird, im oberen Dünndarm resorbiert wird und somit nicht in den Dickdarm gelangt.

▶ **Körperliche Aktivität:** Untersuchungen an gesunden Freiwilligen zeigten, daß körperliche Anstrengung die jejunale Wasserresorption vermindert. Keine Untersuchung belegt, daß körperliche Aktivität eine Obstipation wirksam beeinflußt. Die Empfehlung rührt von der Beobachtung her, daß Immobilisation zur Obstipation führt, wobei unklar ist, ob nicht das zur Immobilisation führende Ereignis direkt obstipiert.

▶ **Toilettenkonditionierung:**
  - Patienten ermahnen, auf den Stuhlgang zu achten und möglichst unverzüglich eine Entleerung zu versuchen, ohne besonders zu pressen.
  - Unterdrückung des Stuhlganges bei Dehnung des Rektums kann bewirken:
    - Rücktransport des Stuhls in höher gelegene Kolonanteile
    - Nicht mehr entleerbare Stuhlanhäufung im Rektum
    - Verminderte rektale Sensibilität wie bei hochbetagten, geistig und körperlich Behinderten

▶ **Pharmakotherapie** (S. 432) und Tabelle 66

Tabelle 66 Medikamentöse „Differentialtherapie" der Obstipation

1. Verzögerter Transit	Anthrachinone Diphenole
2. Verminderte Rektumsensibilität	Rektale Entleerungshilfen
3. Anismus (nur bei jüngeren Patienten)	Biofeedback Rektale Entleerungshilfen
4. Innerer Rektumprolaps (oft Folge von 2 oder 3)	Soweit keine Indikation zur Operation: Osmotische Laxanzien Anthrachinone Diphenole Rektale Entleerungshilfe
5. Rektozele	Soweit keine Indikation zur Operation: Rektale Entleerungshilfen

Obstipation

- Fast alle gebräuchlichen Laxanzien wirken lokal vom Lumen aus und werden (außer den diphenolischen Laxanzien) nicht wesentlich resorbiert.
- Bei übermäßigem Gebrauch, wobei der Stuhl breiig oder flüssig gehalten werden muß, kann es durch Elektrolyt- und Wasserverlust zu schweren Elektrolytstörungen kommen. Diese Veränderungen sind bei „normaler" Gabe nicht zu erwarten.
- Es ließ sich nicht bestätigen, daß intramurale Ganglien und Nerven des intrinsischen mukosalen Plexus irreversibel geschädigt würden.
- Isatine verursachten bei chronischer Einnahme schwere Leberschäden. Diese Medikamente sind seit einigen Jahren nicht mehr im Handel.
- Magnesiumhaltige salinische Abführmittel können bei langer Einnahme und Einschränkung der Nierenfunktion zu hohen Mg-Serumspiegeln führen (kann Osteoporose begünstigen). Bei unzureichender Flüssigkeitszufuhr kann der Verlust an eingeströmtem endogenem Wasser eine hypertone Dehydratation verursachen.
- Quellstoffe in hoher Dosierung ohne genügende Flüssigkeitszufuhr können bei immobilen Patienten zu Obstruktion im GI-Trakt führen.

Stuhlinkontinenz

Definition

> Zeitweise oder dauernde Unfähigkeit, den Verschluß des Enddarms zu kontrollieren. Bei der Unfähigkeit, Schleim und Flüssigkeit vollständig zurückzuhalten, spricht man von einer Feininkontinenzstörung.

Geriatrische Bedeutung

> Die Stuhlinkontinenz ist beim geriatrischen Patienten ein häufiges Problem. In Pflegeheimen und geriatrischen Langzeitstationen haben zwischen 20–30% der Patienten keine Kontrolle über ihren Stuhlgang.
> Die Stuhlinkontinenz wird häufig vom Patienten verschwiegen. Das Problem muß spezifisch erfragt werden.
> Die Lebensqualität ist durch Stuhlinkontinenz oft stark beeinträchtigt.

Ätiologie und Symptome

> **Wesentliche Ursachen der Inkontinenz**
>   - *Chronische Verstopfung*: Harte Skybala reizen die Darmwand, sondern Schleim ab und überdehnen den Schließmuskel. Häufige Entleerung von kleinen Stuhlmengen ist die Folge (paradoxe Diarrhoe).
>   - *Neurogene Störungen*: bei geriatrischen Patienten, vor allem bei diffusen Hirnschädigungen. Die Rektum-Kapazität wird verändert. Dadurch wird der Tonus des Sphinkters internus reflektorisch gehemmt, und der Sphinkter externus erschlafft. 1–3 geformte Stühle pro Tag werden unbemerkt, vor allem nach den Mahlzeiten, abgesetzt.
>   - *Muskelatrophie:* idiopathische anorektale Stuhlinkontinenz. Durch langjähriges Pressen wird der Beckenboden gesenkt (Descensus perinei), und die Pudendusnerven degenerieren. Dies führt zu einem Verlust der Analreflexe und zu einer klaffenden Analöffnung. Die Patienten leiden unter einem imperativen Stuhldrang.
>   - *Durchfall*: Jegliche Art von Diarrhoe kann im Alter durch die Abnahme der Kontinenzmechanismen zu einer Stuhlinkontinenz führen.
> **Ursachen von Feinkontinenzstörung:**
>   - Analfissur
>   - Hämorrhoidalprolaps
>   - Lokale Veränderungen des Analkanals (Narben, Tumoren, Entzündungen)
>   - Durchfall bei schwachem Sphinkter
> **Ursachen analer Inkontinenz:**
>   - Neurogen: Läsion des Nervus pudendus, spinale- und Cauda aequina-Läsionen, Demenz, Apoplexie.
>   - Sensorisch: Verlust oder Irritation sensibler Rezeptoren (M. Crohn, Colitis ulcerosa).
>   - Muskulär: Verletzung des Sphinkter-Apparates (Geburten, traumatisch, iatrogen).
>   - Rektumprolaps, Rektozele.

Stuhlinkontinenz

Anamnese

- Die Anamnese ergibt wichtige Informationen zur Ätiologie:
  - Beginn der Inkontinenz (nach Geburten, Trauma, Operationen).
  - Häufigkeit und Art der Inkontinenz (Wird der Abgang bemerkt? Imperativer Stuhldrang? Feininkontinenzstörung?).
  - Stuhlqualität (hart, flüssig, Farbe).
  - Chronische Obstipation.
  - Diarrhoe.

Untersuchungen

- Inspektion: Narben, Hautveränderungen, massives Tieferstehen des Beckenbodens, Hämorrhoiden, Anal-/Rektumprolaps, klaffender Anus, fehlender Kutaneoanalreflex.
- Digitale Untersuchung: Tumoren und Funktion der Puborektalis-Schlinge. (Bei einer funktionstüchtigen Puborektalis-Schlinge wird die Fingerspitze, welche in den Analkanal eingelegt ist, beim Zukneifen gegen die Symphyse gezogen.)
- Proktoskopie: Tumoren, Polypen, hypertrophe Papillen, entzündliche Veränderungen.
- Manometrie, Elektromyographie und Defäkographie sind nur in wenigen Zentren verfügbar und nur indiziert, wenn eine operative Sanierung in Frage kommt.

Konservative Therapie

- Behandlung der Grundkrankheit wie Obstipation (siehe Seite 323) oder Diarrhoe.
- Eine normale Darmtätigkeit und Stuhlkonsistenz sind die Grundvoraussetzungen der konservativen Therapie.
- Manuelle Ausräumung von Kopromen.
- Bei einer neurogenen Inkontinenz wird versucht, mit Beckenbodentraining die mangelnde Sphinkterfunktion wieder zu aktivieren.
- Der Patient muß versuchen, den in den Analkanal eingelegten Finger gegen die Symphyse zu ziehen (mehrere Sitzungen sind nötig).
- Die Elektrostimulation mit Faradayschen Reizströmen kann versucht werden. Die Resultate sind aber nicht sehr überzeugend.
- Bei gut kooperativen Patienten ist die Biofeedback-Therapie die Methode der Wahl, d. h. Beckenbodentraining mit visuell und/oder akustischer Rückmeldung der Intensität der Beckenbodenkontraktion an den Übenden.
- Analfissuren, Hämorrhoiden und Condylomata acuminata lassen sich meistens proktologisch behandeln.

Chirurgische Therapie

- Rektumprolaps: transabdominale Rektopexie.
- Descensus perinei: Beckenbodenplastik nach Parks.
- Posttraumatische oder iatrogene Sphinkterläsionen benötigen je nach Schädigung eine differenzierte Sanierung.

Malnutrition

Definition

- Weitgefaßte Definition der Malnutrition: Ungleichgewicht zwischen Nährstoffaufnahme und -verbrauch. Das Resultat sind Adipositas oder Kachexie oder Zwischenstufen davon.
- Die enggefaßte Definition unterscheidet: Protein-Kalorien-Malnutrition mit den drei Unterformen
  - Marasmus (Kalorienmangel)
  - Hypalbuminämie (Kwashiorkor)
  - Mischtyp Marasmus/Hypalbuminämie
- Malnutrition in der Geriatrie bedeutet Mangel an einem oder mehreren der folgenden Nährstoffe:
  - Energie (Kalorien)
  - Proteine
  - essentielle Fettsäuren
  - Vitamine und Mineralstoffe (Elektrolyte und Spurenelemente)
- Diese Definition übersieht die in der Geriatrie typischen multiplen Mangelzustände. Reine Protein-Energie-Malnutrition ohne zusätzliche andere Mangelzustände kommen in der Geriatrie, in der Onkologie und bei AIDS-Patienten kaum vor.
- Diagnostik der Malnutrition (siehe S. 129)

Geriatrische Bedeutung

- Hohes Alter und Multimorbidität bedeuten großes Malnutritionsrisiko. Malnutrition ist daher die häufigste Diagnose bei geriatrischen Patienten: 40–60 % der stationären geriatrischen Patienten, 50 % in Pflegeheimen.
- Eine Zusammenfassung der Resultate aus 18 Studien zeigt: 1–83 % der kranken älteren Menschen in Institutionen und 2–31 % der „gesunden", zu Hause lebenden älteren Menschen weisen einen oder mehrere subnormale Ernährungsparameter auf.

Malnutrition und Mortalität

- Subnormale Ernährungsparameter korrelieren mit erhöhter Mortalität.
- Achtung: Korrelation heißt nicht Kausalität, d.h. Malnutrition und Mortalität sind oft beides Folgen von zum Tode führenden Krankheiten (z.B. Krebs, Demenz) respektive von fehlendem Lebenswillen.
- Bei Pflegeheimpatienten beträgt die jährliche Sterberate:
  - 11,1 % mit einem Serum-Albuminspiegel von mehr als 40 g/l
  - 50 % bei Albuminwerten unterhalb 35 g/l.
  - Für Cholesterin, Körpergewicht, Hämatokrit und andere Parameter gelten ähnliche Beziehungen.
- Die rechtzeitige Diagnose der Malnutrition ist äußerst wichtig, jedoch wegen schleichender Entwicklung und Oligosymptomatik stark erschwert.
- Die Malnutritions-Diagnostik sollte deswegen routinemäßig in das geriatrische Assessment (S. 101) integriert werden.
- Achtung: Fehldiagnose der Malnutrition als Altersschwäche!

Malnutrition

Risikofaktoren und Ursachen (Tab. 67)

Tabelle 67 Risikofaktoren und Ursachen der Malnutrition

A. Soziale Faktoren	B. Psychosoziale Faktoren	C. Körperliche Faktoren
Armut Unselbständigkeit beim Einkaufen und Kochen Belastendes Lebensereignis ➤ Depression ➤ Inappetenz	Vereinsamung, Isolation Demenz Depression Alkoholismus	Krankheiten des oberen Gastrointestinaltraktes Appetitmangel Immobilität Unselbständigkeit beim Essen
	D. Altersbedingte Risikofaktoren	
Geringerer Energiebedarf ➤ knappe kalorische Ernährung tiefe basale metabolische Rate	Geringerer Genuß beim Essen verminderter Geschmackssinn verminderter Geruchssinn verminderter Visus	Geringer Appetit bei Zinkmangel bei Malnutrition bei Abnahme von Neurotransmittern, z. B. endogenen Opioiden
		Erhöhte Konzentration sättigender Substanzen
	E. Krankheiten, Multimorbidität	
	Erhöhte Anstrengungsarbeit, z. B. COPD Abdominalschmerzen, z. B. Mesenterialischämie Rezidivierende Infektionen, z. B. Cachektin Medikamente	

Malnutrition

- Die Hospitalisation selbst bedeutet für ältere Menschen ein hohes Risiko für Malnutrition: ungewohnte Krankenhausumgebung, salzarme Kost, Diabetesdiät, Bettruhe, kalte Speisen aufgrund langer Transportwege von Küche zu Patient usw.
- Diäten, insbesondere Diabetesdiäten, sind wichtige Risiken für Malnutrition im Pflegeheim, wenn die bisherigen Vorlieben der Patienten keine Beachtung finden.
- Vereinsamung bei zu Hause lebenden älteren Menschen, nach Verlust von Lebenspartner, Verwandten oder Bekannten, denn Isolation senkt den Appetit (Essen = soz. Funktion)
- Beginnende Demenz führt häufig zu Malnutrition, wegen abnehmender Fähigkeit der Betagten, adäquat einzukaufen und zu kochen. Bei fortgeschrittener Demenz kommt noch Apraxie beim Essen und Agnosie beim Geschmackssinn hinzu.
- Raffinierte Kohlenhydrate, praktisch nur aus reinen Kalorien bestehend, wie Weißmehlbrötchen, Grieß, Konfitüre, Biskuits, Zwieback usw., monatelang als einzige Nahrung eingenommen, weil leicht eß- und beschaffbar, bilden ein hohes Risiko für Malnutrition.
- Der totale Energieverbrauch (TEE), maßgeblich bestimmt durch Energieverbrauch für den Grundumsatz (ca. 50%), für Thermogenesis (ca. 10%) und für körperliche Aktivität (ca. 40%), nimmt mit zunehmendem Alter wegen der stark reduzierten körperlichen Aktivität signifikant ab und ist bei geriatrischen Patienten 20–40% geringer. Konsequenz: Tendenz zu altersbedingter hypokalorischer Ernährung.
- Hypokalorische Ernährung (weniger als 1500 kcal pro Tag) birgt ein Risiko für Mangelversorgung an essentiellen Fettsäuren, Vitaminen und Spurenelementen, da die Zufuhr dieser Nährstoffe selbst bei ausgewogener Ernährung stark mit der aufgenommenen Kalorienzahl korreliert.
- Der Bedarf an essentiellen Fettsäuren, Vitaminen und Spurenelementen bleibt im Alter unverändert. Der Proteinbedarf steigt leicht an. Um Mangelzustände bei hypokalorischer Ernährung älterer Menschen zu vermeiden, soll die Nahrung entsprechend reichhaltiger gestaltet werden (höhere Nährstoffdichte, mehr Eiweiß) oder man verordne ein Eiweiß-Supplement sowie ein Multivitaminpräparat.
- Medikamente sind eine sehr häufige Ursache der Malnutrition (siehe Tab. 68).

Tabelle 68   Medikamente als Risikofaktoren und Ursachen für Malnutrition

Antirheumatika	Antineoplastische Medikamente
Antibiotika	– Dactinomycin
Kardiovaskuläre Medikamente	– Bleomycin
– Digoxin	– Cyclophosphamid
– Diuretika, Schleifendiuretika	– Methotrexat
Disulfiram	– Vincristin
Sedativa	
– Haloperidol	
– Thiotixen	

Malnutrition

Klinisches Bild

- Reduzierter Allgemeinzustand, Gehschwäche und Gangstörungen, Adynamie, Anstrengungsdyspnoe, -tachykardie beruhen oft zusätzlich auf alimentär bedingter Muskelschwäche und Trainingsmangel.
- Malnutrition verursacht kognitive Beeinträchtigung, Apathie, Depression.
- Erfolge der Physiotherapie werden verzögert.

Diagnostik der Malnutrition

- Siehe. S. 129: Nutritives Assessment.

Differentialdiagnose

- Erkrankungen des oberen Gastrointestinaltrakts, wie Ösophagitis, Gastritis, gastroösophagealer Reflux, Ulzera oder Karzinome von Magen und Ösophagus sind häufig und stellen weitere wichtige Ursachen für Appetitmangel mit Malnutrition dar.
  - *Achtung:* Geriatrische Patienten mit diesen Krankheiten klagen typischerweise selten über dyspeptische Beschwerden wie Magenschmerzen, Magenbrennen, saures Aufstoßen und Völlegefühl. Appetitmangel stellt das konstanteste Symptom der Erkrankungen des oberen Gastrointestinaltraktes dar.
- Appetitmangel hat im Alter große diagnostische Bedeutung und darf nicht als altesbedingt hingenommen werden. Leichter Appetitmangel führt bei gesunden älteren Menschen bei ausgewogener Ernährung selten zu Malnutrition.

Ernährungstherapie

- Ursachen und Entstehungsmechanismen der Malnutrition sollten bekannt sein (S. 328).
- Kausaltherapie (z. B. Magenulkus-Therapie) einleiten und Umstände der Entstehung (z. B. soziales Umfeld) ändern.
- Hochkalorische Ernährung (40–45 kcal pro Kilo Körpergewicht) kombiniert mit Krafttraining gilt als wichtigste Therapiemaßnahme bei Malnutrition.
- Individuelle Mangelzustände bei der Versorgung mit Eiweiß, Kalorien, essentiellen Fettsäuren, Vitaminen und Spurenelementen sollten diagnostiziert werden (S. 331). Die Diagnose „Protein-Energie-Malnutrition" genügt nicht!
- Der individuelle Nährstoffbedarf an Kalorien, Proteinen, essentiellen Fettsäuren und Mineralstoffen läßt sich folgendermaßen berechnen (der Kalorienbedarf [Energiebedarf] nimmt um 2 % pro Altersdekade ab):
  - *Erhaltungstherapie:* Männer: 50 bis 75jährig: 34 kcal/kg KG; > 75jährig: 30 kcal/kg KG; Frauen: 50 bis 75jährig: 33 kcal/kg KG; > 75jährig: 30 kcal/kg KG
  - *Substitutionstherapie:* 40–45 kcal/kg KG in Zeiten von starkem Mehrbedarf bei katabolem Metabolismus, z. B. aufgrund von Kachexie, großen Dekubitalulzera oder bei akuten Erkrankungen wie Pneumonie, Peritonitis, Hyperthyreose, perioperativ und bei Sepsis. Genaue Berechnung s. Tab. 69.

Malnutrition

Energiebedarf bei Krankheit

Tabelle 69 Energiebedarf bei Krankheit: BEE × AF × KF × TF

BEE	basaler Energiebedarf (25 kcal/kg KG) multiplizieren mit	
AF	Aktivitätsfaktor multiplizieren mit	
KF	Krankheitsfaktor multiplizieren mit	
TF	Temperaturfaktor	
AF-Werte	bettlägerig 1,2; teils mobil 1,25; mobil 1,3	
KF-Werte	komplikationsloser Patient	1,0
	Peritonitis	1,2 – 1,5
	Frakturen	1,2 – 1,35
	Schwere Sepsis	1,4 – 1,6
	Dekubitalulkus < 50 cm^2	1,3 – 1,5
	Dekubitalulkus > 50 cm^2	1,5 – 1,9
	Hyperthyreose	1,1 – 2,0
	Künstliche Beatmung	0,8 – 0,9
	Koma	0,9
TF-Werte	Temperatur bis 38°	1,1
	Temperatur bis 39°	1,2
	Temperatur bis 40°	1,3
	Temperatur bis 41°	1,4

Es können mehrere Faktoren miteinander multipliziert werden, z. B. Bettlägerigkeit, Fieber von 39° und Schenkelhalsfraktur: 1,2 × 1,2 × 1,35 = 1,94

Proteine

- Der Proteinbedarf nimmt mit dem Alter zu. Die Albuminsynthese in der Leber sistiert bei akuten Krankheiten und Streß durch Krankheit. Dies erhöht den Proteinmetabolismus: der Proteinbedarf steigt stärker an als der Gesamtkalorienbedarf, und der Proteinnachschub aus der Leber bleibt aus.
- **Normaler Proteinbedarf:** 15% der täglichen Kalorienmenge.
  - *Erhaltungstherapie:* 0,8 – 1,0 g/kg bei < 50jährigen; 1,2 – 2,0 g/kg bei > 50jährigen.
  - *Substitutionstherapie:* Höhere Dosierung, je nach Mangel bestimmt durch die Messung der lean body mass (Oberarm-Zirkumferenz) und der viszeralen Proteinreserven (Albumin, Transferrin, Cholinesterase, Präalbumin).
- Der individuelle tägliche Proteinbedarf kann abgeschätzt werden mittels Berechnung des Proteinverlustes: Stickstoffgehalt des 24-Stunden-Urins = täglich metabolisierte Proteinmenge.

Essentielle Nährstoffe

- **Gesamtfettbedarf:** 30% der täglichen Kalorienaufnahme
  - Bedarf an essentiellen Fettsäuren: 2% der Gesamtkalorienmenge pro Tag

Malnutrition

- **Vitaminbedarf:** bleibt im Alter gleich und ist bei Krankheit erhöht
  - *Erhaltungsbedarf:* Wird durch die meisten Multivitaminpräparate gedeckt
  - *Substitutionsbedarf:* Wird durch Multivitaminpräparate im allgemeinen nicht gedeckt. Daher müssen einzelne Vitamine separat verabreicht werden. Beispiel: Vitamin-B12-Mangel: Gesamtdosis ca. 20 000 Mikrogramm über 12 bis 20 Wochen verteilt, dies füllt die Speicherreserven der Leber auf, die dann wieder für 6–8 Jahre genügen.
- **Bedarf an Spurenelementen:** Bleibt im Alter gleich und ist bei Krankheit erhöht.
  - *Erhaltungsbedarf:* Wird nur durch spezielle Multivitaminpräparate gedeckt. Daher vor Therapie genaue Kontrolle der Zusammensetzung der verwendeten Präparate.
  - *Substitutionsbedarf:* Die Dosierung in Kombinationspräparaten genügt nicht. Einzelne Spurenelemente müssen separat substituiert werden. Z. B. bei Zinkmangel: 45 mg Zink ++ (entsprechend 200 mg Zinksulfat) 3mal täglich über 3 Wochen.
- **Korrekturfaktor bei variablem Nährstoffbedarf:** Bei akuten Krankheiten (Infektionen), Fieber und perioperativ steigt der Bedarf an allen Nährstoffen an. Eine bis dahin adäquate Ernährung kann unter diesen Umständen insuffizient werden und bei langer Dauer (chronische Infektion, Dekubitalulzera, Tumorfieber usw.) zu Malnutrition führen. Der Nahrungsbedarf ist variabel und muß stets der klinischen Situation angepaßt werden.

Enterale Ernährung

- **Vorbemerkung:** Normale perorale Ernährung oder Magensondenernährung (perkutane endoskopische Gastrostomie PEG; selten nasogastrische Sonde oder perkutane Junalsonde). Normale perorale Ernährung (NPE) sollte bevorzugt werden, wenn keine Schluckstörungen oder gastrointestinale Krankheiten dies verbieten. Die Intensitätsstufen sind je nach Grad der Malnutrition zu wählen.
- **Intensitätsstufen der normalen peroralen Ernährung (NPE):**
  - Stufe 0: NPE mit oder ohne Eßhilfe
  - Stufe 1: NPE plus flüssige vollbilanzierte Supplement-Nahrung (FVSN)
  - Stufe 2: NPE plus FVSN plus Multivitamin-Spurenelement-Präparate (MVS)
  - Stufe 3: NPE plus FVSN plus MVS plus Proteinsupplement (PS)
  - Stufe 4: NPE plus FVSN plus MVS plus PS plus Gezielte Substitution (GS)
  - *Gezielte Substitution* einzelner ausgeprägter Mangelzustände wie Zinkmangel, Vitamin-B12-Mangel, Folsäuremangel, Mangel bei Vitamin-B-Komplex (B1, B2 und B6), Vitamin-D-Mangel etc. mit therapeutischen Dosierungen von Vitaminen und Spurenelementen. Erhaltungsdosen wie in Multivitaminpräparaten genügen hier anfänglich nicht.
- **Intensitätsstufen der normalen enteralen Sondenernährung (NESN):** Indikation: Schluckstörung.
  - Stufe 0: NESN Standard-Sondennahrung
  - Stufe 1: NESN plus Multivitamin-Spurenelement-Präparat (MVS)
  - Stufe 2: NESN plus MVS plus Proteinsupplement (PS)
  - Stufe 3: NESN plus MVS plus PS plus Gezielte Substitution (GS)
  - *Gezielte Substitution* einzelner ausgeprägter Mangelzustände wie bei NPE.

Malnutrition

Parenterale Ernährung

- ▶ Modus der parenteralen Ernährung: via Subklavia-Katheter. Indikation: gestörtes oder verunmöglichtes Schlucken, z.B. bei Tumoren, M. Parkinson, Aspiration, Lähmungen.
- ▶ **Überdosierungen von Nährstoffen:** Die Gefahr der Überdosierung besteht bei Multivitamin-Spurenelement-Präparaten mit zu hohen Dosen an Vitamin A (> 3000 I.E., entsprechend > 1 mg Retinol) und Vitamin D (> 1000 I.E.) bei täglicher Verabreichung über Monate.
- ▶ **Unterdosierung von Nährstoffen:**
  - Bei hypokalorischer Ernährung: Zufuhr von Vitaminen und Spurenelementen ist kalorienabhängig.
  - Bei Verwendung von Kombinationspräparaten bei eigentlichen Mangelzuständen, weil deren Dosierung an Multivitaminen und Spurenelementen für die Erhaltungstherapie konzipiert ist.
- ▶ **Ausgleich von Mangelzuständen:** Therapeutische Tages-Dosierungen:
  - Folsäure 1 – 3 mg
  - Eisen 100 – 300 mg FE++
  - Zink 45 – 135 mg Zn++ oder 200 – 600 mg Zinksulfat
  - Vitamin D 1000 – 3000 I.E.
  - B-Komplex (B1, B2, B6) mit B-Komplexpräparaten oder als einzelne Vitamine.
  - Vitamin B12 mit 1000 Mikrogramm wöchentlich bis total ca. 10 000 – 20 000 Mikrogramm.

Verlaufskontrollen

- ▶ **Vorbemerkung:** Ernährungstherapie ist nur sinnvoll, wenn deren Ziele und Effizienz dauernd überprüft werden (siehe auch nutritives Assessment, S. 129).
- ▶ **Ziele der Ernährungstherapie:**
  - Anaboler Proteinmetabolismus.
  - Verbesserung von nutritiven Mangelzuständen.
- ▶ **Kontrollparameter:**
  - Früh (nach 2 – 8 Tagen): Klinik, Gewichtskontrolle, Stickstoffgehalt im 24-Stunden-Urin und Serumproteine: Cholinesterase und Präalbumin (Anstieg nach zwei Tagen), Transferrin (Anstieg nach 8 Tagen).
  - Spät (nach 2 – 3 Wochen): Bestimmung von Albumin (Anstieg nach 10 – 20 Tagen), Vitaminen und Spurenelementen, Messen der Trizepshautfalten und der Oberarm-Zirkumferenz.

Dehydration

Definition

- Verminderte H$_2$O-Aufnahme (oder selten H$_2$O-Verlust) mit den Folgen Volumenmangel, orthostatische Hypotonie, Sturzgefahr und mit erhöhtem Serum-Na ($>$ 145 mval/l).

Geriatrische Bedeutung

- Inzidenz: 18 % aller geriatrischer Langzeitpatienten erleben mindestens einmal im Jahr Dehydrationsepisoden mit einem Serumnatrium $>$ 146 mval/l.
- Altersveränderungen im Wasser- und Na-Haushalt: Im hohen Alter tritt auf:
  - Vermindertes Durstempfinden
  - Verminderte Konzentrationsfähigkeit der Nieren
  - Verminderte Na-Sparfähigkeit der Nieren
  - Verminderte Sekretion von Anti-Diuretischem-Hormon (ADH) (jedoch auch verminderte Fähigkeit die ADH-Sekretion zu reduzieren)
  - Verminderte Sekretion des Atrialen Natriuretischen Hormons (ANH)

Ursachen

1. Verminderter Durst im Alter.
2. Unfähigkeit zu trinken als Folge von Invalidisierung, Delir, Schluckstörung, Neglect.
3. Vermehrter H$_2$O-Verlust durch starkes Schwitzen (Fieber), über die Lungen bei Tachypnoe (Fieber), bei Nephropathie mit Polyurie, durch rezidivierendes Erbrechen, Durchfälle und Fisteln.
4. Endokrinopathien: bei dekompensiertem Diabetes mellitus mit osmotischer Diurese (Glykosurie), bei Diabetes insipidus centralis oder renalis.

Symptome

- Trockene Schleimhäute
- Oligurie
- Delirium (ab Na $>$ 153 mval/l)
- Orthostatische Hypotonie mit Sturzgefahr
- Verminderter Speichelfluß
- Fieber
- Koma (ab Na $>$ 158 mval/l)
- Typisch geriatrisch: Fehlendes Durstgefühl

Therapie

- **Forciertes Trinken:** Therapie erster Wahl genügt meist, wichtig ist regelmäßiges zu Trinken geben.
- **Rehydration durch subkutane Infusion** ist zweite Wahl in der geriatrischen Langzeitpflege. Vorteile gegenüber intravenöser Infusion:
  - Unproblematische Applikation auch bei unruhigen Patienten,
  - Keine regelmäßige Überwachung nötig
  - Geringe Gefahr der Volumenüberlastung mit Dekompensation bei latenter Herzinsuffizienz
  - Wechsel der Infusionsstelle ad libitum (Verweildauer von mehreren Tagen möglich)

Dehydration

- Bei Dehydration optimale Resorption
- Kann im Oberschenkel-, Abdomen- oder Thoraxbereich appliziert werden
- Dünne Verweilkanüle s/c wird schmerzfrei gut toleriert (Durchmesser 0,6 – 0,8 mm, 25 mm Länge genügt)

▶ **Intravenöse Rehydration:** Nur unter Akutkrankenhaus-Bedingungen; Achtung: kardiale Dekompensation

Besonderheiten der Dehydration bei seniler Demenz

▶ **Ursache:** Zusätzlich zu den Altersveränderungen im Wasser- und Natriumhaushalt ist bei Patienten mit seniler Demenz der Tagesrhythmus der ADH-Sekretion gestört.
▶ **Symptome:** s. Tab. 70
▶ **Therapie:** Normalisierung des Rhythmus: Verabreichung einer Dosis ADH nasal am Abend (5 – 10 µg Desmopressin).
  - *Indikation:* nächtliche Inkontinenz bei SDAT mit sekundärer Ruhestörung und Belastung der Angehörigen sowie morgendlicher orthostatischer Hypotension (bedingt durch forcierte Diurese mit Hypovolämie mit Stürzen)
  - *Kontraindikation:* Herzinsuffizienz, (latente) Hypertonie, Diabetes mellitus, Diuretika-Medikation, Tegretol-, Antidepressiva-, Opiattherapie.
  - *Achtung:* Gefahr des hyponatriämischen Delirs.

Tabelle 70 Verteilung der Urinmenge bei gesunden Betagten und bei Patienten mit seniler Demenz

	Urinmenge tagsüber	Urinmenge nachts
gesunde Betagte	80 ml/h	60 ml/h
senile Demenz	40 ml/h	75 ml/h

Hyponatriämie

Definition

- Wasservergiftung = Wasserüberschuß extrazellulär mit Symptomen der Hypervolämie, der zellulären Überwässerung (Zellschwellung vor allem im ZNS) und der Hyponatriämie (< 135 mval/l).

Epidemiologie

- **Prävalenz:**
  - Bis 4% aller Betagten.
  - Bis 6% aller senil Dementen vom Alzheimertyp.
  - Bis 12% aller Multiinfarktdemenzen.
- **Inzidenz:** Innerhalb eines Jahres zeigen mindestens eine hyponatriämische Episode:
  - 7–10% ambulanter Betagter,
  - 10–20% hospitalisierter und nach Hause entlassener Betagter,
  - ca. 50% der Pflegeheim-Patienten.

Ursachen

- Vermehrte Zufuhr von freiem Wasser (Glukoseinfusion, forciertes Trinken von Wasser oder Tee).
- Bei reduziertem Ausscheidungsvermögen meist durch inadäquate ADH-Sekretion (Schwartz-Bartter-Syndrom) bei:
  - Karzinom (paraneoplastisch)
  - Pneumonie
  - ZNS-Erkrankung (Hirntumor, Hirnschlag, Demenz)
  - Postoperativem Zustand
  - Medikamentös bei Carbamazepin, Thiaziddiuretika, Narkotika, Anästhetika, Antidepressiva, Tolbutamid, Chlorpropamid (orale Antidiabetika)

Symptome

- Bei Serum-Na 115–125 mval/l:
  - Anorexie
  - Kopfschmerzen
  - Benommenheit
  - Bradykardie
  - Verwirrtheit bis Delir
  - Nausea, evtl. Erbrechen
- Bei Serum-Na < 110 mval/l: Koma und Konvulsion; *Achtung:* Mortalität 40%!

Therapie

- Wenn möglich Behebung der auslösenden Ursache.
- Absetzversuch möglicher auslösender Medikamente.
- Einschränkung der Wasseraufnahme (Infusionsstopp).
- Wenig, nur Natriumreiches zu trinken geben (Bouillon) und salzig essen.
- Bei Serum-Na < 125 ist Infusionstherapie indiziert, primär mit 0,9% NaCl, bei Na$^+$< 115 mval/l mit 2% NaCl. Die Korrektur sollte nicht 2,5 mval/l/h und 20 mval/l/24 h überschreiten, sonst Gefahr irreversibler ZNS-Schädigung.

Urininkontinenz, Grundlagen

Definition und geriatrische Bedeutung

- Urininkontinenz = der objektivierbare unwillkürliche Urinabgang, der für die Betroffenen und/oder ihre Umgebung zum Problem wird (International Continence Society).
- Sie ist eine der wichtigen Funktionsstörungen in der Geriatrie mit erheblichen psychosozialen Konsequenzen und trägt wesentlich zur Institutionalisierung Betagter bei.
- Harninkontinenz ist ein Symptom, kein Schicksal. Nach adäquater Diagnostik, Klassifikation und Therapie sind überwiegend gute oder befriedigende Therapieerfolge zu erzielen.
- Klassifikation nach Schweregrad (Deutsche Gesellschaft für Harninkontinenzhilfe):
    - Sporadische UI (≤ 10 ml/h)
    - Belastende UI (10–25 ml/h)
    - Schwere UI (25–50 ml/h)
    - Absolute UI (> 50 ml/h)

Epidemiologie

- Häufigkeit:
    - Ca. 7% der zu Hause lebenden Männer und 15% der Frauen über 65 J.
    - 20–25% der zu Hause lebenden Männer und Frauen über 80 J.
    - 40–50% der Pflegeheim-BewohnerInnen
    - in Deutschland total ca. 4–5 Millionen Menschen betroffen

Psychosoziale Gesichtspunkte

- **Psychologische Faktoren:**
    - Tabuisierung des urogenitalen Bereiches, der Sexualität und der Inkontinenz
    - Wahrnehmungsstörungen
    - Positive Verstärkung im Sinne von Belohnung durch Inkontinenzpflege
    - Regression in frühkindliche Phase
    - Lebenskrise als Inkontinenzauslöser
    - Depression
    - Streßreaktion
- **Psychosoziale Faktoren:**
    - Sinnverlust durch Rollenverlust
    - Beziehungsstörungen
    - Sexuelle Erregung bei Inkontinenzpflege
    - Kommunikation mit der Umgebung durch Inkontinenz
- **Soziale Faktoren:**
    - Soziale Isolation
    - Armut, ungünstige Wohnverhältnisse (Toilette außerhalb der Wohnung)
    - Mangelhafte Information

Physiologie kontinenzerhaltender Faktoren

- **Äußerer Sphinkter:** Der durch den quergestreiften, somatisch innervierten N. pudendus (S_4) versorgte Sphinkter dient durch seine reflektorisch ausgelöste Kontraktion dem Verschluß der Harnröhre bei intraabdomineller Drucksteigerung.

Urininkontinenz, Grundlagen

- **Beckenbodenmuskulatur:** Die gleich innervierte Beckenbodenmuskulatur hält Blase und Harnröhre in der richtigen Lage, damit die komplexen Verschlußmechanismen zum Tragen kommen.
- **Innerer Sphinkter:** Die glatte Muskulatur des die hintere Harnröhre umschließenden inneren Sphinkters, parasympathisch aus den Segmenten S_{2-4}, sympathisch aus $Th_{12} - L_2$ versorgt, bewirkt den Verschluß durch α-adrenerge Stimulation.
- **Paraurethrales Bindegewebe und Urethralschleimhaut:** Die passive Komponente des reichlich elastische Fasern enthaltenen paraurethralen Bindegewebes und der intakten Urethralschleimhaut, deren regelrechter Aufbau, Turgor und Innervation östrogenabhängig ist.
- **Detrusor:** Der aus einem Netzwerk glatter Muskulatur bestehende, parasympathisch aus S_{2-4}, sympathisch aus $Th_{12} - L_2$ versorgte Detrusor, bei dem β-adrenerge Stimulation zur Relaxation und somit zur Gewährleistung der Reservoir-Funktion der Blase führt.
- **Die intakte neurale Steuerung**, in Reglerkreisen organisiert, mit dem übergeordneten kortikalen Zentrum fronto-parietal, das die willentliche Beeinflussung dieser Vorgänge erlaubt und den untergeordneten Zentren im Pons und im Kerngebiet des Detrusors im Sakralmark, in denen die komplexen Steuermechanismen der Miktion integriert sind.
- Zur Inkontinenz kommt es, wenn einer oder mehrere dieser Faktoren nicht gewährleistet sind.

Prädisponierende Faktoren (Tab. 71)

Tabelle 71 Risikofaktoren der Urininkontinenz

- Hohes Alter ($>$ 75 Jahre)
- Gynäkologische/urologische Erkrankung aktuell oder in der Vorgeschichte, namentlich Zustände nach Operationen/Bestrahlungen
- $>$ 3 Geburten
- Rezidivierende Harnwegsinfekte
- Resturin $>$ 100 ml
- Medikamente: $>$ 3 Medikamente insgesamt
- Ein Medikament folgender Wirkungsklassen: Narkotika, Sedativa, Neuroleptika, Antidepressiva, Anticholinergika, Antiparkinsonmittel, α-Adrenergika/-blocker, β-Adrenergika/-blocker, Diuretika, Ca-Antagonisten
- Polymorbidität ($>$ 3 aktive Diagnosen oder $>$ 5 abnorme Laborwerte)
- Krankheitsbilder mit Polyurie (Diabetes mellitus/insipidus, Hyperkalzämie)
- ZNS-Erkrankungen (CVI, Hydrozephalus, MS, Morbus Parkinson)
- Mentale Erkrankungen (Demenz, Depression, Psychose)
- Autonomie-Verlust (ADL-Funktionseinbuße, verminderte Sozialkompetenz)

Urininkontinenz, Grundlagen

Inkontinenzformen und -ursachen (Tab. 72)

Tabelle 72 Die für die Geriatrie relevanten Inkontinenzformen (In Anlehnung an die Einteilung der International Continence Society)

Inkontinenzform/Symptomatik	Pathogenese/Ursachen
Urge (Drang) Inkontinenz (häufigste Form in der Geriatrie, ca. 60%) – *„sensorische" Form*	Detrusor-Instabilität/Hyper-aktivität = nicht unterdrückbare Detrusorkontraktion. Der Blasendruck übersteigt den Druck des Sphinktersystems, das an sich intakt ist.
Gehäufter, nicht beherrschbarer Urinabgang von oft großen Portionen unter heftigem Harndrang tagsüber und nachts (gelegentlich nur nachts).	Mögliche Ursachen: Vermehrte afferente Nervenimpulse aus der Blase, z. B. bei Zystitis, Blasenstein, Tumor, Koprostase, gelegentlich postoperativ. Genese oft unklar (psychogen?).
– *„motorische" Form* Häufiger Abgang von wechselnden Urinportionen. Harndrang vermindert oder fehlend bzw. nicht wahrgenommen	Primäre Insuffizienz der zerebralen Kontrolle. Miktion infolge Wegfall oder Ungenügen der zentralen Kontrolle ausgelöst, v. a. bei Frontalhirnschädigung, z. B. bei Demenz, Delir, neurologischen Erkrankungen (CVI, MS, Morbus Parkinson, Tumor). Oft unerwünschte Medikamentennebenwirkung!
Streßinkontinenz Abgang von kleinen bis mittelgroßen Urinportionen (je nach Schweregrad) bei Erhöhung des intraabdominellen Drucks (Pressen, Husten, Heben von Lasten etc.)	Insuffizienz des Verschlußmechanismus an Blasenhals und Urethra – durch Schädigung des Beckenbodens mit Abflachung des vesikourethralen Winkels nach Geburten mit Deszensus/Prolaps – nach Operationen/Bestrahlungen – durch verminderten Turgor des periurethralen Gewebes und Schleimhautatrophie im Urogenitalbereich infolge Östrogenmangel oder chronisch entzündlichen Prozessen.
Überlaufinkontinenz Entleerung von kleinen und mittelgroßen Urinportionen, z. T. bei Erhöhung des intraabdominellen Drucks (Achtung: nicht mit einfacher Streßinkontinenz verwechseln) – *Obstruktive Form:*	Blasenauslaßobstruktion mit Überdehnung der Blase durch Prostatahyperplasie, -karzinom, Blasentumoren, Steine, Strikturen, Koprostase

Urininkontinenz, Grundlagen

Tabelle 72 Fortsetzung

Inkontinenzform/Symptomatik	Pathogenese/Ursachen
– *Ungehemmt neuropathische Blase*	Durch Wegfall der zerebralen Kontrolle des Miktionszentrums im Hirnstamm bei Apoplexie oder Demenz
– *Reflexinkontinenz*	Verlust der Blasen-Schließmuskel-Koordination (Detrusor-Sphinkter-Dyssynergie) durch spinale Läsion
– *Atone Blase*	Durch autonome Neuropathie (z. B. bei Diabetes) oder anticholinerge Medikamente
– *autonome Blase*	Durch Cauda-equina-Syndrom
„Funktionelle" Inkontinenz Urinabgang zu unerwünschter Zeit an unerwünschtem Ort	Intakte Anatomie/Physiologie der ableitenden Harnwege, Inkontinenz aus Gründen, die ein (rasches) Erreichen der Toilette verunmöglichen: – Bauliche Barrieren (Treppen, unzweckmäßige Wohnungseinrichtung etc.) – Immobilität des Patienten bei Erkrankungen des Bewegungsapparates, neurologischen Leiden, allgemeiner Schwäche (v. a. bei terminal Kranken) – Bei sensorischen Defiziten (Sehbehinderung!) – Bei Motivationsdefizit (Depression, Psychosen, Delir)
Urethrale Hyperaktivität (Bei Männern zweithäufigste Ursache) Erschwerte, verzögerte oder unterbrochene Miktion (Stakkato-Harnfluß) Restharn mit unwillkürlichem Urinabgang.	Urethra relaxiert beim Miktionsversuch nicht oder kontrahiert sich unwillkürlich gegen die Detrusorkontraktionen; am häufigsten verursacht durch mechanisches Abflußhindernis wie Prostatahyperplasie oder -karzinom, Urethrastriktur oder Zysto-Ureterozele, seltener neurologische Ursachen wie Multiple Sklerose, Myelitis oder andere spinale Schädigung, Morbus Parkinson

➤ Mischformen, v. a. zwischen Urge- und Streßinkontinenz sind in der Geriatrie sehr häufig.
➤ Inkontinenz durch ADH-Rhythmusstörung bei Demenz → s. Störungen des Wasserstoffwechsels S. 335.

Urininkontinenz, Grundlagen

Diagnostik

- **Anamnese:**
  - Wenn nötig, immer ergänzen durch Fremdanamnese.
  - Ausdrücklich festhalten: Beginn, Zeitpunkt, Häufigkeit, auslösende Faktoren, Menge des Urinverlustes, Beschaffenheit des Harnstrahls, Begleitsymptome (Dranggefühl, Brennen, Schmerz).
  - Berücksichtigung der Risikofaktoren (vgl. Tab. 71).
  - Anfertigung eines Miktionsprotokolls durch Patient/Pflegeperson während mindestens 72 Stunden (vgl. Tab. 73).

Tabelle 73 Beispiel eines Miktionsprotokolls

Miktionsprotokoll	Name:			
	Trinkmenge (in dl)	Wasser gelassen (in dl)	Genäßt +/++/+++	Bemerkungen (Medikamente etc.)
07 h				
08 h				
09 h				
10 h				
11 h				
etc. (24 h)				

- **Klinische Untersuchung:** Genaue Untersuchung mit folgenden Schwerpunkten/Ergänzungen:
  - Hinweise für konsumierende Krankheit (Kachexie etc.)
  - Herz-Kreislauf: Ausschluß einer Herzinsuffizienz
  - Abdomen: Blase palpabel?
  - Rektal: Sphinktertonus, Koprostase, Prostata
  - Gynäkologisch: Manuelle Untersuchung und Inspektion Vulva/Vagina (Atrophie? Entzündung?)
  - Streßtest: Urinabgang bei Husten im Liegen und Stehen. Bedingungen: Blase voll, Urethralöffnung sichtbar
  - Neurologisch: Ausführlicher Neurostatus mit Sensibilitätsprüfung in den sakralen Dermatomen, Analreflex und Bulbokavernosusreflex
- **Labor:**
  - Urinstatus + Bakteriologie, evtl. mit Resistenzprüfung
  - Serum: Na, K, Harnstoff, Kreatinin, Ca, Blutzucker
- **Zusätzliche Untersuchungen:**
  - *Ultraschall Abdomen* mit Resturinbestimmung, Beurteilung von Nieren, ableitenden Harnwegen und Prostata *obligatorisch*
  - *CT Schädel* nur bei besonderen Fragestellungen: wenn Demenz, Gangstörung und Urininkontinenz sich gleichzeitig entwickeln zum Ausschluß eines Hydrocephalus malresorptivus.
  - *Urodynamische Abklärung* nur in Ausnahmefällen, bei folgenden Indikationen:

Urininkontinenz, Grundlagen

- Chirurgischer Eingriff indiziert, medizinisch vertretbar und vom Patienten gewünscht.
- Diagnose bleibt unklar, eine probatorische Therapie schlägt fehl, und es besteht von Patient und Arzt der Wunsch, sich alle therapeutischen Optionen offenzuhalten.

▶ **Diagnose-Algorhythmus** (Abb. 37): Die oft multifaktorielle Ätiologie der Urininkontinenz beim alten Menschen, verlangt eine multidimensionale Abklärung, die auch probatorische Therapieversuche beinhalten kann.

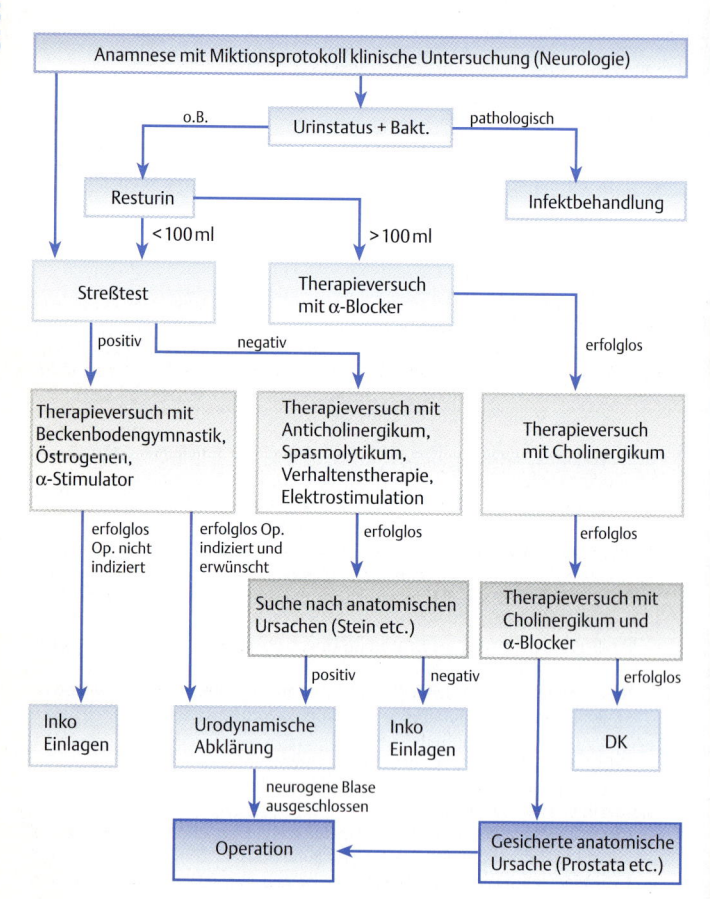

```
Anamnese mit Miktionsprotokoll klinische Untersuchung (Neurologie)
                              │
                    Urinstatus + Bakt.
          o.B. ←────────┼────────→ pathologisch
                        ↓                    ↓
                    Resturin           Infektbehandlung
              <100ml │   │ >100ml
                     ↓   ↓
         Streßtest      Therapieversuch
                        mit α-Blocker
      positiv │  │ negativ        │ erfolglos
              ↓  ↓                ↓
  Therapieversuch   Therapieversuch   Therapieversuch
  mit Beckenboden-  mit Anticholiner- mit Cholinergikum
  gymnastik,        gikum, Spasmolyti-
  Östrogenen,       kum, Verhaltens-
  α-Stimulator      therapie, Elektro-
                    stimulation
  erfolglos  erfolglos Op.   erfolglos      erfolglos
  Op. nicht  indiziert und
  indiziert  erwünscht
                        ↓
                Suche nach anatomischen  Therapieversuch mit
                Ursachen (Stein etc.)    Cholinergikum und
                                         α-Blocker
                positiv │ │ negativ        │ erfolglos
     ↓           ↓      ↓                   ↓
   Inko     Urodynamische  Inko            DK
  Einlagen   Abklärung    Einlagen
                │
         neurogene Blase
         ausgeschlossen
                ↓
           Operation ←── Gesicherte anatomische
                         Ursache (Prostata etc.)
```

Abb. 37   Urininkontinenz: Algorithmus zur Abklärung und für therapeutische Optionen

Urininkontinenz, Therapie

Allgemeine Therapierichtlinien

- Zur Entwicklung der therapeutischen Strategie ist die Einhaltung der Folge Diagnostik—Klassifikation—Therapie von ausschlaggebender Bedeutung.
- Maßvolle Zuwendung mit Vermeiden von Überfürsorglichkeit, Verständnis, Motivation zur Eigenverantwortung, Schutz der Intimsphäre, soziale Kontakte und aktivierende Pflege sind Voraussetzungen für den Therapieerfolg.
- Vielfach ist es erforderlich, diese Maßnahmen in das therapeutische Konzept im Sinne eines ganzheitlichen Behandlungsansatzes zu integrieren.

Prophylaktische Maßnahmen

- Vermeidung von Medikamenten und Nahrungsmitteln, welche die Diurese fördern (z.B. Diuretika, Kaffee, Tee).
- Vermeidung von Koprostase.
- Regelmäßige Reinigung: milde Seifen! Keine Waschlotion, parfümierte Seifen oder Deodorants. Gründliches Trocknen.
- Möglichst kein Gebrauch von Vorlagen (Induktion von reflektorischen Blasenkontraktionen!).

Hilfsmittel (HM)

- Gebrauch nur nach Ausschöpfung aller Rehabilitationsmöglichkeiten.
- Absorbierende HM: Binden, Vorlagen, Windelhosen.
- Anpassung an Inkontinenzgrad und Beweglichkeit der Patienten. Das Material muß den Urin schnell aufnehmen (Saugfähigkeit und Dichte des Materials). Zu wenig Material wirkt wie eine feuchte Kammer, zuviel begünstigt die Dekubitusentstehung und ist nicht komfortabel.
- Auffangvorrichtungen für Urin: Katheter, Kondomurinal, Incogyn. Anpassung an Inkontinenzgrad und Beweglichkeit der Patienten.

Toilettentraining

- **Definition:** Instruktion von Inkontinenz-Patienten zu regulärem Toilettengang und Miktion in kurzen Intervallen (initial stündlich tagsüber und zweistündlich nachts) mit langsam zu steigerndem Intervall bis zum Wiederauftreten von Inkontinenz.
  - Aktive Form bei kognitiv intakten Patienten: Sie gehen selbständig zur Toilette.
  - Passive Form bei kognitivem Defizit: Patienten werden regelmäßig erinnert, auf die Toilette zu gehen oder werden regelmäßig dorthin geführt.
- **Voraussetzungen:** Abklären des Unterstützungsbedarfs
  - Hilfsmittelabklärung (Gehhilfen, Haltegriffe nötig?)
  - Motivation aller Beteiligten vorhanden?
- **Indikation:** Wirkungsvoll bei Streß- und Urgeinkontinenz.
- **Kontraindikation:** Wirkungslos und somit kontraindiziert bei Patienten mit schweren Sphinkterdefekten (z.B. konstantem Urintröpfeln nach radikaler Prostatektomie) und bei Überlaufblase mit ständigem Tröpfeln.
- **Ziele:**
  - Selbstversorgung der betroffenen Patienten
  - Vermeiden von Hautschäden (dadurch Schmerzfreiheit)
  - Freie Beweglichkeit für aktive Menschen

Urininkontinenz, Therapie

Blasentraining

- **Indikation:** Besonders effektiv bei Detrusor-Instabilität und Detrusor-Hyperreflexie. (Erfolge auch bei dementen Patienten!).
- **Vorgehen:**
  - Konditionierung der Blasenfunktion durch festgelegte Zeiten für Blasenentleerung (Miktionsprotokoll), anfangs eventuell 1- bis 2 stündlich, dann langsam zunehmende Zeitintervalle. Nicht warten, bis die Blase gefüllt ist!
  - Manöver zur Erleichterung der Blasenentleerung (reflektorisch oder mechanisch): Kneifen in die Bauchhaut, Beklopfen der suprapubischen Region, Wasser laufen lassen u. a.; Credé-Handgriff.

Training der Beckenbodenmuskulatur der Frau

- **Voraussetzungen:** Mental kompetente Patientin, Kontraktion der Perivaginalmuskulatur möglich.
- **Indikation:** Streßinkontinenz, Dranginkontinenz.
- **Vorgehen:** Training des M. pubococcygeus (Kegelsche Übungen) mit dem Ziel, einen bestimmten Druck in der Urethra aufzubauen, ohne gleichzeitig den intraabdominalen Druck zu erhöhen, Bewußtwerden der Perivaginalmuskulatur. Übung mit kurzzeitiger (10 s; bei älteren Patientinnen 5 s) Kontraktion und Relaxation (10 s bzw. 5 s) der Perivaginalmuskulatur. Andauernde muskuläre Kontraktionen und Relaxationen. Lernen, die Miktion willkürlich zu unterbrechen.
- **Kombination** mit:
  - Blasentraining (s. oben)
  - Biofeedback: Dieses Verfahren stellt über akustische oder optische Signale die Entwicklung einer unbehinderten Blasenkontraktion dar und hilft dadurch den Patientinnen, die Kontraktion erfolgreich zu unterdrücken. Ein zweites Verfahren mißt die Kontraktionsbereitschaft des M. pubococcygeus.
  - Elektrostimulation: Adjuvante Maßnahme für Training der Beckenbodenmuskulatur.
  - Verhaltenstherapie.

Intermittierender Blasenkatheterismus

- **Voraussetzung:** Kooperation und Motivation seitens der Patienten oder des Pflegepersonals.
- **Indikation:** Blasenabflußstörung durch Sphinkterspasmus (z. B. bei Paraplegie) oder obstruktiver Prozeß (z. B. Prostatahypertrophie oder -karzinom) bei fehlender Zustimmung oder bei Kontraindikation für operative Sanierung.
- **Vorgehen:**
  - Katheterisieren der Blase bei Bedarf mit einem Einmalkatheter
  - Sterilität ist im häuslichen Milieu nicht erforderlich, jedoch ist Sauberkeit zwingend notwendig.
  - Keine antibiotische Dauertherapie!
  - Begleitende symptomatische Harnwegsinfekte mit Antibiotika behandeln.
  - Blasen-Dauerkatheter nach Möglichkeit unbedingt vermeiden!

Behandlung der Dranginkontinenz

- **Prinzip:** Domäne der medikamentösen Therapie mit dem Ziel, den hyperaktiven Blasenmuskel ruhigzustellen und die sensible Reizschwelle für den Harn-

Urininkontinenz, Therapie

drang herabzusetzen. Grundlage ist die nervale motorische und sensible Versorgung der Blase sowie die Verteilung von cholinergen, α- und β-adrenergen Rezeptoren. Der Erfolg dieser Therapie ist auch abhängig von der Behandlung eventuell bestehender morphologischer Veränderungen (z. B. Infekte, Prostata, Striktur, Tumor).

▶ **Behandlung der motorischen Detrusor-Hyperaktivität:**
  − Absetzen zentralwirksamer Medikamente und Diuretika.
  − Verhaltenstherapie (Blasentraining, Miktionsprotokoll).
  − Spasmolytika (z. B. Flavoxat $3-4 \times 200$ mg/d p. o.)
  − Anticholinergika mit direkt muskelrelaxierender Wirkung (z. B. Oxybutynin 3×5 mg/d p. o., Trospiumchlorid oder Spasmo-lyt^R-Dragees $2 \times 20-40$ mg/d p. o., Propiverin $2-3 \times 10-20$ mg/d p. o., N-Butylscopolaminium $3-5 \times 10-20$ mg/d p. o.).
  − Eventuell mit einem anticholinerg und alpha-adrenerg wirkenden Antidepressivum zu kombinieren (z. B. Imipramin $1-3 \times 10$ mg/d p. o.)
    • Achtung: regelmäßige Restharnkontrollen!
  − Probatorisch können mit wechselndem Erfolg eingesetzt werden: Kalzium-Antagonisten, Beta-2-Antagonisten und Prostaglandininhibitoren (z. B. Diclofenac, Indometacin oder Kombination).
  − *Unerwünschte Wirkungen der medikamentösen Behandlung:*
    • Spasmolytika und Anticholinergika: Mundtrockenheit, Sprech- und Schluckbeschwerden, Übelkeit, Obstipation, Bradykardie, Benommenheit, Schwindel, Verwirrtheit, Unruhe, Erregungszustände, Sehstörungen, Glaukom, verminderte Schweißsekretion u. a.
    • Imipramin: s.o., exzessives Schwitzen, Müdigkeit, Schläfrigkeit, Tremor, Schlafstörungen u. a.
  − Prognose: Bei diesem stufenweisen Vorgehen können Therapieerfolge in mehr als 80 % der Fälle erzielt werden.

▶ **Behandlung der sensorischen Detrusor-Hyperaktivität:**
  − Operative Behandlung der morphologischen Veränderungen (z. B. Obstruktion im Bereich des Blasenauslasses).
  − Elektrostimulation (Applikation von elektrischen Impulsen über vaginale und rektale Sonde, z. B. MS-103, Medtronc AS, Trondheim).
  − Verhaltenstherapie (s. o.).
  − Bei medikamentös induzierter Harnretention ist gelegentlich ein intermittierender Blasenkatheterismus (s. o.) erforderlich.
  − Hilfsmittel für die übrigen Patienten, die auf die Therapieempfehlungen nicht ansprechen.
  − Nur bei Versagen aller Therapieformen sind eine suprapubische Blasendrainage oder ein transurethraler Dauerkatheter zu erwägen. Inkontinenz allein ist keine Indikation für Dauerkatheter!

▶ **Behandlung der Dranginkontinenz der Frau:**
  − *Normales Restharnvolumen:* Es empfiehlt sich über das konservative Vorgehen eine Beratung und Entscheidungsfindung
    • Blasentraining (s. o.)
    • Verhaltenstherapie mit/ohne Biofeedback
    • Und/oder Pharmakotherapie, vorzugsweise mit Anticholinergika (s. o., Harnretention beachten!)
  − *Restharnvolumen erhöht:* (z. B. in Verbindung mit einem Prolaps der Scheide oder des Uterus, einer Zystozele, Rektozele oder Enterozele): Es empfiehlt sich ein chirurgisches Verfahren. Ist das Risiko für die Patientin zu groß:

Urininkontinenz, Therapie

- Ebenfalls verhaltenstherapeutische Maßnahmen
- Intermittierende Katheterisierung
- Und/oder das Einlegen eines Pessars

Behandlung der Streßinkontinenz

- **Behandlung der einfachen Streßinkontinenz der Frau:**
  - Verhaltenstraining
  - Training der Beckenmuskulatur
  - Blasentraining mit/ohne Biofeedback
  - Vaginalcone
  - Medikamente: α-adrenerge Agonisten (z. B. Midodrin 2 × 2,5 mg/d p. o.), Östrogene—besonders bei Vaginalatrophie (z. B. Estriol vaginal 0,5 mg n. V.).
  - Chirurgische Verfahren nur nach eingehender Diagnostik zur Korrektur der urethralen Hypermotilität.
- **Behandlung der Streßinkontinenz des Mannes:**
  - Bei relevant erhöhtem Restharnvolumen sind chirurgische Verfahren indiziert.
  - Bei nicht vertretbarem Risiko für den operativen Eingriff empfehlen sich unter der Annahme einer Detrusor-Instabilität: Wechsel der Miktionsroutine, Pharmakotherapie (s. o.), Behandlung einer eventuell vorhandenen benignen Prostatahypertrophie (BHP).

Behandlung komplexer Formen und Mischformen (Streß- und Dranginkontinenz)

- Bei niedrigen Restharnvolumina: Verhaltenstherapie und/oder medikamentöse Therapie.
- Bei niedrigen Restharnvolumina und positivem Streßtest: Verhaltenstherapie oder medikamentöse oder chirurgische Therapie, abhängig von den individuellen Verhältnissen.

Behandlung der Überlaufinkontinenz

- **Vorbemerkung:** Eine Überlaufinkontinenz ist bei allen Männern auszuschließen. Bei der Überlaufblase betragen die Restharnvolumina in der Regel über 500 ml.
- **Medikamentöser Behandlungsversuch:**
  - Zur Blasenhalseröffnung mittels Sympatholytika (Alpha-1- und Alpha-2-adrenerge Blocker, z. B. Phenoxybenzamin 1 × 2,5 – 5 mg/d p. o. in einschleichender Dosierung).
  - Zur Detrusortonisierung mit Parasympathomimetika (z. B. Distigminbromid 1 – 2,5 mg/d p. o.; (unerwünschte Wirkungen: Schweißausbruch, Übelkeit, Erbrechen, Bradykardie u. a.).
- **Obstruktive Form:** Therapie der Wahl: Operation. Ist das operative Risiko zu hoch, so empfehlen sich andere, nichtoperative Verfahren (wie z. B. Pessar, Miktionstechniken, intermittierender Katheterismus/Eigenkatheterismus).
- **Ungehemmt neuropathische Blase:** Rehabilitation durch intensives Blasen- und Toilettentraining (s. o.).
- **Reflexinkontinenz:** Blasentraining, eventuell kombiniert mit Medikamenten oder operativer Therapie.

Urininkontinenz, Therapie

- **Atone Blase:** Blasentraining, Medikation absetzen, intermittierender Blasenkatheter.
- **Autonome Blase:** Blasentraining, in Einzelfällen medikamentöser Behandlungsversuch mit alpha-adrenergen Antagonisten.

Behandlung der urethralen Hyperaktivität

- Operative Verfahren bei mechanischer Störung.
- Bei gering ausgeprägter Symptomatik Blasentraining.
- Bei begleitender Detrusor-Hyperaktivität medikamentöse Therapie (s. unter Behandlung der Streßinkontinenz der Frau), eventuell auch intermittierender Katheterismus.

Behandlung der benignen Prostatahyperplasie

- **Folge:** Überlaufinkontinenz oder urethrale Hyperaktivität.
- **Medikamentöse Therapie:**
  - Bei Detrusor-Instabilität Oxybutynin (s. o.), Alpha-1-adrenerge Rezeptorenblocker (z. B. Prazosin, Terazosin, einschleichend bis zu 5 mg/d p. o.) mit geringeren Nebenwirkungen als bei nichtselektiven Alphablockern. Therapieerfolge bis 50%.
  - Antiandrogene (Blockade der Wirkung von Testosteron und Dihydrotestosteron in der Prostatazelle) durch z. B. Flutamid 3×250 mg/d p. o.; unerwünschte Wirkungen: Gynäkomastie, Diarrhö, Lebertoxizität.
  - 5-Alpha-Reduktasehemmer (z. B. Sinasterid 5 mg/d p. p.; unerwünschte Wirkung: Impotenz).
  - Aromatasehemmer (z. B. Testolacton und Atamestan).
  - Phyto-Pharmaka (z. B. Extrakt aus Brennesselwurzel, Extrakt aus Sägepalmenfrüchten, Extrakt aus Kürbissamen).
- **Chirurgische Verfahren:** Transurethrale Verfahren, offene Prostatektomie

Transurethraler Dauerkatheter

Indikation

- Medikamentös nicht beeinflußbares hohes Residualvolumen
- Nicht operables distales Abflußhindernis
- Pflegerische Indikation ist umstritten
- Suprapubische Harnableitung: Nach Möglichkeit sollte anstelle des transurethralen Katheters eine suprapubische Harnableitung gewählt werden, welche signifikant weniger Katheterprobleme verursacht.
- Inkontinenz als solche ist *keine* Indikation für einen Dauerkatheter!

Pathogenese der Katheterzystitis

- **Permanente Bakteriurie:** Der Harnblasen-Urin aller Dauerkatheterträger ist 10 bis 20 Tage nach Kathetereinlage mit Bakterien kolonisiert. Von da an tritt eine permanente Bakteriurie auf. Permanente Bakteriurie ist ein Normalzustand bei Langzeitkatheterträgern (Katheter > 6 Wochen in situ) und somit keine Indikation für eine Antibiotikatherapie.
- **Urotheltraumatisierung mit Urothelläsionen:** Der „Fremdkörper" Dauerkatheter führt permanent zu einer mehr oder weniger ausgeprägten Traumatisierung der Urethralmukosa. Dadurch wird die Mukosabarriere lokal umschrieben sowohl mechanisch als auch immunologisch zerstört, es entsteht eine Urothelläsion. Diese wird durch Bakterien entzündlich verändert und führt zu lokal umschriebener Zystitis, die sich meist submukös auf weitere Harnblasenwandabschnitte ausdehnt.

Tabelle 74 Pathogenese der Zystitis

	ohne Dauerkatheter	mit Dauerkatheter (> 6 Wochen in situ)
Urothel-mukosa	primär intakte IG-Produktion normale Mukusproduktion	permanent traumatisiert ↓ dauernde Urethelläsion
Bakteriurie	nicht dauernd	permanent vorhanden
Entstehung Infektion	nur wenn Bakterien mit – Adhäsionsfähigkeit – Invasionsvermögen – Penetrationsfähigkeit auf Mukosa gelangen → selten Zystitis ohne prädisponierenden Faktor	auch wenig virulente Bakterien können Infektion verursachen ↓ dauernd lokale Infektion ↓ oft symptomatische Zystitis

Symptomatik bei Katheterzystitis

- **Bedeutung der Bakteriurie:**
  - Permanente Bakteriurie bedeutet nicht Zystitis, sonst müßte man von einer „Dauerzystitis" sprechen.

Transurethraler Dauerkatheter

- Asymptomatische Bakteriurie: hier liegt keine Urothelläsion vor und somit höchstwahrscheinlich auch keine Zystitis. Eine Behandlung ist daher nicht notwendig.
- Beim Vorliegen einer Urothelläsion ist das Eindringen von Urinkeimen in tiefere Mukosaschichten und somit das Vorliegen einer Infektion sehr wahrscheinlich. Eine Urothelläsion wird am besten mittels Zystoskopie nachgewiesen. Es gibt jedoch auch indirekte Zeichen und Hinweise (s. bei Lokalsymptomatik).

▶ **Lokalsymptomatik:**
- *Bypassing*, Urinfluß neben dem Katheter, ist das häufigste und frustrierendste Symptom der Katheterzystitis. Denn wegen Inkontinenz wird ein Katheter eingelegt, trotzdem bleibt der Patient naß. Bypassing ist ein Zeichen des entzündlich stark gereizten Detrusors, der sich nun auf geringste zusätzliche Stimulation hin (Husten, Umlagern im Bett, emotional bei Arztvisite oder Angehörigenbesuch, bei Defäkation, beim Mobilisieren und anderen Tätigkeiten) heftig kontrahiert (uninhibited detrusor waves) und in der Harnblase einen Druck von 100 bis 130 cm Wassersäule erzeugt. Dadurch entsteht ein Urinflow, den auch ein Katheter der Größe Charrière 22 nicht zu drainieren vermag, ein Teil der Urinmenge wird neben dem Katheter herausgepreßt (Bypassing). Das Einlegen eines größeren Katheters kann das Bypassing nicht beheben. Hauptursache (75%) des Bypassing ist die Zystitis mit Detrusorkontraktionen, nur bei 25% der Patienten liegt eine Obstruktion vor.
- *Schmerzen* in Urethra, Harnblase oder suprapubisch als Hinweis auf eine entzündlich gereizte Harnblasen- oder Urethramukosa.
- *Fremdkörpergefühl* (sogenannte Katheterunverträglichkeit) meistens nach Kathetereinlage, verliert sich später.
- *Tenesmen* mit oder ohne Urinfluß neben dem Katheter (Bypassing) bei entzündlich gereiztem Detrusor. Mechanismus der Entstehung siehe oben unter Bypassing.
- *Dauerharndrang* bei Entzündung der Blasenmukosa. Oft in der ersten Zeit nach Kathetereinlage.
- *Urinfluß:* Geringer bis ganz sistierender Urinfluß als Zeichen zunehmender Katheterinkrustation bei Zystitis.
- *Inkrustation* des Katheters weist immer auf eine Zystitis hin. Sie bildet sich aufgrund klebriger Infektionsprodukte (Fibrinogen; Fibrin; Albumin; Alpha-2-Makroglobulin etc.), welche aus dem entzündeten Areal in den Urin austreten und an der Innen- und Außenwand des Katheters schichtweise mit Zellen, Bakterien und Kristallen vermengt verkleben. Dies führt allmählich zur Katheterinkrustation und Obstruktion.
- *Obstruktionsentstehung:* S. o. unter Inkrustation. Obstruktion ist immer ein Zeichen einer Zystitis. Durch fachgerechte Behandlung der Zystitis (siehe Therapie) kann die Obstruktionstendenz vermindert werden. Zur frühzeitigen Erfassung einer Obstruktion: 4 stündliche Kontrolle des Pegels im Urinbeutel. Verändert sich dieser nicht, erfolgt automatisch ein Katheterwechsel (kein Katheterspülen!).

▶ **Systemische Symptomatik:**
- *Unspezifische Veränderungen* während einer Zystitis beobachtet man bei alten Patienten oft: Ob koinzident oder als Folge der Zystitis, ist kaum feststellbar.
- *Kognitive Funktionen:* Abnahme des Punkte-Scores im Mini-Mental-Status.

Transurethraler Dauerkatheter

- *Aktivität und Kollaborationsfähigkeit* nehmen oft ab, die Patienten verweigern Ergo- und Physiotherapie, Nahrungsaufnahme, Teilnahme an sozialen Ereignissen etc.
- *Apathie und Depression:* Bei schwerer Zystitis (ausgedehntes Areal) kann die Abnahme der Aktivität in eine Apathie oder sogar eine Depression übergehen.
- *Angetriebenheit, Delirium, Aggressivität:* Wenig häufig ist die gegenteilige Reaktion: anstelle von Apathie tritt eine Steigerung aller Aktivitäten auf: Aggression, Delirium, Davonlaufen, unruhiger Schlaf etc.
- *Allgemeinzustand:* Wird auch bei leichter Zystitis beeinträchtigt.
- *Fieber:* Ist ein sehr seltenes Zeichen der Katheterzystitis. Es kommt nur bei ausgedehnter Zystitis oder bei Katheterzwischenfällen (Herausreißen; nicht erkannte Obstruktion; Setzen einer Via falsa etc.) oder bei Pyelonephritis vor.
- *Sepsis:* Bei Harnblasenverletzung, Setzen einer Via falsa, Pyelonephritis, Prostataabszeß etc. Nur sehr selten auch bei ausgedehnter Zystitis.

Diagnostik der Katheterzystitis

▸ **Klinische Symptomatik:** D. h. lokale und systemische Symptome sowie Urinbefunde sind für die Diagnose entscheidend. Die Bakteriurie ist für die Diagnostik kaum relevant, jedoch zur Gestaltung der Therapie wichtig.
▸ **Urinbefunde bei Katheterzystitis:**
  - *Erythrozyturie:* Wichtigster Hinweis auf eine Urothelläsion und damit auf eine Zystitis. Erythrozyten treten aus der hämorrhagischen Läsion in den Urin über.
  - *Leukozyturie < 20 pro GF:* Wird bei permanenter Bakteriurie immer auch ohne Urothelläsion beobachtet. Sie ist daher nicht unbedingt Zeichen der Zystitis.
  - *Leukozyturie > 40 pro GF:* Hinweis auf entzündlich veränderte Urothelläsion, aus der nun vermehrt Leukozyten in den Harnblasenurin austreten. In großer Zahl („massenhaft") sind sie immer ein Zeichen der Infektion.
  - *Urothelzellen:* Durch Reib- und Druckwirkung von Katheterspitze und Ballon sowie durch die Entzündung abgetötete Urothelzellen schilfern in den Urin ab.
  - *Zylinder:* Nachweis im Urin bei Pyelonephritis.
  - *Urin-pH:* Oft Anstieg auf 8 bis 9, da die häufigsten Zystitiskeime Urease produzieren, welche die Urea hydrolytisch zu Ammoniak abbaut.
  - *Kristalle:* Urat-, Harnsäure-, Struvit-, Kalziumphosphatkristalle etc. haften am Katheter, wenn eine Entzündung vorliegt, bei der immer auch Fibrin, Fibrinogen und andere klebrige Produkte in den Urin gelangen.
  - *Makroskopische Befunde:* Trüber, flockiger, brauner, hämorrhagischer Urin; nach Ammoniak riechender Urin.
  - *Bakterien und Pilze:* als Zeichen der permanenten Bakteriurie immer in großer Zahl (> 100000 cfu/ml) vorhanden. Ohne klinische Symptome, kein Hinweis auf eine Infektion. Zur Identifikation der Bakterien und deren Resistenzverhalten wird der Urin bakteriologisch untersucht. Dies sollte vor der Therapie erfolgen.

Transurethraler Dauerkatheter

Prophylaxe der Katheterzystitis

➤ Allgemeine Maßnahmen, welche Urethra und Harnblase traumatisieren, sind zu vermeiden: Routinekatheterwechsel, Katheterspülen, Blaseninstillationen, Katheterabklemmen, Obstruktion, Herausreißen des Katheters durch unruhige Patienten. Wirksame und unwirksame Maßnahmen zur Prophylaxe siehe Tabelle 75.
➤ Symptominduzierter Katheterwechsel: Kein wöchentlicher Routine-Katheterwechsel, sondern symptominduzierter Wechsel, d.h. Wechsel beim Auftreten

Tabelle 75 Prophylaxemaßnahmen zur Reduktion von Harnwegsinfektionen bei Patienten mit einem transurethralen Katheter

Wirksame Maßnahmen	Unwirksame Maßnahmen
– Hände waschen vor und nach jeder Kathetermanipulation	Mit Antibiotika imprägnierte Katheter
– Aseptische Technik bei Katheterisieren	Antibiotikasalben an der Katheterverbindung
– Katheterisieren nur durch Fachpersonal	Antibiotikaprophylaxe systemisch und lokal
– Trinkmenge auf 1,5 Liter festlegen	Antibiotika oder Desinfektionsmittel im Urinbeutel
– Geschlossenes, steriles Urin-Ableitungssystem	Urethramündung: Applikation von Desinfektionsmitteln oder Antibiotikasalben
– Sterile Urinentnahme zur bakteriologischen Kultur	Rückschlagventile im Ableitungssystem
– Urinentnahme aus dem neu eingelegten Katheter zur Kultur	Urinentnahme aus altem Katheter zur Kultur
– Abknicken des Ableitungssystems vermeiden	Dreilumige Katheter zur kontinuierlichen Blasenspülung
– Anheben des Urinbeutels über Patientenniveau vermeiden	Dreilumige Katheter zur periodischen Spülung
– Strikte Anweisungen zum Kathetermanagement	Jegliches Blasenspülen
– Protokollführung bei jedem Katheterwechsel	Großlumige Katheter > Charrière 14
– Periodische Schulung des Fachpersonals	Kondomurinale anstelle des Katheters
– Katheterindikation kennen und periodisch überprüfen	Verordnung von ansäuernden Substanzen
– Symptominduzierter Katheterwechsel	Jeglicher Routinekatheterwechsel

Transurethraler Dauerkatheter

von Symptomen (siehe unter Symptomatik: lokale, systemische und Urinbefund). Denn jeder Katheterwechsel traumatisiert erneut die Harnblasenmukosa.
- Kontrolle des Urinpegels alle 4 Stunden. Bleibt dieser 4 Stunden unverändert, wird der Katheter gewechselt (kein Blasenspülen!).
- Trinkmenge auf 1,5 Liter halten. Ein genügende Diurese ist die beste Zystitisprophylaxe: Verdünnung der Bakterienkonzentration und aller am Areal der Entzündung ausgeschiedener Substanzen, welche zur Inkrustation führen.

Therapie der Katheterzystitis

- **Vorbemerkung:** Beim Auftreten von klinischen Syptomen (siehe Symptomatik) ist eine Therapie einzuleiten, welche den Circulus vitiosus unterbricht, damit die Schleimhautläsion abheilen kann. Eine Schleimhautläsion kann auch ohne Antibiotikatherapie abheilen.
- **Therapieprozedere:**
  - *Katheterwechsel* beim Auftreten von Zystitissymptomen (= Symptominduzierter Wechsel!), z. B. bei Bypassing oder Obstruktion etc.
  - *Urinentnahme* aus dem neu eingelegten Katheter für Bakteriologie und Antibiogramm, sowie für Urinanalyse (Urinstatus).
  - *Allgemein konservative Maßnahmen* in den ersten 3 Tagen bis Antibiogramm eintrifft, denn eine Urothelläsion kann spontan abheilen:
    - Diurese kontrollieren, Trinkmenge auf 1,5 l steigern.
    - Antipyretika, Analgetika, wenn notwendig (Blasenschmerzen etc.).
    - Anticholinergika (harnblasenspezifische), bei heftigen Tenesmen und bei Bypassing zur Dämpfung der Detrusorkontraktionen.
  - *Systemische Antibiotikatherapie* gemäß Antibiogramm für 5 Tage, falls Symptome nach 3 Tagen konservativer Therapie persistieren. Systemische Antibiotikatherapie erneut, aber für 10 Tage gemäß neuem Antibiogramm aufgrund von Urin aus dem gleichen Katheter, falls Symptome unter der ersten Antibiotikatherapie persistieren.
  - *Urologische Abklärung,* zum Ausschluß von Harnblasensteinen, Divertikel, Neoplasien, Ureterreflux, Fremdkörper etc., falls die Symptome unter der zweiten, 10 tägigen Antibiotikatherapie persistieren.

Harnwegsinfektionen (ohne Dauerkatheter)

Grundlagen

- **Bakteriurie:**
  - Wird mit steigendem Alter und mit zunehmendem Behinderungsgrad häufiger. Frauen sind häufiger betroffen.
  - Häufigkeit der Bakteriurie in der Bevölkerung nach neueren Daten: 6 bis 33% der Frauen, 11 bis 13% der Männer.
  - In Altersheimen: 27% der Frauen, 11% der Männer;
  - in Pflegeheimen: 61% der Frauen, 20 bis 33% der Männer.
- **Signifikante Bakteriurie:**
  - Definition: 100 000 cfu/ml; für langsam sich vermehrende Bakterien gelten bereits 10 000 cfu/ml als signifikant; für Mycobacterium tuberculosis, Mykosen, z. B. Candida albicans etc. gilt jede Anzahl als signifikant.
  - Symptomatische Bakteriurie und Bakteriämie entwickeln mindestens einmal nach dem 65. Lebensjahr ca. 25% der Frauen und ca. 10% der Männer
- **Asymptomatische Bakteriurie:** Sie erhöht die Mortalität nach neueren prospektiven Studien offensichtlich nicht, deshalb wird eine Antibiotikatherapie allgemein abgelehnt. Dauerkatheterträger weisen permanent eine signifikante Bakteriurie auf, die solange asymptomatisch, nicht behandlungsbedürftig ist (s. auch S. 348).
- **Symptomatische Harnwegsinfektion** (Urethritis; Prostatitis; Zystitis; Pyelonephritis): Wegen der permanenten Bakteriurie und der Traumatisierung der Mukosa durch den Katheter erkranken Dauerkatheterträger wesentlich häufiger als Patienten mit Bakteriurie ohne Dauerkatheter (s. Tab. 351).

Pathogenese

- **Vorbemerkung:** Bei Nichtkatheterisierten entsteht die eigentliche Infektion (Urethritis; Prostatitis; Zystitis; Pyelonephritis) immer nach starrem Schema: Aszension von Keimen → Adhärenz → Invasion und Penetration → Multiplikation → Kontakt zum Kreislauf → Lokale Reaktion → Systemische Reaktion.
- **Phase 1:** Aszension von Bakterien oder Pilzen der Perianalgegend und der Vagina via Urethra (selten hämatogene Streuung) in die Harnblase und selten von dort via Ureter (Reflux) in die Nieren.
- **Phase 2:** Adhärenz der Keime am Urothel von Urethra, Harnblase oder Nierenbecken.
- **Phase 3:** Invasion zwischen und durch Urothelzellen in tiefere Mukosa- und Detrusorschichten.
- **Phase 4:** Keimvermehrung in den tieferen Mukosa- und Detrusorschichten und Kontaktnahme der Keime und Toxine mit Lymph- und Blutgefäßen.
- **Phase 5:** Systemische Reaktionen des Körpers: Fieber; Leukozytose; erhöhte Blutsenkungsreaktion; erhöhtes C-reaktives Protein; Kreatininanstieg; Tachykardie; Hypotonie. Mögliche systemische Symptome: Verschlechterung des Allgemeinzustands; Verwirrtheit; Abnahme kognitiver Funktionen; Apathie; Depression.
- **Phase 6:** Lokale Reaktionen am Urothel: Gesteigerte Schleimproduktion; Abstoßung von infizierten Urothelzellen; Hyperämie, Vasodilatation und erhöhte Permeabilität der kleinen Mukosagefäße mit Austritt von Fibrinogen, Erythrozyten, Leukozyten und anderer Blutzellen ins Lumen und in den Urin (Urinstatus; Urinzytologie). Ungehemmte Kontrakturen des Blasendetrusors mit Tenesmen der Blase und unwillkürlichem Urinabgang (Inkontinenz). Mögliche Lokale

Harnwegsinfektionen (ohne Dauerkatheter)

Symptome: Dysurie; Pollakisurie; Schmerzen in Harnblase oder Nierenbecken; Tenesmen; Nierenkoliken; Inkontinenz. Für die Diagnose sind lokale wie systemische Reaktionen und Symptome sowie die Bakteriurie von Bedeutung.

Prädisponierende Faktoren

- Katheterisieren zur Resturinvolumenbestimmung etc.
- Hohes Residualvolumen ist eine häufige Ursache
- Inkontinenz
- Anatomische und funktionelle Veränderungen der Harnblase
- Zerebrovaskuläre Insulte
- Urologische Instrumentationen zu diagnostischen Zwecken
- Häufige Hospitalisation wegen Multimorbidität
- Urothelzellveränderungen (altersbedingt) führen zu schlechter oder fehlender Clearance an der Zelloberfläche und zu vermehrter Adhäsinproduktion.
- Virulenz der Bakterien: Hängt vom Potential der Bakterien zur Adhäsinproduktion ab. Adhäsine sind bakterielle Produkte, die das Anhaften der Bakterien an entsprechenden bakterien- und adhäsinspezifischen Glykoprotein-Rezeptoren der Urothelzellmembran ermöglichen.
- Bakterielle Adhärenz: Wichtigster initialer Wegbereiter der Infektion. Ohne Adhärenz keine Infektion. Im Alter sind die Abwehrmechanismen gegen die Adhärenz stark vermindert, weil sich die lokale Schleimhaut-Clearance verschlechtert, d. h. weil die lokale Mukus- und IgA-Produktion der Urothelzelle abnehmen und der normalerweise rasche Zell-Turn-Over der Oberflächenzellen stark vermindert ist.
- Verminderte Glykogenproduktion und ansteigender pH in der Vagina
- Prostatitis und Prostatahyperplasie mit erhöhtem Resturinvolumen fördern eine Infektion.
- Kurze Urethra bei der Frau erleichtert Kolonisatin von Urethra und Harnblase durch perianale und vaginale Keime.
- Weitere prädisponierende Faktoren: Tumoren, Steine, Urethrastrikturen, Divertikel der Harnblase, Ureterreflux und Hydronephrose. Verminderter Urinfluß oder verminderte Urinproduktion (bei Dehydratation, Herz- und Niereninsuffizienz), Diabetes mellitus (Residualvolumen bei sensory loss bladder), allgemeine Immunschwäche.

Symptomatik

- **Lokale Symptome:** Sie sind häufiger als systemische; können bei geriatrischen Patienten auch fehlen oder werden von diesen nicht perzipiert und daher nicht angegeben.
  - *Bei akuter Zystitis:* Bei isolierter Zystitis meistens kein Fieber; Tenesmen, Schmerzen, Brennen in der Harnblase; Brennen in der Urethra; Pollakisurie; Nykturie; Mikro- bis Makrohämaturie; Brennen beim Wasserlassen; Inkontinenz; Harnretention; Ausfluß aus Urethra; Intertrigo; chemische, durch Urin ausgelöste, bakterielle oder durch Mykosen bedingte intertriginöse Dermatitis.
  - *Bei chronischer Zystitis:* Im allgemeinen quantitativ minimal ausgeprägte Symptomatik; sonst qualitativ wie bei akuter Zystitis.
  - *Bei Pyelonephritis:* Nierenkoliken; Druckdolenz der Nierenlogen.

Harnwegsinfektionen (ohne Dauerkatheter)

- **Systemische Symptome:**
  - *Fieber:*
    - Bei Zystitis im allgemeinen kein Fieber, selten subfebrile Temperaturen.
    - Bei Pyelonephritis: plötzlicher, hoher Fieberanstieg (39°). Positive Blutkulturen.
  - *Nierenfunktion:*
    - Bei Zystitis selten Verschlechterung der Nierenfunktion.
    - Bei Pyelonephritis immer leichter, selten starker Anstieg des Kreatinins (Bei Urosepsis).
  - *Allgemeinzustand (AZ):*
    - Bei Zystitis wenig verändert; jedoch bei bereits eingeschränkten kognitiven Funktionen zunehmende Verschlechterung; selten Apathie, Anorexie, Stürze.
    - Bei Pyelonephritis: AZ immer verschlechtert: häufig Anorexie, Apathie, Verschlechterung kognitiver Funktionen, Stürze.
  - *Blutchemische Werte:*
    - Bei Zystitis selten leichte Leukozytose oder leichter Anstieg des C-reaktiven Proteins.
    - Bei Pyelonephritis: Leukozytose mäßig bis stark ausgeprägt, ebenso C-reaktives Protein hoch. Oft positive Blutkulturen.
    - Bei Urosepsis, oft durch Setzen einer Via falsa beim Katheterisieren: massive Leukozytose, Kreatininanstieg, hohes Fieber, positive Blutkulturen, Blutdruckabfall, Sensorium getrübt, soporös. Letalität hoch.

Diagnostik

- **Vorbemerkung:** Entscheidend sind Urinbefund, Zytologie und Bakteriologie
- **Bei Zystitis:**
  - Leukozyturie bis > 40 pro GF.
  - Diagnostisch wichtiger ist die Erythrozyturie 20 bis > 40 pro GF, da sie, zusammen mit Urothelzellen, hinweist auf eine Urothelläsion, welche die bakterielle Invasion erleichtert.
  - Urin-pH > 8: Hinweis auf Infektion mit ureasespaltenden Bakterien z. B. Proteus mirabilis. Hoher Urin-pH ≥ 9 schädlich für Harnblasenmukosa. Urin-pH > 8 ist immer bakteriell bedingt, äußerst selten alimentär.
  - Keine Zylinder.
  - Entscheidend: bakterielles Wachstum in der Urinkultur und Befund der Resistenzprüfung.
- **Bei Pyelonephritis:**
  - Leukozyturie und Erythrozyturie obligat.
  - Diagnostisch am wichtigsten: Zylinder im Urin, insbesondere Leukozytenzylinder und granulierte Zylinder; oft finden sich in den ersten Tagen lediglich hyaline Zylinder, auch als Zeichen einer Exsikkose.
  - Entscheidend: bakterielles Wachstum in der Urinkultur und Befund der Resistenzprüfung.
- **Resturinvolumenbestimmung:** Sie gehört zu jeder Zystitistherapie, da bei Zystitis im Alter immer eine Retentionsblase (Überlaufblase) vor allem bei Männern, bei Zustand nach zerebrovaskulärem Insult und bei Diabetes mellitus vorliegen kann.

Harnwegsinfektionen (ohne Dauerkatheter)

- **Blutkulturen:** Sie sollten bei Verdacht auf Pyelonephritis und Urosepsis immer durchgeführt werden. Wichtig zur Kenntnis des verursachenden Keims und dessen Resistenzverhalten, sowie zur Beurteilung des Verlaufs.
- **Ultraschalluntersuchung und/oder i.v. Urographie:** Diese Untersuchungen sind indiziert bei akuter und rezidivierender Pyelonephritis.

Prophylaxe

- Prophylaktische Maßnahmen zur Reduktion der Anzahl der Harnwegsinfektionen beinhalten das Ausschalten, bzw. Beachten der oben erwähnten prädisponierenden Faktoren.

Therapie

- **Prinzipien:**
  - Trinkmenge auf 1,5 l steigern
  - Lokale Therapien (Spülungen jeglicher Art) sind obsolet.
  - Antibiotikatherapie ist nur bei symptomatischer Bakteriurie und/oder bei Bakteriämie indiziert.
  - Empirische oder gemäß Antibiogramm geplante Antibiotikatherapie bei bakterieller Harnwegsinfektion oder, bei Infektionen durch Pilze, antimykotische, systemische Therapie.
  - Spasmolytika, Analgetika bei starken Schmerzen.
  - Anticholinergika bei starken Blasentenesmen.
  - Ursachen und prädisponierende Faktoren (siehe oben) ausschalten und/oder behandeln.
- **Empirische Antibiotikatherapie:** In der ambulanten Praxis, wenn kein Antibiogramm zur Verfügung steht. In der ambulanten Praxis ist die Resistenzlage der Urinkeime besser als im Krankenhaus, und man kann auf das allgemeine Wirkungsspektrum der Antibiotika vertrauen.
- **Resistenzgerechte Antibiotikatherapie:** Falls irgend möglich, sollte zur Therapie eine Urinbakteriologie mit Antibiogramm vorliegen.
- **Dauer der Antibiotikatherapie:**
  - *Bei akuter Zystitis:* Oft Einmal-Dosis-Therapie genügend. Bei rezidivierender Zystitis jeweils Behandlungszyklen von 5 Tagen.
  - *Bei chronischer Zystitis* (ohne Dauerkatheter) jeweils 10 Tage behandeln. Wenn immer noch Rezidive auftreten: urologische Abklärung indiziert.
  - *Bei akuter Pyelonephritis:* Mindestens 10 Tage Antibiotikatherapie, bei Rezidiven 3 Wochen.

Altersdiabetes, Grundlagen

Definition

- Relativer oder absoluter Mangel an Insulin; beim Diabetes mellitus Typ I absoluter Insulinmangel (Autoimmuninsulitis, nach Virusinfektionen), beim älteren Patienten fast immer schon länger bestehend, beim Diabetes mellitus Typ II durch einen erworbenen Defekt der Insulinrezeptoren und der Insulinsekretion verursacht. Resultat ist in beiden Fällen eine Hyperglykämie.

Klassifikation

- Diabetes mellitus (Dm) Typ I, insulinabhängig
- Diabetes mellitus (Dm) Typ II, insulinunabhängig
  Typ II a ohne Adipositas, Typ II b mit Adipositas
- Im Alter besteht ein Verhältnis 9 : 1 zugunsten des Typ-II-Diabetes. Die meisten Altersdiabetiker sind übergewichtig und ketosenegativ (90%).
- Pathogenese Diabetes mellitus Typ II: Periphere Insulinresistenz, inhibierte hepatische Glykogenolyse, relative Insuffizienz der Insulinsekretion (häufig Hyperinsulinämie!)

Epidemiologie

- **Häufigkeit:** 10% aller > 65jährigen leiden an Diabetes mellitus.
  - Bei zusätzlichen 10% ist der Diabetes mellitus unerkannt.
  - Bei zusätzlichen 20% besteht eine verminderte Glukosetoleranz.
  - Bis zu 40% der > 80jährigen leiden an Diabetes mellitus.
- **Altersstruktur:** Mehr als 40% aller Diabetiker sind > 65 Jahre alt.
  - 20% aller Diabetes mellitus werden nach dem 65. Lebensjahr diagnostiziert.
- **Mortalität:** Diabetes mellitus ist die sechsthäufigste Todesursache des Menschen > 65 Jahre.
- **Interferenz-Faktoren** beim Altersdiabetes:
  - Medizinisch
    - Konkomittierende Krankheiten
    - Hepatische/renale Insuffizienz
    - Medikamente
    - Defizitäre Sinnesleistungen
  - Psychosozial
    - Depression
    - Verminderte Kognition
    - Soziale Isolation
    - Armut

Diagnosekriterien

- Es gibt keine altersspezifischen Kriterien zur Frühdiagnostik des Diabetes mellitus.
- Diagnosekriterien des Diabetes mellitus (nach WHO). Tab. 76:
- **Nüchtern-BZ:** Hohe Spezifität, einfach durchführbar, geringe Sensitivität
- **HbA 1 C:**
  - Keine sichere Screeningmethode der gestörten Glukosetoleranz
  - Überwachung der Qualität der Langzeiteinstellung des Diabetes mellitus (letzte 2 Mo)
  - Eingeschränkte Aussagekraft bei Niereninsuffizienz (Geriatriepatient!)

Altersdiabetes, Grundlagen

Tabelle 76 Diagnosekriterien eines Diabetes mellitus

		Nicht nüchtern		2 h nach 75 g Glukose		Nüchtern	
		mg%	mmol/l	mg%	mmol/l	mg%	mmol
Vollblut	venös	≥ 180	10,0	≥ 180	10,0	≥ 120	6,7
	kapillar	≥ 200	11,1	≥ 200	11,1	≥ 120	6,7
Plasma	venös	≥ 200	11,1	≥ 200	11,1	≥ 140	7,8
	kapillar	≥ 220	12,2	≥ 220	12,2	≥ 140	7,8

- **Orale Glukosetoleranz:** Hohe Sensitivität, geringe Spezifität, wenig Bedeutung in der Geriatrie.
- **Fruktosamin:** Gibt Auskunft über Aktualität der Stoffwechsellage (in den letzten zwei Wochen).
- **C-Peptid:** Gibt Auskunft über Restsekretion von Insulin (Indikation: Umstellung der Therapie).

Altersspezifische Symptome

- Typische Symptome der akuten Stoffwechselentgleisung (Polyurie, -dipsie) fehlen oder werden fehlgedeutet (z.B. Polyurie als Inkontinenz oder Herzinsuffizienz).
- Appetitlosigkeit, Gewichtsverlust oder Müdigkeit werden oft eher dem Alter als einem Diabetes mellitus zugeschrieben.
- Altersdiabetiker klagen häufig über subjektive Vergeßlichkeit und Depression. Mnestische Störungen können oft festgestellt werden, es besteht jedoch kein statistisch signifikant erhöhtes Demenzrisiko.
- Verwirrtheitszustände sind häufig, besonders bei Infektionen und/oder Stoffwechselentgleisungen (Hypo- oder Hyperglykämie).
- Häufig führt erst eine Spätkomplikation zur Diagnose des Diabetes mellitus.
- Bei Hypertonie, Übergewicht und/oder positiver Familienanamnese sollte aktiv nach Diabetes mellitus gesucht werden.

Hyperosmolares Koma

- **Definition:** Typische Stoffwechselentgleisung des Altersdiabetikers mit marginaler Insulinsekretion. Häufig Erstmanifestation des Diabetes mellitus!
- **Diagnose:**
  - Serum-Glukose > 600 mg%
  - Osmolarität > 320 mOsm/l
  - Azidose fakultativ bei fehlender Ketose
- **Prädisponierende Faktoren:**
  - Infektion, Dehydration
  - Hohes Alter, weibliches Geschlecht, Pflegeheimpatient
- **Differentialdiagnose:** Apoplexie (fokale neurologische Defizite!)
- **Mortalität:** Hoch (ca. 20%)! Zweifach höher als beim ketoazidotischen Koma
- **Warnzeichen:** Müdigkeit, Schwäche, Polyurie, Polydipsie, GI-Störungen

Altersdiabetes, Grundlagen

▶ **Prophylaxe:**
  - Diabetesscreening auch beim älteren Patienten
  - Aggressive Infekttherapie und gute Hydrierung
  - Möglichst Vermeidung von blutzuckersteigernden Medikamenten
▶ **Therapie:**
  - Sehr wichtig: Hydrierung (0,9% NaCl, maximal 1000 ml in der 1. Stunde, maximal 500–1000 ml/h in den folgenden 6 Std., ab der 8. Std. 250 ml. Kontrolle der Diurese!)
  - Korrektur einer Hypokaliämie (unter Insulineinfluß!) nach Einsetzen der Diurese.
  - Korrektur der Azidose (ab pH < 7,1) mit 1/3 des errechneten Bikarbonatbedarfs.
  - Insulintherapie anfänglich i.v. mit 10–15 IE Altinsulin, in den folgenden Stunden zwischen 2–10 IE über Infusionspumpe. Der BZ-Spiegel sollte nicht schneller als 100 mg/dl in einer Stunde sinken. Später Umstellung auf s.c.-Gaben des Insulin, evtl. kann das Insulin später ganz abgesetzt werden.
  - Thromboseprophylaxe mit Low-dose Heparin.

Hypoglykämie

▶ Typische Hypoglykämiesymptome fehlen beim älteren Diabetiker häufig. Verhaltensveränderung, Verwirrtheitszustände (insbesondere nachts), Stürze und zerebrovaskuläre Störungen stehen im Vordergrund.
▶ Die Indikation zur blutzuckersenkenden medikamentösen Behandlung muß deshalb beim alten, polymorbiden Diabetiker kritisch erfolgen.
▶ Symptome einer Hypoglykämie sind bei Therapie mit β-Blockern häufig weniger auffällig oder maskiert.

Altersdiabetes, Komplikationen

Diabetische Gefäßerkrankung

- **Makroangiopathie:** Besonders beim Diabetes mellitus Typ II. In Kombination mit Hypertonieerkrankung bei 70% der Diabetes-mellitus-Typ-II-Patienten. Die Hypertonie geht dem Diabetes mellitus meist um Jahre voraus. Es besteht oft eine Hypertonie ohne Nephropathie.
  - Entscheidend ist hier die frühzeitige Hypertoniebehandlung.
- **Mikroangiopathie:** Klassische diabetische Atherosklerose: Multilokalisatorisch, Bevorzugung der kleinen Arterien, rasches Fortschreiten. Lokalisation und Folgen:
  - Koronare Herzkrankheit mit oft stummer Ischämie
  - Vaskuläre Nephropathie
  - Vaskuläre Retinopathie
  - Vaskuläre Polyneuropathie
  - Entscheidend ist hier die konsequente Diabetesbehandlung.

Diabetische Nephropathie

- **Prävalenz:** Beim Diabetes mellitus Typ II: 15–20%
- **Risikofaktoren:** Hohes Alter bei Diagnosestellung des Diabetes mellitus, männliches Geschlecht, bekannte makrovaskuläre Erkrankung, Vorhandensein einer Retinopathie.
- **Diagnostik:**
  - Eiweißausscheidung ist erhöht; dies kann auch im Rahmen einer Herzinsuffizienz, generalisierten Arteriosklerose oder Hypertonie auftreten. Deswegen ist Mikroalbuminurie beim Diabetes mellitus Typ II für die Diagnose einer beginnenden Nephropathie nicht spezifisch!
  - Makroalbuminurie und/oder Anstieg des Serum-Kaliums machen das Vorhandensein einer Nephropathie auch beim Typ II-Diabetiker wahrscheinlich.
- **Therapie:**
  - Optimale Blutzuckereinstellung wünschenswert, beim Typ II-Diabetiker aber häufig nicht erreichbar.
  - Antihypertensiva auch bei nur leicht erhöhtem Blutdruck.
  - ACE-Hemmer (s. S. 417) wirken nicht nur antihypertensiv, sondern auch antiproteinurisch (cave Hyperkaliämie bei Niereninsuffizienz!).
  - Kalzium-Antagonisten sind geeignet (außer Nifedipin, dies erhöht die Proteinurie!).
  - Diuretika und β-Blocker sind wegen nachteiliger Wirkung auf Kohlenhydrat- und Fettstoffwechsel und Maskierung der Hypoglykämie nicht optimal.

Diabetische Augenprobleme

- **Formen:**
  - Retinopathie; Prävalenz beim Diabetes mellitus Typ II: 5–10%, hohes Erblindungsrisiko (bis zu 20%).
  - Proliferative Retinopathie beim Diabetes mellitus Typ II selten
  - Katarakt- und Glaukomhäufigkeit beim Diabetes mellitus zweifach erhöht.
- **Kontrollen:** Jährliche Augenkontrollen auch beim Altersdiabetiker indiziert.
- **Therapie:**
  - Die rechtzeitige Behandlung der Retinopathie (Laser) ist von großer Wichtigkeit.

Altersdiabetes, Komplikationen

- Thrombozytenaggregationshemmung ist ohne sichere Wirkung.
- Antihypertensive Therapie s. S. 274 und möglichst optimale BZ-Einstellung

Diabetische Neuropathie

➤ **Sensorische Neuropathie:** Führt beim polymorbiden Patient zu Sturzgefährdung und Fußproblemen.
➤ **Motorische Neuropathie:** Zu wenig beachtetes Krankheitsbild, ist oft Ursache von Immobilität und Sturz des Altersdiabetikers!
➤ **Autonome Neuropathie:** Leitsymptome sind regionale Schweißsekretionsstörungen, orthostatische Hypotonie und Darmmobilitätsstörungen. Die autonome Neuropathie kann zu Sturz, Malnutrition, Darm- und Blasenfunktionsstörungen, Fußproblematik u. a. führen. Sie ist im Rahmen der polymorbiden Erkrankung des Altersdiabetikers sehr zu beachten
➤ **Fokale Neuropathie:** Häufig akutes Auftreten. Typische Erkrankung des Altersdiabetikers. Führt vorwiegend zu Paresen von Hirnnerven (Nn. III + VI mit Augenmuskellähmung, N. VII mit Fazialisparese).

Der diabetische Fuß

➤ Häufigstes Problem des Altersdiabetes!
➤ Komplexes Zusammenwirken unterschiedlicher, krankheitsverursachender Faktoren (siehe Abb. 38). Auslösender Faktor: Oft Bagatelltrauma. Arterielle Verschlußkrankheit als Entstehungsfaktor wird oft überschätzt: 50% alleinige neuropathische, ungefähr 10% alleinige ischämische, ungefähr 40% neuroischämische Ursache

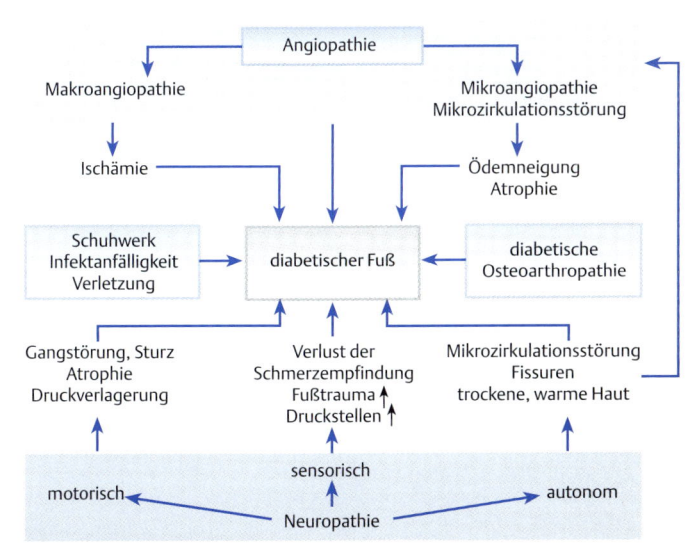

Abb. 38 Der diabetische Fuß

Altersdiabetes, Komplikationen

- **Therapie:**
  - *Prophylaxe:* Hygiene, regelmäßige Fußinspektion, Einfetten der Haut, richtige Nagelpflege, kein Barfußgehen, gutes Schuhwerk und Einlagen u. a.
  - *Bei Ulkus:* Regelmäßige Entfernung des hyperkeratotischen Randsaumes von großer Wichtigkeit!
  - *Bei Infekt:* Hospitalisation und Bettruhe oft nicht vermeidbar!
    - Oberflächlicher Wundabstrich nicht aussagekräftig.
    - DD der Knochenläsion sowohl radiologisch wie auch szintigraphisch meist nicht möglich. Deswegen: Vorgehen wie bei Osteomyelitis: Probatorische Breitspektrumantibiose (Mischinfektion, auch Anaerobier!).
  - *Bei therapierefraktären ischämischen Läsionen:* Amputation oft unumgänglich.

Altersdiabetes, Therapie

Grundlagen

- Das Behandlungsziel muß unter Berücksichtigung der Polymorbidität und des Nutzen/Risikos einer Therapie für jeden geriatrischen Patienten definiert werden.
- Erste Priorität: Vermeidung von Akutkomplikationen (insbesondere von Hypoglykämien!) und Verbesserung der Lebensqualität.
- Unter Berücksichtigung der ständig steigenden Lebenserwartung des älteren Menschen ist auch eine langfristige Optimierung der Stoffwechsellage zur Vermeidung von Spätkomplikationen nötig!

Körperliche Bewegung

- Gemäßigte körperliche Bewegung spielt eine zentrale Rolle in der Behandlungsstrategie, sie verbessert die Glukosetoleranz und das Lipidprofil!
- Dies gilt nicht für Leistungssport, hier besteht die Gefahr der Hypoglykämie, besonders für insulinpflichtige Diabetes-mellitus-Patienten. Empfehlung für betagte Leistungssportler mit Insulinpflicht: Diätetische KH-Zulage von 1 g pro 1 Min. Leistungssport.

Therapieplanung (Abb. 39)

- Ziel der Behandlung sind Blutzuckerwerte nüchtern (NBZ) zwischen 5,5 und 7,7 mmol/l (100–140 mg/dl) und postprandial (PPBZ) unter 11,0 mmol/l (200 mg/dl).

Diät

- Oberstes Gesetz: Gewichtsreduktion beim Übergewichtigen (Diät: Nicht < 1000 kcal/d!). Oft erfolgt dadurch bereits eine dramatische Verbesserung der Stoffwechsellage!
- Im Gegensatz dazu profitiert der malnutritive Diabetiker von einer Gewichtszunahme!
- Die Diät des Altersdiabetikers muß einfach zu handhaben und den individuellen Eßgewohnheiten angepaßt sein. Quantitative Diät ist beim Altersdiabetiker in der Regel nicht praktikabel und meist auch nicht indiziert.
- Vor jeder Diät sollte das ideale Körpergewicht, die totale Kalorienzufuhr, die Kalorienzusammensetzung und Ernährungszusätze bestimmt werden.
- Zusammensetzung der Diät:
  - Komplexe, ballaststoffreiche Kohlenhydrate (oft limitiert wegen Zahnproblematik oder mangelnder Flüssigkeitszufuhr!)
  - Vermeidung von Zuckern vom Glukosetyp (Glukose, Maltose, Saccharose).
  - Zuckeraustauschstoffe (Sorbit/Xylit) führen rasch zu Diarrhö, deshalb zurückhaltend einsetzen!
  - Süßstoffe (Saccharin, Zyklamat, Aspartan, Acesulfat) kommen dem Süßigkeitsbedürfnis alter Menschen entgegen und können bei Geriatriepatienten bedenkenlos eingesetzt werden.
  - Zurückhaltung mit tierischen Fetten.
  - Mäßige Eiweißzufuhr (0,8 g/kg KG/d, Kompromiß zur Verhinderung einer Nephropathie oder Malnutrition).
  - Zusatz von Vitaminen, Mineralien und Spurenelementen:
    - Multivitamingabe bei Kalorienzufuhr < 1000 kcal/d.

Altersdiabetes, Therapie

Diabetes mellitus

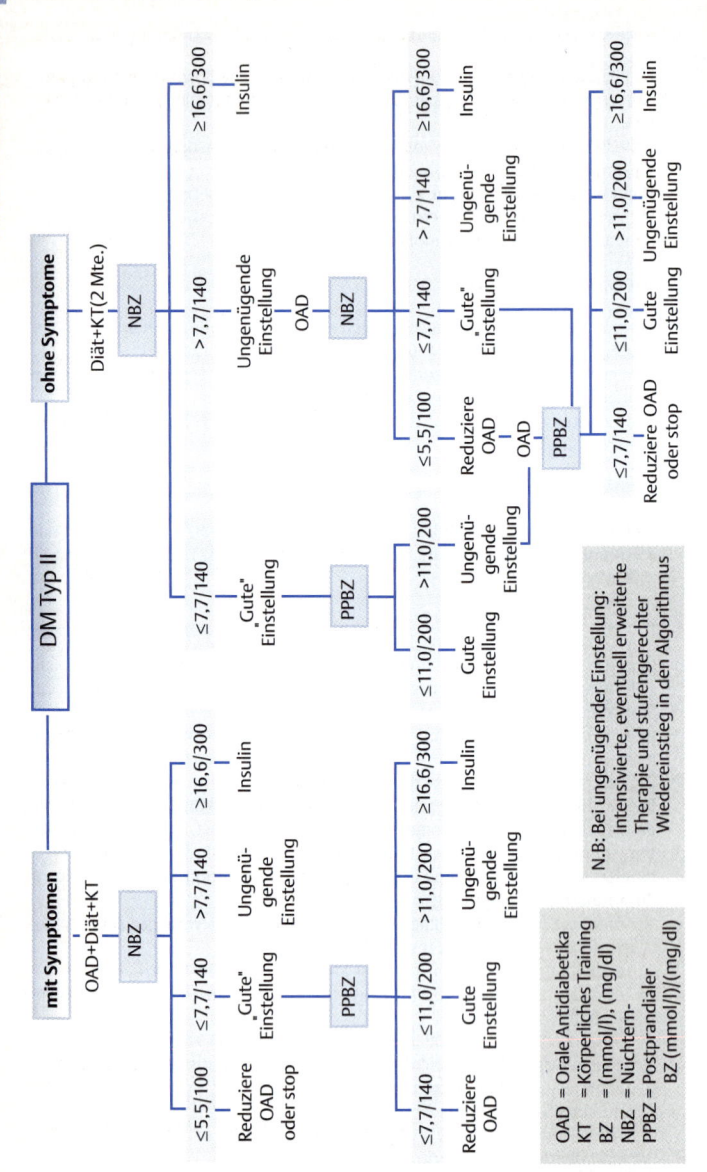

DM Typ II

mit Symptomen
OAD+Diät+KT

- NBZ
  - ≤5,5/100 → Reduziere OAD oder stop
  - ≤7,7/140 → "Gute" Einstellung
    - PPBZ
      - ≤11,0/200 → Gute Einstellung
      - >11,0/200 → Ungenügende Einstellung
        - ≥16,6/300 → Insulin
  - >7,7/140 → Ungenügende Einstellung
    - ≥16,6/300 → Insulin

ohne Symptome
Diät+KT (2 Mte.)

- NBZ
  - ≤7,7/140 → "Gute" Einstellung
    - PPBZ
      - ≤11,0/200 → Gute Einstellung
      - >11,0/200 → Ungenügende Einstellung
        - ≥16,6/300 → Insulin
  - >7,7/140 → Ungenügende Einstellung
    - OAD
      - NBZ
        - ≤5,5/100 → Reduziere OAD
        - ≤7,7/140 → "Gute" Einstellung
          - OAD → PPBZ
            - ≤7,7/140 → Reduziere OAD oder stop
            - ≤11,0/200 → Gute Einstellung
            - >11,0/200 → Ungenügende Einstellung
              - ≥16,6/300 → Insulin
        - >7,7/140 → Ungenügende Einstellung
          - ≥16,6/300 → Insulin

N.B: Bei ungenügender Einstellung: Intensivierte, eventuell erweiterte Therapie und stufengerechter Wiedereinstieg in den Algorithmus

OAD = Orale Antidiabetika
KT = Körperliches Training
BZ = (mmol/l), (mg/dl)
NBZ = Nüchtern-
PPBZ = Postprandialer
BZ (mmol/l)/(mg/dl)

Abb. 39 Algorithmus zur Einstellung des Diabetes mellitus Typ II mittels Blutzuckerkontrollen

Altersdiabetes, Therapie

- Vitamin B1 und B6 bei Polyneuropathie, Vitamin C-Gabe bei verletzter Haut.
- Zinkgabe bei Ulzera, Dermatitis, gehäuften Infektionen oder Impotenz.
- Ausreichende Kalzium-Zufuhr bei möglichst allen Patienten.
- Frei: Frisches Obst und Gemüse
▶ Viele kleine Mahlzeiten (6–7/d) zur Schonung der Insulinsekretion

Sulfonylharnstoffe

▶ **Wirkung:** Freisetzung des Insulins aus B-Zellen (nur beim Diabetes mellitus Typ II!).
▶ **Vorteil:** Gute antidiabetische Wirksamkeit.
▶ **Nachteil:** Ungünstige Wirkung auf Lipidprofil mit möglichen Folgen für das kardiovaskuläre System.
▶ **Präparate:** Bei der Wahl stets 4 Kriterien abwägen: Wirksamkeit, Nebenwirkungen, Compliance-Fähigkeit, Kosten.
  - *Erstgenerationssubstanzen:* Nicht mehr zu empfehlen!
    - Tolbutamid: Kurze HWZ und geringes Hypoglykämierisiko, aber viele Interaktionen!
    - Chlorpropamid: Für die Geriatrie ungeeignet wegen sehr langer HWZ und vielen NW.
  - *Zweitgenerationssubstanzen:* Empfohlene Sulfonylharnstoffe!
    - Erste Wahl in der Geriatrie: Glibornurid, Dosis 12,5–50 mg/d.
    - Glibenclamid: Stärker wirksam, aber Gefahr von Hypoglykämien mit langer Persistenz, deshalb wenig geriatriegeeignet!
▶ **Indikation:**
  - Erfolglose Behandlung mit Diät.
  - Diabetes mellitus mit geringem Insulinbedarf (< 20 IU/d).
  - Insulin-Allergie, Insulin-Resistenz (Behandlungsversuch indiziert!).
▶ **Kontraindikation:** Niereninsuffizienz, Ketose.
▶ **Therapiekontrolle:** Die Sulfonylharnstoff-Therapie des Altersdiabetikers und ein eventueller Absetzversuch sollten alle 6–12 Monate neu evaluiert werden.
▶ **Besonderes:**
  - Dosierung: Start low, go slow. Stets Hypoglykämiegefahr beachten!
  - Sekundärversagen: Ständige Dosiserhöhung der Sulfonylharnstoffe kann zur Erschöpfung der B-Zellen und zur Verschlechterung der Stoffwechsellage führen. Gewichtsreduktion führt oft zur Besserung. Temporäre Insulinbehandlung kann Erholung bringen. Evtl. definitive Insulinbehandlung nötig.
  - Wirkungsverstärkung durch β-Blocker, zusätzlich Maskierung einer Hypoglykämie.

Biguanide

▶ **Wirkung:** Verzögerung der enteralen Glukoseresorption, Hemmung der hepatischen Glukosefreisetzung sowie Steigerung der hepatischen Glukoseaufnahme.
▶ **Vorteil:** Erleichtert die Gewichtsabnahme, günstige Wirkung auf Lipidprofil (antiatherogene Wirkung), kein Hypoglykämierisiko, nicht insulinotrop.
▶ **Nachteil:** Gastrointestinale Nebenwirkungen und bei Mißachtung der Kontraindikationen Laktatazidose möglich.
▶ **Präparate:**
  - Heute nur noch Metformin gebräuchlich, Dosis: 500 mg bis 3 ×/d.

Altersdiabetes, Therapie

- Andere Biguanide sollten wegen der höheren Gefahr der Laktatazidose nicht mehr eingesetzt werden.
- **Indikation:**
  - Metabolisches Syndrom (Insulinresistenz, Hypertonie, Fettstoffwechselstörung und Adipositas)
  - Monotherapie beim adipösen Diabetes mellitus Typ II
  - Kombinationstherapie bei mit Sulfonylharnstoffen allein ungenügend eingestelltem Diabetes mellitus Typ II
- **Kontraindikationen:** Kreatinin > 1,2 mg/dl, Herzinsuffizienz, respiratorische Insuffizienz, schwere Leberfunktionsstörungen, Nahrungsaufnahme von weniger als 1000 kcal/Tag.

α-Glukosidasehemmer (Acarbose)

- **Wirkung:** Verminderte Kohlenhydratresorption und Abflachung des postprandialen Blutzuckers. Günstig bei Diabetes mellitus Typ II.
- **Vorteil:** Keine Hypoglykämie, keine Kontraindikationen, auch beim polymorbiden Patienten.
- **Nachteil:** Gastrointestinale Nebenwirkungen (bei 25%!), teuer.
- **Indikation:** Als Monotherapie, wenn Diät alleine nicht ausreicht, oder als Kombinationstherapie mit oralen Antidiabetika oder Insulin.
- **Dosis:** 50–300 mg/d vor dem Essen, langsam einschleichen.

Insulin

- **Vorteil:** Sehr gute antidiabetische Wirksamkeit.
- **Nachteil:** Hypoglykämiegefahr, bei Betagten Probleme mit Injektionen und Kontrolle der Diabeteseinstellung.
- **Indikation:**
  - Bei allen Diabetes mellitus Typ I (auch im Alter!)
  - Beim Diabetes mellitus Typ II:
    - Schlanker Patient mit Neigung zu Ketose.
    - Sekundäres Versagen einer Therapie mit oralen Antidiabetika.
    - Akute Verschlechterung wegen zusätzlicher Erkrankung.
- **Präparate:**
  - Bei Wahl und Anwendung der Präparate zu berücksichtigen:
    - Reinheitsgrad und Konzentrationsstärke des Präparates.
    - Herkunft des Insulins: Humaninsuline, tierische Insuline.
    - Wirkungsprofil: Wirkungseintritt, Wirkungsdauer, Peak.
  - Diabetes-Therapie mit Insulin muß individuell eingestellt werden. Dazu stehen zur Verfügung (siehe auch Tab. 77):
    - Schnell wirksame Insuline mit kurzer Wirkungsdauer: Altinsuline
    - Intermediäre Insuline mit mittlerer Wirkungsdauer: NPH, Semilente-Insuline
    - Langwirkende Insuline mit verzögertem Wirkungseintritt: PZI, Lente-Insuline

Altersdiabetes, Therapie

Tabelle 77 Insulin-Pharmakokinetik

Präparat	Beginn, h	Peak, h	Dauer, h
Altinsulin	$1/2 - 1$	2 – 4	5 – 7
Semilente	1 – 2	4 – 6	12 – 16
NPH*	$1 - 1^1/_2$	4 – 12	24
Lente	$1 - 2^1/_2$	7 – 15	24
PZI**	4 – 8	14 – 24	36
Ultralente	4 – 8	10 – 30	> 36

* NPH = Neutrales Protamin-Hagedorn-Insulin (Isophan-Insulin)
** PZI = Protamin-Zink-Insulin

- **Therapieprinzipien:**
  - Je älter der Patient, desto einfacher darf die Therapie werden (Langzeitschäden sind nicht mehr relevant).
  - Dosis individuell einstellen, Hypoglykämie unbedingt vermeiden.
  - Präparatewahl den Essensgewohnheiten anpassen
- **Patienteninstruktion** und -training durch den Arzt oder eine Diabetesschwester:
  - Patient über Dosisreduktion bei Appetitmangel aufklären.
  - Umgang mit Insulinpräparaten und Injektionsgeräten: Lagerung, Sterilität
  - Injektionsmethodik: Ort, Zeit, Dosierung, Technik
  - Nebenwirkungen: Symptomerkennung, Notmaßnahmen (Hypoglykämie!)
  - Blutzuckerkontrolle: Auch bei Betagten eigenständig, sofern genügend Sehkraft vorhanden ist und die Methodik erlernt werden kann.
- **Kontrolle der Diabeteseinstellung:**
  - Blutzuckerbestimmung: Frequenz abhängig von individuellen Notwendigkeiten und Therapiezielen.
  - Für ambulante Patienten empfohlene BZ-Kontrollen:
    - Täglich (immer zu verschiedenen Zeitpunkten!)
    - oder alle 14 Tage (4 ×/d an 2 Tagen).
  - HbA1 c-Bestimmung: Alle 3 Monate, zur Kontrolle der Langzeiteinstellung
- **Kombinationstherapie mit Sulfonylharnstoffen:** Obwohl eine Kombination von Insulin und Sulfonylharnstoffen umstritten ist, ist sie in der Geriatrie pathophysiologisch sinnvoll. Es gelingt eine Einsparung von exogenem Insulin unter Ausnützung der endogenen Insulinsekretion. Etwa 30% der Patienten haben unter dieser Kombinationstherapie eine deutlich bessere BZ-Einstellung.

Hyperthyreose

Definition

► Klinischer Zustand resultierend aus Überproduktion oder übermäßiger exogener Zufuhr von Schilddrüsenhormonen.

Geriatrische Bedeutung

► Prävalenz bei Geriatriepatienten um 2%!
► 15–20% aller hyperthyreoten Patienten sind aus der Altersgruppe der über 60jährigen.
► Frauen : Männern = 4–10 : 1

Ätiologie

► In den meisten Fällen: Multinoduläre toxische Struma oder Morbus Basedow.
► Weniger häufig: Toxisches Schilddrüsenadenom oder hyperthyreote Dekompensation nach Aufnahme pharmakologischer Dosen von Jod, meist Röntgenkontrastmittel oder Amiodaron („Jod-induzierte Hyperthyreose").
► Selten: Subakute Thyreoiditis oder Schilddrüsenkarzinom
► Sehr selten: Exzessive TSH-Sekretion durch TSH-sezernierendes Hypophysenadenom oder durch selektive Hypophysenresistenz gegen Schilddrüsenhormone.

Klinisches Bild

► Ältere hyperthyreote Menschen haben in aller Regel weniger typische Symptome und Zeichen als jüngere Patienten. Oft findet sich z. B. keine Struma und keine typische endokrine Ophthalmopathie.
► **Häufigere Symptome:**
  – Gewichtsverlust, Unwohlsein
  – Muskelschwäche, Muskelschwund
  – Palpitationen
  – Vorhofflimmern, Extrasystolie
  – Angina pectoris, Herzinsuffizienz
  – Verwirrtheit, Delir
► **Seltenere Symptome:**
  – Wärmeintoleranz
  – Polyphagie, Hyperdefäkation
  – Nervosität
  – Sinustachykardie
  – Ophthalmopathie
  – Diffuse Struma
► **Spezifisch geriatrische Symptome:** „Apathische Hyperthyreose", welche mit Schwäche, Gewichtsverlust, Lethargie und Depression eine chronisch-konsumierende Erkrankung vortäuscht.

Diagnostik

► **Vorbemerkung:**
  – Klinische Symptome und Zeichen sind atypisch, Laboruntersuchungen sind deshalb entscheidend wichtig.
  – Euthyroid sick-Syndrom als DD stets in Erwägung ziehen (S. 371).

Hyperthyreose

- **Laborscreening:** Bei allen in eine geriatrische Institution eintretenden Patienten sowie beim Vorliegen von auch nur vagen und unspezifischen Symptomen: TSH-Bestimmung als Screening-Test (TSH-Test der 3. Generation – Sensitivität bis 0,01 mU/l!).
- **Laborkonstellation:** TSH vermindert (< 0,1 mU/l), fT4 erhöht (> 26 pmol/l), T3 erhöht (> 2,8 nmol/l), TRH-Test abnorm. Ein TSH < 0,1 mU/l ergibt den Verdacht auf Hyperthyreose, welcher durch das Resultat eines erhöhten fT4 bestätigt wird. Bei supprimiertem TSH und normalem fT4: T3-Bestimmung.
- **TRH-Test:** Bestimmung des TRH-stimulierten TSH bei grenzwertigen TSH- bzw. fT4-Werten. Signifikanter TSH-Anstieg schließt Hyperthyreose aus.
- **Antikörper:** Bestimmung der Thyreoidea-stimulierenden Immunglobuline (TSI, Synonym: **T**SH-**R**ezeptor-**A**utoanti**k**örper: TRAK), der antimikrosomalen Antikörper (MAK) zur ätiologischen Zuordnung einer Hyperthyreose (M. Basedow bzw. Hashimoto-Thyreoiditis).
- **Schiddrüsensonographie:** Bei allen Patienten zum Nachweis von Knoten oder einer diffus vergrößerten Struma.
- **Schilddrüsenszintigraphie:** Bei Hyperthyreose und sonographisch oder klinisch festgestellten Schilddrüsenknoten.

Therapie

- Die Therapie ist abhängig von der Ätiologie der Hyperthyreose:
  - Bei älteren Patienten mit M. Basedow, multinodulärer toxischer Struma oder einem toxischen Adenom ist die Radiojodtherapie Therapie der Wahl. Bis zu deren Wirkungseintritt (ca. 6–12 Wochen) muß eine thyreostatische Therapie, bei Tachykardie kombiniert mit einem β-Blocker, eingesetzt werden.
  - β-Blocker (z. B. Propranolol 3–4 × tgl. 10–40 mg) zur symptomatischen Therapie (kardiovaskuläre Protektion!) auch dann frühzeitig, wenn die Ätiologie der Hyperthyreose noch nicht klar ist. Beachte Kontraindikationen.
  - Transiente Hyperthyreose-Formen (nach Einnahme zu hoher Dosen Levothyroxin, nach Jod-Ingestion oder bei subakuter Thyreoiditis) können protektiv behandelt werden: β-Blocker (wie Propranolol oder Atenolol), evtl. Thyreostatika (wie Thiamazol, Carbimazol oder Propylthiouracil). Thyreostatika sind bei subakuter Thyreoiditis unwirksam.
  - Chirurgische Therapie (Strumektomie): Nur beim Vorliegen einer großen Knotenstruma mit Trachealkompression. Die Operationsrisiken sind im Alter besonders sorgfältig abzuwägen.
- **Kontrollen:** Nach Therapiebeginn 2–3wöchentliche Kontrollen von TSH und fT4 bis zur Normalisierung, dann in größeren Abständen. Beachte therapieinduzierte Hypothyreose und Nebenwirkungen der Thyreostatika (z. B. regelmäßige Kontrolle der Leukozyten wegen Gefahr der Agranulozytose).

Hypothyreose

Definition

- **Hypothyreose:** Klinischer Zustand resultierend aus mangelnder Versorgung der Körperzellen mit Schilddrüsenhormonen.
- **Primäre Hypothyreose:** Verminderte Schilddrüsenhormon-Ausschüttung wegen Erkrankung/Dysfunktion der Schilddrüse (Mehrzahl der Fälle).
- **Sekundäre und tertiäre Hypothyreose:** Schilddrüsendysfunktion wegen mangelnder TSH- resp. TRH-Sekretion.
- **Subklinische Hypothyreose:** Erhöhter basaler und TRH-stimulierter TSH-Wert bei normalem Serumthyroxin und unauffälliger Klinik.

Geriatrische Bedeutung

- Prävalenz mit dem Alter stetig zunehmend:
  - Bei > 80 J. Hypothyreose in 3–6%, subklinische Hypothyreose in ca. 10%
  - Frauen >> Männer.

Ätiologie

- Häufigste Ursache beim älteren Menschen: Schilddrüsenatrophie bei/nach chronischer Thyreoiditis Hashimoto.
- Etwas seltener: Iatrogene Hypothyreosen:
  - Zustand nach subtotaler Thyreoidektomie bzw. Radiojodtherapie. Risiko für nachfolgende Hypothyreose ca. 20–40% im 1. Jahr, dann ca. 2–4% pro Jahr.
  - Therapie mit Thyreostatika bei mangelnder Therapiekontrolle.
  - Aufnahme größerer Mengen Jod (Röntgenkontrastmittel, Amiodaron), die Hemmung der Schilddrüsenhormonsynthese ist dann üblicherweise reversibel.
- Selten bis sehr selten: Hypothyreosen unter Lithium-Therapie, bei Jodmangel (heute v. a. in Ländern der dritten Welt) sowie sekundäre und tertiäre Hypothyreosen bei krankhaften Prozessen in Hypophyse/Hypothalamus: Tumoren, Traumata, Radiotherapie, M. Boeck, Tuberkulose, Amyloidose.

Klinisches Bild

- **Vorbemerkung:** Die Diagnose einer Hypothyreose wird oft diagnostisch verpaßt (Begleiterkrankungen, „Alter"!).
- **Allgemeine Leitsymptome:**
  - Müdigkeit, Schwäche, Schlafbedürfnis, mentale Verlangsamung.
  - Kälteintoleranz und vermindertes Schwitzen.
  - Aber auch: Stürze, neu auftretende Inkontinenz.
- **Mögliche Organmanifestationen:**
  - Depressive bzw. dementielle oder paranoid-delirante Zustandsbilder.
  - Einklemmungsneuropathien (Karpaltunnel-Syndrom).
  - Herzinsuffizienz infolge vermindertem Schlagvolumen bzw. verminderter Herzfrequenz; Dilatation des Herzens, Perikarderguß.
  - Ödeme, Hyponatriämie bei reduzierter glomerulärer Filtration.
  - Anämie infolge verminderter Erythropoetin-Produktion.
  - Extreme Obstipation.
  - (Aggravierte) Schwerhörigkeit.
  - Muskelschwäche, Arthralgien.

Hypothyreose

Diagnostik

- **Vorbemerkung:** Klinische Symptome und Zeichen sind oft atypisch, Laboruntersuchungen sind deshalb entscheidend wichtig.
- **Laborscreening:** Bei allen in eine geriatrische Institution eintretenden Patienten sowie beim Vorliegen von auch nur vagen und unspezifischen Symptomen: TSH-Bestimmung als Screening!
- **Klassische Laborkonstellation:** TSH erhöht (> 10 mU/l), fT4 erniedrigt (< 10 pmol/l).
- **Reserve-Labortests:**
  - T3-Bestimmung (u.a. bei Diskrepanz zwischen TSH- und fT4-Werten, Kontrolle der Schilddrüsenfunktion unter Amiodaron-Therapie)
  - Bestimmung der antimikrosomalen Antikörper (bei erhöhtem TSH und normalem fT4 zur Zuordnung einer subklinischen Hypothyreose)
  - TRH-Test: TRH-stimuliertes TSH zur Differenzierung zwischen primärer und sekundärer Hypothyreose

Differentialdiagnose

- **Euthyroid sick-Syndrom:** Abnorme Schilddrüsenfunktionswerte in Euthyreose bei akuter oder chronisch konsumierender Krankheit (Laborkonstellation TSH normal bis leicht erniedrigt, fT4 normal bis erniedrigt, T3 erniedrigt, TRH-Test normal bis erniedrigt!). (Leichte) Erhöhung von Gesamt-T4 resp. fT4 möglich. Vorkommen bei Psychiatriepatienten (ZNS-Stimulanzien) oder bei akuter Hepatitis.

Therapie

- **Bei manifester Hypothyreose:** Orale Gabe von Levothyroxin. Die übliche Ersatzdosis ist bei älteren Menschen geringer als bei jüngeren (altersabhängige Reduktion der T4-Clearance und Zunahme der T4-Halbwertszeit um ca. 50 % auf 9 Tage).
  - Dosierung: Therapiebeginn (außer im hypothyreoten Koma!): Mit Dosen von 0,0125 bis 0,025 mg/Tag Levothyroxin. Dosis-Erhöhung um 0,0125 mg alle 2–3 Wochen. Erhaltungsdosis: In der Regel 0,05–0,15 mg.
- **Bei sekundärer/tertiärer Hypothyreose:** Evtl. Cortison-Substitution wegen konkomittierender Nebennierenrindeninsuffizienz.
- **Kontrollen:** Die Kriterien der Therapie-Steuerung sind der TSH-Wert (sollte bei primärer Hypothyreose unter Therapie im Normalbereich liegen!) und der klinische Zustand des Patienten (kardiovaskuläre Stabilität und Symptomfreiheit; gesteigerter Antrieb!). Nach Kompensation der Schilddrüsenfunktion: 6–12 monatliche Kontrollen des klinischen Zustandes und des TSH-Wertes.

Schilddrüsenknoten

Definition

- Palpable oder sonographisch nachweisbare Bezirke in der Schilddrüse mit veränderter Gewebestruktur.

Geriatrische Bedeutung

- Knotige Schilddrüsenveränderungen sind bei Geriatriepatienten und in Jodmangelgebieten häufig. Bei Hochbetagten: Bis zu 90% der Frauen und 50% der Männer.
- Es ist folgendes zu bedenken:
  - Schilddrüsenkarzinome sind in allen Altersgruppen generell sehr selten (ca. 4 pro Jahr pro 1 Million Menschen).
  - Bei einem singulären Knoten ist die Wahrscheinlichkeit des Vorliegens eines Malignoms höher als bei einer multinodulären Struma.
  - Nur ca. 10% der singulären Knoten sind maligne, wobei über die Hälfte dieser Malignome unter Therapie eine gute Prognose haben.
  - Sogenannte klinisch-solitäre Schilddrüsenknoten sind in Wahrheit oft Teil einer multinodulären Struma.
  - Sogenannte neue Schilddrüsenknoten sind oft neu entdeckte, aber schon länger bestehende Knoten.

Ätiologie

- Meist knotige Umwandlung einer euthyreoten Struma in Jodmangelgebieten.
- Schilddrüsenadenome mit euthyreoter oder hyperthyreoter Stoffwechsellage.
- Benigne Veränderungen thyreoidalen Ursprungs: Adenome, Zysten, akute und subakute Thyreoiditis, Thyreoiditis Hashimoto.
- Maligne Knoten: Von den malignen Schilddrüsenveränderungen beim älteren Patienten sind ca. 35% papilläre, je 20% follikuläre und anaplastische und 15% medulläre Karzinome. Die restlichen 10% entsprechen Lymphomen, Sarkomen und Metastasen.

Differentialdiagnose

- Benigne Veränderungen nichtthyreoidalen Ursprungs: Lymphknoten, Aneurysmen, parathyreoidale Adenome und Zysten, Ductus-thyreoglossus-Zysten.

Klinisches Bild

- Die rasche Entwicklung eines schmerzhaften, druckdolenten Schilddrüsenknotens mit Fieber und Leukozytose spricht für eine akute, eitrige Thyreoiditis.
- Eine schmerzhafte, dolente, derbe Schwellung mit/ohne Fieber und Leukozytose und eine Anamnese eines Infektes der oberen Luftwege mit Halsschmerzen weisen auf eine subakute Thyreoiditis de Quervain hin.
- Eine schmerzhafte, dolente Schwellung kann auch einer akuten Blutung in eine vorher symptomlose Zyste oder in ein Adenom entsprechen.
- Besonderer Malignomverdacht bei:
  - Männlichem Geschlecht.
  - Anamnese: Frühere Bestrahlung der Halsregion.
  - Wachstum des Knotens oder neu aufgekommene Heiserkeit.
  - Sehr hartem Knoten bei Palpation.

Schilddrüsenknoten

Diagnostik

- **Sonographie und Feinnadelpunktion:**
  - Bei positiver Zytologie: Zur chirurgisch-onkologischen Therapie überweisen!
  - Bei verdächtiger Zytologie: Schilddrüsenszintigraphie.
  - Bei nichtdiagnostischer Zytologie: Wiederholung der Feinnadelpunktion.
  - Bei bezüglich Malignität negativer Zytologie: Sonographische Kontrolle in 6 Monaten und Abschluß, wenn kein Wachstum erfolgt ist. Sonst Wiederholung der Feinnadelpunktion.
- **Schilddrüsenfunktionstests:**
  - TSH, fT4, evtl. T3 zur Diagnose einer begleitenden Hyper-/Hypothyreose.
  - Beachte:
    - Maligne Knoten sind in der Regel hormonell inaktiv (Euthyreose).
    - Begleitende Hyperthyreose: Bei toxischen Adenomen, multinodulärer toxischer Struma, akuter Phase einer Thyreoiditis de Quervain oder Hashimoto-Thyreoiditis.
    - Begleitende Hypothyreose: Bei chronischer Thyreoiditis Hashimoto.
- **Calcitonin** (erhöht bei medullärem Schilddrüsenkarzinom!).

Therapie

- **Zytologisch maligne Knoten:** Meist eine Kombination von mehr oder weniger radikaler Thyreoidektomie, Radiojodbehandlung, perkutaner Strahlentherapie und medikamentöser Therapie. Besondere Aspekte für jeden individuellen Fall.
- **Zytologisch verdächtige Knoten:** Bei szintigraphisch kalten oder warmen Knoten ist eine differenzierte individuelle Behandlung einzuleiten (s. o.). Bei szintigraphisch heißen Knoten: Sonographische Kontrolle in 6 Monaten. Falls eine Hyperthyreose vorliegt sollte diese therapiert werden.
- **Akute, eitrige Thyreoiditis:** Punktion bei Abszessen. Breitbandantibiotikatherapie. Lokal kühlende Maßnahmen. Schmerztherapie.
- **Subakute Thyreoiditis:** Nichtsteroidale Antirheumatika/Salizylate. Evtl. Glukokortikoide in abfallender Dosierung über 2–3 Monate. Bei Hyperthyreose Betablocker; Thyreostatika sind wirkungslos.

Arthrosen

Grundlagen

- **Definition:** Chronischer degenerativer Prozeß, der den hyalinen Knorpel, die Synovialis und sekundär den Knochen und das periartikuläre Gewebe betrifft. Sie sind als Krankheit zu betrachten, wenn der Röntgenbefund mit entsprechender klinischer Symptomatik verbunden ist.
- **Einteilung:**
  - Primäre Arthrose/sekundäre Arthrose (Ursache nachweisbar).
  - Klinisch: Latent/manifest (subjektive Beschwerden)/aktiviert (mit entzündlicher Dysfunktion).
- **Symptome:** Anlauf-, Ermüdungs- und Belastungsschmerz, oft mit Steifigkeitsgefühl (Kapsel-Muskelverspannung), Kraftverminderung (früh); Kontrakturen, Muskelatrophie, Gelenkfehlstellung und -deformierung (spät).

Gonarthrose

- **Definition:** Arthrose des Kniegelenkes
- **Häufigkeit:** Häufigste Arthrose: > 50% bei > 50 J., Frauen > Männer (4:1), meist beide Knie betroffen.
- **Klinik:**
  - *Symptome:* Schmerzen im ganzen Kniebereich bei abrupten Bewegungen, Steifigkeitsgefühl (früh); Anlaufschmerz nach Ruhe, Belastungsschmerz bei Treppenhinuntergehen, Kauern und Niederknien (intermediär); Gangunsicherheit, Schonhinken, Gelenkgeräusche (spät).
  - *Befunde:* Schmerzauslösung durch Kompression/Verschieben der Patella und bei enggradig forcierter Beugung (früh); Bandinstabilität, Fehlstellung und grobe Deformierung des Gelenkes, Chondrokalzinose (spät).
- **Physikalische Therapie:**
  - *Aktivierte Gonarthrose* (Reizknie): Kryotherapie in entspannter Lagerung, Entlastung, isometrische Spannungsübungen.
  - *Manifeste Gonarthrose* (subakut und chronisch): Analgetische, resorbierende Elektrotherapie, Ultraschallbehandlung, Gehbad und Krankengymnastik mit Kräftigung insuffizienter Muskeln (Quadrizepstraining!), elektrogalvanisches Bad (Stangerbad), Gangschule.

Koxarthrose

- **Definition:** Arthrose des Hüftgelenkes
- **Häufigkeit:** Zweithäufigste Arthrose, Frauen = Männer.
- **Klinik:**
  - *Symptome:* Selten Bewegungsbehinderung, Schmerz intermittierend, evtl. ausgelöst durch Belastung/abrupte Bewegung (früh); Deutlicher Anlauf- und Ermüdungsschmerz (intermediär); Ruhe-, Nacht- und Dauerschmerz (Schmerzlokalisation: Über oder hinter dem Trochanter major, Schmerzausstrahlung: Oberschenkel bis Knie, vorne lateral oder dorsal), Gangbehinderung (spät).
    Achtung: Häufig Knieschmerz als alleiniges Symptom.
  - *Befunde:* Verkürzung der Hüftbeuger und -adduktoren; Schwäche der Mm. glutaei maximus und medius, der Bauchmuskeln und der ischiokruralen Muskulatur; Hüftbeweglichkeitseinschränkung: Innenrotation, Abduktion, Extension; Quadrizepsatrophie; Flexionskontraktur; Beckenkippung und

Arthrosen

kompensatorisch verstärkte Lendenlordose; Hüfthinken mit positivem Trendelenburg- und Duchesse-Zeichen.
- ▶ **Physikalische Therapie:** Durchblutungsförderung und Analgesie durch Elektrothermohydrotherapie.
  - *Aktivierte Coxarthrose:*
    - Akut: Kältetherapie.
    - Subakut: Ultraschall, diadynamische Ströme, Interferenzstrombehandlung, Galvanisation, Iontophorese, Heublumenwickel.
  - *Chronische, manifeste Koxarthrose:*
    - Wärmetherapie: Wickel und Packungen, Kurzwellentherapie Dosis III/IV, Dezimeterwellen, Mikrowellen, elektrogalvanisches Bad (Stangerbad).
    - Aktive Bewegungstherapie (trocken und im Bewegungsbad): Dehnung der verkürzten Muskulatur, Mobilisation, Kräftigung.
    - Korrektur der gestörten Statik, Gangschule.
    - Traktionsbehandlung der Hüftgelenke.
    - Anpassung/Einübung von Hilfsmitteln.
    - Instruktion über gelenkschützendes Verhalten.
    - Isometrische Spannungsübungen, Quadrizepstraining.
- ▶ **Chirurgische Therapie:** Die Indikation bei hochbetagten Patienten sollte eng gestellt werden, bei gutem Allgemeinzustand und Versagen der konservativen Therapie kann sie jedoch auch im hohen Alter erfolgreich durchgeführt werden.

Arthrosen der peripheren Gelenke

- ▶ **Definitionen:**
  - Distales Interphalangealgelenk (DIP): Heberden-Arthrose.
  - Proximales Interphalangealgelenk (PIP): Bouchard-Arthrose.
  - Karpometakarpalgelenk I (CM I): Rhizarthrose.
  - Metatarsophalangealgelenk der Großzehe: Hallux valgus.
- ▶ **Klinik:**
  - *Fingerarthrosen:* Symmetrisch, polyartikulär, entwickeln sich meist schleichend und ohne subjektive Beschwerden. Krankheitswert bei entzündlichen Schüben. Dann: Gelenke auf Druck/Bewegung schmerzhaft, besonders Rhizarthrose. Beruhigen sich meist im Laufe der Jahre.
  - *Hallux valgus:* Einschränkung der Beweglichkeit im Großzehengrundgelenk, medialer Osteophyt, oft mit chronischer Entzündung.
- ▶ **Therapie:**
  - *Hallux valgus:* Konservative Maßnahmen wie Versorgung mit Einlagen, Behandlung der Entzündung, spezielles Schuhwerk. Chirurgische Behandlung bei Beeinträchtigung der Gehfähigkeit trotz adäquater konservativer Maßnahmen!
  - *Physikalische Therapie:* In der Geriatrie zu bevorzugen: Kalte Priessnitz-Wickel (akut-aktivierte Arthrose); Heublumen-Wickel, isometrische Spannungsübungen. Alternative: Elektrotherapie: Interferenzstromtherapie, TENS oder hydrogalvanisches Bad (Stangerbad).

Kristallarthropathien

Grundlagen

- **Definition:** Akute und chronische Arthro- und Periarthropathien durch Ablagerung von Mikrokristallen.
- **Einteilung:** Gicht, Chondrokalzinose, Hydroxyapatitkrankheit
- **Prädilektionen:** Gicht: Periphere Gelenke (Hände und Füße); Chondrokalzinose: Intermediäre Gelenke (Kniegelenke, Handgelenke); Hydroxyapatitkrankheit: Zentrale Gelenke (Schulter, Hüfte, Wirbelsäule).

Gicht (Arthritis urica)

- **Definition:** Ablagerung von Natriumuratkristallen in den Gelenken, im subkutanen Gewebe und in den Nieren. Störung des Purinstoffwechsels mit Hyperurikämie.
- **Häufigkeit:** Männer > Frauen (9 : 1). Häufigkeitsgipfel bei Männern im 5., bei Frauen im 6. Lebensjahrzehnt.
- **Diagnose:** Uratkristallnachweis im Gelenkpunktat, Hyperurikämie.
- **Klinik:** Häufigste geriatrische Form: Chronische nichttophöse Gicht mit Gelenkdestruktionen und extraartikulären Manifestationen (Nieren!).
- **Physikalische Therapie:** wie bei Chondrokalzinose (s. u.)

Chondrokalzinose (Pseudogicht)

- **Definition:** Arthropathie durch Ablagerungen von Kalzium-Pyrophosphat-Kristallen in Knorpel, Synovialis und periartikulären Strukturen.
- **Häufigkeit:** In der Geriatrie häufigste Kristallarthropathie. 6 % bei 60–70 J. bis zu 60 % bei > 90 J. Frauen leicht > Männer.
- **Diagnose:** Kristalle (intra- und extrazellulär, schwach positiv doppelbrechend) im Gelenkpunktat, radiologisch typische Kalkablagerungen (Röntgen-Gold-Standard: Knie bds., Handgelenke bds., Becken).
- **Klinik:** Sehr unterschiedlich: Von asymptomatisch bis heftig-entzündlich. Oft hochfebrile, septikämieähnliche Allgemeinerkrankung.
  - Klinische Formen (nach McCarty): Akute monoartikuläre Pseudogicht; subakute Polyarthritis; bilateral-symmetrische, multiartikuläre Arthrose mit/ ohne Attacken; schwere destruierende oligoartikuläre Arthropathie.
  - Sekundäre Chondrokalzinose: Assoziiert mit Hyperparathyreoidismus, Hämochromatose, Hypothyreose, Gicht, Diabetes mellitus, Arthrose.
  - Anfallsauslösung durch: Trauma, Operationen (wahrscheinlich auch durch gramnegative Infektionen, v.a. Harnwegsinfekte!).
- **Therapie:**
  - Bei Pseudogicht-Anfall: Ruhigstellung des Gelenks und Kälteanwendung/ nichtsteroidale Entzündungshemmer in ausreichender Dosierung/Gelenkpunktion mit Auswaschung von Kristallen und Entzündungsaktivatoren/ evtl. lokale Steroidinjektionen.
  - Mit Magnesiumsalzen kann die Löslichkeit der Kalziumpyrophosphatkristalle verbessert werden: Deshalb Magnesium 100–300 mg/d p. o. therapeutisch und präventiv.
  - Physikalische Therapie: In akuter Phase Kryotherapie, in subakuter Phase kalte bis lauwarme Wickel und Packungen, bei chronischen Formen lokale Wärmeapplikation mit Heublumenwickel, Niederfrequenztherapie u. ä.

Degenerative Wirbelsäulenerkrankungen

Grundlagen

- **Definition:** Chronischer degenerativer Prozeß der Wirbelsäule mit teils regressiven, teils produktiven Veränderungen des Bewegungssegments (Bandscheibe, Wirbelkörper, Intervertebralgelenke, Ligamente). Degenerative Veränderungen: Chondrose, Osteochondrose, Spondylose und Spondylarthrose.
- **Häufigkeit:** Hohe Prävalenz, > 80% der Erwachsenen haben ab und zu Rücken- und Kreuzschmerzen, beständige Beschwerden bei 50%, mit dem Alter zunehmend bis > 70%.
- **Einteilung:**
  - Nach Befundlokalisation: Zervikal, thorakal, lumbal, sakral (am häufigsten betroffen: Untere LWS, lumbosakraler Übergang, untere und obere HWS).
  - Nach pathologischem Befund: Vertebral, spondylogen, radikulär, Kompression.

Vertebrales Syndrom

- **Definition:** Erkrankung von Bewegungssegmenten mit daraus folgenden segmentalen Funktionsstörungen.
- **Symptome:** Dumpfer Schmerz mit Provokation durch Lagewechsel/Belastung, Funktionsstörung mit Blockierung und Muskelverspannung.
- **Befunde:**
  - Segmentale Haltungsveränderung (Skoliose, Streckhaltung, Kyphose, Lordose).
  - Funktionsstörung (Blockierung: Hypomotilität, Lockerung: Hypermotilität), reaktive Weichteilveränderungen, Irritationszonen im Bereich des gestörten Segmentes.
- **Therapie:** Siehe Tab. 78.

Spondylogenes, pseudoradikuläres Syndrom

- **Definition:** Erkrankung des Bewegungssegmentes mit sekundären peripheren Irritationserscheinungen (vasomotorisch, sensorisch, vegetativ, muskulär).
- **Symptome:** Schmerz mit pseudoradikulärer (nicht dem Nervenverlauf folgender) Ausstrahlung. Schmerzprovokation durch Lagewechsel/Belastung. Muskelverspannung. Nicht klar definierbare Parästhesien.
- **Befunde:** Zusätzlich zu vertebraler Symptomatik: Weichteil-Symptome (Kettentendinosen!), positives Pseudo-Lasègue-Zeichen.
- **Therapie:** Siehe Tab. 78.

Kompressionssyndrome (radikulär)

- **Definition:** Mechanische Kompression im Wirbelsäulenbereich (Nervenwurzel, Medulla, Gefäße).
- **Symptome:** Radikuläre Schmerzausstrahlung, Schmerzprovokation durch Husten, Niesen, Pressen und Flexion/Hyperextension.
- **Befunde:**
  - *Spinale radikuläre Symptomatik:* Motorische und sensible Ausfälle, positives Lasègue-Zeichen. Bei medianer Diskushernie: Dominant vertebrale Symptomatik (s. o.).

Degenerative Wirbelsäulenerkrankungen

- *Cauda-equina-Kompressionssyndrom:* Fußheber/Fußsenker-Parese, Reithosen-Anästhesie, Achillessehnenreflexe bds. fehlend, Blasenlähmung (Harnverhaltung, Harn/Stuhl-Inkontinenz).
- *Spinalkanalstenose:* (s. u.)
▶ **Therapie:** Siehe Tab. 78

Syndrom des engen Spinalkanals (radikulär)

▶ **Definition:** Therapierefraktäre Lumboischialgie mit Claudicatio intermittens und lage- und haltungsabhängigen Parästhesien der Beine durch Kompression im Spinalkanal zentralmedullär und/oder lateral-radikulär.
▶ **Häufigkeit:** 5% der Bevölkerung. Mit dem Alter zunehmend. Männer/Frauen = 1 : 4. Geriatrisch wichtigste degenerative Wirbelsäulenerkrankung!
▶ **Klinik:**
- *Symptome:* Ischialgieforme Rückenschmerzen, bei längerem Stehen oder Gehen: Claudicatio intermittens (90% der Patienten) und Parästhesien der Beine (55%).
- *Befunde:* Positiver Positionstest: Schmerzprovokation durch Reklination, Schmerzlinderung durch Inklination!
- *Diagnose:* Radiologie (beweisend): CT, Myelographie, MRI.
▶ **Klinische Formen:**
- *Laterale Kanalstenose:* Radikulopathie mit mitigierter Ischiassymptomatik (Einengung von Recessus lateralis/Foramina intervertebralia durch Facettenarthrose und/oder Pseudospondylolisthesis mit Drehgleiten der Wirbelkörper).
- *Zentrale Kanalstenose:* Kompression von Medulla oder Cauda equina mit neurogener Claudicatio intermittens (Osteoligamentäre Einengung durch Wirbelkörperosteophyten, Bogenhypertrophie, dorsomedialen Bandscheibenvorfall oder Hypertrophie der Ligamenta flava).
- *Mischtyp:* Gleichzeitig laterale und zentrale Kompression (50% der Patienten).
▶ **Therapie:** Medikamentöse und physikalische Therapie: s. Tab. 78.
- *Konservativ-medizinisch:* Epidurale Injektion von Anästhetika mit/ohne Steroidzusatz, Infiltrationen interspinal und im Bereich der Insertionstendinosen und Irritationszonen (oft nur temporär erfolgreich!).
- *Chirurgisch:* Indikation: Immobilität bei erhaltenen kognitiven Fähigkeiten, wenn die konservative Behandlung erfolglos war. Facetektomie, Foraminotomie und/oder Hemilaminektomie (bis ins höchste Alter durchführbar, gute Langzeitresultate bei > 85% der Patienten).

Degenerative Wirbelsäulenerkrankungen

Tabelle 78 Therapie der degenerativen Wirbelsäulenerkrankungen

Medikamentöse Therapie	Erkrankungstyp					
	vertebral akut	chronisch	spondylogen akut	chronisch	radikulär akut	chronisch
Analgetika						
– peripher wirksam	+	++	+	++	+	++
– zentral wirksam	(+)	–	+	–	+	–
NSAID	++	++	++	++	++	++
Muskelrelaxanzien	++	++	++	++	++	++
Antidepressiva	–	+	–	++	+	+

Physikalische Therapie	Erkrankungstyp					
	vertebral akut	chronisch	spondylogen akut	chronisch	radikulär akut	chronisch
passiv:						
– kalte Packungen	++	–	++	–	+++	(+)
– warme Packungen (Heublumen, Fango usw.)	–	++	–	++	–	++
– Massage	+	+	+	+	+	+
– Elektrotherapie, Diathermie	+	+	+	+	++	++
– TENS	+	+	+	+	+	+
– Traktion	–	–	+	+	+	+
aktiv:						
– Gymnastik	(+)	++	(+)	++	+	++

Erkrankungen des Bewegungsapparates

Metabolische Osteopathien

Grundlagen

- **Definition:** Erworbene generalisierte Knochenerkrankung durch knochenspezifische Stoffwechselstörungen.
- **Einteilung:** Osteoporose, Osteomalazie, Hyperparathyreoidismus, Renale Osteodystrophie und andere komplexe Störungen.

Differentialdiagnose (s. Tabelle 79)

Tabelle 79 Differentialdiagnose der Osteomalazien: Laborchemische und röntgenologische Kriterien

	Differentialdiagnose	Osteoporose	Osteomalazie	primärer HPT	sekundärer HPT intestinal	sekundärer HPT renal
Laborchemie	Serum					
	– Kalzium	→	↓, →	↑	↓, →	↓, →
	– Phosphor	→	↓, →	↓, →	↓	↑
	– alkalische Phosphatase	→, (↑)	↑	↑	↑	↑
	– Parathormon	→	↑, →	↑	↑	↑
Röntgen	erhöhte Strahlentransparenz	+	+	+	+	+, Ø
	Keil-/Fischwirbel	+	+	Ø	+	+
	Looser-Umbauzonen	Ø	+	+	+	+
	subperiostale Resorption	Ø	Ø	+	(+)	+
	Zysten	Ø	Ø	+	(+)	(+)

↑ = erhöht; ↓ = erniedrigt; → = normal; + = vorhanden bzw. möglich; Ø = fehlt

Metabolische Osteopathien: Osteomalazie

Grundlagen

- **Definition:** Generalisierte Skeletterkrankung mit Mineralisationsstörung der Knochenmatrix durch Störung im Kalziumphosphatstoffwechsel.
  Vermehrung des nichtmineralisierten Osteoids bei Verminderung des Mineralgehaltes der Knochen. Als Folge: Verbiegung, Fischwirbelbildungen und Pseudofrakturen an typischen Lokalisationen: Femur, Becken, Skapula, proximale Fibula und Metatarsalia.
- **Häufigkeit:** 4% der hospitalisierten Erwachsenen, bei Hüftfraktur 10–20% der Patienten, bei > 90 J. gar 30%.
- **Ursache:** Bei älteren Menschen am häufigsten Vitamin-D-Mangel (Mangel an Sonnenlicht, intestinale/renale Krankheit, Therapie mit Antikonvulsiva oder Fluoriden).

Diagnostik

- **Diagnose:** Klinische Symptomatik, Labor, Radiologie (WS: Deformierungen und diffuse Atrophie, Becken: Looser-Umbauzonen, Rippen: Frakturen), Knochenbiopsie.
- **Symptome:** Generalisierte Schmerzen am Skelett und unbestimmt in der Muskulatur, beim Gehen oft in der Leistengegend. Gehstörung (Schmerz/Muskelschwäche!).
- **Befunde:** Varisierung der Schenkelhälse, Muskelschwäche, Watschelgang; bei Frakturen akute Immobilität.

Therapie

- **Medikamentöse Therapie:** 300 000 E Vit. D i. m. alle 6–12 Monate oder 1000 E p. o./d, evtl. Zugabe von Kalzium 1000 mg/d
- **Physikalische Therapie** (für alle metabolischen Osteopathien):
  - *Akute Schmerzphasen* (meist frische Frakturen!): Ruhigstellung (so kurz wie möglich; Mobilisation nach Fraktur, sobald Schmerzen es zulassen!), lokale Kryotherapien, Elektrotherapie mit transkutaner Nervenstimulation, Ultraschall.
  - *Chronisches Stadium:* Muskelrelaxierende Wärmeapplikation, detonisierende leichte Massage, Interferenzstromtherapie. Aktive Maßnahmen: Schwimmen, stabilisierende und kräftigende Gymnastik. Orthopädische Lendenstützbandage. Rückenschule.

Metabolische Osteopathien: Osteoporose

Definition

- Verlust von Knochenmasse, -struktur, -funktion einhergehend mit Schmerzen und gesteigertem Frakturrisiko bevorzugt in der Wirbelsäule.

Epidemiologie

- In der Geriatrie spielt fast ausschließlich die primäre Osteoporose eine Rolle.
- Nur etwa 5% aller Osteoporosen sind sekundär verursacht, meist durch Immobilisation und iatrogen (s. o.). Es besteht eine deutliche Verteilung zugunsten des weiblichen Geschlechts, etwa 85% aller Osteoporosen betreffen Frauen.

Differentialdiagnose

- Siehe Tab. 79.

Pathogenetische Einteilung

- **Primäre Osteoporose:** Sie wird unterteilt in einen postmenopausalen Typ I und einen senilen Typ II (siehe Tab. 80.).
- **Sekundäre Osteoporose:** Im Rahmen anderer Erkrankungen kommt es zu Osteoporose. Ursachen sind:
  - Hereditäre Erkrankungen (Marfan-Syndrom, Osteogenesis imperfecta).
  - Endokrine Erkrankungen (Hyperthyreose, Diabetes mellitus, Hyperkortisolismus, Gonadendysfunktion).
  - Kalzium- und Vitamin D-Mangel bei Malabsorption.
  - Immobilisation, z.B. auch bei der zirkumskripten Osteoporose bei Morbus Sudeck, rheumatoider Arthritis.
  - Medikamentös bedingt durch Cortison und Heparin.

Tabelle 80 Grundtypen der altersbezogenen Osteoporose

	Typ I postmenopausal	Typ II altersbedingt
Alter	50–75	>75
Geschlechtsverteilung F : M	6 : 1	2 : 1
Typ des Knochenverlusts	hauptsächlich trabekulär	trabekulär + kortikal
Knochenverlustrate	beschleunigt	nicht beschleunigt
Frakturorte	Wirbelkörperkompression distaler Radius	multiple Keilwirbel Hüfte
Parathyreoidea-funktion	↓	↑
Ca-Absorption	↓	↓
Metabolismus von 25 OH-D in 1,25-Dihydroxy ViD	sekundär ↓	primär ↓

Metabolische Osteopathien: Osteoporose

Risikofaktoren

➤ Bei Frauen sind folgende Faktoren mit erhöhtem Osteoporoserisiko assoziiert:
  - Postmenopause (bis 20 Jahre nach Menopause)
  - Frühe Menopause
  - Nullipara
  - Positive Familienanamnese hinsichtlich Osteoporose
  - Kleine Statur, kleine Knochen
  - Geringe Kalziumeinnahme
  - Inaktivität und Immobilität
  - Status nach Magen- oder Dünndarmresektionen
  - Langzeittherapie mit Steroiden oder Antiepileptika
  - Hyperparathyreoidismus
  - Thyreotoxikose
  - Rauchen
  - Exzessiver Alkoholkonsum

Prophylaxe

➤ **Prophylaxe bis 50 Jahre:**
  - *Ziel:* Anbau der Knochenmasse fördern.
  - *Intervention:*
    • Kalziumreiche Ernährung
    • Adäquate körperliche Aktivität
    • Während Schwangerschaft und Stillzeit Vitamin-D-Supplementation
  ➤ **Prophylaxe in der frühen Postmenopause** (ab 50 Jahren):
  - *Ziel:* Verlust der Knochenmasse verhindern
  - *Diagnostik:*
    • Anamnese, Risikofaktoren
    • Labor: Initial alkalische Phosphatase, Phosphor, Kreatinin, Kalzium (Kontrolle nach pathologischem Ausgangswert, bei Hochrisiko und/oder zunehmender Symptomatik nach 1 Jahr), evtl. Osteocalcin, Hydroxyprolin (Urin), Kalzium (Urin)
    • Röntgen, Knochendensitometrie 2 Messungen in 3–24 Monaten
    • Indikation zur Knochendichtemessung: bei Hochrisiko und/oder zunehmender Symptomatik
  - *Intervention:*
    • Basis: kalziumreiche Ernährung und/oder Kalziumsupplementation, körperliche Aktivität.
    • Medikamentös: Hormone: 1–2 mg Östradiol/die + Progesteron gemäß Empfehlung des Gynäkologen, Kalzium 1000 mg/die, Calcitonin 100 IU/die bei Ablehnung oder bei Kontraindikation für die Hormontherapie sowie bei zunehmender Schmerzsymptomatik der Wirbelsäule, Anwendungszeit 1–2 Monate.
➤ **Prophylaxe in der späten Postmenopause** (ab 60 Jahren):
  - *Ziel:* Den weiteren Verlust an Knochenmasse stoppen. Erhöhte Resorption selektiv hemmen und so Knochenmasse gewinnen (bei hoher Umsatzrate), oder Förderung der Knochenbildung (bei tiefer Umsatzrate), Risiko von weiteren Frakturen vermindern.
  - *Diagnostik:*
    • Anamnese.

Metabolische Osteopathien: Osteoporose

- Labor: initial alkalische Phosphatase, Kreatinin, Kalzium, Phosphor (wiederholen nach pathologischem Ausgangswert, bei zunehmender Symptomatik, nach 6–12 Monaten), evtl. Osteocalcin, Hydroxyprolin (Urin), Kalzium (Urin).
- Röntgen, Knochendensitometrie (Indikation bei Hochrisiko und/oder zunehmender Syptomatik) 2 Messungen, die 2. nach 6–48 Monaten.
– *Intervention:*
  - Basis: kalziumreiche Ernährung und Kalziumsupplementation, Bewegung.
  - Medikamentös: Calcitonin und Hormone (Östrogen und Progesteron), bei hoher Umsatzrate Fluor mit Kalzium 1–2 × 1 Brausetablette, (= 24,4 ng F⁻ u. 1 g Ca⁺⁺/die) evtl. Calcitonin 100 JU/die (bei Kontraindikation/Hormontherapie). Vit. D bei leicht erhöhter alkalischer Phosphatase (Osteomalazieverdacht).

Therapie

▶ **Bei akuter Schmerzphase** (späte Postmenopause):
  – *Ziel:*
  - Schmerz bekämpfen.
  - Mobilisierung.
  - Weiteren Verlust der Knochenmasse stoppen (Hemmung der Resorption).
  - Nach 8–12 Wochen Behandlung wie oben einleiten.
  – *Diagnostik:*
  - Anamnese: Akute Rückenschmerzen ohne Trauma
  - Klinik: Lokale, akute Rückenschmerzen sowie Klopfschmerz.
  - Labor: Alkalische Phosphatase, Phosphor, Kreatinin, Kalzium, Leukozytendifferenzierung, Eiweißelektrophorese, evtl. Osteocalcin, Hydroxyprolin (Urin), Kalzium (Urin)
  - Röntgen (Wirbelkörperfraktur).
  – *Intervention:*
  - Basis: kalziumreiche Ernährung und/oder Kalziumsupplementation, Physiotherapie und „Rückenschulung"
  - Medikamentös: Analgetika/Antirheumatika zur symptomatischen Schmerzbekämpfung; Calcitonin während 4–6 Wochen, initial 2 × 100 IU pro die, später 100 IU.

▶ **Altersosteoporose** (ab 80 Jahren):
  – *Ziel:*
  - Schmerz und Immobilität bekämpfen.
  - Weiteren Verlust der Knochenmasse stoppen.
  - Knochenbildung fördern.
  - Lebensqualität verbessern.
  - Mangelernährung bekämpfen.
  - Risiko von erneuten Frakturen vermindern.
  – *Diagnostik:*
  - Anamnese, Stürze, Frakturen, statische Rückenbeschwerden.
  - Labor: Alkalische Phosphatase, Phosphor, Kreatinin, evtl. Kalzium (Urin)
  - Röntgen: Status nach Wirbelkörperfrakturen, evtl. Schenkelhalsfrakturen?

Metabolische Osteopathien: Osteoporose

- Knochendensitometrie in 2 Messungen (3–48 Monate Abstand), Indikation: Persistierende und/oder progressive Beschwerden trotz Interventionen
- *Intervention:*
  - Basis: Kalzium- und proteinreiche Ernährung und/oder bei ungenügender Zufuhr (Kostanamnese) Kalzium- und Proteinsupplementation; Bewegung; Physiotherapie mit Rückenschulung.
  - Medikamentös: Vitamin-D-Supplementation (1 × 400–1000 IU/die); Calcitonin beim akuten Schmerzsyndrom; Analgetika zur Schmerzbehandlung.

Chronische Polyarthritis

Grundlagen

- **Definition:** Chronische, in Schüben verlaufende, entzündliche, systemische Bindegewebserkrankung mit symmetrischem Befall der kleinen, selten der großen Gelenke sowie der Sehnenscheiden mit konsekutiver Muskelatrophie und Einbeziehung verschiedener Organsysteme in den entzündlichen Prozeß.
- **Epidemiologie:** Hauptmanifestationsalter 4. und 5. Lebensjahrzehnt. Bei 15% kommt es zu einer Erstmanifestation nach dem 60. Lebensjahr; dann Frauen/Männer = 1:1!

Klinik

- **Klassische Alters-CP:** Beginn nach dem 60. Lebensjahr mit akutem entzündlichem Schub und Befall der kleinen und großen Gelenke, besonders Schultergelenk, ausgeprägte allgemeine Symptome, schnelle Progredienz mit Muskelatrophie, Deformierungen und Gelenkdestruktion. Ausgeprägte Entzündungsparameter (BSG häufig über 60 mm/h), Rheumafaktoren positiv.
- **Alters-CP mit myalgischem Syndrom:** Beginn nach dem 70. Lebensjahr mit akuten muskulären Schmerzen und Befall des Schultergelenkes, häufig auch kleine Gelenke. Ausgeprägte Entzündungszeichen, Rheumafaktor negativ. Differentialdiagnose: Polymyalgia rheumatica. Für die Verlaufsbeurteilung: Funktionelle und radiologische Stadieneinteilungen benutzen.

Physikalische Therapie

- **Allgemeine Richtlinien:** Das physiotherapeutische Programm muß der Krankheitsaktivität angepaßt sein. Unangebrachte, intensive Wärmetherapie kann einen Krankheitsschub auslösen und den Zustand stark verschlechtern. Bei Geriatriepatienten müssen bei der Therapiefestsetzung stets die Belastungslimits aus Komorbidität beachtet werden. Beachte besonders: Stets umfassende Gelenkschutz-Instruktion und Hilfsmittelberatung durchführen!
- **Akute Phase:** Antiphlogistische, analgetische Kryotherapie. Je nach Entzündungsgrad kalte oder milddosierte feuchte Wärme (Heublumenwickel). Krankengymnastik zur Erhaltung der Beweglichkeit aller Gelenke (gesunde/befallene, insbesondere Wirbelgelenke).
- **Aufgabe der Ergotherapie:** Erarbeitung des Gelenkschutzprogrammes, Abgabe von Nachtschienen für die funktionsgerechte Lagerung der Hände in akuten entzündlichen Phasen, individuelle Hilfsmittelabgabe und Eintrainierung.
- **In der Geriatrie zu bevorzugen:** Milde Feuchtwärme (Heublumenwickel), prophylaktisch-therapeutische Lagerung, Krankengymnastik.

Proximale Femurfraktur, Grundlagen

Grundlagen

- **Epidemiologie:** Bei den typischen Frakturpatienten, nämlich Frauen > 50jährig:
  - Verdoppelung der Inzidenz alle 5 Jahre
  - ein Drittel aller überlebenden 90jährigen Frauen hatten eine proximale Femurfraktur.
  - Verhältnis Frau : Mann = 2 – 4 : 1
- **Primärer Risikofaktor:** Verlust der trabekulären Knochenmasse und Abnahme der Knochenstärke im Rahmen der postmenopausalen Osteoporose
  - 50 % der 65jährigen Frauen haben einen Knochenmineralgehalt um die Frakturschwelle.
  - Infolge zusätzlichen Verlusts der kortikalen Knochenmasse bei 85jährigen Frauen: nahezu 100 % im Bereich der Frakturschwelle.
- **Geriatrische Bedeutung:** 50 % aller Krankenhaustage, die durch Frakturen verursacht werden, sind auf proximale Femurfrakturen zurückzuführen. Proximale Femurfrakturen sind die häufigsten Frakturen im Alter und gesundheitsökonomisch von größter Bedeutung.

Einteilung/Symptomatik

- **Schenkelhalsfraktur:**

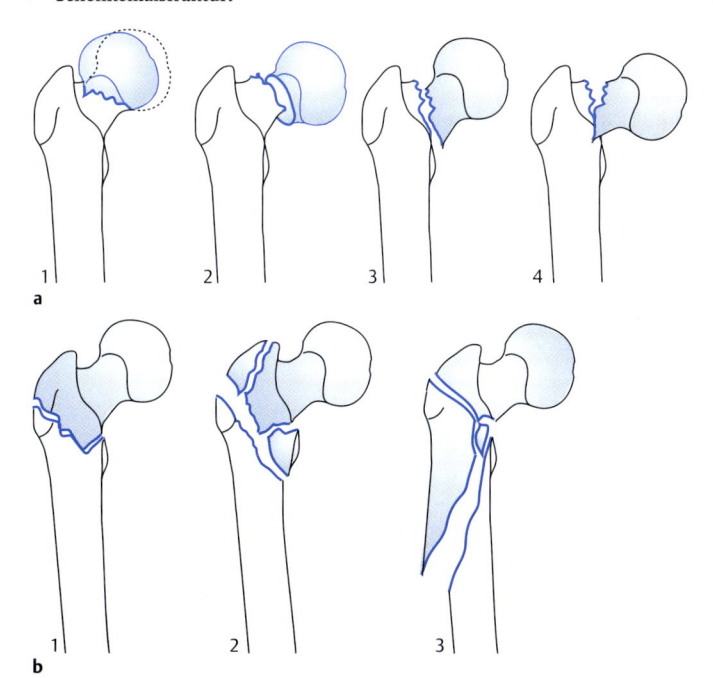

Abb. 40 a Schenkelhalsfraktur.   b Pertrochantere Fraktur

Proximale Femurfraktur, Grundlagen

1. Abduktionsfraktur (Valgus), meist verkeilt, Belastungsfähigkeit einige Wochen reduziert, geringes Kopfnekroserisiko.
2. Adduktionsfraktur (Varus), Dislokation mit Verkürzung des Beines und Abkippen des Kopfes nach hinten, Femurkopfnekroserisiko erheblich.
3. Abscherfraktur: sehr instabil, biomechanisch ungünstig, Pseudarthrosegefahr, Kopfnekroserisiko sehr groß.
4. Laterale Schenkelhalsfraktur. Kopfnekrosegefahr gering.

➤ **Pertrochantere Fraktur:**
   – *Symptome:* Schmerzhafte Fehlstellung, Verkürzung und Außenrotation häufig. Prädilektionsstelle für Frakturen, die durch Metastasen bedingt sind.
   – *Einteilung:*
      1. einfache, sog. stabile Fraktur
      2. Mehrfragmentfraktur instabil
      3. Mehrfragmentfraktur mit subtrochanterem Verlauf (höchster Grad der Instabilität)

Proximale Femurfraktur, Therapie

Konservative Therapie

➤ **Indikation:**
  - Eingekeilte Abduktionsfraktur, sofern der Patient unter Teilbelastung mobilisierbar ist. Vollbelastung nach 4–8 Wochen je nach Röntgenbildverlauf.
  - Vorgehen erster Wahl bei bereits vor der Fraktur vollständig immobilen Pflegeheimpatienten. Achtung: Dekubitusprophylaxe, gute Analgesie (Opiate s. S. 412).

Präoperative Abklärung

➤ Röntgen: Beckenübersicht, Hüfte axial.
➤ Anamnese: Sturz mit Fraktur ist oft das vorherrschende Symptom einer akuten oder akut dekompensierten inneren Erkrankung!
➤ Internistische Abklärung von Herz/Kreislaufsituation, pulmonaler Situation, Stoffwechsel, insbesondere Nierenfunktion (einschließlich Harnblasensituation), Endokrinopathie, bestehendem Infekt zur raschmöglichsten Herstellung der Operabilität.
➤ Evaluation der aktuellen Pharmakotherapien hinsichtlich Indikation und Dosierung.
➤ **Achtung:** Frakturbedingte Immobilität verursacht höchste Dekubitusgefahr. Deshalb ist sorgfältige Dekubitusprophylaxe schon ab Einlieferung auf die Notfallstation zwingend notwendig und Aufgabe des Arztes und des Pflegeteams (S. 406).

Operative Therapie und Nachbehandlung

➤ **Vorbemerkung:** Die operative Therapie sollte möglichst früh nach dem Unfall erfolgen.
➤ **Dynamische Hüftschraube (DHS) und Kondylenplatten** (Abb 41 a,b):
  - Indikation: Bei pertrochanter Fraktur: DHS; Früh-Mobilisation mit Belastung erlaubt. Bei intertrochanteren und subtrochanteren Frakturen sind Kondylenplatten die besser geeigneten Implantate. Die Belastung kann damit erst nach 6–8 Wochen erreicht werden.
  - Nachbehandlung:
    • Hospitalisationsphase: Lagerung: Bett flach, kleines Kissen unter Hüfte. Aufstehen und Hinlegen über die operierte Seite. Bein unterstützt. Belastung rasch aufbauen. Gehhilfe Eulenburg wegen Gefahr der Plexusdruckläsion, so kurz wie möglich, Gehbock oder Amerikaner-Stöcke zum Erreichen des sicheren Ganges und des selbständigen Treppensteigens.
    • Ambulante Phase: Beweglichkeit verbessern, volles Bewegungsausmaß möglich, Außenrotation, Innenrotation können von Anfang an geübt werden. Abduktion ist in den ersten 3 Wochen zu vermeiden, alternierendes Treppensteigen ab der 6. Woche postoperativ.
➤ **Kopfendoprothese** (Abb. 41 c):
  - *Indikation:* Schenkelhalsfraktur bei älteren Patienten, die an Krücken nicht entlasten können.
  - *Nachbehandlung:* Teilbelastung ab 1. postoperativen Tag, Vollbelastung sehr rasch erreichbar

Proximale Femurfraktur, Therapie

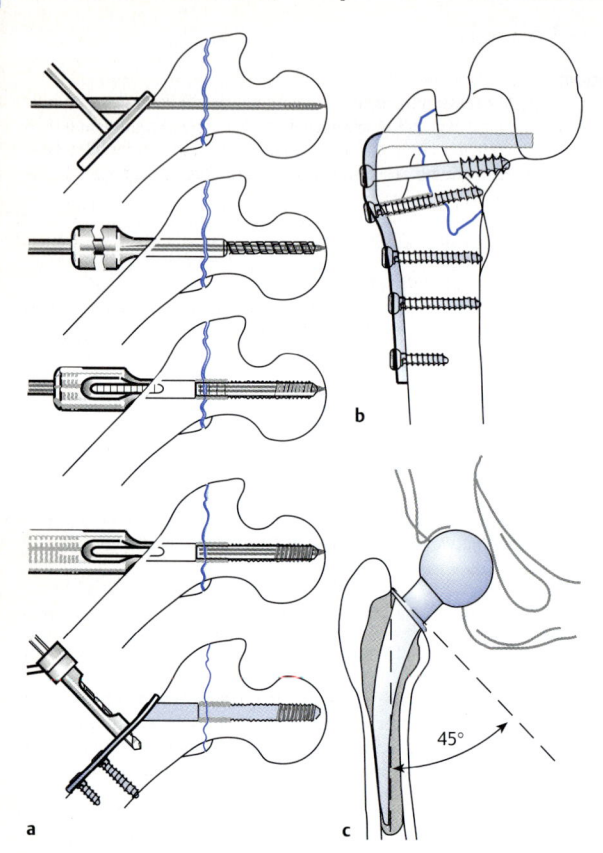

Abb. 41 a Dynamische Hüftschraube (DHS)
b Kondylenplatte
c Kopfendoprothese

- Hospitalisationsphase: Rückenlage mit leicht abduziertem Bein, Seitlage mit Kissen zwischen den Beinen. Sitzen während der ersten 2 Wochen erhöht auf Sitzkeil, Aufbau des sicheren Gangs an Amerikanerstöcken, Treppen selbständig.
- Ambulante Phase: Muskelgleichgewicht erarbeiten durch Dehnen und Kräftigen. Aktive Abduktion bereits ab der 3. Woche postoperativ sowie Innenrotation ab 7. Woche postoperativ, Handstock ab 7. Woche.

➤ **Totalprothese:**
 – *Indikation:* Bei vorbestehender Coxarthrose
 – *Nachbehandlung:* Wie bei Kopfendoprothese.

Proximale Femurfraktur, Therapie

▶ **Adjuvante Therapien:**
- Herzinsuffizienz, Pneumonie, Urininfekt bzw. Urosepsis nach rascher Diagnose, Wahl der adäquaten Medikation.
- Achtung: Viele Betagte mit proximaler Femurfraktur haben bereits präoperativ ein verkleinertes Extrazellulärvolumen, (z.B. infolge Diuretikamedikation, Dehydratation) → große Gefahr des akuten Blutdruckabfalls während und unmittelbar nach Operation ohne spezielle Maßnahmen. Deshalb prä-, sub- und postoperativ adäquate Flüssigkeitszufuhr.

▶ **Prophylaxe:**
- Dekubitus durch Hautpflege, Druckentlastung, (schon perioperativ!), Frühmobilisation, Ernährung.
- Thromboembolieprophylaxe (S. 292) bis 3 Monate nach dem Unfall.
- Korrektur der Ernährung: Vor allem auf ausreichende Zufuhr von Eiweiß und Proteinen achten. Ggf. Zugabe von eiweißreicher Nahrung, selbsthergestellt als Frappé oder konfektioniert, z.B. Mertinene[R].

Proximale Femurfraktur, Rehabilitation

Geriatrische Bedeutung

- Jede Fraktur der unteren Extremitäten hat einschneidende Folgen.
- Beeinträchtigung der Bewegung infolge oder mit Schmerzen.
- Gehunsicherheit durch reduzierte Gelenksbeweglichkeit.
- Muskelschwäche infolge Atrophie, Inaktivitätsosteoporose.
- Behinderung von Funktionen: Gehen in der Wohnung, Behinderung der Aktivitäten des täglichen Lebens verstärkt durch Angst vor erneutem Trauma.
- Soziale Benachteiligung: Reduzierter Aktionsradius führt zu Isolation, Reduktion der Sozialkontakte, Vereinsamung, depressiven Zuständen.

Spezielle Maßnahmen

- Gelten für jeden betagten Patienten unabhängig davon, ob er im Krankenhaus, in einer Institution oder zu Hause lebt.
- Beweglichkeit der Gelenke (z. B. Knie-, Sprunggelenke) wenn immer möglich aktiv, initial unter Anleitung und Führung durch Physiotherapeutin aufrechterhalten bzw. wiederherstellen. Unterstützende Lagerungen zur Kontrakturprophylaxe, zum Beispiel Bauchlage.
- Beseitigung der muskulären Dysbalance durch gezielte Dehn- und Kräftigungsübungen. Unterstützende Maßnahmen sind Wärme- sowie Kälteanwendungen, die den Muskeltonus günstig beeinflussen.
- Dehnung und Kräftigung der gesamten Bein- und Fußmuskulatur. Dehnung speziell des M. iliopsoas, M. rectus femoris, Kniebeuger, Adduktoren, M. triceps surae. Kräftigung speziell der Abduktoren, der Glutäalmuskulatur und des Quadrizeps.
- Schmerztherapie (s. S. 224), Osteoporosetherapie (s. S. 384)
- Kondition und Ausdauer aufbauen durch:
  - wiederholte Kraftübungen (Heimprogramme),
  - Aktivitäten im Ausdauerbereich wie Gangtraining/Treppensteigen, ergänzend Fahrradfahren auf dem Hometrainer.
- Kontrolle der Hauttrophik, Vorbeugen von Druckläsionen (S. 406).
- Postoperative Maßnahmen wie Dauerkathetereinlage soll, wenn irgend möglich, rückgängig gemacht werden.
- Vermeiden von Malnutrition (Protein und Energie) durch Aufbau bzw. Korrektur der Ernährung.
- Erstellen, Instruieren und Üben eines Heimprogramms, möglichst Einbeziehung der ambulanten Betreuer, Einbau des Trainings in die Aktivitäten des täglichen Lebens.

Hilfsmittel

- **Gehhilfen:** Einsatz, Vorteile und Nachteile s. Abb. 42. Adäquate Hilfsmittel auswählen und adaptiert einsetzen:
  - Gehbock, Rollator, Gehwagen, Stöcke (Höhe beachten), Rollstuhl (Sitzstellung beachten). Die Art des Hilfsmittels richtet sich danach, ob der Patient voll belasten darf oder entlasten muß. Das Gleichgewicht, die Stützkraft, Schmerzen in der oberen Extremität, Zusatzerkrankungen sowie die häusliche Situation bestimmen die Auswahl der Hilfsmittel.

Proximale Femurfraktur, Rehabilitation

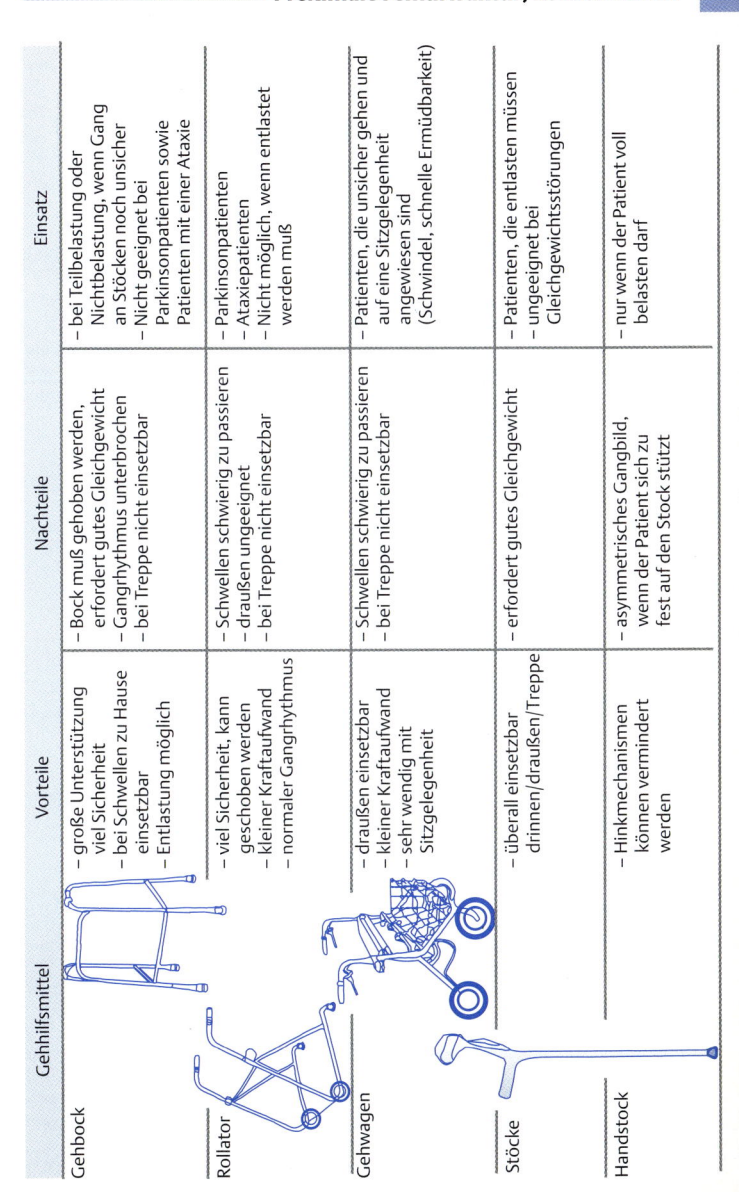

Gehhilfsmittel	Vorteile	Nachteile	Einsatz
Gehbock	– große Unterstützung viel Sicherheit – bei Schwellen zu Hause einsetzbar – Entlastung möglich	– Bock muß gehoben werden, erfordert gutes Gleichgewicht – Gangrhythmus unterbrochen – bei Treppe nicht einsetzbar	– bei Teilbelastung oder Nichtbelastung, wenn Gang an Stöcken noch unsicher – Nicht geeignet bei Parkinsonpatienten sowie Patienten mit einer Ataxie
Rollator	– viel Sicherheit, kann geschoben werden – kleiner Kraftaufwand – normaler Gangrhythmus	– Schwellen schwierig zu passieren – draußen ungeeignet – bei Treppe nicht einsetzbar	– Parkinsonpatienten – Ataxiepatienten – Nicht möglich, wenn entlastet werden muß
Gehwagen	– draußen einsetzbar – kleiner Kraftaufwand – sehr wendig mit Sitzgelegenheit	– Schwellen schwierig zu passieren – bei Treppe nicht einsetzbar	– Patienten, die unsicher gehen und auf eine Sitzgelegenheit angewiesen sind (Schwindel, schnelle Ermüdbarkeit)
Stöcke	– überall einsetzbar drinnen/draußen/Treppe	– erfordert gutes Gleichgewicht	– Patienten, die entlasten müssen – ungeeignet bei Gleichgewichtsstörungen
Handstock	– Hinkmechanismen können vermindert werden	– asymmetrisches Gangbild, wenn der Patient sich zu fest auf den Stock stützt	– nur wenn der Patient voll belasten darf

Abb. 42 Auswahl geeigneter Hilfsmittel

Proximale Femurfraktur, Rehabilitation

- **Schuhadaptationen:**
  - Schuherhöhung bei Beinlängendifferenz.
  - Abrollhilfe am Schuh bei eingeschränkter Beweglichkeit im OSG.
  - „Valenserschuh" bei neurologischen Patienten.
  - Einlagen.
- **Orthesen:**
  - Valenserschiene, Heidelbergerschiene, Yustoschiene bei Fußheberschwäche und/oder Spastizität.
  - Knieorthesen zur Stabilisation.
- Die Hilfsmittel sollen dem Ziel des Konditionsaufbaus dienen und Autonomie ermöglichen.
- Erkennen und Berücksichtigung von Leistungsgrenzen der betagten Patienten (z. B. Herz/Kreislauf, Respirationssystem).
- Anpassung der häuslichen Situation an die Leistungsfähigkeit des Patienten und als Sturzprophylaxe.
- Autonomie und Wohlbefinden des Patienten können günstig beeinflußt werden durch optimales Hilfsmittel.

Physikalische Therapie, Grundlagen

Definition

- Unter Physikalischer Therapie versteht man alle Maßnahmen, die durch physikalische Einwirkung die Funktionen des Organismus günstig beeinflussen.
- Kurzformel: Anwendung physikalischer Mittel in der Therapie.

Ziele

- Schmerzbekämpfung
- Erhaltung und Wiederherstellung der Funktionen des Bewegungsapparates:
    - Verbesserung der Beweglichkeit von Gelenken und Wirbelsäulenabschnitten
    - Schmerzfreie Belastungsfähigkeit,
    - Erhaltung und Verbesserung der muskulären Kraft.
- Verbesserung von Durchblutung und Trophik.
- Verbesserung der allgemeinen Reaktionslage und der körperlichen „Fitneß".

Einteilung

- **Nach den natürlichen Energieformen:**
    - *Mechanische Energie:* (Mechanotherapie): Krankengymnastik, Massage, manuelle Medizin, Ultraschalltherapie.
    - *Thermische Energie* (Thermotherapie): Wärme/Kälte-Therapie: Hydrotherapie, Diathermie, Infrarotbestrahlung.
    - *Elektrische Energie* (Elektrotherapie):Nieder/Mittel/Hochfrequenz-Therapie.
    - *Elektromagnetische Strahlen* (Phototherapie): Künstliche Lichtquellen, Ultraviolettlampen.
    - *Kombinierte thermische und mechanische Energie* (Auftrieb, Wasserdruck, Widerstand): Balneotherapie, Hydrotherapie.
- **Nach Mitarbeit des Patienten:** In passive (Thermotherapie, Massagen, Extensionen, passive Bewegungsübungen) und aktive physikalische Maßnahmen (Gymnastik).

Durchführungsprinzipien

- Vor jeder Therapie genaue Befunderhebung.
- Definition der Behandlung bezüglich Ziel, anzuwendender Methoden, Intensität und Dauer.
- Umfassende, sachgerechte Patienteninformation und -instruktion.
- Bei jeder Maßnahme Überforderung vermeiden (insbesondere Schmerzgrenzen und Fehl- und Ausweichbewegungen beachten!).
- Die Nachbarstrukturen des Erkrankungsgebietes in die Therapie einbeziehen.
- Hilfsmittel bedenken! Allenfalls zusammen mit anderen Diensten, v. a. Ergotherapie, Abgabe/Anpassung, Eintrainierung durchführen.
- Training eines einfachen häuslichen Übungsprogramms.

Physikalische Therapie, Grundlagen

Probleme im Alter

- Veränderter Hautturgor, herabgesetzte Hautsensibilität.
- Leicht zerreißbare Gefäße, Starre des Gefäß-Systems.
- Leicht reizbare und überdehnbare Muskulatur, verminderte Elastizität des Bindestützgewebes.
- Einschränkung der pulmonalen und kardiovaskulären Leistungsfähigkeit.
- Polymorbidität.

Besonderheiten der physikalischen Therapie im Alter

- Physikalische Maßnahmen sind zunächst nicht entlastend, sondern belastend. Deshalb: Individuelle Belastungslimits bei der Auswahl/Anwendung der Methoden genau beachten!
- Physikalische Therapie ist in der Geriatrie Teil der multidisziplinären geriatrischen Rehabilitation, welche durch einen Rehabilitationsplan mit erklärten Therapiezielen geregelt ist. Deshalb: Rehabilitationsziele kennen und therapeutische Maßnahmen (mit Kooperations- und Kompromißbereitschaft!) danach ausrichten.
- Motilität und Mobilität sind für ein selbständiges und unabhängiges Leben im Alter von überragender Bedeutung. Deshalb ist aktive Krankengymnastik, besonders auch in Gruppentherapie zu bevorzugen.
- Besonders zu trainieren: Muskuläre Kraft, Gleichgewicht, Gehfähigkeit, Händigkeit und Ausdauer: Grundfunktionen für Befähigung in den instrumentierten Alltagsaktivitäten, die über Selbständigkeit und Entlassung aus der Institution entscheidet!
- Stets die Notwendigkeit eines Hausbesuches prüfen! Evtl. zusammen mit anderen Diensten (Ergotherapie, Sozialdienst, Übergangspflege!) häusliches Assessment (Funktionstüchtigkeit zu Hause!) durchführen. Dabei Sicherheitsfragen lösen und häusliche Übungsprogramme (therapeutisch/präventiv) eintrainieren.

Physikalische Therapie, Thermotherapie

Grundlagen

- **Definition:** Therapeutische Anwendung von Kälte/Wärme bei Erkrankungen/ Störungen des Bewegungsapparats.
- **Allgemeine Therapieregel:**
  - Kältetherapie für akute, entzündliche Prozesse.
  - Therapie mit milder Wärme für subakute, entzündliche Prozesse.
  - Therapie mit intensiver Wärme für chronisch-versteifende Prozesse.

Wärmetherapie

- **Methoden:**
  - Lokale warme Hydrotherapie (Wickel, Rollen, Dampfbehandlung).
  - Warme Peloide (Fango, Schlamm, Torf, Moor).
  - Infrarotbestrahlung.
  - Hochfrequenz- und Ultraschalltherapie.
  - Warme Bäder.
- **Therapeutische Effekte:**
  - Schmerzlinderung.
  - Muskeldetonisierung.
  - Verbesserte Dehnbarkeit des Kollagenbindegewebes.
  - Verbesserung der Durchblutung.
  - Abnahme der Viskosität der Synovialflüssigkeit.
  - Bei chronischen Entzündungen: Antiphlogistische Wirkung.
  - *Damit:* Wirkung auf Gelenksteifigkeit, Kontrakturen, Spastizität und Muskelverspannungen.
- **Indikationen:**
  - Arthrosen und degenerative Wirbelsäulenerkrankungen im subakuten und chronischen Stadium.
  - Lokalisierter und generalisierter Weichteilrheumatismus, Fibromyalgie-Syndrom.
  - Bewegungsstörungen nach Unfällen, Sudeck-Reflexdystrophie (Stadium III).
  - Nachbehandlung von orthopädischen und neurochirurgischen Operationen.
  - Osteoporose.
  - Nicht floride ankylosierende Spondylitis (M. Bechterew).
- **Kontraindikationen:**
  - Akute Arthritiden und Periarthropathien.
  - Aktivierte Arthrose.
  - Akutes Stadium des Weichteilrheumatismus.
  - Akutes lumbovertebrales und lumboradikuläres Syndrom.
  - Sudeck-Reflexdystrophie Stadium I.
  - Floride Vaskulitis.
- **In der Geriatrie zu bevorzugen:** Heublumen-Wickel, Sole-Wickel, Elektrotherapie. Alternativen: Kohlensäurebad, Stangerbad (Schmerzzustände!), Zellenbad (Behinderte mit Kontraindikationen für Vollbad!).

Physikalische Therapie, Thermotherapie

Kältetherapie

- **Kryotherapie:** Lokale Kältetherapie (Temperaturspanne: Von + 15 °C (kalte Hydrotherapie) bis – 180 °C (eigentliche Kryotherapie).
  - Kurzfristig applizierte Kältetherapie: Kaltreiztherapie mit reaktiver Hyperämie
  - Länger einwirkende Kryotherapie: Wärmeentzug aus tiefen Gewebsstrukturen
- **Hypothermie:** Allgemeine Temperaturabsenkung, Anwendung z.B. in der Anästhesiologie und zur Fieberabsenkung.
- **Methoden:**
  - Wickel mit leicht verdunstenden Flüssigkeiten (Verdunstungskälte!).
  - Kalte Hydrotherapie (Wickel, Packungen).
  - Kalte Peloide (Fango, Parafango).
  - Eis (Bäder, Packungen, Massagen, Abreibungen).
  - Tiefgefrorene Gele (Cold Pack, Kryogel).
  - Kälte- und Vereisungssprays.
  - Thermoelektrische Kühlung.
- **Therapeutische Effekte:**
  - Analgesie, Anästhesie, Entzündungshemmung.
  - Antihämorrhagische, ödemhemmende Wirkung.
  - Muskeldetonisierung.
  - Verringerung der Nervenleitgeschwindigkeit.
  - Erhöhung der Viskosität von Gewebe und Synovia.
  - *Beachte:* Fernwirkungen: Konsensuelle Reaktionen, kutiviszerale Reaktion, Blutdruckerhöhung, Bradykardie.
- **Indikationen:**
  - Akute Arthritiden (Stark aktivierte Arthrose, akuter Pseudogicht- und Gichtanfall).
  - Akutes Stadium des Zervikal- und Lumbalsyndroms.
  - Akute Periarthropathien, akute Bursitis, Epikondylitis.
  - Sudeck-Reflexdystrophie Stadium I.
  - Frische Traumafolgen (Distorsionen, Prellungen, Hämatome).
- **Kontraindikationen:**
  - Raynaud-Syndrom, Vaskulitis.
  - Kälteurtikaria, Kälteüberempfindlichkeit.
  - Schwere Herzkreislaufkrankheiten.
  - Nieren- und Blasenaffektionen.
- **In der Geriatrie zu bevorzugen:** Kalte Hydrotherapie (Priessnitz-Wickel!), lokale Eistherapie (Cold Pack!), kalte Peloide (Fango, Parafango).

Physikalische Therapie, Mechanotherapie

Grundlagen

- **Definition:** Therapeutische Anwendungen von mechanischen Kräften bei Erkrankungen/Störungen des Bewegungsapparates.
- **Ziele:**
  - Vergrößerung der Gelenkmotilität.
  - Steigerung der Muskelkraft und -ausdauer.
  - Verbesserung der Koordination des muskulären Zusammenspiels.
  - Erhaltung/Wiedererlangung der Gehfähigkeit.
  - Verbesserung der Trophik.
  - Richtiges Sitzen, Heben und Tragen und richtige Haltung, insbesondere am Arbeitsplatz, zur Vermeidung von Langzeitschäden (Ergonomie).
  - Verbesserung der Atemfunktion (Atemgymnastik).
  - Förderung der Mobilität (Bewegungstherapie, körperliches Training).
  - Sachgerechter Einsatz von Hilfsmitteln (Mobilitätshilfen).
- **Indikationen:**
  - Krankheiten/Funktionsstörungen am Bewegungsapparat mit Schmerzen und/oder Behinderung (insbesondere rheumatische Erkrankungen!)
  - Neuromuskuläre Störungen/Lähmungen (insbesondere zerebrovaskuläre Krankheiten!)
  - Orthopädisch-chirurgische Rehabilitation (insbesondere Amputationen, Hüftfrakturen, postoperative Zustände!)
  - Medizinische Rehabilitation (insbesondere kardiale, pulmonale und vaskuläre Krankheiten!)
  - Venöse und lymphatische Abflußstörungen
- **Methoden:** Krankengymnastik, körperliches Training, Massagen, Medikomechanik

Krankengymnastik

- **Definition:** Befundgerechte Anwendung ausgewählter Übungen, die, adäquat und in angepaßter Reizfolge eingesetzt, eine Funktion am Bewegungsapparat verbessern.
- **Passive Maßnahmen:**
  - Lagerungen (Schonlagerung, Funktionslagerung, Korrekturlagerung, Dehnlagerung).
  - Manipulationen (Manualtherapie).
  - Zugbehandlungen an Gelenken und Wirbelsäule (Extensionen).
  - Passive Bewegungsübungen (Therapeut, nicht Patient bewegt!) zur Vermeidung sekundärer Kapselfibrosen und muskulärer Kontrakturen.
- **Aktive Maßnahmen:**
  - Kraft- und Muskeltherapie (Verbesserung von Kraft, Ausdauer und Entspannung der Muskeln durch isometrische und der Koordination des Muskelzusammenspiels durch isotonische Übungen).
  - Kreislauftherapie.
  - Atemgymnastik.
  - Widerstandsübungen (Kräftigung, Mobilisationvorbereitung).
  - Mobilisation (Transfer-Übungen).
  - Mobilitätstherapie (Gehen, Treppensteigen u. ä.).
- **Kontraindikationen:** Wenn die individuellen Limits beachtet werden, keine.

Physikalische Therapie, Mechanotherapie

Körperliches Training im Alter

- ➤ **Vorbemerkung:** Die Trainierbarkeit körperlicher Funktionen bleibt bis ins höchste Alter erhalten!
- ➤ **Definition:** Planmäßige, therapeutische oder präventive, körperliche Übungen zur Stärkung von Grundfunktionen der Motilität und Mobilität.
- ➤ **Methoden:**
  - Gymnastikprogramme.
  - Programme mit Geräteeinsatz: Medizinisches Laufband, Fahrrad- und Ruderergometer, isokinetische Trainingsmaschinen und Zugapparate u. a.
- ➤ **Vorteile:** Positive Effekte auf physische, psychische und soziale Parameter:
  - Verbesserung von neuromuskulären Funktionen: Koordination, Kraft, Flexibilität, Schnelligkeit und Ausdauer.
  - Optimierte Hirnleistung: Kurzzeitgedächtnis, Merkfähigkeit, Konzentration, Neurotransmitterkonstellation.
  - Verbesserung der sozialen Kompetenz: Kompetition, Partizipation.
- ➤ **Indikation:**
  - Therapieunterstützung bei: Demenz, Depression, Malnutrition, Inkontinenz, Instabilität, Immobilität und sozialer Desintegration sowie in der kardiopulmonalen Rehabilitation.
  - Prävention altersbedingter kardiopulmonaler und vaskulärer Veränderungen.
- ➤ **Kontraindikationen:**
  - Herzkrankheit: Manifeste Herzinsuffizienz, akuter Herzinfarkt, instabile Angina pectoris, Herzrhythmusstörungen.
  - Dekompensierte und/oder schlecht eingestellte Hypertonie.
  - Akute Thrombophlebitis.
  - Chronische Lungenerkrankungen mit pulmonaler Hypertonie.

Medikomechanik

- ➤ **Definition:** Anwendung mechanischer Geräte zu Heilzwecken
- ➤ **Geräte:**
  - Geräte zur Traktion von Frakturen, der größeren Gelenke und der Wirbelsäule.
  - Geräte zum Training von Muskelkraft, Motilität und Mobilität.
- ➤ **Ziele:** Entlastung der Bandscheibe, Lösung von Muskelverspannungen und Kontrakturen, Ruhigstellung und Reposition von Fragmenten bei Frakturen, „Fitneß".

Massagen

- ➤ **Definition:** Anwendung von Druck- und Zugreizen mit der Hand oder über Geräte in verschiedenen Gewebsabschnitten zu therapeutischen und rehabilitativen Zwecken.
- ➤ **Wirkung:**
  Hyperämisierung (lokal – mechanisch, reflektorisch, humoral); muskuläre Detonisierung; Verminderung von Schmerzen durch Muskelverspannung; allgemeine Relaxierung, vegetative Stimulierung, psychische Entspannung (roborierende Wirkung).

Physikalische Therapie, Mechanotherapie

- **Einteilung:**
  - *Manuelle Massagen:* Klassische Massage, Reflexzonenmassage, Bindegewebsmassage, Lymphdrainage.
  - *Apparative Massagen:* Unterwasserdruckstrahlmassage, Druckluftmassage, apparative Vibrationsmassage
- **Methoden und Indikationen:**
  - *Klassische Massage:* Unterstützende Therapie bei vertebrogenen Syndromen, Tendomyosen, Periarthropathien.
  - *Reflexzonenmassage* (kutiviszeraler Reflexbogen!): Funktionelle arterielle Durchblutungsstörungen, Raynaud-Syndrom, vaskuläre Kopfschmerzen.
  - *Entstauungsmassage:* Förderung des Rückflusses in Venen und Lymphgefäßen bei venösen und lymphatischen Stauungen.
  - *Bindegewebemassage:* Zugreiz in den verschiedenen Gewebsschichten zur Einwirkung auf das Bindegewebe.
  - *Periostbehandlung:* An- und abschwellender Druck am Periost zur Schmerzbehandlung, als örtliche Belebungstherapie, als Reflexzonenmassage.
- **Kontraindikationen:**
  - Entzündliche und tumoröse Hautveränderungen.
  - Thrombosen, Arthritis, Phlebitis.
  - Frische Traumen, Sudeck-Reflexdystrophie Stadium I.
  - Schwere Osteoporose/Osteomalazie.
  - Schwere allgemeine Infektion, Status febrilis.
  - Herzkreislauferkrankungen.

Physikalische Therapie, Elektrotherapie

Grundlagen

- **Definition:** Gezielte Anwendung elektrischer Energie zur medizinischen Behandlung krankhafter Zustände.
- **Wirkungen:** Hyperämie, Analgesie.
- **Kontraindikationen:** Metallimplantate im Behandlungsgebiet, Herzschrittmacher, Infektionskrankheiten, schwere Sensibilitätsstörungen.

Einteilung und Indikationen

- **Niederfrequenztherapie** (Ströme von 0–1000 Hz):
  - *Therapie mit galvanischem Strom:* Galvanisation, Iontophorese, hydroelektrische Behandlung.
    - Indikation: Arthrosen (hyperämisierende, analgetische Wirkung); Angioneuropathien (durchblutungsfördernde Wirkung); radikuläre, spondylogene Syndrome; Neuralgien (analgetische Wirkung).
  - *Niederfrequente Reizstromtherapie* (Gleich- oder Wechselstromimpulse): Diadynamische Therapie (Rhythmisch unterbrochene Gleichströme), Schwellstromtherapie, Wyomoton, TENS (Transkutane elektrische Nervenstimulation, Rechteckwechselstrom mit Impulsfrequenz von 12–180 Hz).
    - Indikation: Chronische Schmerzzustände; diagnostisch zur Beurteilung der neuromuskulären Funktion.
- **Mittelfrequenztherapie** (Ströme von 100 000 Hz – 100 kHz):
  - *Interferenzstromtherapie* mit zwei überkreuzenden Mittelfrequenzwechselströmen unterschiedlicher Frequenz.
    - Indikation: Wie bei Niederfrequenztherapie.
  - *Amplitudenmodulierendes Verfahren* (Wymoton):
    - Indikation: Speziell bei Muskelatrophien.
- **Hochfrequenztherapie** (Elektromagnetische Wellen von 500 kHz – 5000 Mhz):
  - *Methoden:* Tiefenwärmeproduzierende Hochfrequenzstromtherapie; Kurzwellentherapie (Kondensatorenfeldmethode, Spurenfeldmethode); Dezimeterwellentherapie; Mikrowellentherapie.
  - *Indikation:* Nicht aktivierte Arthrosen, Weichteilrheumatismus.
- **Ultraschalltherapie** (Hochfrequente Mikrovibrationsmassage): Wirkung an den Grenzschichten der Gewebe, am stärksten am Periost.
  - *Indikation:* Arthrosen, Periarthropathien, Tendoperiostosen; Weichteilrheumatismus; Schäden nach Überlastung/Trauma.
- **Hydroelektrische Bäder:** Stangerbad (Konstanter elektrischer Gleichstrom im Wasserbad), Zellenbad (Wasserelektroden in 2–4 Wannen für periphere Extremitäten)
  - *Indikation:* Schmerzhafte Zustände am Bewegungsapparat (Stangerbad); Polyneuropathien oder Bewegungsbehinderte mit Kontraindikationen für Vollbad (Zellenbad).
- **In der Geriatrie zu bevorzugen:** Interferenzstromtherapie, TENS, Quergalvanisation nach Kowaschick, Alternative: Hydroelektrische Behandlung in Stangerbad/Zellenbad.

Dekubitus, Grundlagen

Definition

- Ein Dekubitalulkus ist eine kompressiv-ischämische Hautläsion vorwiegend über den Knochenvorsprüngen von Os sacrum (sakraler Dekubitus), Tuber calcanei (Fersendekubitus), Trochanter major (Trochanterdekubitus), Malleolus externus (Knöcheldekubitus) und Tuber ischiadicum (Sitzbeindekubitus).

Geriatrische Bedeutung

- **Epidemiologie:** Dekubitalulzera sind häufig: Ohne besondere Antidekubitusprogramme bei 8% auf chirurgischen Abteilungen, 10% in Allgemeinkrankenhäusern, 15% in Pflegeheimen, 30% auf orthopädischen Abteilungen.
- **Schwere Bürde:** Für die betroffenen Patienten bedeuten Dekubitalulzera chronische Schmerzen, lange Bettruhe, Immobilisation, Unterbrechung der Rehabilitationsmaßnahmen, Apathie, Depression, Obstipation, Osteoporose, Risiko für Pneumonie, Thrombosen und Lungenembolie.
- **Qualitätsindikator:** Das Auftreten von Dekubitus ist immer ein Hinweis für ungenügende Pflegequalität irgendwann im bisherigen Verlauf.

Pathogenese

- **Pathogeneseformel:** Für die Entstehung eines Dekubitalulkus ist die dekubitogene Wirkung Wd, ein Produkt aus dem Auflagedruck Pi und der kontinuierlichen auf die gleiche Hautstelle wirkenden Druckwirkzeit Tc, von entscheidender Bedeutung. Ausgedrückt wird dies in der Pathogeneseformel:
  $Wd = Pi \times Tc$ (kPa-Minuten oder mm Hg)
- **Entstehungsmechanismus:** Mit zunehmendem Druck auf die Haut (> 32 mm Hg) wird der intramurale Kapillardruck (30–35 mm Hg) überwunden, und der Blutfluß in der Mikrozirkulation auf Null gedrosselt. Der Sauerstoffpartialdruck sinkt auf Null, und es entsteht eine Hautischämie, welche nach zwei Stunden eine ischämische Hautnekrose, das Dekubitalulkus, erzeugt.

Prädisponierende Faktoren

- Zusammenfassung der Risikofaktoren siehe Tab. 81 und 82.
- **Immobilität** verlängert die Druckverweilzeit Tc auf über zwei Stunden, wodurch ein Dekubitalulkus entsteht. Immobilität entsteht durch:
  - Paraplegie/Hemiplegie nach zerebrovaskulärem Insult.
  - Altersrigor bei dementen oder depressiven Patienten.
  - Komatösen Zuständen.
  - Fieber > 38 °C.
  - Schenkelhalsfraktur.
- **Sensibilitätsverlust:** Beim gesunden Mensch führt der Ischämieschmerz zur Änderung der Körperlage und damit zur Unterbrechung von Tc. Durch den Verlust der Sensibilität wird dieser Schmerz nicht empfunden.
- **Malnutrition/Kachexie:** Bewirken einen mangelnden Pfstereffekt der Haut, so daß der Auflagedruck Pi ganz auf die Mikrozirkulation weitergeleitet wird.
- **Anämie:** Verursacht eine zelluläre Hypoxie, und leistet damit einer Ischämie Vorschub.
- **Schockzustände** und **arterielle Verschlußkrankheit:** Führen zur Verringerung des intramuralen Drucks, ein Dekubitalulkus entsteht so schon bei geringem Auflagedruck Pi.

Dekubitus, Grundlagen

Tabelle 81 Dekubitusrisikofaktoren

	In hohem Alter	Bei Jüngeren
Malnutrition	ja	nein
Fieber über 38°	ja	nein
Dehydratation	ja	nein
Anämie (Hb < 50%)	ja	nein
Starke Sedierung	ja	nein
Schwere Depression	ja	nein
Katatonie	ja	nein
Chirurgischer Eingriff	ja	nein
– Prämedikation	ja	nein
– Narkose und Operation	ja	(nein)
– Lange Aufwachphase	ja	(nein)
Komatöse Zustände jeder Genese	ja	ja
Lähmungen	ja	ja
– Akuter zerebrovaskulärer Insult	ja	ja
– Paraplegie	ja	ja
– Multiple Sklerose	ja	ja
– Sensible Lähmungen	ja	ja
Schock	ja	ja
– kardiogen	ja	ja
– hypovolämisch	ja	ja
– septisch	ja	ja
Arterielle Verschlußkrankheit	ja	ja
Kachexie	ja	ja

Gradeinteilung

- 1. Grad: Hautrötung, reversibel bei Druckentlastung.
- 2. Grad: Blasenbildung oder Abschürfung.
- 3. Grad: Nekrose, maximal bis zum subkutanen Fettgewebe.
- 4. Grad:
   a) Nekrose, maximal bis zur Muskulatur.
   b) Nekrose, die bis in die Muskulatur reicht.
   c) Nekrose, die bis in Knochen und Gelenke reicht.

Lokalisation

- Sakraler Dekubitus (über dem Stamm): Entsteht in Rückenlage.
- Fersendekubitus (über dem Kalkaneus): Entsteht in Rückenlage.
- Trochanterdekubitus (über dem Trochanter major): Entsteht in 90°-Seitenlage.
- Malleolardekubitus (über dem Malleolus): Entsteht in 90°-Seitenlage.
- Sitzbeindekubitus (über dem Os ischium): Entsteht im Sitzen.

Dekubitus, Grundlagen

Tabelle 82 Norton-Skala zur Erfassung des Dekubitalrisikos

Items	Punkte	Grad der Einschränkung
1. Allgemeinzustand	1	gut
	2	mäßig
	3	schlecht
	4	sehr schlecht
2. Bewußtseinszustand	1	wach
	2	apathisch
	3	soporös
	4	komatös
3. Aktivität	1	voll mobil
	2	Gehen mit Hilfe
	3	Rollstuhl
	4	bettlägrig
4. Mobilität	1	voll mobil
	2	leicht eingeschränkt
	3	stark eingeschränkt
	4	voll immobil
5. Inkontinenz	1	kontinent
	2	sporadisch inkontinent
	3	inkontinent (Urin)
	4	inkontinent (Urin und Stuhl)
Interpretation:	\multicolumn{2}{l}{Kein Dekubitusrisiko < 10 Punkte}
	\multicolumn{2}{l}{Dekubitusrisiko > 10 Punkte}
	\multicolumn{2}{l}{Dekubitusrisiko sehr groß > 15 Punkte}

Dekubitus, Prophylaxe und Therapie

Pflegerische Maßnahmen

- Aktive und passive Mobilisation.
- Pflegerische Maßnahmen zur Durchblutungsförderung wie Baden oder Abklopfen.
- Ausreichende Hydrierung und Ernährung
- **Umbetten:**
  - Wenn superweiche Lagerung (s.u.) nicht genügt, so muß zusätzlich die Druckverweilzeit durch regelmäßiges Umbetten auf unter 2 h (120 Minuten) verkürzt werden. Dies wird erreicht durch Umbetten: nur 30 Grad Schräglage rechts, links und Rückenlage verwenden. Keine 90 Grad Seitenlage: Trochanterdekubitus.
  - Frequenz des Umbettens: Je häufiger umgebettet wird, um so kürzer ist Tc. Unter Verwendung einer superweichen Matratze gilt folgendes:
    In der ersten Nacht kein Umbetten. Falls am Morgen eine sakrale Rötung sichtbar wird, einmal pro Nacht umbetten. Persistiert die Rötung, zweimal pro Nacht umbetten (24.00 und 4.00 Uhr), d. h. die Frequenz jede Nacht um 1 steigern bis zu 2 stündlichem Umbetten. Falls am Morgen immer noch Rötungen sichtbar sind und häufigeres Umbetten notwendig wird oder Personalmangel vorliegt, dann sollte eine automatische Antidekubitusmatratze (s. u.) (Turnsoft-Prinzip oder ähnliches) gewählt werden.

Lagerung

- Patienten mit Sitzbeinulkus dürfen nicht sitzen
- Patienten mit sakralem oder Fersendekubitus dürfen nicht in Rückenlage liegen.
- Patienten mit Trochanter- oder Malleolardekubitus dürfen nicht in 90°-Seitenlage liegen.
- **Empfohlene Lagerungen:**
  - 90-Grad-Seitenlage ist immer verboten (Trochanterdekubitus)
  - *Sakraler Dekubitus:* Schräglage rechts/links, Sitzen auf superweicher Unterlage bei kleinem Ulkus, Rückenlage meiden
  - *Fersendekubitus:* Schräglage rechts/links, Sitzen auf superweicher Unterlage, Rückenlage meiden.
  - *Trochanterdekubitus:* Rückenlage, Schräglage auf der kontralateralen Seite,
  - *Malleolardekubutis:* Rückenlage, Schräglage auf der kontralateralen Seite

Superweiche Matratze

- Stauchhärte SH < 1,5 kPa: Auflagedruck Pi < 25 mm Hg.
- Bereits 80 % dekubitusgefährdeter Patienten brauchen auf dieser Matratze nicht mehr umgebettet zu werden.
- Nur 20 %, dies sind die Hochrisikopatienten (extrem kleiner Pic; extrem dünne Haut < 0,5 mm; komplette Immobilität; Kombination von mehreren Risikofaktoren) müssen umgebettet werden. Identifikation dieser 20 %: Wenn Rötungen sichtbar werden, dann ist Umbetten in der kommenden Nacht unbedingt notwendig.
- Geriatrische Kliniken und Pflegeheime komplett mit superweichen Matratzen (Stauchhärte < 1,5 kPa) ausrüsten, da die Risikofaktoren plötzlich über Nacht auftreten. Auf einer superweichen Matratze entsteht dann höchstens eine Rötung (Dekubitus Grad I), auf einer normalen Matratze aber ein Dekubitus Grad II oder III.

Dekubitus, Prophylaxe und Therapie

► Wichtig: Beim Kauf von Matratzen und Unterlagen (Sitzkissen) zur Dekubitusprophylaxe immer die Spezifikation, „Stauchhärte < 1,5 kPa", verlangen. Sind diese Angaben nicht erhältlich, sollte das Produkt nicht gekauft werden.

Spezielle Antidekubitussysteme:

► **Turnsoft-Prinzip:** Stauchhärte SH < 1,0 kPa: Auflagedruck Pi < 23 mm Hg.
  – *Funktion:* Superweiche Matratze mit eingebauten keilförmigen Luftkammern auf beiden Längsseiten der Matratze, welche durch eine Elektronik so gesteuert werden, daß die Patienten kontinuierlich von der 30-Grad-Schräglage links in die Rückenlage und weiter in die 30-Grad-Schräglage rechts gebettet werden. Dann Wiederbeginn des Zyklus. Das Umbetten wird vom Patienten nicht wahrgenommen!
  – *Indikation:* Schmerzen beim Umbetten, Kachexie, Skelettmetastasen. Wenn die Nachtruhe nicht gestört werden soll (Delirante Patienten etc.). Wenn intensive Prophylaxe notwendig, d.h. bei multiplen Risikofaktoren. Bei Personalknappheit: Manuelles Umbetten nicht mehr notwendig.
  – *Nachteile:* Patienten mit schweren Kontrakturen werden ungenügend umgebettet.
► **Low air loss-Prinzip:** Luftkissen, deshalb Stauchhärte nicht meßbar. Auflagedruck Pi < 18 mm Hg.
  – *Indikation:* postoperativ nach Dekubitusoperationen; bei Verbrennungen.
  – *Nachteile:* Kosten; Lärmentwicklung; für Routinelangzeitprophylaxe nicht geeignet.
► **Fersenschutz:** Immer, d.h. unabhängig davon, welche Prophylaxemethode gewählt wird, müssen beide Fersen mit Schaffellstiefeln bis Mitte des Unterschenkels geschützt werden. Fersenkappen lassen sich nicht genügend fixieren und verschieben sich.

Therapieprinzip: Druckentlastung

► Superweiche Schaumstoffmatratze oder automatisches Antidekubitusbett.
► Regelmäßiges Umbetten in 30-Grad-Schräglagen: Seite mit Dekubitus auslassen.
► Patient nie auf die Seite des Ulkus lagern.
► Verbotene Positionen und Lagerungen beachten (S. 406).

Therapieprinzip: Infektionsdiagnostik und Therapie

► Diagnostik der Lokalinfektion:
  – Ulkusumgebung: gerötet, druckdolent, überwärmt, ödematös, schmerzhaft,
  – eventuell Leukozytose, erhöhtes C-reaktives Protein, Fieber.
► Bei Lokal-Infektion: Entscheidend für die Indikation zur Antibiotikatherapie ist die klinische Diagnostik, auch nicht infizierte Ulzera sind an der Oberfläche von Bakterien kolonisiert. Die Antibiotikatherapie sollte systemisch, gemäß Resistenzprüfung erfolgen.
► Spülen mit Ringerscher Lösung und feuchte Gaze-Verbände mehrmals täglich bewirken die beste Reinigung des Ulkus.
► Keine Lokaldesinfektionsmittel anwenden (Zytotoxizität für Epithelzellen).
► Keine lokale Antibiotika-Therapie (Allergisierung; Resistenzentwicklung).

Dekubitus, Prophylaxe und Therapie

Wundversorgung

- Für Reinigung und Förderung der Granulation hat sich Spülen (nicht Scheuern) mit Ringerscher Lösung am besten bewährt.
  - *Oberflächliches Ulkus* (Grad I – II; < 2 mm tief): paraffinhaltige einschichtige Gaze, z. B. Jelonette.
  - *Tiefes Ulkus* (Grad II – IV; > 2 mm tief): dünne Gaze (1 – 2 mm dick!), dauernd feuchtgehalten mit Ringerscher Lösung.
- Ggf. Versuch der enzymatischen Nekrolysis mit enzymhaltigen Salben (z. B. Fibrolan).

Risikofaktoren ausschalten oder deren Wirkung vermindern

- **Mobilisieren:** Je nach Möglichkeit eine der folgenden Intensitätsstufen wählen: Regelmäßiges Umbetten im Bett, Sitzen im Bett oder am Bettrand, Stehübungen, Mobilisieren in Lehnstuhl, Gehübungen.
- **Malnutritionsdiagnostik:** Körpergewicht; Albumin; Transferrin; Zink; Magnesium; Vitamin B 12; Folsäure; Lymphozytenzahl.
- **Hyperkalorische Ernährung:** Kalorien gesamt: 2500 – 3500 kcal/d: davon: Fettsäuren 1000 kcal; Glukose 1000 kcal; Proteine 600 kcal; Polyvitamine; Spurenelemente.

Dekubitus, Chirurgische Therapie

Operationsindikation

- In aller Regel erfolgt die Therapie eines Dekubitus beim geriatrischen Patienten konservativ.
- Die chirurgische Therapie bleibt Ausnahmefällen mit spezifischen Indikationen oder langem Verlauf vorbehalten und gehört in die Hände des Spezialisten.
- Langzeitnachuntersuchung von operierten Dekubitalulzera bei geriatrischen Patienten haben bewiesen, daß trotz hoher Komplikationsrate die Rezidivquote äußerst gering ist und daß ein Großteil der Patienten aus dem Krankenhaus oder der Pflegeabteilung ins Altersheim oder nach Hause entlassen werden kann.
- **Vitale Indikation:** Bei einer schweren Sepsis: Lokales Débridement, kombiniert mit hochdosierter Antibiotika-Therapie. Schwere Blutungen im Dekubitusgebiet sind selten, da meist die umgebenden zurückführenden Gefäße spontan thrombosieren.
- **Absolute Indikationen:** Situationen, die ohne chirurgische Therapie nicht zur Ausheilung kommen. Zerstörende Osteomyelitis mit evtl. Sequesterbildungen, Einbruch eines Dekubitus in das Hüftgelenk, meist ausgehend vom Trochanter, und das Narbenkarzinom sind die häufigsten Ursachen für die unumgängliche Operation.
- **Relative Indikation:** Die Verschlechterung des Allgemeinzustands, chronische Schmerzzustände, erschwerte Pflege und chronisch-rezidivierende Infekte können eine relative Operationsindikation darstellen. Unter Umständen kann sogar eine mögliche Verlegung des Patienten nach Hause oder in ein Altersheim die operative Sanierung eines langdauernden Dekubitus erfordern.
- **Besonders zu beachten:** Beim Patienten ohne Wundheilungstendenz wird auch eine chirurgische Wunde nicht zur Ausheilung kommen.

Konservative Vorbehandlung

- **Vorbemerkung:** Die Vorbehandlung eines Dekubituspatienten vor der Operation verläuft nach dem gleichen Grundprinzip, wie die allgemeine konservative Therapie eines Dekubitus.
- **Verlaufskontrolle:** Für die chirurgische Indikationsstellung ist die Verlaufskontrolle durch Ausmessen der oberflächlichen, aber auch der tiefen Ausdehnung, evtl. Fotographie wichtig. Die Volumenmessung beim Spülen gibt einen guten dreidimensionalen Verlaufsparameter.
- **Vorbereitung des Patienten:** Grundsätzlich müssen neben der lokalen Wundbehandlung Grundkrankheiten stabilisiert bzw. behandelt werden (Diabetes, Hypertonie, chronische Infekte etc.) und extrinsische Risiken eliminiert werden (Umlagern, Nikotinstopp, Inkontinenzbehandlung etc.).
- **Beckenübersichtsröntgen:** Bei jedem Dekubitus der Beckenregion. Evtl. Skelettdeformitäten oder paraartikuläre Verkalkungen (PAO) müssen dem Chirurgen für die operative Sanierung bekannt sein. Oft lassen sich aus dem Röntgenbild auch wichtige Hinweise auf mögliche spätere präventive Maßnahmen finden (z. B. Skoliosen, Asymmetrien).
- **Wundabstriche:** Zur Planung der peri- und postoperativen Antibiotikatherapie aerobe und anaerobe Wundabstriche zur Kultur abnehmen.

Dekubitus, Chirurgische Therapie

Voraussetzungen

- Der Dekubitus soll sauber sein, Restnekrosen größtenteils débridiert und die entzündliche Umgebungsreaktion soll ausgeheilt sein.
- Beim geriatrischen Patienten sind Zeichen der spontanen Wundheilung, wie Wundfraktur, fibrinolytische Aktivität im Wundgrund, Bildung von Granulationen und Epithelproliferation absolute Voraussetzung für das Stellen einer Operationsindikation.
- Der Patient soll – falls immer möglich – für den Eingriff motiviert sein und muß, wie auch die Familie, genau über die Risiken des spontanen Verlaufs eines Dekubitus und einer Operation aufgeklärt sein.
- Die Lagerung und das regelmäßige Umlagern muß von Patient und Pflegeteam gut eingespielt sein. Die Anforderungen an die Lagerung sind nach einem operativen Eingriff wesentlich höher, als beim nichtoperierten Patienten.
- Die Operation muß praktisch immer in Intubationsnarkose erfolgen, da die Spontanatmung in der meist notwendigen Bauchlage oft nicht gewährleistet werden kann und Periduralanästhesien in einem kontaminierten Gebiet kontraindiziert sind.
- Jede Operation an einem Dekubitus muß wegen der operativen Streuung und der primär kontaminierten Wunde unter hochdosierter und gezielter Antibiotikatherapie erfolgen. Diese Therapie wird mindestens über die Dauer der Wunddrainagen hinweg fortgesetzt. Bei klinisch oder radiologisch gesicherter Osteomyelitis muß eine Langzeittherapie mit einem knochengängigen Antibiotikum für 2–3 Monate durchgeführt werden.

Operative Techniken

- **Débridement allein:** Bei sehr ausgedehnten Nekrosen oder denudierten Knochenvorsprüngen kann es schon eine wesentliche Therapiehilfe und Zeitgewinn sein, die Wunde chirurgisch und unter Operationssaalbedingungen zu débridieren.
- **Lokale Hautverschiebelappen,** fasziokutane Lappen: Diese plastisch-chirurgischen Verfahren sind nach dem radikalen Débridement, der Säuberung und Resektion des möglicherweise beteiligten Knochens die Operation der Wahl bei kleineren Läsionen, vor allem über dem Steißbein, gelegentlich über dem Sakrumkörper oder dem Sitzbeinhöcker. Prognose in erster Linie von Qualität der postoperativen Behandlung und Nachbetreuung abhängig.
- **Muskel- oder muskulokutane Lappenplastiken:** Die sehr voluminösen Lappenplastiken mit einer ausgezeichneten, oft axialen Blutversorgung erlauben es, auch tiefe Höhlen aufzufüllen und in schwer kontaminierten Situationen mit destruierter Osteomyelitis einzuheilen: Die Wundfläche dieser Lappen ist groß; damit steigt das Risiko lokaler Nachblutungen und Eiweißverlust durch Serome. Gute Prognose bei optimaler postoperativer Behandlung und Nachbetreuung.
- **Spalthauttransplantat:** Transplantate sind dünn und bieten nur einen geringen mechanischen Schutz. Sie führen jedoch statistisch gesehen bei der Hälfte der Patienten zu einem stabilen Wundverschluß. Wegen der geringen Morbidität werden Spalthauttransplantate bei sehr großen Läsionen oder bei schwerkranken Patienten als Alternative erwogen. Nach der Literatur beträgt die Heilungschance 50%.

Dekubitus, Chirurgische Therapie

Postoperative Behandlung

- Die Konsequenz und Qualität der postoperativen Lagerung und Betreuung entscheidet wesentlich über das Operationsresultat. Der Patient muß 2 stündlich umgelagert werden oder in einem Spezialbett mit automatischer Entlastung liegen. Scherkräfte zwischen transferierter Haut bzw. Lappenplastik und Patienten müssen beim Drehen und Umbetten vermieden werden.
- Die Wunddrainagen im geschlossenen System (dicker Redon-Drain) müssen als Infektdrains betrachtet werden und verbleiben 4–5 Tage.
- Die postoperative Bettruhe beträgt 2–3 Wochen. Sitzen ist nach Operationen im Beckenbereich in der Regel erst nach 4 Wochen zu gestatten. Die Mobilisation beginnt im Stehen.
- Für ein stabiles Langzeitresultat ist die Analyse der Entstehung des durchgemachten Dekubitus wichtig, um durch geeignete Lagerung und Hilfsmittel, wie Kissen oder Patientenunterlage, einem Rezidiv vorzubeugen. Prophylaxe ist die beste Therapie!

Geriatrisch wichtige Medikamentengruppen

Geriatrische Besonderheiten, geriatrische Dosierung, geriatrisch häufige Nebenwirkungen und Interaktionen (siehe S. 53 bis 56 Allgemeine Geronto-Pharmakologie)

1. Analgetika (s. S. 224 bis S. 231 Kapitel Schmerz)

Substanzen	Dosierung	Geriatrische Besonderheiten	wichtigste Nebenwirkungen	wichtigste Interaktionen
NSAID's: (nicht-steroidale Entzündungshemmer)		verstärkte Kumulationsgefahr durch erniedrigte Clearance und verlängerte Halbwertszeit z. T. ohne Warnzeichen (kein Tinnitus bei 2) bei Toxizität	– 100% Thrombozytenaggregationshemmer (außer Paracetamol) – 10% gastrointestinale Schleimhautläsion (Oesophagus/Magen) = Blutungsgefahr – Nierenschädigung – Allergien (Haut, Asthma)	↑ Antikoagulation (2, 3, 5) ↓ Diuretika-Wirkung von Furosemid und Spironolacton (2, 3) ↑ Hepatoxizität von Alkohol und Barbituraten
1. Paracetamol (Benuron)	500–100 mg q 8 h			
2. ASA (Acetyl Salzyl Acidum) (Aspirin)	500 mg q 4–6 h			
3. Diflunisal (Fluniget)	500 mg q 4–6 h			
4. Ibuprofen (Brufen)	200–400 mg q 4–6 h			
5. Naproxen (Proxen)	250 mg q 6–8 h			
6. Sulindac (Clinoril)	100 mg q 12 h			
7. Diclofenac (Voltaren)	50 mg q 4–6 h			
Opioide		Suchtgefahr meist nicht relevant – gute Palliation, terminal auch bei Atemnot und Angst	Sedation! Delirien senkt Hirnleistung = verstärkt Demenz Obstipation → begleitend osmotische od. quellende Laxation, initial evtl. Nausea u. Erbrechen, deshalb einschleichen Atemdepression in hohen Dosen, Halluzinationen	↑ ZNS-Wirkung aller Sedativa, Tranquillizer, Antikonvulsiva, Antidepressiva
1. Codein	30–60 mg q 4–8 h			
2. Tramadol	50–75 mg q 4 h			
3. Tilidin	50–75 mg q 6 h			
4. MST	10–30 mg q 8–12 h			
5. Buprenorphin	0,2 mg s.l. q 6–8			

Geriatrisch wichtige Medikamentengruppen

2. Antidepressiva (AD) s. S. 177 bis 184 Kapitel Depression, Pharmakotherapie

Substanzen	Dosierung	Geriatrische Besonderheiten	wichtigste Nebenwirkungen	wichtigste Interaktionen
Serotonin-Aufnahmehemmer		alle AD: Kumulationsgefahr durch verminderte Clearance und verlängerte Halbwertszeit generell nie ohne begleitende Milieutherapie! generell ↑ NW Dosis 30–50 % ↓ langsamere Dosissteigerung Antidepressiva 1. Wahl in der Geriatrie 5 bei gleichzeitiger Schlafstörung oder mot. Unruhe	initial sedierend (nur 5) initial Nausea, Schwindel, Agitation, Gewichtsverminderung Schlaflosigkeit (außer 5) Kopfschmerzen	↑ ↑ Serotoninerge Mediwirkung (OH-Tryptophan, Fenfluramin = kontraindiziert gleichzeitig!) 5 ↑ Alkohol und Hypnotikaeffekt
1. Citalopram (Seropram)	10–20 mg q d			
2. Fluvoxamin (Fevarin D, Floxyfral CH)	50–150 mg q d			
3. Fluoxetin (Fluctin D, Fluctine CH)	5–20 mg q d			
4. Paroxetin (Deroxat)	10–50 mg q d			
5. Trazodon (Thombran D, Trittico CH)	50–200 mg q d			
6. Sertalin (Gladem, Zoloft)	50–100 mg q d			
7. Venlafaxin (Effexor)	37,5–75 mg q d			
Reversibler MAO-Hemmer Moclobemid (Aurorix)	75–150 mg q 12 h	keine Diät notwendig nicht mit anderen AD zusammen	init. Nervosität, Schlafstörungen, Unruhe	potenziert NSAID und Opiate, unter Cimetidin ¹/₂ Dosis
Mianserin (Tolvin D, Tolvon CH)	30–60 mg abends	bei gleichzeitiger Schlafstörung, Unruhe	Sedation	↑ Alkoholeffekt

(Fortsetzung nächste Seite)

Geriatrisch wichtige Medikamentengruppen

Substanzen	Dosierung	Geriatrische Besonderheiten	wichtigste Nebenwirkungen	wichtigste Interaktionen
Trizyklische AD 1. Nortriptylin (Nortrilen) 2. Clomipramin (Anafranil) 3. Trimipramin (Surmontil) (4. Amitriptylin) (Saroten, Laroxyl)	10–30 mg morgens 25–100 mg/d 25–150 mg abends 25 (–50) mg abends	wegen cholinergen und kardialen NW nur bei Nichtansprechen auf obige AD 1. Wahl indiziert 1 + 2 = antriebssteigernd 2 auch bei Zwängen und Phobien 3. bei Schlafstörung 4. nur mit Zurückhaltung in der Geriatrie wegen NW	– Anticholinerge NW (alle) inkl. Delir (4 besond. ausgeprägt)* – Tachykardie, Hypertonie (4 besonders ausgeprägt) – 3: Sedation (auch 2 etwas)	↑ ZNS Effekte von Medi und Alkohol Dosis ↓ unter Cimetidin und Oestrogenen

* Anticholinerge NW:
- Mundtrockenheit mit der Gefahr von Schleimhautulzera und Caries
- Mydriasis mit Erhöhung des Augeninnendruckes
- Miktionsstörungen
- Obstipation
- Tachykardie
- Unruhe, Verwirrtheit
- Halluzinationen
- Krampfanfälle
- Bewußtseinstrübung
- Delir

Geriatrisch wichtige Medikamentengruppen

3. Antidiabetika (s. S. 357 bis 363 Kapitel Diabetes mellitus)

Substanzen	Dosierung	Geriatrische Besonderheiten	wichtige Nebenwirkungen	wichtige Interaktionen
Biguanide 1. Metformin (Glucophage)	500 mg bis 3 x/d	1. Wahl bei adipösem DM Typ II (+ wenn nötig Komb. m. Sulfonylharnstoffen)	senkt Appetit (erwünscht)	erhöhtes Risiko für Lactatacidose unter NSAID und Alkohol
Sulfonylharnstoffe 1. Glibornurid (Gluboril, Glutril) 2. Glibenclamid (Daonil)	12,5 – 50 mg/d 2,5 – 15 mg/d	start low – go slow Hypoglykämiegefahr	ungünstiges Lipidprofil Hypoglykämie (speziell unter β-Blocker)	Wirkungsverstärkung β-Blocker: ↓ ↓ Sy einer Hypoglykämie 1. NSAID, u.a. Phenylbutazonderivate 2. sehr viele, inkl. Alkohol
α-Glucosidasehemmer Acarbose (Glucobay)	50 – 300 mg/d vor dem Essen	senkt Resorption mittels Hemmung der Oligosaccharidspaltung *ohne* Hypoglykämiegefahr	Flatulenz, Blähungen, Durchfall	senkt die Wirkung von Enzymen p. o. erhöhte NW durch Zucker p. o.
Insuline	individuell	– Hypoglykämiegefahr – Probleme mit Selbstinjektionen → nach Möglichkeit deshalb außerhalb des KH vermeiden bei Sehstörungen oder Demenz	Hypoglykämie mit wenig Symptomen	β-Blocker senkt Symptome einer Hypoglykämie

Geriatrisch wichtige Medikamentengruppen

4. Antivertiginosa-Antiemetika (s. S. 235 Behandlung des Schwindels)

Substanzen	Dosis	Geriatrische Besonderheiten	wichtige Nebenwirkungen	wichtige Interaktionen
Antihistaminika				
1. Dimenhydrinat (Vomex D, Dramamin CH)	25–50 mg q 4–6 h	relativ schwach wirksam	– Sedation – wenig anticholinerge Nebenwirkungen (inkl. Delir) (s. S. 414)	2 Sinkende Wirkung durch klassische Antihistaminika
2. Betahistin (Vasomotal D, Betaserc CH)	8–16 mg q 6–8 h	2 = partieller Histaminagonist		
Zentrale Anticholinergika			Sedation anticholinerge Nebenwirkungen inkl. Delir (s. S. 414)	Verstärkt die Wirkung auf das ZNS der meisten sedierenden Pharmaka inkl. Alkohol
1. Meclozin (Postafen D, Durmesan CH)	6–12 mg d	Achtung: 1 meist zusammen mit Coffein konfektioniert		
2. Bulclizin (Migralave D, Longifen CH)	12–25 mg q 4–6 h			
3. Scopolamin TTS	1 Pflaster q d			
Neuroleptika			Sedation extrapyramidale Dyskinesien orthostatische Hypotonie	antagonisiert Antiparkinsonmittel ist kontraindiziert bei M. Parkinson
1. Sulpirid (Dogmatil)	25–50 mg q 8–12 h	höchstens für kurze Zeit indiziert wegen Sturzgefahr		
2. Thiethylperazin (Torecan)	3–6 mg			
Ca-Antagonisten Typ IV		höchstens für kurze Zeit, kontraindiziert bei M. Parkinson und Dyskinesien in der Anamnese	– extrapyramidale Dyskinesien – Sedation – Depression	– Verstärkt die ZNS-Wirkung von Sedativa – Verstärkt die Wirkung von Vasodilatoren
Cinnarizin (Stugeron)	25–75 mg q 6–9 h			
Flunarizin (Sibelium)	2,5–5 mg q d			

Geriatrisch wichtige Medikamentengruppen

5. Antihypertensiva (siehe S. 274 bis 277 Kapitel Hypertension)

Substanz	Dosis	Geriatrische Besonderheiten	Wichtige Nebenwirkungen	Wichtigste Interaktionen
Thiazid-Diuretika 1. Hydrochlorothiazid (Esidrix D, Esidrex CH) 2. Chlortalidon (Hygroton)	12,5 – 25 mg/d 12,5 – 25 mg/d	1. Wahl nach Trialevidenz und bei Herzinsuffizienz ↓ Clearance	Hyponatriämie Hypokaliämie (orthostat.) Hypotonie ungünstiges Lipidprofil Hyperurikämie	↑ Diabetes ↑ Gefahr für Gichtanfall ↑ Thrombosegefahr ↑ Digitaliswirkung bei Hypokaliämie
ACE-Hemmer 1. Captopril (Lopirin) 2. Enalapril (Pres D, Xanef Cor D, Reniten CH)	12,5 – 50 mg/d 5 – 20 mg/d	1. Wahl bei Herzinsuffizienz, LVH, PAVK	Husten Firstpass-Effekt zu Beginn der Therapie beachten!	Hypotonie unter Diuretika (vorher Stop, gut hydrieren) ↑ Hyperkaliämie, 2° Niereninsuffizienz, K-sparende Diuretika
β-Blocker 1. Atenolol (Tenormin + v. a.) 2. Metoprolol (Lopresor + v. a.) 3. Oxprenolol (Trasicor) 4. Propranolol (Indobloc D, Inderal CH)	25 – 100 mg/d 100 mg/d 80 – 100 mg/d 10 – 20 mg/d q 6 – 12 h	1. Wahl bei Angina pectoris, nach Herzinfarkt bei essentiellem Tremor (4) und bei Migräne (4)	↑ Herzinsuffizienz ↑ Asthma bronchiale ↑ PAVK Asthma bronchiale = Kontraindikation	↑ Hypoglykämie 2° zu Insulin

v. a. = viele andere

(Fortsetzung nächste Seite)

Geriatrisch wichtige Medikamentengruppen

Substanz	Dosis	Geriatrische Besonderheiten	Wichtige Nebenwirkungen	Wichtigste Interaktionen
CA-Antagonisten 1. Verapamil (Isoptin + v. a.) 2. Diltiazem (Dilzem) 3. Nifedipin (Adalat + v. a.)	40–80 mg q 6–8 h 60–90 mg q 8–12 h 10–20 mg q 12 h	2. Wahl bei Angina pectoris, LVH, PAVK	↑ ↑ AV-Überleitstörungen	1 + 2 nicht mit β-Blocker! ↑ Digitalisspiegel ↑ Spiegel 3 unter H_2Blocker

v. a. = viele andere

Geriatrisch wichtige Medikamentengruppen

6. Antihypotonika (s. S. 279 bis 285 Kapitel Hypotension)

Substanzen	Dosis	Geriatrische Besonderheiten	wichtigste Nebenwirkungen	wichtigste Interaktionen
NaCl	2–3 gr./d zusätzlich	Bouillon trinken, salzen	Herzinsuffizienz	
α 2-Antagonist Yohimbin	5 mg q 6–24 h	1. Wahl Pharmakopoe-Präparat	Aphrosidiakum in hoher Dosierung, Nervosität, Herzklopfen	↑ Wirkung durch Alkohol, Sympathomimetika
Peripheres Alpha-Sympathikometikum Midodrin (Gutron)	2,5–5 mg bis 3×/d	2. Wahl bei arteriellen Hypotonie und orthostatischen Blutdruckregulationsstörungen	Kältegefühl, Kopfschmerz, Flush, Blutdruckanstieg	Wirkungsverstärkung durch andere Sympathikomimetika und Alkohol
Etilefrin (Effortil) + Dihydroergotamin	25 mg + 2,5 mg 1–2×/d	2. Wahl bei niedrigem Blutdruck und orthostatischen Kreislaufregulationsstörungen	Unruhe, Herzklopfen, Schwitzen, Paraesthesien	Interaktion mit trizyklischen Antidepressiva Wirkungsverstärkung durch Troleandomycin und Erythromycin
Mineralocorticoid Fludrocortison (Astonin D, Florinef CH)	0,05–0,01 mg q 8 h	3. Wahl, nur bei sonst therapierefraktären primären orthostat. Hypotonie einsetzen	– Na-Retention, Ödeme, Lungenödem – Stimmungsschwankungen bis Psychose – Muskelschwäche, Hypokaliämie	senkt die Wirkung von Antidiabetika

Geriatrisch wichtige Medikamentengruppen

7. Diuretika (s. S. 267 bis 269 Kapitel Herzinsuffizienz)

Substanzen	Dosis	Geriatrische Besonderheiten	wichtigste Nebenwirkungen	wichtigste Interaktionen
Thiazid Diuretika	(siehe unter Antihypertensiva S. 417) bei leichtem Schweregrad			
Schleifendiuretika				
1 Furosemid (Lasix + v. a.)	40 mg 1 – 3×/d	Verzögerte und verminderte maximale Wirkung, verlängerte Halbwertszeit bei verminderter Kreatininclearance bei mittlerem Schweregrad	– orthostatische Hypotonie – Hypokaliaemie	Gefahr der Digitalistoxizität wenn K sinkt Thrombosegefahr
2 Metolazon (Zaroxolyn)	2,5 – 10 mg/d	bei hohem Schweregrad zur Kombination mit Furosemid	– orthostatische Hypotonie	potenzierte Wirkung durch Furosemid, verstärkt Wirkung von Alkohol und Barbituraten
Kaliumsparende Diuretika Triamteren (Oyrenium) Spironolacton (Aldyctone) Amilorid (Moduretic und viele andere Kombinationen)	50 – 100 mg/d 50 – 400 mg/d 5 – 10 mg/d	bei allen verlängerte HWZ bei red. Clearance K-Spiegel kontrollieren bes. initial!	Hyperkaliämie, met. Azidose, Hyperuricämie, Gynäkomastie	verminderte Wirkung oraler Antidiabetika und Glycoside vermehrte Hyperkaliämie mit NSAID

Geriatrisch wichtige Medikamentengruppen

8. Hypnotika (s. S. 200 bis 203 Kapitel Schlafstörungen)

Substanz	Dosis	geriatrische Bedeutung	wichtigste Nebenwirkungen	wichtigste Interaktionen
warme Milch mit Honig Baldrian Hopfentropfen	1 Tasse je nach Konfektion je nach Konfektion	bei Einschlafstörungen, zusammen mit Schlafhygiene!	keine	keine
Chloralhydrat (Chloraldurat)	500 – 1000 mg	Einschlafmittel (rot) oder als Durchschlafmittel in slow release Kapsel (blau)	Gewöhnung mit Suchtgefahr deshalb nur kurze Zeit verwenden	stark erhöhte Wirkung durch Alkohol und andere ZNS-Medikamente
Promethazin (Eusedon D, Phenergan CH)	25 mg		– anticholinerge Nebenwirkung – selten extrapyramid. Dyskinesien	verstärkt die Wirkg. v. Chloralhydrat (= gute Kombination) und anderer ZNS-Medikamente
Clomethiazol (Distaneurin)	300 – 600 mg	1. Wahl bei Erregtheit (inkl. Delir) als Einschlafmittel	Suchtgefahr bei längerem Gebrauch, evtl. in Kauf zu nehmen, Hypersekretion bei COPD	verstärkt die Wirkung von Alkohol und anderen ZNS-Medikamenten
Zolpidem (Stilnox)	5 – 10 mg	Einschlafmittel, ähnlich Benzodiazepine mit kurzer HWZ	selten Verwirrtheit, Schwäche, Ataxie, keine Gewöhnung oder Reboundinsomnie	verstärkt die Wirkung von Alkohol und anderen ZNS-Medikamenten

(Fortsetzung nächste Seite)

Geriatrisch wichtige Medikamentengruppen

Substanz	Dosis	geriatrische Bedeutung	wichtigste Nebenwirkungen	wichtigste Interaktionen
Benzodiazepine mit 1 kurzer Halbwertzeit (8–16 Std.) Temazepan (Planum, Remestan)	1/2 Normdosis 10–30 mg/d p. o.		1 + 2 markante Reboundinsomnie	verstärkt die Wirkung von Alkohol und anderer ZNS-Medikamente, evtl. paradoxer Effekt bei Demenz
Lormetazepan (Noctamid) Oxazepam (Adumbran, Praxiten D, Seresta, CH) 2 sehr kurzer Halbwertzeit (2–12 Std.)	0,5–2 mg/d p. o. 10–50 mg/d p. o.		2: Gefahr anterograder Amnesie u. Verwirrtheitszustände	
Triazolam (Halcion)	0,125–0,25 mg/d p. o.	als Schlafmittel in der Geriatrie kontraindiziert		
Barbiturate	0		zentrale Verschlechterung, Delir, Atemdepression	↑ Wirkung Alkohol u. a. zerebrale Medikamente

9. Kardiaka (s. S. 267 bis 269 Kapitel Herzinsuffizienz)

Substanz	Dosis	geriatrische Bedeutung	wichtigste Nebenwirkungen	wichtigste Interaktionen
ACE-Hemmer	siehe unter Anti-Hypertensiva	1. Wahl (trotz Preis) stets einschleichend dosieren	siehe unter Anti-Hypertensiva	siehe unter Anti-Hypertensiva
Diuretika	siehe unter Diuretika	2. Wahl, früh mit ACE-Hemmer kombinieren	siehe unter Diuretika	siehe unter Diuretika
Digoxin	0,125 – 0,25 mg	3. Stufen Kardiakum (evtl. komb. mit Diuretikum u. ACE-Hemmer 1. Wahl bei tachykardem Vorhofflimmern	enge therapeut. Breite, Überdosierungssympt. oft unspezifisch d. h. ohne typische Nausea u. Erbrechen Desorientierung, Delir Gefahr lethaler Herzrhythmusstörung	Toxgefahr bei ↓ K und ↑ Ca., unbedingt K-Spiegelkontrolle wenn komb. mit Thiazid oder Furosamid od. b. Niereninsuff. ↑ Spiegel = Toxgefahr unter Psychopharmaka, Ca-Antagonisten, Amiodaron, Spironolacton

Geriatrisch wichtige Medikamentengruppen

Geriatrisch wichtige Medikamentengruppen

10. Mineralstoffwechsel-Präparate (s. S. 380 bis 385 Kapitel Osteoporose und S. 392 Kapitel Wasserstoffwechselstörungen)

Substanz	Dosis	geriatrische Bedeutung	wichtigste Nebenwirkungen	wichtigste Interaktionen
Ca	1 000 mg/d	wenn Ca-reiche Ernährung nicht realisierbar bei Osteoporose zusammen mit Hormonsubstitution!	Ca-Steine in den Harnwegen: viel trinken ohne Säure!	– Komplexbildung mit Tetracyclin oder Fluorpräparaten: > 3 h Abstand – Vit. D erhöht die Ca-Resorption
Calcitonin (Miacalcic)	100 IE/2× d 2 Mte, dann 1×/d	besonders bei akuter Schmerzphase, aber auch evtl. Erhaltenstherapie	Nausea, Erbrechen, „Flush" (nicht bei Human-Calcitonin = teuer)	kombinieren mit erhöhter Ca-Zufuhr und Analgetika meist nötig akut
Fluorid	10 mg 1 – 2×/d	*nicht* indiziert bei Osteoporose im hohen Alter (kortikal) mit Schenkelhalsfrakturen. Nur Langzeittherapie sinnvoll, evtl. spezielle Kombi-Präparate F-Komplex-Ca-Brausetabletten	Nausea, Knochenschmerzen (dann Dosis senken)	Compliance! mit Ca (Substitution oder natürlich) → Komplex → 3 h Abstand Vit. D → Hypercalcaemie, Hypercalcurie
Vitamin D_3 (Calcitriol)	0,25 μg/d	↑ Ca Resorption	Hypercalcaemie (↑ Risiko bei Bettlägrigkeit)	↑ Hypercalcaemiegefahr unter Thiaziden und Ca-Supplement Arrhythmiegefahr unter Digitalis

Geriatrisch wichtige Medikamentengruppen

11. Neuroleptika (s. S. 163 Kapitel Demenz, nicht-kognitive Störungen und S. 198 Kapitel Agitiertheit)

Substanzen	Dosis	geriatrische Besonderheiten	wichtigste Nebenwirkungen	wichtigste Interaktionen
Alle	$1/3 - 1/2$ der üblichen Dosis, besonders initial sehr niedrig dosieren. Dosissteigerung erst nach erreichtem steady state (d. h. nach 7 HWZ)	– gute Geriatrie = zurückhaltend mit Indikation für Neuroleptika – keine Depotpräparate! Absetzversuche alle 6 Monate	a) extrapyramidales Syndrom kann Stürze verursachen b) absolut kontraindiziert bei M. Parkinson unter dopaminerger Therapie (außer 9) c) verstärkt die Hirnleistungsschwäche Dementer	möglichst Zugabe von Anticholinergika bei extrapyramidaler Nebenwirkung vermeiden, da hohe Delirgefahr
Hochpotente Neuroleptika		s. S. 193		
1. Haloperidol (Haldol)	2 – 5 mg/d initial 0,5 – 1 mg	bei ausgeprägtem Wahn oder Halluzinose	a + c, stark dosisabhängig deshalb Dosissenkung sobald Symptome verschwinden	verstärkt die Wirkung aller anderen ZNS-Medikamente, hebt die Wirkung der Dopaminergika auf
2. Risperdol	1 – 3 mg q d	3 + 4 wenn zusätzlich Sedation erwünscht ist		
3. Flupentixol (Fluanxol)	2 – 5 mg/d			
4. Zuclopenthixol (Ciatyl D, Clopixol CH)	2 – 10 mg/d			
5. Fluphenazin (Dapotum)	2 – 10 mg/d			

(Fortsetzung nächste Seite)

Geriatrisch wichtige Medikamentengruppen

Substanzen	Dosis	geriatrische Besonderheiten	wichtigste Nebenwirkungen	wichtigste Interaktionen
Niedrigpotente Neuroleptika				
6. Thioridazin (Melleril)	20–80 mg/d initial 10 mg	bringt ausgeprägte Sedation, 7 = Mittel 1. Wahl bei Tag-Nacht-Umkehr oder Aggression Dementer	a) +anticholinerge Nebenwirkg. sofern Delir und Akkomodationsstörungen: Stop, Dosis nicht erhöhen	senkt Krampfschwelle
7. Pipamperon (Dipiperon)	20–80 mg/d		a, b, c! + Hypotonie	
8. Melperon	25–200 mg/d	bei akuten Erregungszuständen		
9. Promazin (Protactyl D, Prazine CH)	25–100 mg			
Dibenzodiazepine				
10. Clozapin (Leponex)	6–50 mg/d langsame Dosissteigerung	geringe anticholinerge NW, kaum extrapyramidale NW, stark antipsychotisch, initial gut sedierend, aber Blutbildkontrolle	Agranolozytosegefahr, deshalb die ersten 5 Monate wöchentliche, später monatliche Leukozytenkontrollen, + bei Infektion	– nicht zusammen mit anderen granulozytopenischen Medikamenten verordnen – nicht mit Benzodiazepinen kombinieren

Geriatrisch wichtige Medikamentengruppen

12. Nootropika (s. S. 167 bis 169 Kapitel Demenztherapie)

Substanz	Dosis	geriatrische Besonderheiten	wichtigste Nebenwirkungen	wichtigste Interaktionen
muskarinische Cholinergika (Cognex)	initial 4 × 10 mg q d für 6 Wo. alle 6 Wo. erhöhen bis 4 × 30–40 mg	nur bei mildem bis mittlerem M. Alzheimer indiziert, Limitatio beachten!	– cholinerge Nebenwirkungen, vor allem Nausea – Hepatotoxizität (subj. o. Sympt.) – q 2 Wo. Leberenzymuntersuchung bis 2 Mte. nach Erreichen der Maximaldosis, nachher q Mt.	Vergeßlichkeit des Patienten: nur durch Betreuer abzugeben, sonst Gefahr der Toxizität
alle anderen Nootropika		Kosten/Nutzen Aufwand/Erfolg	individuell bewerten (s. Seite 168)	

13. Odontologika (s. S. 318 bis 319 Kapitel Munderkrankungen)

Substanz	Dosis	geriatrische Besonderheiten	wichtigste Nebenwirkungen	wichtigste Interaktionen
Zahnpasta mit Fluor	1/d gründlich = besser als 3× kurz	auch in der Geriatrie nur fluorhaltige Zahnpasta verwenden		
Antiseptikum Chlorhexidin (Chlorhexamed + v. a.)	0,2 % Lösung max. 2 Wo. 0,1 % Lösung länger 0,01 Lösung	einzig empfehlenswertes Antiseptikum bei Stomatitis zum Spülen bei Oligosialie/Xerostomie	– evtl. irreversible Störung des Geschmacksempfindens – braunverfärben der Zähne	
Prothesen-Haftpulver	wenig verwenden, nur feucht applizieren	Anwendung überwachen	Aspirationsgefahr groß bei trockener Anwendung	
Prothesenreinigungstabletten		nicht empfehlenswert wegen fehlender Reinigungswirkung und Bleichen des Prothesenkunststoffes		kann mechanische Bürstenreinigung nicht ersetzen

Geriatrisch wichtige Medikamentengruppen

14. Parkinsontherapeutika (s. S. 302 bis 307 Parkinson-Syndrom)

Substanz	Dosis	geriatrische Besonderheiten	wichtige Nebenwirkungen	wichtige Interaktionen
Grundsätze	Bei Auftreten von Nebenwirkungen in der Geriatrie nie neues Medikament zu deren Behandlung einsetzen, sondern Dosis senken oder Präparat wechseln. – Geriatrische Patienten zeigen besonders häufig psychische Nebenwirkungen (Paranoid, Halluzinationen): nie deswegen Neuroleptika einsetzen!			
Levodopa L-Dopa + Benserazid 4:1	62,5–125 mg q 3–6 h bei Hochbetagten selten 250 mg/Dosis, maximal 450–525 mg/d 1. Dosis 1 h vor Morgenessen!	1. Wahl bei M. Parkinson	– Hyperkinesie bei zu hoher Dosis – Psychose und Halluzinose bei zu hoher Dosis – orthostatische Hypotonie	– gut kombinierbar mit anderem Parkinsonmittel – bei on-off-Effekt sind häufigere kleine Dosen zu verabreichen
Bromocriptin (Pravidel D, Parlodel CH)	2,5 mg 2× d initial langsam steigern bis 3× 10 mg/d	1. Wahl bei on-off-Effekt	– bei zu schneller Dosissteigerung: Nausea u. Erbrechen – höheres Risiko für Psychose als mit L-Dopa – Hyperkinesie bei zu hoher Dosis – Hypotonie (eher krankheitsbedingt als echte NW)	gut mit niedriger Dosis L-Dopa kombinierbar

(Fortsetzung nächste Seite)

Geriatrisch wichtige Medikamentengruppen

Substanz	Dosis	geriatrische Besonderheiten	wichtige Nebenwirkungen	wichtige Interaktionen
MAO-B-Hemmer Selegilin (Movergan D, Jumexal CH)	5 mg/d als Monotherapie bis 10 mg/d	– 1. Wahl bei beginnendem M. Parkinson (Monotherapie) – bei on-off-Effekt zu L-Dopa	L-Dopa Dosis senken, sonst Gefahr der Toxizität (Psychose, Hyperkinesie)	kontraindiziert gemeinsam mit Reserpin, Phenothiazine, Butyrophenone, MAO-α-Hemmer, Fluoxetin, Peptidin
Anticholinergika sind geriatrisch wenig geeignet wegen ungünstigem Nutzen/Nebenwirkungsverhältnis				
Amantadin (PK-Merz D, Symmetrel CH)	100 mg 1–2×/d	parenteral applizierbar bei akinetischer Krise	Schlaflosigkeit, Hypotension, Ödem, anticholinerges Delir	↑ L-Dopa Wirkung

Geriatrisch wichtige Medikamentengruppen

15. Tranquilizer (s. S. 421 Kapitel Hypnotika)

In der Geriatrie sind nur Benzodiazepine-Tranquilizer mit mittlerer Halbwertszeit ohne aktive Metaboliten empfehlenswert: zur Anxiolyse $^1/_3$ bis $^1/_2$ der hypnotischen Dosis.

Problem: große Gewöhnungsgefahr auch wenn Dosissteigerung selten ist. Außerdem ↓ Kognition bei Demenz.

4-**K**-Regel: 1. **K**lare Indikation 2. **K**leinste Dosis 3. **K**ürzeste Behandlungszeit 4. **K**einesfalls abrupt absetzen (sonst Rebound von Angst und Schlaflosigkeit → langsam Ausschleichen, $^1/_2$ → $^1/_4$ → $^1/_8$-Dosis q Woche)

16. Therapie des Durchfalls

Substanzen	Dosierung	geriatrische Besonderheiten	wichtigste Nebenwirkungen	wichtigste Interaktionen
Elektrolyt-Ersatz bei akutem Durchfall Glucose 4 g/NaCl 0,7 g/KCl 0,3 g/Na-Citrat 0,59 g pro/200 ml (Elotrans)	In einem Glas abgekochten Wasser lösen, bis 20 pro Tag	Kotsteine mit rektaler Palpation ausschließen Infekt und Stenose ausschließen		
Diphenoxylat (Reasec)	3 × 2,5 mg		Vorsicht bei Glaukom, Prostatahyperplasie	Karaya-Gummi (Ileus durch Motilitätshemmer)
Loperamid (Imodium) Tinctura Opii simplex	4 mg bis 12 mg 1–5 ml/Tag			

Geriatrisch wichtige Medikamentengruppen

17. Therapie der Obstipation (S. 320 bis 324 Kapitel Obstipation)

Substanzen	Dosierung	geriatrische Besonderheiten	wichtigste Nebenwirkungen	wichtigste Interaktionen
Ballast- und Quellstoffe	(Pulver/Tabletten/Granula)	Quellstoffe in hoher Dosierung ohne genügende Flüssigkeit können bei immobilen Patienten. zu Obstruktion des GI Traktes führen		Resorption anderer Medikamente kann verändert werden
Kleie	1 – 2 Eßl			
Methyl-cellulose				
Plantago ovata	2 – 5 g		akute allergische Reaktion (selten)	
Samenschalen				
Nicht resorbierbare Zucker und Alkohole	(Pulver/Sirup/Würfel)	nur bei leichter Obstip. verliert nach kurzer Zeit seine Wirkung		
Lactulose (Eugalac D, Laevolac CH)	20 – 90 g/Tag			
Lactitol (Importal)				
Sorbitol				
Mannitol				
Salze	(Flüssigkeit/kristallin/Pulver)		Hypokaliämie (nur bei chron. Durchfall) Bei Niereninsuff. Hypermagnesiämie	Diuretika/Herzglykoside
Magnesiumhydroxid	sehr individuell			
Magnesiumsulfat	1 Teel Pulver bis 1 Eßl tgl.			
Anthranoide	(Tabl/Granula/Sirup)		Darmkrämpfe/selten Nausea	
Senna	120 – 240 mg			
Cascara	150 – 300 mg		Vertigo, Kopfschmerz	

(Fortsetzung nächste Seite)

Geriatrisch wichtige Medikamentengruppen

Substanzen	Dosierung	geriatrische Besonderheiten	wichtigste Nebenwirkungen	wichtigste Interaktionen
Polyphenole Natrium-picosulfat Bisacodyl (Laxoberal, Dulcolax)	4–8 mg (Tropfen) 5–15 mg (Tabl)			Antibiotika vermindern Wirkung Milch/Antacida (löst sich schneller im Magen)/ Diuretika (Kaliumverlust)
Einläufe & Suppositorien Glycerol Bisacodyl (Dulcolax) Natrium-phosphat	43 g in 1 000 ml Wasser 10 mg Supp. 100–200 ml hypertone Lsg.	Vorsicht vor Perforationen bei Inkontinenz nicht wirksam	Bei Niereninsuff. Hyperphosphatämie	

Sachverzeichnis

Halbfette Seitenzahlen = Haupttextstellen

A

AADL s. Aktivitäten, sozial differenzierte, des täglichen Lebens
Abdomen, Minimalstatus 12
Abhängigkeit 152
Abhängigkeitssyndrom **204**
Abklärungsklinik, geriatrische 102 f
Abstammungswahn 191
Abstinenzbehandlung 209
Abstraktionsvermögen, fehlendes, nach Apoplexie 295
Abwehrstärkung 48
Acarbose **366**, **415**
ACE-Hemmer 275, **277**, **417**, 423
- Dosierung 277, **417**
- Dosisanpassung 267
- bei Herzinsuffizienz **267 f**, 269
- Kontraindikation 277
Acetazolamid bei akutem Glaukom 310
Acetyl-L-carnitine **168**
Acetylsalicylsäure 225 f, **412**
- Apoplexierezidivprävention 292
- extrarenale Dosisfraktion 54
Achillessehnenreflex
- beidseitig fehlender 13, 378
- fehlender 241
Achlorhydrie 132
Acrodermatitis enteropathica 133
Adenosinrezeptorenblocker bei orthostatischer Hypotonie 284
ADH-Sekretion, inadäquate 336
Adipositas 327
- Diabetes mellitus 357
ADL s. Aktivitäten des täglichen Lebens
Adlersche Therapie 217
Adynamie, depressionsbedingte 242
Affekt **63**
Affektausdrucksstörung **296**
Affekterkennungsstörung **296**
Affektinkontinenz
- nach Apoplexie **296**
- pseudobulbäre 296

Affektivität **60 ff**
Affektstörung 177, **179**, **192**
Affektverflachung 191
Aggressivität
- nach Apoplexie 295
- bei Demenz **164**
Agitiertheit **196 ff**
- bei affektivem Krankheitsbild 197
- Definition 196
- Diagnose 198
- Epidemiologie 196
- bei organischer Krankheit 197
- Pathogenese 196 f
- Schizophrenie 197
- Therapie 198 f
- bei wahnhaftem Krankheitsbild 197
Agnosie 153
- visuelle 308
Agoraphobie **211**
Agrophobie **211**
Akalkulie 153
Akathisie 304
Akinese
- nach Apoplexie 295
- Parkinson-Syndrom 304
Aktivität
- Datenerhebung 112
- kognitive 64
- körperliche 64
- - bei Obstipation 323
- - Osteoporoseprävention 50
- psychische 64
- sexuelle **66**
Aktivitäten
- instrumentelle, des täglichen Lebens 4, 23, 107, **109 ff**
- - - - Datenerhebung **109 ff**
- - - - Definition 109
- - - - Einbußen 119 ff
- - - - Hilfsbedarf **4**, 23
- sozial differenzierte, des täglichen Lebens
- - - - - Hilfsbedarf **4**
- des täglichen Lebens **4**, 23, **107 ff**
- - - nach Apoplexie 288 f
- - - Datenerhebung **107 ff**
- - - Definition 107
- - - Einbußen 119 ff

- - - Hilfsbedarf **4**, 23
- - - Verlust 250
Aktivitätstheorie, Altern 37
Akutschmerz 222
Alarmierbarkeit 4
Albumin **131 f**
Albuminmangel, alimentärer 131
Alkohol(e)
- Hypotonie 282
- Medikamenteninteraktion **206 f**
- nichtresorbierbare 432
Alkoholabusus 203
- Fahrtauglichkeit **147 f**
- Kleinhirnatrophie 237
Alkoholkonsum **204 f**
Alkoholmißbrauch s. Alkoholabusus
Alkoholpatient, diabetischer, Fahrtauglichkeit 146
Allgemeinzustand, Verschlechterung 9
Allodynie 230
Alltagsfunktionen, Einbuße 119 ff
Alltagsschwierigkeiten 115
Alpha-2-Agonisten, zentrale **277**
- - Indikation 277
Alphablocker **277**
Alpha-1-Blocker 277
Alpha-2-Blocker **419**
- bei orthostatischer Hypotonie **282**, **284 f**
Alpha-Glucosidase-Hemmer **366**, **415**
5-Alpha-Reduktase-Hemmer 347
Alpha-1-Sympathikomimetika **282 f**
Alpha-Sympathikomimetikum, peripheres **419**
Alprazolam **183**
ALS s. Lateralsklerose, amyotrophe
Altenpflege, ambulante **76 ff**
- - Bereich, formeller 76
- - - informeller 76
- - Föderalismus 76
- - Grenzen 78
- - Kosten-Nutzen-Situation 78
- - Möglichkeiten 77
- - Strukturen 77

Sachverzeichnis

Altern **26 ff**
- aktives 27, **30**
- durch antagonistisch pleiotrope Gene 27, **34**
- Definition 26
- erfolgreiches 27, **37 f**, **43 ff**
  - – grundlegende Prozesse 44 f
  - – Optimierung **44 f**
  - – Risikofaktoren 43
  - – Schutzfaktoren 43 f
  - – Selektion **44**
- funktionelle Umschreibung 26
- Geneinfluß 27 ff, 39
- Immunsystem 39 f
- durch innere Uhr 27, **33**
- krankhaftes **40 ff**
- passives 27, **30**
- physiologisches **39**
- Präventionsstrategie 48 f
- durch sexuelle Reifung 27, **32 f**

Alternstheorie **26 ff**
- biologische 27, **30 ff**
- Definition 26
- evolutionäre 27 f, **28 f**, **35**
- der freien Radikale 27, **31**
- morphometrische 27, **35**
- organisch-somatische 27, **28**
- soziologische 27, **29**, **37 f**
- stochastische 27, **30 ff**
- theoretisches Konzept 28

Altersatrophie der Haut 241
Altersaufbau 18
Alters-CP **386**
- mit myalgischem Syndrom **386**

Altersdiabetes **357 ff**
- Altersstruktur 357
- Diagnosekriterien **357 f**
- Häufigkeit 357
- Interferenzfaktoren 357
- Komplikation **360 f**
- Mortalität 357
- Stoffwechselentgleisung 358
- Symptome 358
- Therapie **364 ff**

Altersehe 63
Altersektropion 311
Altersentropion 311
Alters-Hinterbliebenen-Versicherung, Schweiz 95
Alterskeratose 13
Alterslastquotient 14, 16, 18
Altersosteoporose **382 ff**
- Gangstörung 241
- Therapie 384 f

Altersptose des Augenlids 311
Altersschwäche, Gangstörung 241
Altersschwerhörigkeit **314 f**
- Fahrtauglichkeit 144

Alterungsprozeß 26
Alzheimer-Demenz **155 f**
- Behandelbarkeit 156
- depressives Syndrom 186
- Differenzierung von der Parkinson-Demenz 307
- hereditäre Faktoren 155 f
- Pathogenese **155 f**
- Pharmakotherapie 167
- Prävention 49

Alzheimer-Krankheit 154
- Endstadium 240

Amantadin **430**
Amilorid **420**
Amine, sekundäre 183
- tertiäre 183

Aminoglykosid-Toxizität, Schwindel 235
Amiodaron 268 f
- extrarenale Dosisfraktion 54
- Kombination mit Digitalis 267

Amitriptylin 183, 225, **414**
- extrarenale Dosisfraktion 54
- bei Schmerzen 227

Amnesie
- nach Apoplexie **295 f**
  - – Therapie 296
- globale, transiente 296
- partielle 296
- Rehabilitation 296

Amoxicillin 54
Amyloidablagerung, zerebrale 155 f
Amyotrophie 302
Analgetika **225**, **412**
- bei degenerativer Wirbelsäulenerkrankung 379
- peripher wirksame 225
- spasmolytisch wirksame 225
- zentral wirksame 225

Analgetikakonsum 205
Analöffnung, klaffende 322, 325
Analog-Skala, visuelle, Schmerzmessung 223
Anämie 279
- Dekubitusentstehung 403
- Dyspnoe 260

Anamnese

- Assessment, funktionelles 107
- psychosoziale 11

Anamneseerhebung **9 ff**, 51
- Fehler 11

Anästhetikainjektion, intraspinale, epidurale 378
Anfall, epileptischer 240
Angehörige, Rolle **141 f**
Angehörigenentlastung **79 ff**
- innere 79
- zeitliche 79

Angehörigengruppe **79 ff**
- expertengeleitete 80
- Organisation 80
- Sitzungsablauf 81

Angina pectoris 21, 273
- – Therapie 275

Angst 240
- bei Demenz 165
- bei Depression 182
- frei flottierende 211

Ängste **211**
Ängstlichkeit bei Demenz 165
Angststörung 197
Anismus 323
Anorexie, Hyponatriämie 336
Anosognosie nach Apoplexie 295

Anpassung, Altern, erfolgreiches 43 f
Anthrachinone 323
Anthranoide **432**
Anthropometrie 129
Antiandrogene bei Prostatahyperplasie 347
Antiarrhythmika, Fahrtauglichkeit 151

Antibiotikatherapie
- bei Harnwegsinfektion 356
- bei Katheterzystitis 352

Anticholinergika 430
- unerwünschte Wirkungen 345
- bei Urininkontinenz 345
- zentrale **416**
  - – bei vestibulärem Schwindel 236

Antidekubitusbett, automatisches 407
Antidekubitussystem **407**
Antidepressiva **182 ff**, **413 f**
- bei Agitiertheit 199
- bei degenerativer Wirbelsäulenerkrankung 379
- bei Demenz **187**
- Differentialindikation 182

Sachverzeichnis

- EKG-Kontraindikationen 182
- Fahrtauglichkeit **150**
- bei Post-Zoster-Neuralgie 230
- schlafanstoßende 203
- bei Schmerzen **227**
- trizyklische **183**, **414**
- – Blutdruckanstieg 272
- – Interaktion mit Alkohol 207
- – Kontraindikation 182f
- – bei Schmerzen 225
- – unerwünschte Wirkungen 183

Antidiabetika **415**
- Fahrtauglichkeit **151**

Antiemetika **416**

Antiepileptika, Fahrtauglichkeit **150**

Antihistaminika **416**
- Blutdruckanstieg 272
- bei vestibulärem Schwindel 235

Antihypertensiva **275** ff, 279, **417** f
- Differentialindikation 275
- Fahrtauglichkeit **151**
- Hypotonie 282
- lipidneutrale 276

Antihypotonika **419**

Antikoagulation
- Apoplexierezidivprävention 292
- bei Herzinsuffizienz **268**
- Kontraindikation, relative 268

Antikonvulsiva
- bei Phantomschmerz 231
- bei Post-Zoster-Neuralgie 230
- bei Schmerzen **227**
- bei zentralem Schmerzsyndrom 231

Antikörper, antimikrosomale 369, 371

Antioxidantien 48f

Antiparkinsonmittel 282, **429** f
- Fahrtauglichkeit **151**

Antiphlogistika, nichtsteroidale 226, 267, **412**
- – Blutdruckanstieg 272
- – bei degenerativer Wirbelsäulenerkrankung 379
- – Intoxikationszeichen 226
- – bei orthostatischer Hypotonie 282, 284

Antiseptikum **428**

Anti-Vasodilatation 284

Antivertiginosa **235**, **416**

Antriebsstörung 177, **179**, 191

Anxiolyse 203

Aortendissektion 273

Aortenstenose, degenerative 265

Apathie nach Apoplexie 295

Aphasie 153, **297** ff
- anomische 299
- Behandlung 298
- Definition 297
- globale **297**, 299
- motorische, transkortikale **299**
- – – nach Apoplexie 295
- sensorische, transkortikale 299
- thalamische 299

Apo-Lipoprotein E, Alzheimer-Demenz-Risiko 156

Apoplexie (s. auch Insult, zerebrovaskulärer) **286** ff
- Akutbehandlung 289f
- Ätiologie 287
- Barthel-Index 289
- Bobath-Therapie **291** f
- Computertomographie 288
- Diagnostik 288
- – bildgebende 288
- Doppler-Sonographie 288
- Elektrokardiographie 288
- embolische 287
- Epidemiologie 286
- Erholung der Aktivitäten des täglichen Lebens 288f
- in Evolution 287
- Heparin, niedrigmolekulares, subkutanes 290
- Klinik **287** f
- Krankengymnastik **291** f
- lakunäres Syndrom **293** f
- Myokardinfarkt, klinisch stummer 288
- Pathogenese 287
- pflegerische Maßnahmen 290
- Prognose 288f
- Reflexhypertonie 288
- Rehabilitation 290f
- rezidivierende 286
- Rezidivprävention 292
- Therapie, konservativ-supportive 290
- Thrombolyse, akute 289
- Untersuchung, klinisch-neurologische 288

- Verhaltensstörung, sekundäre **295** f
- bei Vorhofflimmern 287

Appetitmangel 328, 330
- bei Depression 179
- Diabetes mellitus 358
- medikamentenbedingter 10

Apraxie 153, **300** f
- nach Apoplexie **300** f
- Behandlung 301
- bukko-linguo-faziale 300
- ideatorische 300
- ideomotorische 300
- konstruktive 300
- partielle 301
- Pathogenese 300
- Untersuchung 300f

Apraxie-Test **157** f

Aprazolam 182

Aprosodie nach Apoplexie **296**

Arbeiten, geriatrisches, interdisziplinäres **7**

Arcus senilis 13

Areflexie 241

Armut 70f

Aromatasehemmer 347

Arrhythmie, medikamentenbedingte 10

Arteria-cerebri-posterior-Versorgungsgebiet, Infarkt, bilateraler 295

Arteriitis temporalis 308

Arthritis 241
- urica **376**

Arthrose 29, 241, **374** f

Arzneimittel s. auch Medikamente

Arzneimittelelimination, verlangsamte 53

Arzneimittelreaktion, paradoxe 53

Arzneimittelverteilung 53

Ärztliches Gespräch **217** f

ASA s. Acetylsalicylsäure

Aspekt, Minimalstatus 12

Aspirin 226

ASR s. Achillessehnenreflex

Assessment **101** ff
- emotionelles **124** f
- der Fahrtauglichkeit **143** ff
- funktionelles **105** ff
- – Anamnese 107
- – Beobachtung, objektive 107
- – Datenerhebung **107** ff
- – Definition 105
- – Fremdanamnese 107
- – Indikation 105

Sachverzeichnis

Assessment der Gehfähigkeit **252**
- geriatrisches 1
- – ambulantes **103 f**
- – Dimensionen **102**
- – multidimensionales **101 ff**
- – – Datenerhebung **101 f**
- – – Zielsetzung **101**
- – – stationäres **102 f**
- – – Wirksamkeit **104**
- kognitives **116 ff**
- – Mini Mental Status **116 ff**
- – NOSGER **119 ff**
- der Koordination **252**
- der Kraft **252**
- nutritives **129 ff**
- soziales **111 ff**
- – Datenerhebung 111 f
- – Indikation 111
- – Sturzrisiko **126 ff**
Assoziationskortex, motorischer **300 f**
- – Läsion 300
Asthma
- bronchiale 260 f
- – allergisches, Fahrtauglichkeit 146
- cardiale **258**, 264
Aszites 264
Ataxie 303
Atemgeräusch, basales, aufgehobenes 265
Atemstörung, Parkinson-Syndrom 304
Atemwegsstenose, obere 259
Atemwegswiderstand, erhöhter 258
Atenolol **417**
- extrarenale Dosisfraktion 54
Atherosklerose, diabetische 360
Atmung
- Minimalstatus 12
- Regelkreis 257
- Regulationsstörung, zentrale 260
Atrophie
- olivo-ponto-zerebelläre 240, 302
- zerebelläre s. Kleinhirnatrophie
Attacke, ischämische, transiente 21, 240, **286**
- – – mit Amnesie 296
- – – vor Apoplexie 293
- – – lakunäres Syndrom 293
- – – vertebrobasiläre 237
- – – zerebrovaskuläre **286**

Auftragsverhältnis 140
Augenbefund, abnormer 13
Augenerkrankung **308 ff**
Augeninnendruck, erhöhter **309 f**
Augenliderkrankung **311**
Augenlinsenextraktion 312
Augenlinsentrübung 312
Augenmotilität, verminderte 239
Augenmotilitätsstörung nach Apoplexie 295
Augenveränderung
- diabetische 360
- hypertoniebedingte 273
Autonomiedominanz 141
Autonomieeinschränkung 70
Avlund-Schultz-Jensen-Mobility-Interview 251
Azidose 259

B

Babinski-Reflex, beidseits positiver 13
Bäder
- hydroelektrische **402**
- kalte 398
- warme 397
Bakteriurie **353**
- asymptomatische 349, **353**
- bei Dauerkatheter **348 f**
- signifikante **353**
Baldrian **421**
Balkenläsion 300
Ballaststoffe 322, **432**
Balneotherapie 395
Barbiturate **422**
Barthel-Index 289
Basalganglien, Lacunae 293 f
Basalganglien-Aphasie 299
Basedow-Krankheit 368
- Therapie 369
Basilarisarterienembolie 295
Basis-Assessment, geriatrisches, ambulantes 103
Beamtenversorgung 97
Beckenbodenmuskulatur 338
- der Frau, Training **344**
Beckenbodentraining bei Harninkontinenz 344
- bei Stuhlinkontinenz 326
Beckenübersichtsröntgen bei Dekubitus 409
Befund
- abnormer, altersbedingter 13
- neurologischer 13

Befunderhebung **12 f**
Begutachtung, verkehrsmedizinische **143 ff**
Behandelbarkeit, Beurteilung 1
Behandlung, teilstationäre, Leistungspflicht 98
Behandlungsplan 6
Behinderung 23
- lang dauernde, Rehabilitationsfähigkeit 2
- Lebensbürdenskala 72
- orthopädische, Gangstörung 238
- Prävention 47
- Ursachensuche 1
Beinapraxie 300
Beinparästhesien 378
Belastung, soziale **115**
- – Datenerhebung 112
Benserazid **429**
Benzodiazepine **202 f**
- bei Agitiertheit 199
- Fahrtauglichkeit **150**
- Kontraindikation, relative 203
- kurz wirksame 203
- mit kurzer Halbwertzeit **422**
- lang wirksame 203
- mit langer Halbwertzeit **421**
- mittellang wirksame 203
- bei Schlafstörung **202 f**
Beratungsdienst 77
Beratungsstelle, gerontopsychiatrische 82
Beschwerden
- atypische 9
- Interpretation, falsche 11
- medikamentenbedingte **10**
Bestehlungswahn 163, 191
Betablocker **276**, **417**
- Herzinsuffizienz **268 f**
- bei Hyperthyreose 369
- Indikation 275 f
- Kontraindikation 276
- bei orthostatischer Hypotonie 283, 285
- vermindertes Ansprechen 270
- bei Weitwinkelglaukom 313
Betagtenmißhandlung **88 ff**
- Hilfestellung 90
- körperliche 88
- psychische 88
- Risikofaktoren 88
- Vorgehen bei Verdacht 89
Betahistin 235, **416**

Sachverzeichnis

Beta-Rezeptoren-Blocker s. Betablocker
Beta-Sympathikomimetika 282
Betreuer
– formeller 5
– informeller 4f
Betreuungsplan 5
Beurteilung, funktionelle 1
Bevölkerungsentwicklung 16 ff
Bewegungstraining bei vestibulärem Schwindel 235
Bewegungsübungen, passive 399
Bewußtseinsstörung 195
Bewußtseinstrübung, Apoplexie 287
Bewußtseinsverlust, kurzdauernder 244
Beziehung, sexuelle 66
Beziehungen **60 ff**
– Diskontinuität 61
– Entwicklung 61
– Gefährdung 61 f
Beziehungsbearbeitung, Supervision 8
Beziehungsdominanz **141**
Beziehungsschwierigkeiten 61
Beziehungswahn 191
Bezugspersonenverlust 71
Biguanide **365 f**, **415**
Bindegewebe, paraurethrales 338
Bindegewebsmassage 401
Bindehautblutung **309**
Binswanger-Krankheit 154, **286**, 307
– Gangstörung 240
Biofeedback
– bei Stuhlinkontinenz 326
– bei Urininkontinenz 344
Biographie, Datenerhebung 112
Biomedizinische Daten **102**
Bio-psycho-soziales Modell 101
Bisacodyl **433**
B-Komplex-Präparat 333
Blase
– atone 340
– – Behandlung 347
– autonome 340
– – Behandlung 347
– neuropathische, ungehemmte 340
Blasenauslaßobstruktion 339
Blasenkatheterismus, intermittierender **344**

Blasenlähmung 378
Blasensphinkter 337 f
Blasentraining **344**
Blickheberlähmung 239
Blicklähmung, vertikale 302 f
Blickrichtungsnystagmus 302
Blicksakkaden 303
Blitze sehen 308
Blutdruck
– Erhöhung, streßbedingte, isolierte 272
– Messung **271**
– Regulation 280
– – in Orthostase, Pathophysiologie **280**
– Regulationsstörung **269**
– Variabilität 272
Bluthochdruck s. Hypertonie
Blutlipide, Hypertonie 276
Blutung, gastrointestinale, medikamentenbedingte 10
Blutvolumenexpansion bei orthostatischer Hypotonie 282 f
Bobath-Therapie
– nach Apoplexie **291 f**
– Ziele 291
Body-Mass-Index **130 f**
Borderline-Persönlichkeitsstörung **214**
Brachialarterienatherosklerose, Blutdruckmessung 272
Bradykardie
– Hyponatriämie 336
– medikamentenbedingte 10
Broca-Aphasie **297 ff**
Bromocriptin **429**
– extrarenale Dosisfraktion 54
Bronchiale Obstruktion 259
Bronchitis, chronische 21
Bronchoprovokation, unspezifische 262
Buformin 54
Bulclizin **416**
Buprenorphin 227, **412**
– extrarenale Dosisfraktion 54
Buspirone 199
Butyrophenon-Derivate 193
Bypassing bei Dauerkatheter 349

C

Calcitonin 373, **424**
– Osteoporoseprophylaxe, postmenopausale 383 f
– bei Phantomschmerz 231

– bei Schmerzen 225, **226**
Calcitriol **424**
Calcium **424**
– Osteoporoseprävention 50
Calciumantagonisten **418**
– Herzinsuffizienz 267
– bei Hypertonie **277**
– Indikation bei Hypertonie 275, 277
– Interaktionen 277
– Kontraindikation 277
– Typ IV 416
– bei vestibulärem Schwindel 236
Calciumgabe
– bei Osteomalazie 381
– Osteoporoseprophylaxe, postmenopausale 383
Calcium-Pyrophosphat-Kristall-Ablagerung 376
Capsula interna, Lakuna 293, **293 f**
Captopril **417**
– extrarenale Dosisfraktion 54
Carbamazepin 54
– bei Agitiertheit 199
– bei Phantomschmerz 231
– bei Schmerzen 225, 227
Carnitin 134
Cascara **432**
Cauda-equina-Kompressionssyndrom 378
Centrum semiovale, Lakuna 293
Chelatbildner bei Demenz 168
Chinidin, Kombination mit Digitalis 267
Chloralhydrat 203, **421**
– extrarenale Dosisfraktion 54
Chlorhexidin 318, **428**
Chlorpropamid 365
Chlortalidon **417**
– bei Herzinsuffizienz 267
– bei Hypertonie 276
Cholesterin 134
Cholinergika, muskarinische **427**
Cholinesterase **131 f**
Cholinesterasehemmer 167
Chondrokalzinose **376**
Chondrose 377
Chronizität 20
CIDH-Klassifikation 19
Cinnarizin 236, **416**
– extrarenale Dosisfraktion 54
Citalopram 182, **183**, **413**
– extrarenale Dosisfraktion 54
Claudicatio intermittens 378

Sachverzeichnis

Clavus 241
Clomethiazol **421**
- extrarenale Dosisfraktion 54
Clomipramin 182, **183**, **414**
- extrarenale Dosisfraktion 54
Clonazepam
- bei Post-Zoster-Neuralgie 230
- bei Schmerzen 227
Clonidin 277
Clozapin 194, **426**
- extrarenale Dosisfraktion 54
Co-Analgetika 226 f
Codein **412**
- extrarenale Dosisfraktion 54
- Schmerztherapie 227
Coffein bei orthostatischer Hypotonie 284
Coma vigile 295
Compliance
- des Patienten, Herzinsuffizienzbehandlung 266
- pulmonale, verminderte 258
Computertomographie
- nach Apoplexie 288
- bei Demenz 161
- bei Gangstörung 242
Corticosteroide
- Blutdruckanstieg 272
- Cushing-Schwelle 227
- bei Schmerzen 225, **226 f**
CP s. Polyarthritis, chronische
C-Peptid 358
Creutzfeldt-Jacob-Krankheit 307
Cross-linkage-Alternstheorie 27, **30 f**
Cushing-Schwelle bei Corticosteroidtherapie 227
Cushing-Syndrom 227
CVI s. Insult, zerebrovaskulärer
Cyclopyrrolone 203

D

Daten
- biomedizinische **102**
- funktionelle **102**
- psychologische **102**
- soziale **102**
Datenerhebung 101 f, 107 ff, 111 f
Dauerharndrang bei Dauerkatheter 349

Dauerkatheter, transurethraler **348 ff**
- - Inkrustation 349
- - Obstruktionsentstehung 349
- - Wechsel, symptominduzierter 352
Dauerschwindel 232
Deafferenzierungsschmerz **222**
- nach Amputation 230
- Therapie 227
Débridement bei Dekubitus 410
Decrescendo, systolisches 13
Defäkationsanamnese 320
Defäkographie **322**, 326
Defizit
- neurologisches, ischämisches, reversibles, prolongiertes s. PRIND
- - plötzliches 287
- neuropsychologisches, plötzliches 287
- sensorisches, halbseitiges 293
Defizitkompensation bei Demenz 170 f
Degeneration, kortikobasale 307
Dehydration, analgetische Wirkung 229
Dekonditionierung, Dyspnoe 260
Dekubitus 241, **403 ff**
- Débridement 410
- Definition 403
- Einbruch in das Hüftgelenk 409
- Gradeinteilung 404
- zur Lagerung 406
- Lokalisation 404
- Nachbehandlung 411
- Operationsindikation **409**
- Pathogenese 403
- pflegerische Maßnahmen 406
- prädisponierende Faktoren **403 f**
- Prophylaxe **406 ff**
- - bei frakturbedingter Immobilität 389, 391
- - Umbetten **406 f**
- Risikoerfassung **405**
- Risikofaktorenausschaltung 408
- sakraler 403, **404**
- - Lagerung 406

- Therapie **408 ff**
- - chirurgische **409 ff**
- - - Technik 410
- - - Voraussetzungen 410
- - - Vorbehandlung, konservative 409
- Therapieprinzipien **407**
- Verlaufskontrolle 409
- Wundversorgung 408
Delir 9, 153, **195**
- nach Apoplexie 295
- Differentialdiagnose zur Demenz 160
- medikamentenbedingtes 10
Dementielles Syndrom 203
Demenz 21, 41, **152 ff**, 193, 240
- affektive Störung 165
- Aggressivität 164
- Alzheimer-Typ s. Alzheimer-Demenz
- Anamnese 157
- Ängstlichkeit 165
- Antidepressiva **187**
- assoziierte Probleme 153
- Ätiologie **154 f**, 160
- - organische 153
- Beschreibung, mehrdimensionale **152**
- Computertomographie 161
- Defizitkompensation 170 f
- degenerative 154, 160
- Delir 195
- mit Depression **185 ff**
- depressives Syndrom 165
- Diagnosekriterien **153**
- Diagnostik **157 ff**
- - stufenweise 158 ff
- Differentialdiagnose
- - zum Delirium 160
- - zur Depression 186
- Fahrtauglichkeit **147 f**
- Fremdanamnese 157
- gemischte 154
- mit gleichzeitigem Parkinsonismus 307
- Halluzinationen 164
- Häufigkeit, Altersabhängigkeit 152
- infektiöse 154
- irreversible 154
- Isolation, soziale, Vermeidung 173
- kognitive Einschränkung **158 ff**
- Kommunikation, averbale 173
- Komplikation, terminale **173 ff**

Sachverzeichnis

- Labordiagnostik 161
- langsam progrediente 286
- Magnetresonanztomographie 161
- metabolische 154
- Milieuänderung 171f
- Nahrungsverweigerung **174f**
- Neurostatus **157f**
- nichtkognitive Störung **163ff**
- – – Behandlung 165
- Normaldruck-Hydrozephalus 239
- bei Parkinson-Krankheit s. Parkinson-Demenz
- Pharmakotherapie **167ff**
- Prävention 49
- psychomotorische Auffälligkeiten 164
- Ressourcenaktivierung 171
- Risikofaktoren 49
- Schluckstörung **174**
- Schutzfaktoren 49
- Schweregradkriterien 153
- Sekundärsymptome 163
- Situationsanalyse 170
- Symptome 185
- – phobische 165
- Tag-Nacht-Rhythmus-Störung 164
- toxische 154
- Umweltanpassung 171
- Untersuchung
- – – klinische 157f
- – – körperliche 157f
- vaskuläre 154, 160
- Wahnsymptome **163**

Demographie **14ff**
Demyelinisierung, periventrikuläre 240
Denkgeschwindigkeit, Entwicklung 58
Denkinhalt, psychotischer 197
Denkstörung 177, 197
- Delir 195
Depression 9, 21, 41, **177**, 210
- Begleitsymptome 179
- Definition 177
- bei Demenz **185ff**
- Diagnose **179**
- Differentialdiagnose zur Demenz 186
- Einflußfaktoren 177f
- Epidemiologie 177
- Familienkonferenz 180
- Hyperthyreose 368
- Licht-Therapie 182, **184**

- medikamentenbedingte 10, 177f
- neurotische 210
- Parkinson-Syndrom 304
- Pathogenese 177
- Pharmakotherapie **182ff**
- bei Sehstörung 308
- bei somatischer Erkrankung 177
- Somatisierung 179
- Sozialverhalten 179
- Symptome 178f, 185
- Therapieprinzipien 180
- Verhaltensmuster
- – antidepressive 181
- – depressionsverstärkende 180

Depressionsskala **124f**
Depressive Verstimmung nach Apoplexie **296**
Depressives Syndrom
- – – bei Alzheimer-Demenz 186
- – – bei Demenz 165
Dermolexie, fehlende 13
Descensus perinei 325f
Desmopressin bei orthostatischer Hypotonie 283
Detrusor-Hyperaktivität
- motorische, Behandlung 345
- sensorische, Behandlung 345
Detrusor-Instabilität, Behandlung 347
Detrusortonisierung 346
Deutsche Parkinson-Vereinigung 306
Dexamethason, Cushing-Schwelle 227
DHS (dynamische Hüftschraube) **389f**
Diabetes mellitus 21
- – Fahrtauglichkeit 146
- – Hypertonie 360
- – insulinpflichtiger 276
- – medikamentenbedingter 10
- – Symptome, altersspezifische 358
- – Typ I 357
- – Typ II 276, 357
Diabeteseinstellung, Kontrolle 367
Diarrhoe 325f
- medikamentenbedingte 10
- paradoxe 325
- Stuhlinkontinenz 325f

- Therapie **431**
Diathermie 395
Dibenzodiazepine **426**
Diclofenac bei orthostatischer Hypotonie 282, 284
Dienst
- medizinischer 77
- medizinisch-therapeutischer 77
Dietch-Kriterien 161
Diflunisal 226, **412**
- extrarenale Dosisfraktion 54
Digitalis **267**, 269
- Indikation 267
- Langzeitwirkung 267
Digoxin **423**
- extrarenale Dosisfraktion 54
- vermindertes Ansprechen 270
Digoxinintoxikation 270
Dihydroergotamin **419**
Dihydroergotamin-Etilefrin-Kombination 282f
Dihydroxyphenylserine 284
Diltiazem **418**
- extrarenale Dosisfraktion 55
Dimenhydrinat 235, **416**
Diogenes-Syndrom **215**
Diphenole 323
Diphenoxylat **431**
Disengagementtheorie, Altern **37**
Diskushernie, mediale 377
Disposable-Soma-Theorie 39
Distigminbromid 346
Diuretika **420**, 423
- Dosisanpassung 266, 269
- bei Herzinsuffizienz **267**, 269
- bei Hypertonie 275, **276**
- kaliumsparende 267, **420**
- Überdosierung 269
Diuretikatherapie
- Hypotonie 282
- Kontrolluntersuchungen 267
Dopaminagonisten bei Parkinson-Krankheit 306
Dopaminrezeptorenblocker, periphere, bei orthostatischer Hypotonie 284f
Doppelbilder 241
Doppler-Sonographie nach Apoplexie 288
DOPS (Dihydroxyphenylserine) 284
Doxepin 225

Sachverzeichnis

Dranginkontinenz
- Behandlung **344 f**
- der Frau, Behandlung 345

Drehschwindel 240
- episodischer 235, 237

Drop-Attacke 241
Druckentlastung, therapeutische **407**
Duchesse-Zeichen 375
Durchblutungsstörung bei Hypotonie 279
Durchfall s. Diarrhoe
Durchschlafstörung 201
Dysarthrie 240, 286
- Definition **297**

Dysarthrie-clumsy-hand-Syndrom 293

Dysfunktion
- skeletomuskuläre, Dyspnoe 258
- zerebrale, Linksherzinsuffizienz 264

Dyskinesie
- akute 240
- medikamentenbedingte 10

Dyslipidämie bei Hypertonie 276

Dysmetrie
- der oberen Extremität 293
- Parkinson-Plus-Syndrom 303

Dysphagie 241, 286
- lakunäres Syndrom 293

Dysphasie 294
Dyspnoe 22, **257 ff**
- akute 259
- Anamnese 261
- chronisch rezidivierende 260
- chronische 260
- Diagnostik 261 ff
- - Vorgehen 262
- Herzfunktionsprüfung 262
- mit Husten 258
- Linksherzinsuffizienz 264
- Lungenfunktionsprüfung 261 f
- nächtliche **258**
- Pathogenese **257 f**
- Pharmakotherapie, probatorische 263
- Therapie 263
- Untersuchung
- - klinische 261
- - radiologische 261
- Ursache 259 f

Dysregulation
- autonome, Parkinson-Plus-Syndrom 303
- orthostatische 263

E

Echokardiographie 265
Eifersuchtswahn 163, 191
Eindringlingswahn 163
Einkommen, garantiertes, Schweiz 96
Einkommenssicherung, Schweiz 95
Einlauf **433**
Einsamkeit 4
Einschlafstörung 201
- Therapie 203

Einschränkung, soziale 70 f
Eisenmangel **133**, 333
Eisenmangelanämie 260
Eiweiß s. Protein
EKG s. Elektrokardiogramm (-graphie)
Ektropion **311**
Elektroenzephalographie 161
Elektrokardiogramm(-graphie)
- bei Apoplexie 288
- Hypertrophiezeichen **265**
- Q-Zacke
- - betonte 265
- - tiefe 265
- R-R-Abstand, Variation, atemsynchrone, fehlende 303
- R-Verlust 265
- ST-Strecken-Senkung 265
- T-Welle
- - große, konkordante 265
- - negative 265

Elektrokonversion bei Vorhofflimmern 268
Elektrolyte **133**
- Ersatz bei akutem Durchfall **431**

Elektrotherapie 395, **402**
- Kontraindikation 402

Embolie
- arterielle, Antikoagulation 268
- zerebralarterielle 287

Embolieprophylaxe bei frakturbedingter Immobilität 391

Emboliequelle 287
Empathie 221
Enalapril 417

- extrarenale Dosisfraktion 55
Endokrine Erkrankung, Osteoporose 382
Energiebedarf s. Kalorienbedarf
Engpaßsyndrom 222
Entgiftung bei Suchterkrankung 208
Entropion **311**
Entscheidungsfindung 4
Entstauungsmassage 401
Entwicklung
- kognitive **57 ff**
- lebenszyklische 73
- psychomotorische **57 ff**
- psychosexuelle 61
- psychosoziale 63

Entzugssymptome 204
Entzündungshemmer 49
- nichtsteroidale s. Antiphlogistika, nichtsteroidale

Enzephalopathie
- Gangstörung 242
- hypertensive 273

Epidemiologie 19 ff
- Datengrundlagen 19

Epilepsie, Fahrtauglichkeit 147
Erblindung bei Diabetes mellitus 360
Erbrechen 240
Ergänzungsleistungen, finanzielle, Schweiz 96
Ergometrie bei Dyspnoe 262
Ergotherapie bei chronischer Polyarthritis 386
Erkrankungsfolge 41
Ernährung 48
- Anamnese 129
- enterale, bei Malnutrition **332 f**
- bei frakturbedingter Immobilität 391
- hyperkalorische
- - bei Dekubitus 408
- - bei Malnutrition 330
- hypokalorische 329
- bei oralen Problemen 318
- parenterale, bei Malnutrition **333**
- perorale, bei Malnutrition **332**
- - - Intensitätsstufen 332

Ernährungsparameter 129
- subnormale 327

Ernährungstherapie bei Malnutrition **330**

Ernährungszustand
- Anthropometrie 129 ff

Sachverzeichnis

– Laborwerte 131 ff
Erythropoetin 283
Erythrozyturie **355**
– bei Dauerkatheter 350
Etilefrin **419**
Euthyroid-sick-Syndrom 368, 371
Excess-disability-Syndrom 250
Extrapyramidale Störung **302 ff**
– – Diagnostik 242
– – Gangstörung 238, **239**

F

Facetektomie 378
Fahrtauglichkeit
– Alkoholismus **147 f**
– Altersschwerhörigkeit 144
– Assessment **143 ff**
– Demenz **147 f**
– Diabetes mellitus 146
– Epilepsie 147
– Herz-Kreislauf-Krankheit 144 f
– Hypersomnie **149**
– kardiopulmonale Erkrankung 146
– kardiovaskuläre Erkrankung **145**
– Katarakt **144**
– Medikamenteneinnahme **149 ff**
– Parkinson-Krankheit **147**
– Psychose 148
– pulmonale Erkrankung **145 f**
– Skelettdeformität **144**
Failure-to-thrive-Syndrom 250
Familienhilfe 77
Familienkonferenz **84 ff**
– bei Aprosodie 296
– ärztliches Engagement 85
– bei Depression 180
– Indikation 84
– Kommunikationsregeln 86
– Konfliktlösungsstrategie 86
– Konsequenz 87
– Leitung 84
– Organisation 85
Faserdiät 322 f
– Wertung 323
Faserstoffe 322
Femurfraktur **387 ff**
– pertrochantäre **387 f**
– proximale **387 ff**

– – Hilfsmittel **392 ff**
– – Nachbehandlung 389
– – Physiotherapie 392
– – präoperative Abklärung 389
– – Rehabilitation **392 ff**
– – Risikofaktoren **387**
– – Therapie **389 ff**
– – – adjuvante 391
– – – konservative **389**
– – – operative 389
– – – prophylaktische Maßnahmen 391
Femurkopfendoprothese **389 f**
Ferritin 134
Fersendekubitus 404
– Lagerung 406
Fersenschutz **407**
Fettbedarf **331**
Fettsäuren, essentielle 331
Fieber, Harnwegsinfektion 355
Fingerarthrose **375**
Fischwirbel 381
Flubiprofen bei orthostatischer Hypotonie 284
Fludrocortison **419**
– bei orthostatischer Hypotonie 282 f, 285
Flunarizin 236, **416**
– extrarenale Dosisfraktion 55
Fluor, Osteoporoseprophylaxe, spätpostmenopausale 384
Fluorid **424**
Fluorzahnpasta **428**
Fluoxetin **413**
– extrarenale Dosisfraktion 55
Fluoxetine **183**
Flupentixol 193, **425**
Fluphenazin **425**
– extrarenale Dosisfraktion 55
Flurbiprofen bei orthostatischer Hypotonie 282
Flüssigkeitszufuhr
– bei Harnwegsinfektion 356
– bei hyperosmolarem diabetischem Koma 359
– bei Obstipation 323
Flutamid 347
Fluvoxamin **183**, **413**
– extrarenale Dosisfraktion 55
Fokaltherapie 217
Folsäure 48
Folsäuremangel 132, 333
Foraminotomie 378
Fraktur 241
– Immobilität 381, **389**
– Prävention 50
– sturzbedingte 246

Frakturschmerzen, fehlende 9
Fremdanamnese 11
– Assessment, funktionelles 107
Fremdkörpergefühl bei Dauerkatheter 349
Frontallappen-Demenz 240
Fruktosamin 358
Fundoskopie 308
– bei Glaukom 312
Funktionelle Beeinträchtigung, Hilfsbedarf **4**
Funktionseinschränkung, Organstufe 22
Funktionsfähigkeit, Erfassung **105 ff**
Furosemid **420**
– extrarenale Dosisfraktion 55
– bei Herzinsuffizienz 267
Fuß, diabetischer **361**
Fußapraxie 300
Fußheberparese 378
Fußschmerz 241
Fußsenkerparese 378

G

Gang 126 f, **238 ff**
– breitspuriger, ataktischer 302
– kleinschrittiger 304
– Quantifizierung 126 f
Gangapraxie 240, 286
Gangataxie 234
Gangschulung 243
Gangstörung **238 ff**
– Parkinson-Syndrom 304
– Pathogenese **238**, 240 f
– bei Sehstörung 308
– senile, idiopathische s. Postfall-Syndrom
Gangunsicherheit, unspezifische 240
GDS (Geriatric Depression Scale) **124 f**
Gedächtnishilfe 296
Gedächtnisstörung **153**, 240
– nach Apoplexie 295
Gedächtnistraining in Gruppen 296
GEFAHREN-VOM-BETT-Erkrankungen 253
Gefäßerkrankung, diabetische **360**
Gefäßgebiet, kritisch versorgtes 279

Sachverzeichnis

Gefäßschäden, hypertoniebedingte 273
Gefäßwiderstand, peripherer, ungenügender 279
Gefühl **63f**
Gefühlsentwicklung **63**
Gefühlsstörung 63f
Gehbock 255, **392f**
Gehfähigkeit, Assessment **252**
Gehhilfsmittel **392ff**
Gehirn s. auch Hirn
Gehörhalluzinationen 164
Gehörsturz 235
Gehrad **255**
Gehstöcke 255, **392f**
Gehwagen **392f**
Gelenkprothese, Gangstörung 241
Gemeindekrankenpflege 77
Gene 27ff, **34**, **36**
– Alternstheorie 27ff, **34**, **36**
– antagonistisch, pleiotrope, Alterungsprozeß 27, **34**
– lebensverlängernde **36**
Gerhörgangsverschluß 314
Geriatric Depression Scale **124f**
Geriatrische Abteilung 98
Gerontopharmakologie **53ff**
Geruchshalluzinationen 191
Gesamtfettbedarf **331**
Gesamtfruchtbarkeitsindex 14, 16
Gesamtlastquotient 14
Gesamtlipoproteine, erhöhte 276
Geschmackshalluzinationen 191
Gesichtsfeldeinschränkung 239, 308
Gesichtsfeldprüfung 138, **308**
Gesichtsparese 293
Gespräch, ärztliches **217f**
Gesundheit 15f
– Einfluß
– – des sozialen Netzes **113**
– – sozialer Belastungen 115
– Einflußfaktoren 16
– orale **317**
Gesundheitszustand, WHO-Konzept 19
Gewebe-Plasminogen-Aktivator, rekombinanter, Thrombolyse bei Apoplexie 289
Gewichtsabnahme **129f**
Gewichtsschwankung 129
Gewichtsverlust
– Diabetes mellitus 358

– Hyperthyreose 368
Gewichtszunahme, Rechtsherzinsuffizienz 264
Gibbus 241
Gicht 276, **376**
Glaskörperblutung 308
Glaukom 21, 308, **312f**
– akutes **309**
– bei Diabetes mellitus 360
Gleichgewicht, Quantifizierung 126f
Gleichgewichtsstörung, plötzliche 237
Glibenclamid 365
Glibornurid 365, **415**
– extrarenale Dosisfraktion 55
Glucose bei akutem Durchfall **431**
Glukoseintoleranz 276
Glukosetoleranz, orale 358
Glycerol **433**
Godot-Syndrom 165
Gonarthrose **374**
– aktivierte 374
Greifreflex **157**
Grundbedürfnisse, biologische 73
Grundwerthypotonie **279**
Gruppen-Psychotherapie 217
Guanethidin 277
Gynäkomastie, medikamentenbedingte 10
Gyrus-postcentralis-Infarkt, kortikaler 293

H

Haarverlust 13
Hachinsky-Ischämie-Score **160**
Halbseitenlähmung s. Hemisyndrom
Hall-Pike-Manöver 232, **234f**
Hallux valgus 241, 375
Halluzination
– Delir 195
– bei Demenz **164**
– medikamentenbedingte 10
– visuelle 164
Halluzinose, organische 193
Haloperidol 193, **425**
– extrarenale Dosisfraktion 55
– Schmerztherapie 225
Halsvenenstauung
– Rechtsherzinsuffizienz **264f**
– Ursache 265

Haltungsinstabilität, Parkinson-Syndrom **302f**
Haltungsstörung, Parkinson-Syndrom 304
Haltungsveränderung, segmentale 377
Hämatom, intrazerebrales 287
– – Klinik 288
Händeapraxie 300
Handeln
– ärztliches, sterbender Patient 92
– geriatrisches, interdisziplinäres **6ff**
Handlungen
– inadäquate 164
– sinnlose 164
Handstock **392f**
Handungeschicklichkeit 286, 293
Harnblase s. Blase
Harninkontinenz s. Urininkontinenz
Harnverhaltung 378
Harnwegsinfektion 279, **353ff**
– Antibiotikatherapie **356**
– – Dauer 356
– – empirische 356
– – resistenzgerechte 356
– blutchemische Werte 355
– bei Dauerkatheter 348
– Diagnostik 355f
– Pathogenese 353
– prädisponierende Faktoren 354
– Prophylaxe 356
– Symptomatik 354f
– symptomatische **353**
– Therapie **356**
Hashimoto-Thyreoiditis 370, 373
Hausarzt, Beurteilung der Fahrtauglichkeit des Patienten 143
Hausbesuch, präventiver **103f**
Haushaltsform, Datenerhebung 111
Haushilfe 77
Hauspflege 77
Haut
– Altersatrophie 241
– Befund, abnormer 13
– Minimalstatus 12
Hautischämie, Dekubitusentstehung 403
Hautverschiebelappen, lokaler, bei Dekubitus 410
HbA_{1c} **357**

Sachverzeichnis

- Diabeteseinstellungskontrolle 367
- H$_2$-Blocker bei Schmerzen 225
- Hedonismus 141
- Heimplatz, temporärer 83
- Heimplazierung 5
- Heimquote 24
- Hemianopsie 287, 294
  - Gesichtsfeldprüfung 308
- Hemilaminektomie 378
- Hemineglect 240
  - nach Apoplexie
- Hemiparese
  - ataktische 293
  - motorische 293
  - sensible 293
  - sensomotorische 294
- Hemiplegie, Lagerung 290
- Hemirigor 304
- Hemisyndrom 240, **287**
  - motorisches, Untersuchung 288
- Heparin, niedrigmolekulares, subkutanes, bei Apoplexie 290
- Herbstdepression 182, **184**
- Herpes zoster 230
  - – ophthalmicus 309
- Herzauskultation, Befund, abnormer 13
- Herzdilatation 264 f
- Herzdurchmesser 265
- Herzerkrankung 260
  - thyreogene 265
- Herzfrequenz, Regulationsstörung 269
- Herzfrequenzanstieg, Hypotonie, orthostatische 280
- Herzfunktionsstörung, dominant diastolische 265, **269**
- Herzgeräusch, systolisches 13
- Herzinfarkt s. Myokardinfarkt
- Herzinsuffizienz 264 ff
  - ACE-Hemmer **267 f**, 269
  - Antikoagulantien **268**
  - Arzneimittelelimination 53
  - Ätiologie 264
  - Betablocker **268 f**
  - Calciumantagonisten 267
  - chronische, Behandlungsschema **269**
  - Diagnostik 264 f
  - – invasive 265
  - Differentialdiagnose 265
  - Digitalis **267**, 269
  - Diuretika **267**, 269
  - – Dosisanpassung 266
  - Echokardiographie 265

- EKG-Befund 265
- globale, Leitsymptome **264**
- Herzrhythmusstörung 268 f
- bei Hypertonie 273
- – Therapie 275
- Hypotonie 279
- körperliches Training **265**, 269
- Labor 265
- linksventrikuläre Funktion 269
- Nachlastsenkung **267**
- nichtpharmakologische Maßnahmen 265 f
- Nitrate 267
- Pharmakotherapie **267 ff**
- positiv inotrope Substanzen **267**
- Prognose 268
- Röntgenthorax 265
- Salzeinschränkung 266, 269
- Symptomatik **264**
- Therapie 265 ff
  - – Compliance des Patienten 266
- Therapieversagen 270
- Untersuchung, körperliche 264
- Vorlastsenkung **267**
- Herzkrankheit, koronare 273
  - – EKG-Befund 265
  - – Präventionsstrategie 48
- Herz-Kreislauf-Krankheit 41
  - Fahrtauglichkeit **144**
  - Prävention 49
- Herzrhythmusstörung
  - bei Herzinsuffizienz 268 f
  - ventrikuläre 269
- 3.Herzton 264
- Hilfe
  - formelle 82
  - informelle 77, **81 f**
- Hilfsbedarf 23
  - Beurteilung **3 f**
- Hilfsbedürftigkeit
  - Abklärung 76
  - Risikofaktor 76
- Hinfälligkeit, körperliche, Antidepressiva 187
- Hirn s. auch Gehirn
- Hirnatrophie 161, 240
- Hirnbasisinfarkt 295
- Hirnfunktionsstörung
  - metabolisch bedingte 295
  - toxisch bedingte 295
- Hirngefäßkrankheit 41

- Hirnhemisphäre, dominante, Lakuna, lentikulokapsuläre 293
- Hirninfarkt(e) 273
  - frontaler 295 f
  - Gangstörung 238
  - lakunäre(r) **286 f**
  - – Klinik 287
  - – multiple 302
  - medial-temporal-okzipitaler 295
  - mutiple 302
  - – Demenz 154, 307
  - – Gangstörung **238**, 240
- Hirnleistungsschwäche 152
- Hirnmetastasen 307
- Hirnschädigung, hypertoniebedingte 273
- Hirnstamminfarkt 240
  - Schwindel 237
- Hirntumor, Gangstörung 240
- Hochfrequenztherapie 397, **402**
- Homosexualität **67**
- Hopfentropfen **421**
- Hörfähigkeit 57, **135 ff**
  - Abklärung, Indikation 135
- Hörgerätetypen 315
- Hörgeräteversorgung 315 f
- Hör-Handicap-Fragebogen **136 f**
- Hörhilfe, Akzeptanz 137
- Hornhauttrübung 309
- Hörstörung 135, **314 ff**
  - Prävalenz 22
  - sensorineurale 314
  - Veränderung, altersabhängige 57
- Hospitalisation bei Suizidalität 190
- Hospitalisationshäufigkeit 22
- Hüftadduktorenverkürzung 374
- Hüftarthrose s. Koxarthrose
- Hüftbeugerverkürzung 374
- Hüftgelenk
  - Dekubituseinbruch 409
  - Erkrankung 41
  - Totalendoprothese 390
- Hüfthinken 375
- Hüftschraube, dynamische **389 f**
- Hühnerauge 241
- Husten, hämodynamisch wirksamer, Fahrtauglichkeit 146
- Hydralazin 278

Sachverzeichnis

Hydralazin-Nitrat-Kombination 267
Hydrierung bei hyperosmolarem diabetischem Koma 359
Hydrocephalus
– malresorptivus, Gangstörung **239**
– normotensivus malresorptivus 155, **159**
Hydrochlorothiazid 276, **417**
Hydrotherapie 395
Hydrozephales Syndrom 307
Hypalbuminämie 327
Hyperaktivität, urethrale **340**
– – Behandlung 347
Hyperaldosteronismus, sekundärer 272
Hyperkalzämie 276
Hyperkinesie 240
Hyperparathyreoidismus
– Differentialdiagnose **380**
– primärer **380**
– sekundärer 380
Hyperreflexie 303
Hypersalivation 304
Hypersomnie 165, 201
– Fahrtauglichkeit **149**
Hyperthermie
– maligne, bei Parkinson-Syndrom 304
– medikamentenbedingte 10
Hyperthyreose **368 f**
– apathische 368
– jodinduzierte 368
– Laborkonstellation 369
– Laborscreening 369
– Schilddrüsenknoten 373
– Therapie 369
– transiente 369
Hypertonie 271 ff
– ACE-Hemmer 275, **277**
– Alpha-2-Agonisten **277**
– Alpha-1-Blocker **277**
– Anamnese 272
– Apoplexie 287
– nach Apoplexie 288
– Augenschäden 273
– Blutdruckmessung **271 f**
– Blutlipide 276
– Calciumantagonisten **277**
– – Indikation 275, 277
– Diabets mellitus 360
– Diagnostik 271 f
– diastolische 271
– Diuretika 275, **276**
– Endorganschäden **272 f**
– Gefäßschäden 273

– gemischte 271
– isoliert systolische 271, **272**
– kardiovaskuläre Schäden 273
– medikamentenbedingte 272
– nichtpharmakologische Maßnahmen 274
– Nierenschäden 273
– Pharmakotherapie **275 ff**
– – Differentialindikation 275
– Risikoabschätzung 271
– Salzeinschränkung 276
– sekundäre 272
– Therapie **274 ff**
– – Richtlinien 274
– – Risiken 274
– Therapiekombinationen 278
– Vasodilatatoren, direkte **278**
– WHO-Definition 271
– zerebrale Schäden 273
Hypertrophie, linksventrikuläre, bei Hypertonie 273
– – – Pharmakotherapie 275
Hyperurikämie 376
Hyperventilation 259
– psychogene 259 f
Hypervolämie 336
Hypnose 217
Hypnotika 202 f, **421 f**
Hypnotikakonsum 205
Hypochondrie 179, **210**
Hypoglykämie **359**
– bei Sulfonylharnstofftherapie 365
Hypokaliämie 276
Hypokinese **302 f**
Hyponatriämie 276, 279, **336**
– medikamentenbedingte 336
Hypophysenadenom, TSH-sezernierendes 368
Hypopyon 309
Hyposphagma **309**
Hypothermie **398**
Hypothyreose 307, **370 f**
– Diagnostik 371
– iatrogene 370
– Organmanifestationen 370
– primäre 370
– Schilddrüsenknoten 373
– sekundäre 370
– subklinische 370
– tertiäre 370
– Therapie 371
Hypotonie **279 ff**
– orthostatische 269, **279**
– – asympathikotone 279, **280**, 285

– – medikamentenbedingte 10, 282
– – nichtpharmakologische Maßnahmen **282**
– – Parkinson-Plus-Syndrom 303 f
– – Pharmakotherapie **282 ff**
– – primäre 285
– – Risikofaktoren 279
– – Screening 281
– – sympathikotone 279, **280**
– – Therapie **282 ff**
– – therapiebedingte 239
– – Thulesius-Klassifikation **280**
Hypovolämie 279

I

IADL s. Aktivitäten, instrumentelle, des täglichen Lebens
Ibuprofen 225 f, **412**
– extrarenale Dosisfraktion 54
Imidazopyridine 203
Imipramin 183, 345
– bei Schmerzen 227
Immobilität **249 ff**
– akute 253
– Anamnese
– – semistrukturierte 251
– – strukturierte 251
– Antikoagulation 268
– Beratung 254 f
– – funktionelle 255
– – medizinische 254
– – soziale 255
– – technische 255
– Definition 249
– Dekubitusentstehung 403
– Folgekrankheit 250
– frakturbedingte 381, **389**
– Hilfsmittel 255
– Hilfsmittelabklärung **254 f**
– intrinsische 253
– kardiopulmonal bedingte 251
– Klassifikation 249
– krankheitsbedingte 250
– neurologisch bedingte 251
– orthopädisch-rheumatologisch bedingte 251
– Osteoporose 382
– bei peripher vaskulärer Krankheit 251
– Prävalenz 249
– Prävention **256**

Sachverzeichnis

- Rehabilitationsplanung 251
- Risikofaktoren 250
- Therapie **254**
- Untersuchung **252 ff**
Immunglobuline, Thyreoideastimulierende 369
Immunität, zellvermittelte 39
Immunsystem, Altern 39 f
Impfplan 48
Inaktivität bei Depression 182
Index der Gesamtfruchtbarkeit 14, 16
Indomethacin bei orthostatischer Hypotonie 282, 284
Infarkt, zerebraler s. Hirninfarkt
Informationsverarbeitung 58
Infrarotbestrahlung 395
Inhalationsbehandlung bei Dyspnoe 263
Inkontinenz s. auch Stuhlinkontinenz; s. auch Urininkontinenz
- bei Apoplexie 287
- - prognostische Bedeutung 289
- medikamentenbedingte 10
- Normaldruck-Hydrozephalus 239, 302
Innenohrschwerhörigkeit **314**
Insomnie **201**
Institutionalisierung 24 f
Insuffizienz
- autonome 285
- bronchopneumonale 203
- vertebrobasiläre
- - Gangstörung 240
- - Schwindel **237**
Insulin 282, **415**
- extrarenale Dosisfraktion 54
- Pharmakokinetik 367
Insulinmangel 357
Insulinpräparate 366 f
Insulinresistenz, periphere 357
Insulintherapie **366 f**
- bei hyperosmolarem diabetischem Koma 359
- Indikation 366
- Kombination mit Sulfonylharnstoffen 367
Insult, zerebrovaskulärer (s. auch Apoplexie) 21, 260
- - Schmerzen, zentrale 231
- - Präventionsstrategie 48
Intelligenzleistung 57
Interdisziplinarität **6 ff**
- Definition 6

Intoxikation, chronische 307
Intrinsic-Factor-Mangel 132
Iridenkleisis 313
Iritis, akute **309**
Irrtum-Katastrophe-Alternstheorie 27, **31**
Isatine 324

J

Jarmatz-deMarèes-Test **280 f**
Jodaufnahme, Dekompensation, hyperthyreote 368
Jodmangel 372
Jugendlastquotient 14, 16, 18
Jungsche Therapie 217

K

Kachexie 327
- Dekubitusentstehung 403
- Gangstörung 238
Kalorienbedarf
- individueller 330 f
- bei Krankheit **331**
Kalorienmangel 327
Kältetherapie **397 f**
- Kontraindikation 398
- lokale 398
Kalzium s. Calcium
Kammerwasserresorption, verminderte 312
Kardiaka **423**
- vasodilatierende, Fahrtauglichkeit **151**
Kardiomegalie, Herzinsuffizienz 264
Kardiopulmonale Erkrankung, Fahrtauglichkeit 146
Kardiovaskuläre Protektion bei Hyperthyreose 369
Kardiovaskuläre Schäden, hypertoniebedingte 273
Karies 317
Karotis-Endarteriektomie, Apoplexierezidivprävention 292
Karotisstenose 273
Kataplexie 240
Katarakt 21, 308, **312**
- bei Diabetes mellitus 360
- Fahrtauglichkeit 312
- Kontrolluntersuchungen 312
- Operationsindikation 312

Katecholamine, vermindertes Ansprechen 270
Katheterzystitis **348 ff**
- Diagnostik 350
- Lokalsymptomatik 349
- Pathogenese 348
- Prophylaxe 351
- Symptomatik, systemische 349 f
- Therapie 352
- Urinbefund **350**
Kausalkette 11
Kaustörung 304
Kegelsche Übungen 344
Keratitis, akute **309**
Keratose, seborrhoische 13
Kerley-B-Linien 265
Kettentendinose 377
Klauennägel 241
Klaustrophobie 211
Kleie **432**
Kleinhirnatrophie
- alkoholische 240
- Gangstörung 240, **242**
- Schwindel 237
Kleinhirninfarkt, Schwindel 237
Kniegelenkschmerzen 374
- bei Koxarthrose 374
Knochendichtemessung
- Altersosteoporose 385
- Indikation 383
Knochenschmerzen 222
- Therapie 226
Knochenstoffwechselstörung **380 ff**
Knochenverbiegung 381
Kochsalz s. auch Natriumchlorid
Kochsalzeinschränkung
- bei Herzinsuffizienz 266, 269
- bei Hypertonie 276
Kochsalzzulage bei orthostatischer Hypotonie 282
Kognitive Beeinträchtigung
- - arzneimittelbedingte 159
- - Beurteilung **116 ff**
- - Diagnostik 158 f
- - endokrin bedingte 159
- - Hilfsbedarf **3 f**
- - metabolisch bedingte 159
- - Rehabilitationsfähigkeit 2
- - reversible 159
- - Schweregradbestimmung 159
- - Screening 158

Sachverzeichnis

Koloskopie bei Obstipation 322
Koma
- hyperosmolares, diabetisches **358f**
- - prädisponierende Faktoren 358
- - Prophylaxe 359
- - Therapie 359
- Hyponatriämie 336
- persistierendes, nach Apoplexie 295

Kommunikation 7
- averbale, bei Demenz 173
- innerfamiliäre 86

Kompensation, Altern, erfolgreiches **44f**
Kompressionsstrümpfe bei orthostatischer Hypotonie 282
Kompressionssyndrom, radikuläres **377**
Konduktionsaphasie 299
Kondylenplatte **389f**
Konfabulation 295
Konfliktbearbeitung, Supervision 8
Konfliktlösungsstrategie 86
Konfusion, agitierte, nach Apoplexie **295**
Konjunktivitis, akute **309**
Konsil, geriatrisches **103**
- - Indikation 103
Kontaktaufnahme **9**
Kontakte, soziale, Datenerhebung 112, **113f**
Kontinenzanamnese 320
Kontinuitätstheorie, Altern 37
Konversions-Neurose 211
Konvulsion, Hyponatriämie 336
Koordination, Assessment **252**
Kopfschmerzen 336
Koronare Herzkrankheit 273
- - EKG-Befund 265
- - Präventionsstrategie 48
Körpergewicht **129**
Körpergröße 129
Körperhalluzinationen 191
Körperempfinden 179
Kortikosteroide s. Corticosteroide
Koxarthrose **374f**
- Therapie, chirurgische 375
- - physikalische 375
Kraft, Assessment **252**
Kraftfahrgesetz, Österreich 143

Krafttherapie 399
Krankengymnastik 395, **399**
- bei Apoplexie **291f**
Krankenhaus-Entlassungsplanung 103
Krankenpflege, häusliche 99
Krankheitsfolgen, WHO-Konzept 19
Krankheitsverständnis 40
Krebsinzidenz 41
Kreislauf, Minimalstatus 12
Kreislaufdysregulation 245
Krepitationsgeräusch, hypostatisches, trockenes 13
Krise, akinetisch-rigide 304
Kristallarthropathie **376**
Kryotherapie **398**
Kulturtradition **74**
Kwashiorkor 327

L

Labilität, emotionale 286
Lach-Attacken 296
Lactitol **432**
Lactulose **432**
- bei Schmerzen 225
Lageänderungsschwindel 240
- gutartiger 232, 234, **235**
Lagerung 399
- bei Dekubitus 406
Laktatazidose, biguanidbedingte 365f
Lakuna
- lentikulokapsuläre, in dominanter Hemisphäre 293
- zerebrale, Lokalisation **293f**
Lakunäres Syndrom **293f**
Langzeitpflege, Leistungspflicht 99
Lappenplastik
- bei Dekubitus 410
- muskulokutane 410
Lasègue-Zeichen 377
Lasertherapie
- bei Retinopathie 360
- bei Weitwinkelglaukom 313
Lateralsklerose, amyotrophe 241
Laxanzien **323f**
- Blutdruckanstieg 272
- osmotische 323
- salinische, magnesiumhaltige 324
L-Deprenyl 199
LDL-Cholesterin, erhöhtes, bei Hypertonie 276

L-Dopa 306, **429**
Lebensbedingungen, objektive 68, **70**
Lebensbürden 70
Lebensbürdenskala **71f**
Lebensereignis, kritisches **115**
Lebenserwartung **14ff**
- geschlechtsabhängige 14ff
- in Gesundheit 15f
Lebensgewohnheiten, Prägung 48
Lebensphilosophie **140f**
Lebensqualität **68f**
Lebenssinn **70**
Lebensstil, Altern 43
Lebenszufriedenheit 68f
Leere im Kopf, präsynkopale 232
Leid **220ff**
- körperliches 70
- seelisches 70, **220f**
- - Behandlung 221
- - Somatisierung 220
- subjektives, Lebensbürdenskala 72
Leistungsfähigkeit
- motorische 57
- psychophysische, verminderte 147
Leistungsschwäche, Linksherzinsuffizienz 264
Leistungsvermögen, kognitives 58f
Lendenlordose, verstärkte 375
Lentigo senilis 13
Lethargie, Hyperthyreose 368
Leukoaraiose 239, **240**, **286**
Leukozyturie **355**
- bei Dauerkatheter 350
Levodopa **429**
- extrarenale Dosisfraktion 54
Levomethadon 225
Levothyroxin 371
Licht-Therapie bei Depression 182, **184**
Linksherzdilatation 265
Linksherzhypertrophie
- exzentrische, EKG-Befund 265
- konzentrische, EKG-Befund 265
Linksherzinsuffizienz 260f
- Leitsymptome **264**
Liquoruntersuchung bei Demenz 162
Lisurid 54
Lithium 54
Lithiumintoxikation 184

Sachverzeichnis

Lithiumtherapie 182, **184**
– bei Agitiertheit 198
Lokalinfektion
– Dekubitusprophylaxe **407**
– Therapie 407
Loperamid **431**
Lormetazepan **422**
Low-air-loss-Prinzip, Antidekubitussystem **407**
Low-density-Lipoproteine s. LDL
Lumboischialgie **378**
Lungenauskultation, Befund, abnormer 13
Lungendehnbarkeit, verminderte 258
Lungenembolie 259f
Lungenerkrankung 260
– chronisch-obstruktive 41
– Fahrtauglichkeit **145 f**
– obstruktive 260
– parenchymatöse 260
Lungenhilusgefäße, betonte 265
Lungenödem 259
– bei Linksherzinsuffizienz 264
– Ursache 265
Lungenstauung 264 f
Lymphozytenzahl, absolute 134

M

Magen-Darm-Passage bei Obstipation 322
Magensondenernährung 332
Magnesiumhydroxid **432**
Magnesiumsalze bei Pseudogicht 376
Magnesiumsulfat **432**
Magnetgang 304
Magnetresonanztomographie, zerebrale 161
Makroalbuminurie 360
Makroangiopathie bei Diabetes mellitus **360 f**
Makuladegeneration 308
Mal perforans 241
Malleolardekubitus 404
– Lagerung 406
Malnutrition 129 f, **327 ff**
– Anthropometrie 129 ff
– Definition 327
– Dekubitusentstehung 403
– Diagnostik **129 ff**
– – bei Dekubitus 408

– – Vorgehen 134
– Differentialdiagnose 330
– Ernährungstherapie **330**
– Kausaltherapie 330
– Klinik 330
– Laborwerte 131 ff
– medikamentenbedingte 329
– Risikofaktoren 328
– Ursache 328
– Verlaufskontrolle 333
Malnutritions-Grad 130
Mangelzustand, Ausgleich 333
Manisch-depressive Erkrankung **184**
Mannitol **432**
Manometrie, anorektale
– – bei Obstipation 322
– – bei Stuhlinkontinenz 326
Manualtherapie 399
MAO-B-Hemmer **430**
MAO-Hemmer, reversible **413**
Marasmus 327
MARS-Erkrankungen 253
Maskengesicht 304
Massage 395, **400 f**
– apparative 401
– Kontraindikation 401
– manuelle 401
– Wirkung 400
Matratze, superweiche **406**
Mechanotherapie 395, **399 ff**
– Indikation 399
Meclozin 236, **416**
Medikamente s. auch Arzneimittel
– antivertiginöse **235**
– Applikation, rückenmarksnahe 229
– Blutdruckanstieg 272
– Dosierung **412 ff**
– Dosisanpassung 56
– Dosisfraktion, extrarenale **54 f**
– Eliminationshalbwertzeit **54 f**
– Fahrtauglichkeit **149 ff**
– geriatrische Besonderheiten **412 ff**
– hepatisch metabolisierte 56
– Hypertonie 272
– Hyponatriämie 336
– hypotonisierende 282
– Interaktion 206 f, **412 ff**
– – Alkohol 207
– – Calciumantagonisten 277
– – Malnutritionsrisiko 329
– – Mißbrauch 203
– – Nebenwirkung 10, 53, **412 ff**

– – Prävention 53
– obstipationserzeugende 320
– Osteoporose 382
– psychotrope 279
– renal eliminierte 56
– therapeutische Breite 270
– Toxizität, Schwindel 235, 237
– Urininkontinenz 338
– Verordnung, altersgerechte 56
Medikomechanik **400**
Medullakompression 378
Melperon **426**
Ménière-Krankheit 235
Menopause **65**
Metformin **365**, **415**
– extrarenale Dosisfraktion 54
Methylcellulose **432**
Methyldopa 277
Methylphenidat 182, **183**, 187
Metoclopramid bei orthostatischer Hypotonie 284 f
Metolazon **420**
– extrarenale Dosisfraktion 54
– bei Herzinsuffizienz 267
Metoprolol **417**
– extrarenale Dosisfraktion 54
MHC-Gen-Alternstheorie 27, **34 ff**
MHC-Komplex **34 f**
Mianserin 182, **183**
Midodrin **419**
– bei orthostatischer Hypotonie **282 f**
Mikroangiopathie, diabetische **360 f**
Mikrographie 304
Miktionsprotokoll 341, 344
Miktionsstörung, Parkinson-Syndrom 304
Milanserin **413**
Milieuänderung bei Demenz 171 f
Milieutherapie
– antidepressive **180**
– bei Demenz 165, **170 ff**
Mineralocorticoide **419**
– bei orthostatischer Hypotonie **282 f**, 285
Mineralstoffwechsel-Präparate **424**
Mini Mental Status **116 ff**
– – – Interpretation 118, 123
Minimalstatus **12 f**
1-Min.-Stehtest 281
Mißhandlung
– körperliche 88

Sachverzeichnis

Mißhandlung, psychische 88
Mißtrauen 179
Mitmenschlichkeit **74**
Mitralinsuffizienz 265
Mittelfrequenztherapie **402**
Mittelohrschwerhörigkeit 314
Mitte-Oberarm-Circumferenz **131**
MMS s. Mini Mental Status
Mobilisieren bei Dekubitus 408
Mobilität 249
Mobilitätsstörung **232 ff**
Mobility Interview 251
Moclobemid 182, **183**, **413**
– bei Demenz 168
– extrarenale Dosisfraktion 54
Monoaminooxydasehemmer bei Demenz 168
Morbidität **20**, 47
– Datengrundlagen 19
Morbiditätskurve
– Rektangulisierung 16
– Selbständigkeitseinfluß 16
Morbus s. Eigenname
Morphin 227
– extrarenale Dosisfraktion 54
Morphinsulfat 225
Mortalität 47
Motorik
– Entwicklung 57
– Minimalstatus 12
Mouches volantes 308
MST **412**
Multidisziplinarität, Definition 6
Multiinfarktdemenz 154, 307
Multimorbidität 9, 101
Munderkrankung 317
Mundhygiene **318**
Mundschleimhautveränderung 317
Muskelatrophie 13, 241
– Polyarthritis, chronische 386
– Stuhlinkontinenz 325
Muskeln, Befund, abnormer 13
Muskelrelaxanzien bei degenerativer Wirbelsäulenerkrankung 379
Muskelschmerzen
– Alters-CP mit myalgischem Syndrom 386
– generalisierte 381
– medikamentenbedingte 10
Muskelschwäche 242
– Osteomalazie 381

Muskeltherapie 399
Muskeltonus, erhöhter 13
Mutations-Alternstheorie 27, **32**
Mutismus, akinetischer 240, **295**
Myalgisches Syndrom **386**
Myasthenia gravis 241, 260
Myelopathie, zervikale, Gangstörung **238**, 241
Myokardinfarkt 21, 273
– EKG-Befund 265
– klinisch stummer, bei Apoplexie 288
– Pharmakotherapie 275
Myopathie 260
Myositis 241

N

Nachbarschaftshilfe, organisierte 77
Nach-Betreuung, ambulante 104
Nachlastsenkung bei Herzinsuffizienz **267**
Nackenflexion 304
Nährstoffbedarf **330 ff**
– individueller 330
– variabler, Korrekturfaktor **332**
Nährstoffe
– essentielle, Bedarf **331 f**
– Überdosierung bei parenteraler Ernährung 333
– Unterdosierung bei parenteraler Ernährung 333
Nahrungsverweigerung bei Demenz **174 f**
Naproxen 226, **412**
– extrarenale Dosisfraktion 54
Narbenkarzinom 409
Narkotika, Interaktion mit Alkohol 207
Natriumchlorid (s. auch Kochsalz) **419**
– bei akutem Durchfall 431
Natriumcitrat bei akutem Durchfall 431
Natriumphosphat **433**
Natriumpicosulfat **433**
Nausea 240
– Hyponaträmie 336
N-Butylscopolaminium 345
Neglect, visueller 294
– – Gesichtsfeldprüfung 308
Neologismus **297 f**

Nephropathie, diabetische **360**
Nervenblockade, Schmerztherapie 224
Nervenstimulation, elektrische, transkutane 224, 230
Nervensystem, Minimalstatus 12
Netz, soziales 5, **113**
– – Datenerhebung 112
Netzhautablösung 308
Neubildung, bösartige 41
Neurolabyrinthitis **235**
Neuroleptika **416**, **425 f**
– bei Agitiertheit 198
– Fahrtauglichkeit **150**
– hochpotente **425**
– Nebenwirkungen 193 f
– niedrigpotente **426**
– bei Schlafstörung 203
– bei Paranoid 193
– bei Schmerzen 225
– bei vestibulärem Schwindel 236
Neurolyse, chemische 229
Neuromschmerz 222
Neuromuskuläre Erkrankung 260
Neuronenverlust 240
Neuropathie
– alkoholische 241
– autonome 280, 361
– – Pharmakotherapie **285**
– diabetische 241, **361**
– fokale 361
– malnutritive 241
– sensorische 361
Neurose **210 ff**
– Definition 210
– Therapie 212
Neurostatus bei Demenz **157 f**
Neurotische Störung 64
Niederfrequenztherapie **402**
Nierenarterienstenose 272
Nierenfunktion, verminderte 270
Niereninsuffizienz
– Arzneimittelelimination 53
– chronische 273
Nierenschädigung, hypertoniebedingte 273
Nifedipin **418**
– extrarenale Dosisfraktion 54
Nikotin 48
Nitrate 282
– Herzinsuffizienz 267
– Interaktion mit Alkohol 207
Non-REM-Schlaf **200**
Nootropika 168, **427**

Sachverzeichnis

Noradrenalin-Präkursor 284
Norfenefrin 283
Normaldruck-Hydrozephalus, Gangstörung 239 f
Norton-Skala, Dekubitusrisiko **405**
Nortriptylin 183, **414**
– extrarenale Dosisfraktion 54
NOSGER **119 ff**, 158 f
– Interpretation 122
NOSGER-Profi 122
Nozizeptor-Schmerz **222**
Nüchtern-Blutzuckerwert 357
Nucleus subthalamicus, Lakuna 293
Nursing Home Space Diameter 252
Nykturie
– Herzinsuffizienz, globale 264
– Ursache 265
Nystagmus 235, 239

O

Obstipation **320 ff**
– Anamnese 320 f
– Ätiologie 320
– diagnostisches Vorgehen 321
– gastrointestinal bedingte 320
– Labordiagnostik 321
– medikamentenbedingte 10, 320
– Risikofaktoren 320
– Stuhlinkontinenz 325
– Therapie **322 ff**, **432 f**
– – medikamentöse 323 f
– Untersuchung, digitale 321
Obstruktion
– anorektale, funktionelle 321
– bronchiale 259
Ödeme
– medikamentenbedingte 10
– Rechtsherzinsuffizienz 264 f
– Ursache 265
Odontologika **428**
Off-Phänomen 240
Oligosalie 317 f
– Therapie 318
Onychogryposis 241
Ophthalmoplegie 302
Opiate bei Dyspnoe 263
Opioide **227 f**, **412**
– Applikation 228

– unerwünschte Wirkungen 228, **412**
Optimierung, Altern, erfolgreiches **44 f**
Organschäden, hypertoniebedingte **273**
Organschmerzen, fehlende 9
Orthese **394**
Orthopädische Erkrankung, Dyspnoe 260
Orthopnoe **258**
– Linksherzinsuffizienz 264
Orthostase, Blutdruckregulation, Pathophysiologie 280
Orthostasetest **280 f**
Osler-Manöver bei Blutdruckmessung 272
Osteochondrose 377
Osteomalazie **380 f**
– Differentialdiagnose **380**
Osteomyelitis, zerstörende, bei Dekubitus 409
Osteopathie, metabolische **380 ff**
– – Differentialdiagnose **380**
Osteoporose **382 ff**
– Definition 382
– Differentialdiagnose **380**
– endokrin bedingte 382
– immobilisationsbedingte 382
– medikamentenbedingte 382
– Pathogenese 382
– postmenopausale 382
– Prävention 50
– primäre 382
– Prophylaxe **383 f**
– Risikofaktoren bei der Frau 383
– Schmerzphase, akute, Therapie 384
– sekundäre 382
– senile 382
Österreichische Parkinson-Vereinigung 306
Östradiol, Osteoporoseprophylaxe, postmenopausale 383 f
Östrogene 48
– Osteoporoseprävention 50
Östrogenmangel 65
Oxazepam **422**
– extrarenale Dosisfraktion 54
Oxprenolol **417**
Oxybutynin 345

P

Paartherapie, psychotherapeutische 217
Palmomentalreflex 13, **157**
Panik 240
Papillenexkavation, druckatrophische **312 f**
Paracetamol 226, **412**
– extrarenale Dosisfraktion 54
Paralyse, supranukleäre, progressive **239**, 302, 307
– – – Gangstörung **239**, 240
Paranoid **191 ff**
– Definition 191
– Diagnose 192
– Differentialdiagnose 192 f
– Klassifikation 191 f
– klinische Manifestation 191
– Pathogenese 191
– Pharmakotherapie 193 f
– Prognose 194
– Psychotherapie 193
– Soziotherapie 193
– Therapie 193
– – kausale 193
Paraphrasien
– Definition **297**
– phonematische 297 f
– semantische 297 f
Parasomnie 201
Paraspastik 241
Parasympathomimetika bei Überlaufinkontinenz 346
Parietallappen, nichtdominanter, Infarkt 295
Parkinson-Demenz **307**
– Differenzierung von der Alzheimer-Demenz 307
Parkinson-Krankheit
– Diagnose 304
– Fahrtauglichkeit **147**
– Gangstörung 238 f
– Pharmakotherapie 306
Parkinsonoid 13
Parkinson-Plus-Syndrom 302
Parkinson-Syndrom 239, **302 ff**
– Ätiologie 302
– Definition 302
– Demenzrisiko 307
– Gangstörung 240
– idiopathisches s. Parkinson-Krankheit
– Inzidenz 302
– medikamentös induziertes 302
– Off-Effekt 304

Sachverzeichnis

Parkinson-Syndrom, On-off-Effekte 305 f
– – Eiweißzufuhrbeschränkung 306
– Pharmakotherapie **304, 306**
– Physiotherapie 306
– Prävalenz 302
– Prognose 307
– psychosoziale Unterstützung 306
– Symptome 304
– – vegetative 304
– Therapie, nichtpharmakologische 306
– Untersuchung, neurologische 303
Parkinson-Therapeutika 282, **429 f**
– Fahrtauglichkeit **151**
Parodontitis 317
Paroxetin 413
Patellarsehnenreflex, beidseitig fehlender 13
Patientestament 141
Pensionskasse, betriebliche, Schweiz 95
Perimetrie bei Glaukom 312
Periostbehandlung 401
Peronäus-Drucklähmung 241
Perseveration nach Apoplexie 295, **297 f**
Persönlichkeit, selbstunsichere 214
Persönlichkeitsentwicklung, lebenslange 37
Persönlichkeitsstörung 213 f
– antisoziale **214**
– Epidemiologie 213
– narzißtische **214**
– paranoide **213**
– schizoide **213**
– Therapie 213
– Verlauf 213
– zwanghafte **213**
Perzeptionsstörung
– kochleäre 314
– retrokochleäre 314
Pflege
– häusliche, Finanzierung 96
– im Heim, Finanzierung 96
Pflegebedürftiger, Wohlbefinden **73 ff**
Pflegebedürftigkeit 41
– Abklärung 76
– Aspekte des Menschseins **73 f**
– Definition 41
Pflegelast, subjektive 5

Pflegende
– Ausbildung 82
– Dekompensation 84
– Entlastung 79 ff
Pflegeversicherung, Leistungspflicht 99
Pflegschaft 141
Phantomschmerz 222, **230**
– Therapie 230
Pharmakodynamik 53
Phenoxybenzamin 346
Phobie **211**
Phototherapie 395
Physikalische Therapie **395 ff**
– – Besonderheiten im Alter 396
– – bei chronischer Polyarthritis 386
– – bei degenerativer Wirbelsäulenerkrankung 379
– – Durchführungsprinzipien 395
– – bei Koxarthrose 375
– – bei Osteomalazie 381
– – bei peripherer Athrose 375
– – nach proximaler Femurfraktur 392
– – bei Pseudogicht 376
Physiotherapie
– nach proximaler Femurfraktur 392
– bei Schmerzen 224
Phytopharmaka 347
Pickwick-Syndrom 149
Pilocarpin bei Weitwinkelglaukom 313
Pilocarpin-Tropfen bei akutem Glaukom 310
Pindolol 54
Pipamperon 193, **426**
Plantago-ovata-Samenschalen 432
Pleuraerguß 260
– Rechtsherzinsuffizienz 264 f
– Ursache 265
Pleuraerkrankung 260
Pluridisziplinarität, Definition 6
Pneumonie 259
– bei Demenz **175 f**
Polyarthritis, chronische **386**
Polydipsie 358
Polymedikation, Fahrtauglichkeit **149 ff**
Polymyalgia rheumatica 386
Polyneuropathie 279
– alkoholische 148

– periphere 239
– schmerzhafte 222
Polyphenole **433**
Polysomnographie 161, 200
Polyurie 358
Pons, Lakuna 293
Positionsreflexe, träge 241
Positiv inotrope Substanzen **267**
Positronen-Emissionstomographie bei Demenz 162
Postamputationsschmerzen **230**
Post-fall-Syndrom 240, **242 f**, 251
– Gangstörung 238, **242**
Post-Zoster-Neuralgie 222, **230**
– Therapie 230
Potenzstörung 304
Präalbumin **131 f**
Präsynkope 232, 244
Prävention **47 ff**, 101
– allgemeine 48
– Grenzen 50
– primäre 47 f, 50
– sekundäre 47, 50
– tertiäre 47, 50
Praxie-Dominanz 300
Prazosin 277
Prednisolon, Cushing-Schwelle 227
Presbyakusis **314 f**
Primitivreflexe 240
PRIND **286**
– lakunäres Syndrom 293
Problemerfassung 101
Progesteron, Osteoporoseprophylaxe, postmenopausale 383 f
Programm-Alternstheorie 27, 30, **32 ff**
Proktoskopie 326
Prolongiertes reversibles ischämisches neurologisches Defizit s. PRIND
Promazin 426
Promethazin **421**
Propiverin 345
Propranolol 369, **417**
– bei orthostatischer Hypotonie 283, 285
Propulsion 303 f
Prosodieagnosie 296
Prostaglandinsyntheseshemmer 225 f
– bei orthostatischer Hypotonie **282**

Sachverzeichnis

Prostatahyperplasie, benigne 339
– – Behandlung der Urininkontinenz 347
Proteinausscheidung, renale, erhöhte 360
Proteinbedarf **331**
Protein-Kalorien-Malnutrition 327
Proteinzufuhr bei Parkinson-Syndrom 306
Protektion, kardiovaskuläre, bei Hyperthyreose 369
Prothesenstomatitis 317
– Behandlung **319**
Pseudobulbärsymptome 296
Pseudofraktur 381
Pseudogicht **376**
Pseudo-Hypertonie 272 f
Pseudo-Lasègue-Zeichen 377
Pseudoradikuläres Syndrom, spondylogenes 377
PSP (progressive supranukleäre Paralyse) 239
Psychiatrisches Syndrom s. Delir
Psychische Erkrankung 41
Psychoanalyse 217
Psychologische Daten **102**
Psychopathie 214
Psychopathologisches Syndrom bei Demenz 163
Psychopharmaka 282
– bei Neurose 212
– bei nichtkognitiven Störungen **165 f**
Psychophysische Leistungsfähigkeit, verminderte 147
Psychose
– Fahrtauglichkeit **147**
– schizophrene 191
Psychostatus, minimaler 12
Psychotherapie **216 ff**
– aufdeckende 217
– daseinsanalytische 217
– Definition 216
– expressive 217
– Indikation 216
– bei Neurose 212
– bei Paranoid 193
– bei Schmerzen 224
– stützende 217
– bei Suchterkrankung 209
– suppressive 217
– Verfahren
– – Darstellung, deskriptive 216
– – humanistische 218
– – Klassifikation 216
– – zielorientierte 218
– Ziele 216
Psychotische Störung, akute, vorübergehende **192**
Pulmonalvaskuläre Erkrankung 260
Pulsus alternans 264
Puppenkopfphänomen 303
Pyelonephritis
– Antibiotikatherapie, Dauer 356
– Diagnostik 355
– Symptome 354 f
Pyramidenzellverlust 241

Q

Quadrizepsatrophie 374
Quellstoffe 323 f, **432**
deQuervain-Thyreoiditis 372

R

Radikale, freie, Alterungsprozeß 27, **31**
Radikuläre Symptomatik 377
Radiojodtherapie 369 f
– Hypothyreoserisiko 370
Ranitidin 225
Rate-of-living-Alternstheorie 27, **35**
Raum
– retrokardialer, eingeengter 265
– retrosternaler, eingeengter 265
Reaktionstypus, exogener, akuter s. Delir
Rebound-Schlaflosigkeit 203
Rechtsherzdilatation 265
Rechtsherzinsuffizienz, Leitsymptome **264**
Recruitmentbestimmung 315
Reflexdystrophie, sympathische 222, 230
Reflexhypertonie nach Apoplexie 288
Reflexinkontinenz 340
– Behandlung 346
Reflexzonenmassage 401
Reflux, hepatojugulärer 264
Regression 61, **62**
– pathologische 62
Rehabilitation **51 f**
– bei Amnesie nach Apoplexie 296
– Anamneseerhebung 51
– nach Apoplexie 290 f
– Apraxiebehandlung 301
– Definition 51
– Evaluation 52
– Motivation, mangelnde 2
– Planung 52
– stationäre 98
– nach vorangehender Rehabilitationsbehandlung 2
– Voraussetzungen 51
– Zielanpassung 52
– Zielformulierung 52
– Zielverwirklichung 52
Rehabilitationsfähigkeit, Beurteilung **2**
Rehabilitationsklinik, geriatrische 102
Rehabilitationspotential
– Beurteilung 52
– Konsil, geriatrisches 103
Reifung, sexuelle, Alterungsprozeß 27, **32 f**
Reintonaudiogramm 137, 314
Reisberg-Schema **3**
Reithosenanästhesie 378
Reizbarkeit 179
Reizknie 374
Reizmiose 309
Rektozele 323
Rektumprolaps 322 f, 325
– innerer 323
Religionszugehörigkeit, Datenerhebung 112
REM-Schlaf **200**
Renin-Angiotensin-Aldosteron-System, Aktivierung bei orthostatischer Hypotonie 282
Ressourcen 102
– Altern, erfolgreiches 43
– Erfassung 101
Restharnvolumen 345
– Bestimmung 355
Restless-legs-Syndrom **201**, 304
Retinopathie 308
– degenerative 308
– bei Hypertonie 273
– proliferative, bei Diabetes mellitus 360
– vaskuläre, diabetische 360
Retropulsion 303 f
Rheumatologische Erkrankung, Dyspnoe 260
Rhizarthrose 375

Sachverzeichnis

Rigor **302f**
Risikofaktoren, Präventionsstrategie 48
Rollator 255, **392f**
Rollstuhl 255, 392
Romberg-Versuch 234
Röntgenkontrastmitteluntersuchung bei Obstipation 322
Rückenlage bei Hemiplegie 290
Rückenschmerzen, ischialgiforme 378
Rückzug, seniler **215**
Ruhetremor 13
– Parkinson-Syndrom **302f**
Rumpfataxie 240

S

Salicylate 48
Salizylsäure, Interaktion mit Alkohol 207
Saugreflex 157
Schädel-Computertomographie 161
– nach Apoplexie 288
– bei Gangstörung 242
Schalleitungsschwerhörigkeit **314**
Schallempfindungsschwerhörigkeit **314**
Schenkelhalsfraktur **387ff**
Schenkelhalsvarisierung 381
Schilddrüse, Feinnadelpunktion 373
Schilddrüsenadenom 372
– toxisches 368, 373
– – Therapie 369
Schilddrüsenatrophie 370
Schilddrüsenfunktionstest **373**
Schilddrüsenkarzinom 368, 372
Schilddrüsenknoten **372f**
– mit Hyperthyreose 373
– mit Hypothyreose 373
– maligner 372
– singulärer 372
– Therapie 373
– zytologisch
– – maligner 373
– – verdächtiger 373
Schilddrüsenschwellung, schmerzhafte 372
Schilddrüsensonographie 369, 373

Schilddrüsenszintigraphie 369, 373
Schilling-Test 132
Schizophrenie
– Agitiertheit 197
– paranoide **191**
Schlaf, Altersveränderungen **200**
Schlafapnoe-Syndrom 149, **200**, 203
Schlaf-Effizienz-Index **200**
Schlafen mit erhöhtem Oberkörper 282
Schlafentzug bei Depression 184
Schlafhygiene 202
Schlaflabor 202
Schlafpolygraphie 200
Schlafrhythmusstörung 201
Schlafstadien 200
Schlafstörung **200ff**
– bei Depression 179
– Diagnose 202
– Epidemiologie 200
– Klassifikation 201
– klinische Manifestation 201
– Parkinson-Syndrom 304
– Therapie **202f**
– Ursache 200f
– – internistische 200
– – neurologische 200
– – pharmakologische 201
– – physiologische 201
– – physische 200
– – psychiatrische 201
– – psychologische 201
Schlaf-Wach-Rhythmus-Störung 201
Schleifendiuretika 276, **420**
Schluckstörung
– Apoplexie 287
– Demenz **174**
– Parkinson-Syndrom 304
Schmerz(en) 220ff
– Anamnese 223
– Chemotherapie-bedingter 229
– chronischer 222
– – Pharmakotherapie, Stufenplan 225
– Definition 222
– Diagnostik 223
– Messung 223
– – objektive 223
– – subjektive 223
– neurogener **222**
– neuropathischer **222**
– bei Parkinson-Syndrom 304

– psychosomatischer 223
– radikulärer, chronischer 230
– reaktiver **222**
– somatogene 222
– viszerale 222
Schmerzausstrahlung, radikuläre 377
Schmerzempfindung **220**
Schmerzkrankheit 222
Schmerzmittel s. Analgetika
Schmerzsyndrom, zentrales 222, **231**
Schmerztagebuch 223
Schmerztherapie **224ff**
– Sterbender 93
Schnauzreflex 13
Schockzustand, Dekubitusentstehung 403
Schuhadaptation **394**
Schultergelenk, Alters-CP 386
Schutzfaktoren, Präventionsstrategie 48
Schwäche 250
– allgemeine 9
– Hyperthyreose 368
– Hypothyreose 370
Schwächeanfall 232, 244
Schwankschwindel **232f**, 242
Schwartz-Bartter-Syndrom 336
Schweizer Parkinson-Vereinigung 306
Schwerhörigkeit 11, **314ff**
– Ätiologie 314
– Definition 314
– Epidemiologie 314
– Folgen 314
– neurale **314**
– sensorische **314**
Schwindel 22, **232ff**
– Aminoglykosid-Toxizität 235
– Epidemiologie 232
– episodischer 232
– Medikamententoxizität 235, 237
– nichtvestibulärer **237**
– okulärer **232**
– präsynkopaler **232f**
– psychogener 242
– vestibulärer **232**, **235f**
– – Therapie 235f
Scopolamin **416**
– extrarenale Dosisfraktion 54
Scopolamin-butylbromid 225
Seborrhoe 304
Sedativa, Interaktion mit Alkohol 207

Sachverzeichnis

Sedierung bei Paranoid 193
Sehfähigkeit 57, 135, **138f**
Sehschärfenprüfung 138
Sehstörung 22, 57, 135, **308**
– beidseitige, plötzliche 308
– einseitige, plötzliche 308
– Funktionsstörung, folgende 139
– zentrale 308
Sehverlust, einseitiger 308
Seitenlage bei Hemiplegie 290
Selbständigkeit, Einfluß auf die Morbiditätskurve 16
Selbständigkeitsgrad 23
Selbsthilfegruppe 80
Selegilin 168, **430**
Selektion, Altern, erfolgreiches **44**
Sendungswahn 191
Senna **432**
Sensibilitätsstörung, sockenförmige 241
Sensibilitätsverlust, Dekubitusentstehung 403
Sensorikstörung 135
– Apoplexie 288
Sensorische Defizite, multiple, Gangstörung 238, **239**
Sepsis bei Dekubitus 409
Sequenzierfähigkeit, fehlende, nach Apoplexie 295
Serotonin-Aufnahmehemmer **413**
– bei Demenz 187
– bei Depression 183
Sertalin **413**
– extrarenale Dosisfraktion 54
Serumproteine **131 f**
Sexualität **65 ff**
– homosexuelle **67**
Sexualitätsstörung 66
Shy-Drager-Syndrom 285, 302
Sinneseindrücke, sich widersprechende 232 f
Sinnesleistung, Entwicklung 57
Situationsanalyse bei Demenz 170
Sitzbeindekubitus 404
Skelettdeformität, Fahrtauglichkeit **144**
Skelettschmerzen, generalisierte 381
Skotom, peripheres 312
Sokolow-Index, positiver 265
Somatische Krankheit 41
Somatisierung 9

Somatostatin-Analoge bei orthostatischer Hypotonie 284
Sondenernährung, enterale, bei Malnutrition **332**
– – – Intensitätsstufen 332
Sorbitol **432**
Sotalol 268
Soziale
– Beeinträchtigung, Hilfsbedarf **4**
– Daten **102**
– Situation **24**
– – Erfassung **111 ff**
Sozialhilfeleistung 97
Sozialversicherung
– Deutschland **97 ff**
– Schweiz **95 f**
Soziopathie 214
Soziotherapie bei Paranoid 193
Spalthauttransplantat bei Dekubitus 410
Spasmolytika
– unerwünschte Wirkungen 345
– bei Urininkontinenz 345
Spastik, Parkinson-Plus-Syndrom 302 f
Speicheldrüsendysfunktion 317
Spinalkanal, enger **378**
Spinalkanalstenose
– laterale 378
– zentrale 378
Spirometrie 261
Spironolacton **420**
Spondylarthrose 377
Spondylogenes pseudoradikuläres Syndrom **377**
Spondylose 377
Spontanbewegungen 13
Sprachaudiogramm 314
Sprachautomatismen 297
Sprachflüssigkeit **297**
Sprachstörung, Parkinson-Syndrom 304
Sprachverständisstörung **297 f**
Sprechstunde, geriatrische 104
Spurenelemente **133**
– Bedarf **332**
Stammzell-Alternstheorie 27, **34**
Stanger-Bad 397, **402**
Star
– grauer s. Katarakt

– grüner s. Glaukom; s. Weitwinkelglaukom
Status, sozioökonomischer 76
Stauungsleber 264
Stauungsniere 265
24-Std.-EKG bei Demenz 162
Steele-Richardson-Olszewski-Syndrom 302
Stellreflexe, träge 241
Sterbealter, Häufigkeitsverteilung 14 f
Sterben **91 ff**
– religiöse Bewältigungsversuche 91
Sterbender
– Betreuung
– – physische 93
– – psychische 92 f
– Hilfe für Angehörige 93 f
– Probleme
– – des Arztes 92
– – des Pflegeteams 92
– Schmerzbehandlung 93
Stimmenhören 191
Stimmgabelprüfung 314
Stimmung **63**
Stimulation, Altern, erfolgreiches 45
Stoffwechselstörung, Dyspnoe 260
Straßenverkehrszulassungsverordnung, Deutschland 143
Streßinkontinenz **339**
– Behandlung 346
Struma
– euthyreote 372
– multinoduläre 372
– toxische
– – multinodale 368
– – Therapie 369
Strumektomie 369
Stuhldrang, imperativer 325
Stuhlgangunterdrückung 323
Stuhlgewicht 321
Stuhlinkontinenz **325 f**, 378
– anale 325
– Anamnese 326
– Biofeedback 326
– neurogene 325
– sensorisch bedingte 325
– Therapie
– – chirurgische 326
– – konservative 326
– Untersuchungen 326
– Ursache 325
Stuhlinspektion 321

Sachverzeichnis

Stummheit nach Apoplexie 295
Stumpfschmerz, chronischer **230**
Sturz **246 ff**
– Anamnese 246
– Rezidivabschätzung 247
– rezidivierender 251
– bei Sehstörung 308
– Therapie der Folgen 247 f
– Untersuchung 247
– Ursache 246
– – extrinsische 246 f
– – intrinsische 246 f
Sturzprävention **49 f**
– tertiäre 50
Sturzprophylaxe 126
Sturzrisiko
– Abklärung 104
– Alarmierbarkeit 4
– Assessment **126 ff**
– Faktoren 49
Stütz-Bewegungs-Apparat, Erkrankung 41
Subduralhämatom, Gangstörung 240
Substantia nigra 302
Sucht **204 ff**
– Definition 204
– Diagnose 205 f
– Komplikation 206
– psychosoziale Faktoren 205
– Risikofaktoren 205
– somatische Faktoren 205
Suchterkrankung
– Abstinenzbehandlung 209
– Entgiftung 208
– Psychotherapie 209
– Schadensbegrenzung 209
– Therapie **208 f**
– – Indikation 208
Suizid **188 ff**
– Beweggründe 188
– Epidemiologie 188
– Prophylaxe 189
– Risikofaktoren 189
Suizidalität 41
– erkennen 189 f
– therapeutische Intervention 190
Sulfonylharnstoffe **365**, **415**
– mit Insulintherapie 367
Sulindac 226, **412**
– extrarenale Dosisfraktion 54
Sulpirid **416**
– extrarenale Dosisfraktion 54
– bei vestibulärem Schwindel 236

Supervision **8**
Suppositorien, laxierende **433**
Sympathikomimetika, Blutdruckanstieg 272
Sympathikusblockade 229 f
Sympatholytika bei Überlaufinkontinenz 346
Symptomarmut 9
Syndrom des engen Spinalkanals **378**
– des habituellen Sturzes **251**
Synkope **244 f**
– Diagnostik 245
– Therapie 244
– Ursache 245
Systematrophie, multiple 302

T

Tachykardie 264
Tacrine **167 f**
Tagesanxiolyse 203
Tagesbefindlichkeitsstörung bei Schlafstörung 201
Tagesheim **82**
Tagesklinik **82**
Tag-Nacht-Rhythmus-Störung 164
Taubheitsgefühl, halbseitiges 293
T3-Bestimmung 371
T4-Clearance 371
Teamatmosphäre **7 f**
Teammitglieder, Entlastung 8
Temazepam **422**
Temperaturdysregulation 304
Temporallappen, medialer, Infarkt, bilateraler 295
Temporärbetten 83
TENS (transkutane elektrische Nervenstimulation) 224, 230
Terazosin 277
Testosteron 65
Thalamus, Lakuna 293
Thalamusinfarkt 295
T-Helferzellen 40
Therapieverordnung, altersgerechte 56
Thermotherapie 395, **397 f**
Thiazid-Diuretika **417**, **420**
– bei Hypertonie **276**
– Kontraindikation 276
Thiethylperazin **416**
– bei vestibulärem Schwindel 236
Thioridazin 193, **426**

– extrarenale Dosisfraktion 55
Thioxanthen-Derivate 193
Thoraxschmerz, viszeraler 257
Thoraxtrauma 259
Thromboembolie s. Embolie
Thrombolyse, akute, bei Apoplexie 289
Thrombose, zerebrovaskuläre 287
Thrombozytenaggregationshemmer 226, 268
– Apoplexierezidivprävention 292
Thulesius-Klassifikation der orthostatischen Hypotonie **280**
Thyreoidektomie, subtotale 370
Thyreoiditis 370, 372
– eitrige, akute 372
– – – Therapie 373
– subakute 368
– – Therapie 373
Thyreostatika 369
TIA s. Attacke, ischämische, transiente
Tilidin 225, 227, **412**
– extrarenale Dosisfraktion 55
Timalol bei Weitwinkelglaukom 313
Tinctura Opii simplex **431**
Tinetti-Score **126 f**
Tod **91 ff**
– Akzeptanz 91
– Verdrängung 91
Todesursachenstatistik 20
Toilettenkonditionierung bei Obstipation **323**
Toilettentraining bei Urininkontinenz **343**
Tolbutamid 365, **415**
– extrarenale Dosisfraktion 55
Training 48
– autogenes 217
– körperliches **400**
– – Geräteeinsatz 400
– – Kontraindikation 400
– – bei orthostatischer Hypotonie 282
TRAK (TSH-Rezeptor-Autoantikörper) 369
Tramadol 225, 227, **412**
Tranquilizer **431**
Transferrin **131 f**
Transient ischemic attack s. Attacke, ischämische, transiente

Sachverzeichnis

Transitzeit, gastrointestinale 322
Trauerarbeit 94
Traumatisierung, affektive **61 f**
Traumschlaf 200
Trazodon **183**, **413**
– extrarenale Dosisfraktion 55
Tremor **302 f**
Trendelenburg-Zeichen 375
Trepopnoe 258
TRH-Test 369
Triage **1 ff**
Triamteren **420**
Triazolam **422**
Triglyceride 134
Trimethoprim 55
Trimipramin **414**
Trizepsfalte **131**
Trochanterdekubitus 404, 406
– Lagerung 406
Trospiumchlorid 345
TSH-Rezeptor-Autoantikörper 369
TSH-Sekretion, exzessive 368
TSH-Wert bei Hypothyreosebehandlung 371
T-Suppressorzellen 40
Tumor, maligner, Prävention 49
Tumorschmerz 224, 226, **229**
– Therapie 229
Turnsoft-Prinzip, Antidekubitussystem **407**

U

Überlaufinkontinenz **339**
– Behandlung 346
Überwässerung, zelluläre 336
Übungsprogramm **256**
Ultraschalltherapie 397, **402**
Umbetten, Dekubitusprophylaxe **406 f**
Unangepaßtheit 213
Unflexibilität 213
Untergewicht 130
Unterstützung, soziale **114**
– – Datenerhebung 112, **114**
Untersuchung, rektale, digitale 321 f
– – – Normalbefund 321
– – – bei Obstipation 321
– – – pathologischer Befund 322
– – – bei Stuhlinkontinenz 326
Uratkristallablagerung 376
Urge-Inkontinenz **339**
Urininkontinenz **337 ff**, 378
– Anamnese 341
– Biofeedback 344
– Definition 337
– Diagnose-Algorithmus 342
– Diagnostik 341
– Formen **339 f**
– funktionelle **340**
– Hilfsmittel 343
– Katheterisierung, intermittierende 344
– medikamentenbedingte 338
– Mischform, Behandlung 346
– prophylaktische Maßnahmen 343
– psychosoziale Gesichtspunkte 337
– Risikofaktoren 338
– Schweregrade 337
– Therapie **343 ff**
– – Richtlinien 343
– Toilettentraining **343**
– Untersuchung, klinische 341
Urinkontinenz
– Physiologie 337
– Steuerung 338
Urin-pH
– bei Dauerkatheter 350
– Zystitis 355
Urothelläsion 348 f
Ursachensuche 1
Urteilsunfähigkeit 141
Utilitarismus **141**

V

Vasodilatatoren, direkte
– – bei Hypertonie **278**
– – Indikation 278
Vasokonstriktion, Hypotonie, orthostatische 280
Vasopressin-Analoge bei orthostatischer Hypotonie 283
Venenpooling, Hypotonie, orthostatische 280
Venentonussteigerung 282
Ventilation, erhöhte 258
Verapamil **418**
– extrarenale Dosisfraktion 55
– Kombination mit Digitalis 267
Verfolgungswahn 163, 191
Verhalten, inadäquates 191
Verhaltensmuster
– antidepressive 181
– depressionsverstärkende 180 f
Verhaltensstörung
– bei Demenz **163 ff**
– sekundäre, nach Apoplexie **295 f**
Verhaltenstherapie 218
Verkehrsmedizin **143 ff**
Verlaufsassessment, geriatrisches, ambulantes 103
Verordnung über die Zulassung von Personen und Fahrzeugen zum Straßenverkehr, Schweiz **143**
Verschlußkrankheit, arterielle 273
– – Dekubitusentstehung 403
– – periphere, Pharmakotherapie 275
Versorgung
– medizinische
– – ambulante, Leistungspflicht 98
– – stationäre, Leistungspflicht 97 f
– soziale 97
Verstimmung, depressive, nach Apoplexie **296**
Verstopfung s. Obstipation
Vertebrales Syndrom **377**
Vertrauensarzt, Beurteilung der Fahrtauglichkeit des Patienten 143
Verwahrlosung, senile **215**
Verwirrtheit, Hyponatriämie 336
Verwirrtheitszustand, akuter s. Delir
Vestibulopathie 232, 235
Visuseinschränkung 239
Vitalismus **140**
Vitamin B_{12} 132
Vitaminbedarf **332**
Vitamin-B-Komplex-Mangel 133
Vitamin-B_{12}-Mangel 332 f
Vitamin D
– bei Altersosteoporose 385
– bei Osteomalazie 381
Vitamin D_3 **424**
Vitamin-D-Mangel 133, 333, 381
Vitamine **132 f**
Vitaminmangel **132**
Vorhofflimmern
– Embolie 287
– normokardes, bei Herzinsuffizienz 269

Sachverzeichnis

Vorhofflimmern, Rezidivprophylaxe 268
- tachykardes, bei Herzinsuffizienz 268 f
Vorlastsenkung bei Herzinsuffizienz 267
Vorsorge, berufliche, Schweiz 95

W

Wahn, paranoider **191**
Wahnhafte Störung **192**
– – anhaltende **192**
– – organische 193
Wahnidee 197
Wahnsymptome bei Demenz **163**
Wallenberg-Syndrom 240
Wandern, zielloses 164
Wärmetherapie **397 f**
– Kontraindikation 397
Wasserscheidenläsion **297**
Wasservergiftung **336**
Watschelgang 381
Wein-Attacken 296
Weitwinkelglaukom **312 f**
– Therapie 313
Wernicke-Aphasie **298 f**
Wertekonstanz **74**
Wertvorstellungen des Patienten **102**
Wesensänderung 240
WHO-Definition der Hypertonie 271
WHO-Konzept
- Gesundheitszustand 19
- Krankheitsfolgen 19
Wickel
- kalte 398
- warme 397
Widerstandsübungen 399
Wille 140 ff
- mutmaßlicher 140
- des Patienten, Erfassung 140 ff
– – – Methodik 141
Winkelblockglaukom 310
Wirbelsäulenerkrankung 41
- degenerative **377 ff**
– – Therapie
– – – medikamentöse 379
– – – physikalische **379**
Wirtschaftliche Lage, Datenerhebung 111
Wohlbefinden
- bei Pflegebedürftigkeit **73 ff**
- subjektives 68
Wohnlage, Datenerhebung 111
Wohnortverkennung, wahnhafte 163
Wohnsituation 24
Wortfindungsstörung nach Apoplexie **297 f**
Wortflüssigkeit, verminderte, nach Apoplexie 295
Wortneuschöpfungen 297 f
Wundabstrich bei Dekubitus 409
Wunddrainage nach Dekubitusbehandlung 410
Wundversorgung bei Dekubitus 408

X

Xerostomie 317 f
- Therapie 318

Y

Yohimbin **419**
- bei orthostatischer Hypotonie 282, 284 f
Yohimbin-Methylphenidat-Kombination bei orthostatischer Hypotonie 285
Yohimbinsäure 55

Z

Zahnpasta, fluorhaltige **428**
Zahnpflege 318
Zahnprothesen-Haftpulver **428**
Zahnprothesenhygiene **319**
Zahnprothesen-Reinigungstabletten 319, **428**
Zellenbad 397, **402**
Zentralarterienverschluß 308
Zentralvenenverschluß 308
Zentralvisus, reduzierter 308
Zerebelläres Syndrom 302
Zerebrovaskuläre Erkrankung **286 ff**
– – Epidemiologie 286
– – Fahrtauglichkeit **145**
Zinkmangel **133**, 333
Zivilstand
- Datenerhebung 111
- Lebenserwartung 14
Zolpidem **421**
- extrarenale Dosisfraktion 55
Zucker, nichtresorbierbare **432**
Zuclopenthixol **425**
Zuhören, aktives 86
Zwangsgedanken **211**
Zwangshandlungen **211**
Zwangssyndrom **211**
Zyanose
- Linksherzinsuffizienz 264
- Ursache 265
Zyklothymie 182
Zylinder im Urin 355
– – bei Dauerkatheter 350
Zystitis 354 ff
- akute, Symptome 354
- Antibiotikatherapie 356
- Dauer 356
- chronische 354
- Diagnostik 355
- Pathogenese 348
Zytostatika 282

Notizen

Notizen

Notizen

Notizen

Checkliste

Checkliste Echokardiographie
Böhmeke/Weber

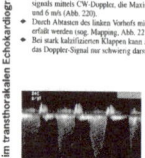

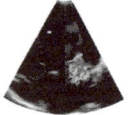

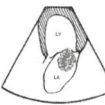

Mitralklappeninsuffizienz (MI)

MI im Doppler

- Im apikalen 2–5 Kammer-Blick Darstellung des meist holosystolischen Refluxsignals mittels CW-Doppler, die Maximalgeschwindigkeiten liegen zwischen 5 und 6 m/s (Abb. 220).
- Durch Abtasten des linken Vorhofs mit dem PW-Doppler kann die Reflexweite erfaßt werden (sog. Mapping, Abb. 221).
- Bei stark kalzifizierten Klappen kann aufgrund der dorsalen Schallauslöschung das Doppler-Signal nur schwierig darstellbar sein.

Abb. 220 Doppler-Diagramm einer Mitralinsuffizienz
Abb. 221 Mapping des linken Vorhofs zur Erfassung des Regurgitationsausmaßes

MI im Farbdoppler

- Die Ausdehnung der Refluxwolke soll bei der Quantifizierung möglichst in mehreren Ebenen bestimmt werden (Abb. 222–225).
- In der parasternalen kurzen Achse wird die Regurgitationsöffnung in Höhe der freien Klappenränder dargestellt (V. contracta).

Abb. 222 und 223 Mittelgradige Mitralinsuffizienz im Farbdoppler

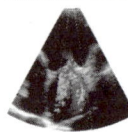

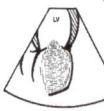

Abb. 224 und 225 Schwere Mitralinsuffizienz im Farbdoppler

- Bestimmung der Insuffizienzdauer relativ zur Systolendauer mittels Color-M-Mode (Abb. 226 und 227). Dorsal der Mitralsegel ist der hochfrequente Jet (Pfeil) der Mitralinsuffizienz zu erkennen, es lassen sich Aussagen sowohl zur Dauer der Insuffizienz in Abhängigkeit von der Systolendauer als auch zur Ausdehnung im linken Vorhof machen.

Abb. 226 und 227 Mitralinsuffizienz im Color-M-Mode

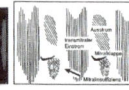

- Bestimmung der proximalen Konvergenzzone: Im linken Ventrikel bilden sich bei Mitralinsuffizienz klappennah auf die Regurgitationsöffnung gerichtete Zonen mit unterschiedlicher Geschwindigkeit, die man als „proximale Halbkugelschalen gleicher Geschwindigkeit" oder proximale Konvergenzzonen (Abb. 228) bezeichnet. Im Farbdoppler besteht entsprechend der Geräteeinstellung ein Farbumschlag (Aliasing) in einem bestimmten Abstand zur Mitralklappenebene, dieser Abstand vergrößert sich mit zunehmendem Schweregrad der Mitralinsuffizienz (Abb. 229 und 230). Eine genauere Darstellung ist mittels Color-M-Mode möglich (Abb. 231 und 232). Das Verfahren ist abhängig von der Geräteeinstellung und der individuellen Schallbarkeit.

450 Abbildungen!

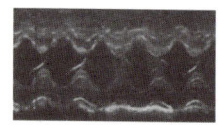

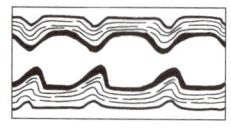

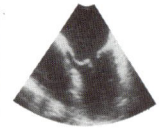

Der praktische Leitfaden für eine der wichtigsten nichtinvasiven Methoden!
- Alle echokardiographischen Verfahren
- Alle echokardiographisch diagnostizierbaren Erkrankungen

1995. 208 S., 450 Abb., DM 58,– · ISBN 3 13 129401 9

Thieme